Essentials of Trauma Anesthesia
Second Edition

外傷麻酔
エッセンシャル
重症外傷の蘇生と周術期戦略

Edited by

Albert J. Varon MD MHPE FCCM

Miller Professor and Vice Chair for Education, Department of Anesthesiology, University of Miami Miller School of Medicine, Miami, FL, USA; Chief of Anesthesiology, Ryder Trauma Center at Jackson Memorial Hospital, Miami, FL, USA

Charles E. Smith MD

Professor of Anesthesia, Case Western Reserve University School of Medicine, Cleveland, OH, USA; Attending Anesthesiologist and Director of Anesthesia Research, Department of Anesthesiology, MetroHealth Medical Center, Cleveland, OH, USA

監訳

今 明秀

八戸市立市民病院 院長

吉村 有矢

防衛医科大学校病院 救急部

メディカル・サイエンス・インターナショナル

Authorized translation of the original English edition,
"Essentials of Trauma Anesthesia"
Second Edition
Edited by Albert J. Varon and Charles E. Smith

Copyright © Cambridge University Press 2018
All rights reserved.

This translation of Essentials of Trauma Anesthesia Second Edition is published by arrangement with Cambridge University Press.

© First Japanese Edition 2019 by Medical Sciences International, Ltd., Tokyo

Printed and Bound in Japan

私たちと人生をともに歩み
たくさんの喜びを与えてくれている私たちの孫
Lisa と Jack に捧げる

AJV

すべての外傷患者と
その搬送，応急処置，診断，治療，リハビリのために
日々頑張っているすべての人々に捧げる
そして，私の子どもたち
Adrienne, Emily, Rebecca
孫の Jane, Lucy
私の両親の Thelma, David
みんなの愛に感謝する

CES

Preface to the Japanese Edition

When Cambridge University Press suggested the possibility of translating this book into Japanese, we were very pleased and honored. Although we put together this book for all anesthesiology trainees and practitioners who manage or will manage trauma patients, Japanese readers represent a special group of professionals.

In Japan, the combination of unintentional injuries and suicide has been reported to account for more than 88,000 deaths annually and represents the leading cause of death in the younger population ranging from 5 to 44 years old. A significant number of these injuries are due to road traffic collisions, industrial accidents, violence, and natural disasters.

The mortality of patients with mild traumatic injury decreased after the introduction of the Japan Advanced Trauma Evaluation and Care (JATEC^{TM}) education program. However, there are still marked differences in trauma care between Japan and the USA in severely injured patients, especially those with active hemorrhage.

Japan has taken many steps to improve trauma care including the training of prehospital providers and the development of helicopter and ground-based rapid response systems. Emergency physicians have played a leadership role in these prehospital initiatives and in the hospital care of trauma patients.

The next step for the development of trauma care is to provide advanced trauma care by a multidisciplinary team. Active team participation of surgeons, emergency physicians, and anesthesiologists provides the best opportunity to improve the outcome of trauma patients. As part of this team, the anesthesiologist plays an essential role in the special care required for trauma patients, including airway management, fluid and blood resuscitation, anesthesia, pain management, and postoperative critical care.

As noted in the preface of our first edition of Essentials of Trauma Anesthesia, the main goals of this book are to provide trainees and practitioners with a concise review of the essential elements in the care of the severely injured patient and to emphasize the role of anesthesiologists in all aspects of trauma care: from time of injury until the patient leaves the critical care areas of the facility.

It is our sincere hope that all Japanese trauma care providers will benefit from this book and, more importantly, that this will improve their care of trauma patients.

Albert J. Varon, MD
Charles E. Smith, MD

日本語翻訳版の出版によせて

Cambridge University Press から本書が日本語に翻訳されると聞き，非常に喜ばしく，また光栄に思っている。私たちが本書を上梓したのは，外傷患者の麻酔に携わる，もしくは外傷麻酔に携わるかもしれないすべての麻酔科研修医や若手麻酔科医のためであったが，日本の読者には他の専門医たちも含まれるであろう。

日本では，不慮の事故と自殺を合わせた死亡者数が年間 88,000 人以上にものぼると報告され，5 ～ 44 歳までの若年人口の死因の第 1 位を占めている。外傷の多くは，交通事故，労災事故，暴力，自然災害などによるものである。

Japan Advanced Trauma Evaluation and Care（JATEC™）の普及により，軽症外傷の死亡率は低下している。しかし，重症外傷患者，特に大量出血を伴う患者の治療に関しては，日本と米国の間にはまだ大きな差がある。

日本では外傷診療体制を向上させるために，病院前外傷救護教育，ドクターヘリやドクターカーの導入などさまざまな取り組みを行ってきた。病院前だけでなく，院内の外傷治療においても，中心的な役割を果たしてきたのは救急医である。

これからの外傷診療をさらに発展させるためのつぎなるステップは，多職種連携によるチーム医療で高度な外傷治療を提供していくことである。外科医，救急医，麻酔科医がチームとして積極的に連携することで，外傷患者の予後を改善するための最大限の可能性が生まれてくる。外傷チームの一員として麻酔科医は重要な役割を果たし，外傷患者の治療に求められる気道管理，輸液・輸血による蘇生，全身麻酔，疼痛管理，術後の集中治療などの専門的治療を担うことになる。

"*Essentials of Trauma Anesthesia*" の初版のまえがきにも書いたように，本書の最大の目的は，麻酔科研修医や若手麻酔科医のために，重症外傷患者の治療の要点をわかりやすく解説することである。そして，病院前から患者が集中治療室（ICU）を退室するまで，麻酔科医が外傷治療のさまざまな局面で果たす役割とその重要性を伝えることにある。

日本の外傷診療にかかわるすべての人々にとって本書が役に立つものとなり，さらに外傷患者の治療の向上に寄与することを願っている。

Albert J. Varon, MD
Charles E. Smith, MD

監訳者の序

外傷麻酔は手術室麻酔ではなく手術室蘇生だ

それは，腹部と頸部を刺され，階段から転落した患者だった。初療の乳酸値が4 mmol/L を超える出血性ショックで，死亡率が高いことは麻酔科医も外科医も予想していた。

手術室の室温を上げておく。加温パッドとブランケットを用意した。加温急速輸血装置のスイッチを入れておき，血液保管庫には O 型血があることを確認しておく。

患者が入室。急速輸液に備えて静脈ラインから空気を抜いておく。麻酔導入は，血圧低下が少ないケタミンを使う。頸部切創のため頸部が腫れている。声門を通して気管損傷の有無をみるために，ビデオ喉頭鏡で挿管する。挿管に失敗した場合は通常，輪状甲状靱帯切開となるが，頸部腫脹のときは気管切開のほうが早い。輪状軟骨を触れることができないからだ。

患者は暴力団風の体裁で暴れている。通常の迅速導入 rapid sequence induction (RSI)では，気管チューブが固定されるまでは換気を試みないとされている。しかし，非協力的な患者で満足な前酸素化ができないときはマスク換気を行うべきだ。

麻酔導入はうまくいった。酸素と空気で麻酔を維持する。外傷患者には亜酸化窒素(N_2O)は使わない。理由は，脳血管拡張による頭蓋内圧(ICP)の上昇と，麻酔中に空気を含有する腔が膨隆し気胸が悪化するから。

「頭部外傷を合併しているので，ICP をあげないようにしてください。そのためには$PaCO_2$(動脈血二酸化炭素分圧)の上昇に気をつけてね」「はい，$EtCO_2$(呼気終末二酸化炭素)は 40 mmHg ですよ」「出血性ショックのときは，$PaCO_2 > EtCO_2$の差が開くんだ。$EtCO_2$を盲信すると 8 割で低換気になるから定時でガス分析してね」

開腹止血術が進む。耳で聞いていた末梢動脈血酸素飽和度(SpO_2)の電子音が低くなった。気胸が気になるが，気道内圧は大丈夫だ。「気胸の所見がないか横隔膜をみてください」と外科医に頼んだ。「術野では左横隔膜に奇異運動があるよ。血胸か気胸がきっとあるね」「頭側から肺エコーやってみます」「腹部の止血が終わってから胸腔ドレーンを入れるよ」

モニターディスプレイに表示される動脈圧波形を eyeballing(凝視)する。波形が変動し，形に変化がみえた。これは，収縮期血圧変動 systolic pressure variation

(SPV)，脈圧変動 pulse pressure variation（PPV）の悪化で蘇生不良を意味する。まだ止血操作は完了していない。pH をチェックすると 7.20 を下回っている。それまで行っていた輸液制限で収縮期血圧（SBP）80 〜 90 mmHg の軽度低血圧蘇生は危険と判断した。輸血スピードをあげる。術野では懸命の止血操作が続く。

　その後，事態は悪化する。「出血が 40％を超えています。base excess が−15 を超えました。危険です。輸血が追いつきません」「わかった，手術手技を止める。パッキングで肝臓を圧迫止血するから，何とか catch-up して」「5 分ください」

　麻酔科研修医が「ヘスパンダー® を使いますか」とたずねてきた。麻酔科医は答えた「いや，血清イオン化カルシウムに結合することで免疫グロブリンを減少させる。30 mg/kg を超えると凝固障害が起こるから，使わない」

　外科医は肝臓を押さえる手を動かさない。助手が吸引する出血量の勢いは弱まってきた。「catch-up できました。しかし加温の努力をしていますが，体温が低下してきています」「中枢温はどこでみているの」「膀胱温です」「出血性ショック時の中枢温測定に膀胱ではだめだ，食道か鼓膜にしてください」「鼓膜温は下がっています。手術を簡略化してください」「OK，死の三徴がでてしまったので damage control surgery にして 15 分で閉創する」「こちらは damage control hemostatic resuscitation として FFP（新鮮凍結血漿）をすでに始めています」

　患者は open abdomen management（開腹管理）で閉創された。閉創後も腹部コンパートメント症候群を思わせる気道内圧の上昇はなかった。集中治療室（ICU）に入室し，蘇生を継続した。患者は 48 時間後に planned reoperation として手術室に戻ってきた……。

　これはほんの一例である。

　本書は国内初の外傷麻酔の専門書であり，入門書になるはずだ。外傷麻酔について独学で切り抜けてきたがもっと専門性を高めたいベテラン医師，または外傷に苦手意識をもっている若手医師もいることだろう。ここであげたような症例に遭遇したときに，本書はきっと，そんな彼らの背中を優しく押してくれる。

2019 年 4 月

八戸市立市民病院　院長

今　明秀

監訳者の序

　重症外傷の懸命な手術にもかかわらず，その患者の命を失うことがある。外傷に携わる医療従事者なら，１度は経験があることであろう。なぜ救命できなかったのか。あまりに重症すぎたのかもしれない。でも，もっと早く病院に到着していれば。もっと早く手術できれば。その思いが，消えることはない。

　外傷は surgical disease である。救急医，麻酔科医をはじめとする「非外科系」医師は，外傷の根本的治療である手術をみずから行うことはない。今日の日本の外傷治療の現場において，ある意味，脇役的な存在かもしれない。しかし，ベッドに横たわる瀕死の重症外傷患者の頭側に立ち，いつも考える。どうすれば救命できるのか。なぜなら，外傷には手術だけでなく，蘇生が必要であることを知っているから。JATEC™ だけでは重症外傷患者を救命することができないことを知っているから。外傷患者の救命に日夜，挑戦を続ける救急医，麻酔科医，集中治療医。メスを持たない外傷医たちに，この本を届けたい。

　近年の外傷治療の進歩の中核にあるのは，「外科的な」手術手技や器械ではない。damage contorl surgery は 30 年も前に発明されたものである。いま外傷治療を新たな次元へと進化させるのは，「非外科的な」治療の革新である。つまり，ドクターヘリやドクターカーを含む病院前外傷システム，JPTEC™ や JATEC™ などの治療の標準化，外傷性凝固障害の認知と治療，輸液や輸血戦略をはじめとする多くの新たな「非外科的な」治療がこの十数年で進化を遂げている。そして，いま求められているのは，多くの専門医や多職種の連携による専門性の高い外傷チーム医療である。日本でも各領域で外傷治療の専門性とその教育の必要性が議論されてきた。しかし，外傷麻酔の専門性はまだ議論されていない。いま世界では，外傷治療における麻酔科医の役割と専門性が注目されている。

　本書のなかで米国の外傷麻酔のエキスパートたちによって論じられているのは，「外傷患者の手術のための麻酔」ではない。外傷患者の治療に必要な手術のために，ただ麻酔をするだけならば，麻酔の基本的な手技と知識で十分であり，それほど難しいことではない。本書が伝える外傷麻酔とは，「外傷患者を治療する麻酔」である。それは，一般的な予定手術や他の内因性疾患の臨時手術の麻酔とは異なる。

　外傷麻酔には，外傷患者に特有の病態生理の理解が重要である。そして，外傷初期診療の概念，損傷の診断と治療の基本，治療の優先順位の判断，外傷手術の適応と術式，多発傷手術戦略を理解することが必要である。そのうえで麻酔科医の専門

性である気道，呼吸，循環をはじめとする全身管理や麻酔の高度な技術と知識を，いかにして外傷患者の蘇生，緊急手術，周術期管理に応用するかを本書では論じている。さらに，これまで語られることの少なかった外傷治療のテクニックとピットフォールが紹介されている。救急医も外傷外科医もこれは知らないかもしれない。外傷手術の裏で蘇生と麻酔を担い，重傷外傷，多発外傷のダイナミックで複雑な病態を掌握することのできる外傷麻酔医だからこそ知っている技がある。

　本書の表紙の写真は，原著の編者の1人であるDr. Varonが自身のiPhoneで撮影したものだという。米国のRyder Trauma Centerの屋上ヘリポートにヘリコプターで搬入された重症外傷患者を外科医と麻酔科医が迎える場面である。これは，外傷麻酔医の早期参入を象徴する写真である。外傷治療には，麻酔と蘇生が必要である。それは，手術室の中に限られたことではない。外傷麻酔を担うのは麻酔科医だけではなく，救急医や集中治療医が麻酔医として外傷治療にかかわることもあるだろう。本書では，外傷麻酔を担う麻酔科医，麻酔医，メスを持たない外傷医たちを外傷麻酔医と称した。もし外傷麻酔医が蘇生の早期から積極的に外傷チームに参入し，病院前，救急室から手術室へ，そして集中治療室（ICU）へと蘇生をシームレスにつなげることができれば，外傷チーム医療をさらに高い次元へと確実にレベルアップさせることができる。外傷チームには外傷麻酔医にしかできない仕事がある。

　外傷患者にとって最高の蘇生，麻酔とは何か。本書は入門書である。ここで語り尽くせない外傷麻酔のエッセンスは，必ず外傷治療の現場にある。外傷麻酔とは，チーム医療である。外傷麻酔医は手術室からでて，外科医と，そして外傷チームと一体になることが求められる。コミュニケーションとチームワークが，これからの外傷麻酔を進化させていくはずである。

　最後に，本書の翻訳に協力してくれた日本全国の救急医，外科医，麻酔科医の先生方に感謝する。私に医師としての基礎と，外傷治療，外傷麻酔を教えてくれたのは，いつも一緒に外傷手術をともにした外傷外科医の今明秀先生，野田頭達也先生であった。たくさんの外傷患者との出会いと，2人の師匠に深く感謝したい。

　本書は国内初の外傷麻酔の専門書である。日本の救急医，麻酔科医，集中治療医，そして外科医にとって，本書が明日の外傷麻酔の羅針盤となることを願う。

2019年4月

防衛医科大学校病院 救急部

吉村　有矢

編者の序

外傷によって毎年 500 万人以上もの命が失われている。外傷による身体的，精神的な後遺症に苦しむ患者の数はさらに多く，患者自身やその家族，社会にとって大きな問題となっている。外傷は，米国の全死亡者における死因の第 3 位を占めており，46 歳以下では最多の死因である。また，外傷はそれ単独で損失生存可能年数（YPLL）の最大の要因でもある。

外傷麻酔を専門としている麻酔科医はごく少数であるが，ほとんどの麻酔科医が一度は外傷患者の麻酔を経験することになる。それは一日の終わりかもしれないし真夜中かもしれないが，十分な患者情報が得られていなくても，複数の部位や臓器にわたる異常に対して迅速な治療が求められる。

重症外傷患者の治療に麻酔科医が積極的に参加することは，患者の転帰を改善する絶好のチャンスを生み出す。術中の麻酔管理に限らず，初期評価，蘇生，周術期管理においても麻酔科医の活躍の場があると信じている。しかし，残念ながら現在の麻酔科研修では，外傷治療のすべてを経験することができない。外傷麻酔について執筆されている教科書はいくつかあるが，その内容は膨大であり，一部を参照することはあっても，最初から最後まで通読できるような本ではない。

私たちが本書 "Essentials of Trauma Anesthesia" の初版を上梓した目的は，麻酔科研修医や若手麻酔科医のために，重症外傷患者の治療の要点をわかりやすく解説することである。そして，病院前から患者が集中治療室（ICU）を退室するまで，麻酔科医が外傷治療のさまざまな局面で果たす役割とその重要性を伝えることにある。この第 2 版では，その目的を踏襲しつつ，いくつもの新たな知見についても解説してある。例えば，出血や凝固障害の管理におけるパラダイムシフトや，新たな筋弛緩薬や抗凝固薬の拮抗薬の登場，診療ガイドラインの最新の改訂などを追加してある。

初版と同じく第 2 版でも，外傷麻酔の要点を 3 部構成で解説した。Section 1 は「外傷麻酔の基本原則」である。疫学，受傷機転，プレホスピタルケア，初期診療，気道管理，ショック，蘇生，輸液管理，血管確保，輸血療法，全身麻酔と区域麻酔，モニタリング，心エコー，術後管理について述べてある。初版からの変更点として，第 2 版では外傷患者の凝固モニタリングの章を新たに追加した。Section 2 は「部位別の外傷麻酔」である。外傷性脳損傷，脊髄損傷，眼外傷と顎顔面外傷，胸部外傷，腹部外傷，筋骨格外傷の麻酔管理での注意事項の総説となっている。Section

3は「特殊な外傷麻酔」として，熱傷，小児外傷，高齢者外傷，妊婦外傷を扱っている。初版の構成，形式を踏襲しているが，すべての章において最新の内容に大幅に書き直している。

　私たち編者2人は，大学病院に在籍する外傷麻酔医である。2人とも30年間にわたり外傷患者の治療に携わってきた。嬉しいことに，米国やカナダの一流の外傷センターにおいて臨床の最前線で活躍しているエキスパートたちが本書の執筆のために集まってくれた。どの章も読みやすく，そして臨床に役立つ最新の外傷治療が述べられている。編集者として，執筆者と協力して形式を統一し，各題材が論理的で整合性のある記述になるようつとめるとともに，不要な重複を省き，各章で内容を相互に参照できるようにしてある。箇条書きと表を自由に使用することで，外傷治療の要点がすぐに理解できて，わかりやすい文章にまとめることができた。

　私たちは，この第2版が，外傷麻酔に携わる，あるいは今後携わることになるであろう麻酔科研修医や若手麻酔科医にとって，実用的で実戦的な教科書になることを願っている。新人からベテランまですべての麻酔科医が本書から学び，そしてさらに外傷患者の診療の向上に役立てることができれば幸いである。

　本書の編者として，米国麻酔科学会 American Society of Anesthesiologists（ASA）の Committee of Trauma and Emergency Preparedness（COTEP）の委員と，MetroHealth Medical Center，Ryder Trauma Center の外傷麻酔科の同僚諸氏に感謝したい。彼らは本書の項目の選択に尽力してくれた。また，忙しい仕事の合間を縫って原稿を書き上げてくれた各章の執筆者たちにも礼を述べる。本書の執筆者のほとんどは，外傷麻酔学会 Trauma Anesthesiology Society（TAS）の会員であり，TAS は本書のプロジェクトを熱烈に応援してくれた。最後に，Sarah Payne，Jade Scard の支援に感謝するとともに，*Essentials of Trauma Anesthesia* の制作と時宜を得た発行に協力してくれた Cambridge University Press のスタッフ全員に感謝の意を表する。

Albert J. Varon, MD, MHPE, FCCM

Charles E. Smith, MD

略語一覧

※本書では使用していないが，よく用いると思われる略語も掲載した。

ABSI：Abbreviated Burn Severity Index
ACE：アンジオテンシン変換酵素
ACLS：二次救命処置
ACT：活性凝固時間
ADH：抗利尿ホルモン
AIS：American Spinal Injury Association(ASIA)の損傷分類
AKI：急性腎障害
APTT：活性化部分トロンボプラスチン時間
ARB：アンジオテンシンII受容体拮抗薬
ARDS：急性呼吸促迫症候群
ASD：心房中隔欠損
ATC：急性外傷性凝固障害
ATLS：Advanced Trauma Life Support (二次外傷救命処置)
BAI：鈍的大動脈損傷
BIS：バイスペクトラルインデックス
bpm：回/min
BSA：体表面積
BVM：バッグバルブマスク
CBC：全血球計算
COHb：一酸化炭素ヘモグロビン
COPD：慢性閉塞性肺疾患
CPB：人工心肺
CPDA：クエン酸塩，リン酸塩，グルコース，アデニンからなる溶液
CPR：心肺蘇生
CRASH-2：Clinical Randomization of an Antifibrinolytic in Significant Hemorrhage 2
CSF：脳脊髄液
CTA：CT血管造影法
CVC：中心静脈カテーテル
CVP：中心静脈圧
DIC：播種性血管内凝固

DLT：ダブルルーメンチューブ
DOAC：直接経口抗凝固薬
DPL：診断的腹腔洗浄法
DVT：深部静脈血栓症
EACA：epsilon aminocaproic acid
ECG：心電図
EFAST：extended FAST
$EtCO_2$：呼気終末二酸化炭素
FAST：focused assessment with sonography for trauma(迅速簡易超音波検査法)
FES：脂肪塞栓症候群
FFP：新鮮凍結血漿
FOCUS：focused cardiac ultrasound (血行動態に焦点をあてた心エコー検査)
GABA：γ-アミノ酪酸
GCS：グラスゴーコーマスケール
Hb：ヘモグロビン
ICH：頭蓋内圧亢進
ICP：頭蓋内圧
ICU：集中治療室
INR → PT-INR
IV：静脈内投与
IVC：下大静脈
LMA：ラリンジアルマスク
LTA：ラリンジアルチューブ
MAC：最小肺胞濃度
MAP：平均動脈圧
MATTER study：Military Application of Tranexamic Acid in Trauma Emergency Resuscitation study
MEP：運動誘発電位
MR：僧帽弁逆流
MTP：大量輸血プロトコル
nACHR：ニコチン性アセチルコリン受容体
NBR：National Burn Repository

NIH：米国国立衛生研究所
NMDA：*N*-メチル-D-アスパラギン酸
NSAID：非ステロイド性抗炎症薬
OLV：片肺換気
PA：肺動脈
$PaCO_2$：動脈血二酸化炭素分圧
PACU：麻酔後ケアユニット
PaO_2：動脈血酸素分圧
PBW：予測体重
PCA：患者自己調節鎮痛法
PCC：プロトロンビン複合体濃縮製剤
PE：肺塞栓症
PEEP：呼気終末陽圧
POC：ポイントオブケア
Pplat：プラトー圧
ppm：parts per million
PPV：脈圧変動
PROPPR trial：Pragmatic, Randomized Optimal Platelets and Plasma Ratios trial
PT：プロトロンビン時間
PT-INR：プロトロンビン時間国際標準化比
RBC：赤血球
REBOA：resuscitative endovascular balloon occlusion of the aorta（蘇生目的の大動脈内バルーン遮断）
rFVIIa：遺伝子組換え活性化第 VII 因子
Rh（D）：Rhesus（アカゲザル）D 抗原
ROTEM®：トロンボエラストメトリ
RR：呼吸数

RSI：迅速導入
RUSH：Rapid Ultrasound for Shock and Hypotension
SBP：収縮期血圧
SCIWORA：spinal cord injury without radiographic abnormality（非骨傷性頸髄損傷）
$ScvO_2$：中心静脈血酸素飽和度
$SjvO_2$：内頸静脈血酸素飽和度
SpO_2：末梢動脈血酸素飽和度
SPV：収縮期血圧変動
SSEP：体性感覚誘発電位
START：Simple Triage and Rapid Treatment
$S\bar{v}O_2$：混合静脈血酸素飽和度
SVR：体血管抵抗
SVV：1 回拍出量変動
TBI：外傷性脳損傷
TBSA：全体表面積
TEE：経食道心エコー検査
TEG：トロンボエラストグラフィ
TEVAR：胸部大動脈ステントグラフト内挿術
TIG：抗破傷風免疫グロブリン
TIVA：全静脈麻酔
TOF：四連 train-of-four
TTE：経胸壁心エコー検査
TXA：トラネキサム酸
VHA：粘弾性止血検査
VWF：von Willebrand 因子

監訳者・訳者一覧

監訳者

今　　明秀　　八戸市立市民病院 院長
吉村　有矢　　防衛医科大学校病院 救急部 助教

訳者一覧（翻訳章順）

下条　芳秀　　島根大学医学部附属病院 高度外傷センター 助教（1 章）
前山　博輝　　津山中央病院 救命救急センター 医長（2 章）
吉村　有矢　　防衛医科大学校病院 救急部 助教（3，19 章）
齋藤　伸行　　日本医科大学千葉北総病院 救命救急センター 病院講師（4 章）
杉山　拓也　　千葉県救急医療センター 外傷治療科 医員（5 章）
小倉　崇以　　済生会宇都宮病院 救急・集中治療科 栃木県救命救急センター
　　　　　　　副センター長（6 章）
安田　篤史　　帝京大学医学部麻酔科学講座 病院准教授（7 章）
安楽　和樹　　帝京大学医学部麻酔科学講座 助教（8 章）
井上　明彦　　兵庫県災害医療センター 救急部 副部長（9 章）
古賀　聡人　　兵庫県災害医療センター 救急部 副部長（9 章）
江川　裕子　　さいたま赤十字病院 高度救命救急センター 副部長（10 章）
福間　　博　　りんくう総合医療センター 大阪府泉州救命救急センター 医長
　　　　　　　（11 章）
軽米　寿之　　医療法人鉄蕉会 亀田総合病院 集中治療科 部長代理（12 章）
林　　元久　　阪和記念病院 脳神経外科 医員（13 章）
木下　喬弘　　大阪大学医学部附属病院 高度救命救急センター 医員（13 章）
岸本　正文　　大阪府立中河内救命救急センター 副所長（14 章）
嶋田　哲也　　防衛医科大学校 麻酔学講座（15 章）
内田健一郎　　大阪市立大学医学部附属病院 救命救急センター 病院講師（16 章）
益子　一樹　　日本医科大学千葉北総病院 救命救急センター /
　　　　　　　ショック・外傷センター 助教（17 章）
岩瀬　弘明　　山梨県立中央病院 整形外科 部長（18 章）
田中　文華　　防衛医科大学校病院 救急部（19 章）
問田　千晶　　東京大学大学院医学系研究科 救急科学 講師（20 章）
野田　智宏　　大阪市立大学医学部附属病院 救命救急センター 病院講師（21 章）
中野　由惟　　埼玉医科大学総合医療センター 産科麻酔科 助教（22 章）
照井　克生　　埼玉医科大学総合医療センター 産科麻酔科 診療部長・教授（22 章）

執筆者一覧

John M. Albert
Fellow, Cardiothoracic Anesthesia,
Weill Medical College of Cornell
University; New York–Presbyterian
Hospital, New York, NY

Shawn E. Banks
Associate Professor and Residency
Program Director, Department of
Anesthesiology, University of Miami Miller
School of Medicine; Attending
Anesthesiologist, Ryder Trauma Center at
Jackson Memorial Hospital, Miami, FL

Michael D. Bassett
Assistant Professor, Case Western Reserve
University School of Medicine; Attending
Anesthesiologist, MetroHealth Medical
Center, Cleveland, OH

Rachel Budithi
Assistant Professor, Department of
Anesthesiology, Medical College of
Wisconsin; Froedtert Memorial Lutheran
Hospital Milwaukee, WI

John J. Como
Professor of Surgery, Case Western Reserve
University School of Medicine; Associate
Trauma Medical Director, Division of
Trauma, Critical Care, Burns, and Acute
Care Surgery, MetroHealth Medical Center,
Cleveland, OH

Armagan Dagal
Associate Professor, Department of
Anesthesiology & Pain Medicine, Adjunct
Associate Professor, Department of
Neurological Surgery, Medical Co-
Director, Enhanced Perioperative Recovery
Program, Division Head of Spine and
Orthopedic Anesthesia Services,

Harborview Medical Center,
University of Washington,
Seattle, WA

Christian Diez
Associate Professor and Vice Chair for
Clinical Affairs, Department of
Anesthesiology, University of Miami
Miller School of Medicine; Attending
Anesthesiologist, Ryder Trauma
Center at Jackson Memorial Hospital,
Miami, FL

Roman Dudaryk
Assistant Professor, Department of
Anesthesiology, University of Miami Miller
School of Medicine; Attending
Anesthesiologist and Intensivist, Ryder
Trauma Center at Jackson Memorial
Hospital, Miami, FL

Monique Espinosa
Assistant Professor of Anesthesiology,
University of Miami Miller School of
Medicine; Attending Anesthesiologist,
Ryder Trauma Center at Jackson Memorial
Hospital, Miami, FL

Ashraf Fayad
Associate Professor, Department of
Anesthesiology and Pain Medicine and
Director, Perioperative Echocardiography
for Non-cardiac Surgery Program,
University of Ottawa, Ottawa, Ontario,
Canada

L. Yvette Fouche
Assistant Professor of Anesthesiology,
University of Maryland School of
Medicine; Division Head, Trauma
Anesthesiology, R Adams Cowley Shock
Trauma Center, Baltimore, MD

Michael T. Ganter
Professor of Anesthesiology and Critical Care Medicine and Chair, Institute of Anesthesiology – Emergency Medical Service, Perioperative Medicine, Pain Therapy, Kantonsspital Winterthur, Winterthur, Switzerland

Suneeta Gollapudy
Associate Professor, Department of Anesthesiology, Medical College of Wisconsin; Director, Division of Neuroanesthesia and Director, Division of Post Anesthesia Care Unit, Froedtert Memorial Lutheran Hospital, Milwaukee, WI

Thomas E. Grissom
Associate Professor of Anesthesiology, University of Maryland School of Medicine; Attending Anesthesiologist, R Adams Cowley Shock Trauma Center, Baltimore, MD

Craig S. Jabaley
Assistant Professor of Anesthesiology, Emory University School of Medicine; Department of Anesthesiology, Division of Critical Care Medicine, Emory University Hospital, Atlanta, GA

Olga Kaslow
Associate Professor, Department of Anesthesiology, Medical College of Wisconsin; Director, Trauma Anesthesiology Service, Froedtert Memorial Lutheran Hospital, Milwaukee, WI

Michelle E. Kim
Assistant Professor of Anesthesiology, University of Maryland School of Medicine; Attending Anesthesiologist, R Adams Cowley Shock Trauma Center, Baltimore, MD

Jack Louro
Assistant Professor of Anesthesiology, University of Miami Miller School of Medicine; Attending Anesthesiologist, Ryder Trauma Center at Jackson Memorial Hospital, Miami, FL

Jessica A. Lovich-Sapola
Associate Professor, Case Western Reserve University School of Medicine; Attending Anesthesiologist, Department of Anesthesiology, MetroHealth Medical Center, Cleveland, OH

K. H. Kevin Luk
Assistant Professor, Divisions of Neuroanesthesiology & Perioperative Neurosciences, and Critical Care Medicine, Department of Anesthesiology & Pain Medicine, Harborview Medical Center, University of Washington, Seattle, WA

Richard McNeer
Associate Professor of Anesthesiology and Biomedical Engineering, University of Miami Miller School of Medicine; Attending Anesthesiologist, Ryder Trauma Center at Jackson Memorial Hospital, Miami, FL

Daria M. Moaveni
Assistant Professor of Anesthesiology, University of Miami Miller School of Medicine; Director, Obstetric Anesthesiology Fellowship Program, Jackson Memorial Hospital, Miami, FL

Hernando Olivar
Clinical Associate Professor, Department of Anesthesiology & Pain Medicine, Harborview Medical Center/University of Washington, Seattle, WA

Marie-Jo Plamondon
Assistant Professor, Department of Anesthesiology and Pain Medicine;

Director Trauma and Vascular Anesthesiology, University of Ottawa, Ottawa, Ontario, Canada

Ramesh Ramaiah
Assistant Professor, Department of Anesthesiology & Pain Medicine, Harborview Medical Center/University of Washington, Seattle, WA

Sripad Rao
Assistant Professor of Anesthesiology, University of Miami Miller School of Medicine; Attending Anesthesiologist, Ryder Trauma Center at Jackson Memorial Hospital, Miami, FL

Sam R. Sharar
Professor, Department of Anesthesiology & Pain Medicine, Harborview Medical Center/University of Washington, Seattle, WA

Robert Sikorski
Assistant Professor, Department of Anesthesiology and Critical Care Medicine, The Johns Hopkins School of Medicine;

Director of Trauma Anesthesiology, The Johns Hopkins Hospital, Baltimore, Maryland

Charles E. Smith
Professor, Case Western Reserve University School of Medicine; Attending Anesthesiologist and Director of Anesthesia Research, Department of Anesthesiology, MetroHealth Medical Center, Cleveland, OH

Marc P. Steurer
Associate Professor of Anesthesiology, Department of Anesthesia and Perioperative Care, University of California San Francisco; Director of Trauma Anesthesiology, San Francisco General Hospital, San Francisco, CA

Albert J. Varon
Miller Professor and Vice Chair for Education, Department of Anesthesiology, University of Miami Miller School of Medicine; Chief of Anesthesiology, Ryder Trauma Center at Jackson Memorial Hospital, Miami, FL

目次

Preface to the Japanese Edition —————————————————— iv

日本語翻訳版の出版によせて ————————————————————— v

監訳者の序（今　明秀）———————————————————————— vi

監訳者の序（吉村有矢）——————————————————————— viii

編者の序 ——————————————————————————————— x

略語一覧 ——————————————————————————————— xii

● *Section 1　外傷麻酔の基本原則*　　　　　　　　　　　　　*1*

1　外傷の疫学，受傷機転，プレホスピタルケア ——————————— 1

2　外傷初期診療 ————————————————————————— 20

3　気道管理 ——————————————————————————— 35

4　ショック，蘇生，輸液療法 ——————————————————— 54

5　血管確保 ——————————————————————————— 70

6　輸血と外傷性凝固障害 ————————————————————— 86

7　外傷の全身麻酔 ——————————————————————— 102

8　外傷の区域麻酔 ——————————————————————— 123

9　外傷患者のモニタリング ——————————————————— 150

10　外傷の心エコー検査 ————————————————————— 169

11　外傷患者の凝固モニタリング ————————————————— 188

12　外傷の術後管理 ——————————————————————— 201

● *Section 2　部位別の外傷麻酔*　　　　　　　　　　　　　*213*

13　成人の外傷性脳損傷の麻酔 —————————————————— 213

14　脊髄損傷の麻酔 ——————————————————————— 231

15　眼外傷と顎顔面外傷の麻酔 —————————————————— 247

16　胸部外傷の麻酔 ——————————————————————— 262

17　腹部外傷の麻酔 ——————————————————————— 285

18　筋骨格外傷の麻酔 —————————————————————— 303

● *Section 3　特殊な外傷麻酔*　　　　　　　　　　　　　　*321*

19　熱傷患者の麻酔 ——————————————————————— 321

20　小児外傷の麻酔 ——————————————————————— 336

21　高齢者外傷の麻酔 —————————————————————— 354

22　妊婦外傷の麻酔 ——————————————————————— 372

索引 ——————————————————————————————— 387

注　意

　本書に記載した情報に関しては，正確を期し，一般臨床で広く受け入れられている方法を記載するよう注意を払った。しかしながら，著者（監訳者，訳者）ならびに出版社は，本書の情報を用いた結果生じたいかなる不都合に対しても責任を負うものではない。本書の内容の特定な状況への適用に関しての責任は，医師各自のうちにある。

　著者（監訳者，訳者）ならびに出版社は，本書に記載した薬物の選択・用量については，出版時の最新の推奨，および臨床状況に基づいていることを確認するよう努力を払っている。しかし，医学は日進月歩で進んでおり，政府の規制は変わり，薬物療法や薬物反応に関する情報は常に変化している。読者は，薬物の使用にあたっては個々の薬物の添付文書を参照し，適応，用量，付加された注意・警告に関する変化を常に確認することを怠ってはならない。これは，推奨された薬物が新しいものであったり，汎用されるものではない場合に，特に重要である。

　薬物の表記は，わが国で発売されているものは一般名・商品名ともにカタカナに，発売されていないものは英語で記すよう努力した。

Section 1 *外傷麻酔の基本原則*

1

外傷の疫学，受傷機転，プレホスピタルケア

John J. Como, Charles E. Smith

外傷の疫学

外傷は，身体に対する物理的なダメージとして定義され，身体の許容範囲を超えた，機械的，化学的，熱，電撃，またはその他のエネルギーによる身体への衝撃の結果である。外傷は，一連の事故として不可避なものと考えられがちであるが，実際にはリスク因子がわかっている疾病である。癌や心臓病などの他の病気と同様に，外傷のリスク因子は修正可能であり，受傷を回避することができる。外傷の受傷には以下の3つの段階がある。

1. 受傷前期 pre-injury
2. 受傷期 injury
3. 受傷後期 post-injury

　受傷前期には外傷を負う前の事象が含まれ，このときには薬物の使用，アルコール中毒，既往歴，環境条件，行動因子といったリスク因子の影響を受ける。受傷期とは，エネルギーが負傷者の身体に伝わる瞬間をいい，受傷機転には，鈍的，鋭的（穿通性），挫滅，爆発，回旋などがある。エネルギーが身体に伝わった直後からは受傷後期となる。外傷による死亡の約50%は，受傷直後の壊滅的な衝撃（重症頭部外傷，上位脊髄損傷，大血管損傷）によるものであるため，それらを回避するための唯一の方法は予防である。外傷による社会的損失を減らすためには，外傷の基本的な疫学を理解しておくことが不可欠である。

　外傷による死亡率を低下させる最も効果的な手段は，教育，法律，研究を通じて外傷のリスク因子を修正し，外傷を予防することである。交通外傷を予防する手段には，以下のものがある。

1

- 飲酒運転に関する法律の制定
- チャイルドシートの設置
- 前・後部座席のシートベルト着用
- エアバッグの設置
- スピード自動制限機能の装備
- フロントガラスの保護フィルム加工
- 耐衝撃性燃料システムの採用
- 衝撃吸収ステアリングの設置

　米国において外傷は大きな問題となっている。2014 年には，全年齢層の死因で，外傷（不慮の事故，他殺，自殺を含む）は心疾患と悪性新生物についで第 3 位[注1]を占めている。また，小児および 44 歳までの成人では，死因の第 1 位を占めている（**図 1-1**）。

　米国では，3 分間に 1 人が外傷によって死亡している計算になる。致死的な外傷の大部分は若年者に発生するため，65 歳未満においては損失生存可能年数 years of potential life lost（YPLL）が他の疾患よりも多いことの原因にもなっており，すべての原因による YPLL のうち 31.7％を外傷が占めている（**図 1-2**）。外傷による死亡の 2 大要因は交通事故と銃創であり，2 つを合わせると致死的外傷の約半数を占める（**図 1-3**）。

　外傷による死亡だけでなく，非致死的な外傷も大きな問題となっている。2014 年，米国では合計 2,690 万人が非致死的外傷に対して治療を受け，そのうち 250 万人が入院を必要としている。その経済的な影響は非常に大きく，2013 年の米国において，外傷や暴力による生涯医療費および労働損失は 6,710 億ドル（約 73 兆円）で，そのうち非致死的外傷に関連した費用は 4,570 億ドル（約 50 兆円）であった。非致死的外傷のおもな原因の第 1 位から第 10 位までを年齢別に示したものが**図 1-4** である。ほとんどすべての年齢層において，非致死的外傷の原因として最も多いのは転倒・転落である。

　外傷による社会的損失は非常に大きく，例として以下が含まれる。

- 救急医療サービス費
- 入院治療費
- リハビリテーションにかかる費用
- 労働賃金や生産性の損失
- 財産の損失

1 章　外傷の疫学，受傷機転，プレホスピタルケア　　**3**

順位	<1歳	1～4歳	5～9歳	10～14歳	15～24歳	25～34歳	35～44歳	45～54歳	55～64歳	≧65歳	合計
1	先天異常 4,746	不慮の事故 1,216	不慮の事故 730	不慮の事故 750	不慮の事故 11,836	不慮の事故 17,357	不慮の事故 16,048	悪性新生物 44,834	悪性新生物 115,282	心疾患 489,722	心疾患 614,348
2	早産 4,173	先天異常 399	悪性新生物 436	自殺 425	自殺 5,079	自殺 6,569	悪性新生物 11,267	心疾患 34,791	心疾患 74,473	悪性新生物 413,885	悪性新生物 591,699
3	妊娠合併症 1,574	他殺 364	先天異常 192	悪性新生物 416	他殺 4,144	他殺 4,159	心疾患 10,368	不慮の事故 20,610	不慮の事故 18,030	慢性下気道疾患 124,693	慢性下気道疾患 147,101
4	SIDS 1,545	悪性新生物 321	他殺 123	先天異常 156	悪性新生物 1,569	悪性新生物 3,624	自殺 6,706	自殺 8,767	慢性下気道疾患 16,492	脳血管疾患 113,308	不慮の事故 136,053
5	不慮の事故 1,161	心疾患 149	心疾患 69	心疾患 122	心疾患 953	心疾患 3,341	他殺 2,588	肝疾患 8,627	糖尿病 13,342	Alzheimer病 92,604	脳血管疾患 133,103
6	臍帯や卵膜の合併症 965	インフルエンザ/肺炎 109	慢性下気道疾患 68	慢性下気道疾患 71	先天異常 377	肝疾患 725	肝疾患 2,582	糖尿病 6,062	肝疾患 12,792	糖尿病 54,161	Alzheimer病 93,541
7	細菌性敗血症 544	慢性下気道疾患 53	インフルエンザ/肺炎 57	脳血管疾患 43	インフルエンザ/肺炎 199	糖尿病 709	糖尿病 1,999	脳血管疾患 5,349	脳血管疾患 11,727	不慮の事故 48,295	糖尿病 76,488
8	呼吸窮迫 460	敗血症 53	脳血管疾患 45	インフルエンザ/肺炎 41	糖尿病 181	HIV 583	脳血管疾患 1,745	慢性下気道疾患 4,402	自殺 7,527	インフルエンザ/肺炎 44,836	インフルエンザ/肺炎 55,227
9	循環器疾患 444	良性腫瘍 38	良性腫瘍 36	良性腫瘍 38	慢性下気道疾患 178	脳血管疾患 579	HIV 1,174	インフルエンザ/肺炎 2,731	敗血症 5,709	腎炎 39,957	腎炎 48,146
10	新生児出血 441	周産期 38	敗血症 33	脳血管疾患 38	脳血管疾患 177	インフルエンザ/肺炎 549	インフルエンザ/肺炎 1,125	敗血症 2,514	インフルエンザ/肺炎 5,390	敗血症 29,124	自殺 42,773

Centers for Disease
Control and Prevention
National Center for Injury
Prevention and Control

CDC

データ出典：National Vital Statistics System, National Center for Health Statistics, CDC.
作成：National Center for Injury Prevention and Control, CDC using WISQARS™.
SIDS：乳幼児突然死症候群．HIV：ヒト免疫不全ウイルス

図 1-1　年齢層別主要死因(米国，2014 年)

注 1：2017 年版での順位を指していると思われる。**図 1-1** は 2014 年版。

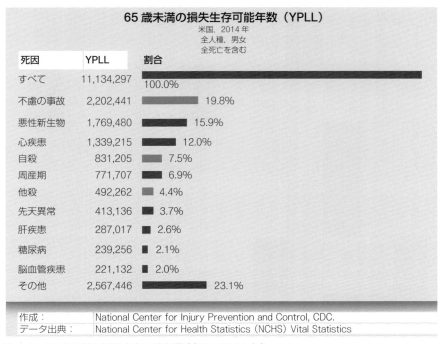

図1-2　65歳未満の損失生存可能年数(米国, 2014年)

- 新雇用者への手続きや訓練にかかる費用
- 一般管理費
- 私的/公的医療保険費
- 警察や裁判の費用
- 致死的/非致死的外傷から生じる費用

　都市部の暴力事件の問題に加えて，最近欧米で多発しているテロ事件では，警告もなく多くの犠牲者が発生する可能性があり，多数の外傷患者への効果的な治療の必要性について警鐘が鳴らされている．この問題があまりにも大きいことを考えると，外傷の予防と外傷患者の効率的な治療の必要性は，公衆衛生上の重要な問題であるといえる．

外傷研究の資金

社会的な関心が高い癌，心血管疾患，ヒト免疫不全ウイルス(HIV)/後天性免疫不全症候群(AIDS)などの慢性疾患に関しては，その研究や予防プログラムに対して

順位	<1歳	1～4歳	5～9歳	10～14歳	15～24歳	25～34歳	35～44歳	45～54歳	55～64歳	≧65歳	合計
1	不慮の窒息 991	不慮の溺死 388	不慮の交通事故 345	不慮の交通事故 384	不慮の交通事故 6,531	不慮の中毒 9,334	不慮の中毒 9,116	不慮の中毒 11,009	不慮の中毒 7,013	不慮の転倒・転落 27,044	不慮の中毒 42,032
2	他殺(不特定) 119	不慮の交通事故 293	不慮の溺死 125	自殺(窒息) 225	他殺(銃) 3,587	不慮の交通事故 5,856	不慮の交通事故 4,308	不慮の交通事故 5,024	不慮の交通事故 4,554	不慮の交通事故 6,373	不慮の交通事故 33,736
3	他殺(分類不能) 83	他殺(不特定) 149	不慮の熱傷 68	自殺(銃) 174	不慮の中毒 3,492	他殺(銃) 3,260	自殺(銃) 2,830	自殺(銃) 3,953	自殺(銃) 3,910	自殺(銃) 5,367	不慮の転倒・転落 31,959
4	不慮の交通事故 61	不慮の窒息 120	他殺(銃) 58	他殺(銃) 115	自殺(銃) 2,270	自殺(銃) 2,829	自殺(窒息) 2,057	自殺(窒息) 2,321	不慮の転倒・転落 2,558	不慮の事故(分類不能) 4,590	自殺(銃) 21,334
5	窒息の疑い 40	不慮の熱傷 117	不慮の交通事故(車以外) 36	不慮の溺死 105	自殺(窒息) 2,010	自殺(窒息) 2,402	他殺(銃) 1,835	自殺(中毒) 1,795	自殺(中毒) 1,529	不慮の窒息 3,692	自殺(窒息) 11,407
6	不慮の溺死 29	歩行中の不慮の事故など 107	不慮の窒息 34	不慮の熱傷 49	不慮の溺死 507	自殺(中毒) 800	自殺(中毒) 1,274	不慮の転倒・転落 1,340	自殺(窒息) 1,509	不慮の中毒 1,993	他殺(銃) 10,945
7	他殺(窒息) 26	他殺(分類不能) 73	不慮の事故(自然/環境) 22	不慮の交通事故(車以外) 49	自殺(中毒) 363	中毒(分類不能) 575	中毒(分類不能) 637	他殺(銃) 1,132	不慮の窒息 698	薬物副作用 1,554	自殺(中毒) 6,808
8	不慮の事故(自然/環境) 17	他殺(銃) 47	歩行中の不慮の事故など 18	不慮の窒息 33	他殺(咬傷/刺傷) 314	他殺(咬傷/刺傷) 430	不慮の転倒・転落 504	中毒(分類不能) 820	中毒(分類不能) 539	不慮の熱傷 1,151	不慮の窒息 6,580
9	不明 16	不慮の殴打・衝突 38	不慮の殴打・衝突 16	不慮の中毒 22	中毒(分類不能) 229	不慮の溺死 399	不慮の溺死 363	不慮の窒息 452	他殺(銃) 538	自殺(中毒) 1,028	不慮の事故(分類不能) 5,848
10	不慮の熱傷 15	不慮の事故(自然/環境) 35	銃誤射 14	他殺(咬傷/刺傷) 19	不慮の交通事故(車以外) 177	不慮の転倒・転落 285	他殺(咬傷/刺傷) 313	不慮の溺死 442	不慮の事故(分類不能) 530	自殺(窒息) 880	不慮の溺死 3,406

データ出典：National Center for Health Statistics (NCHS), National Vital Statistics System.
作成：National Center for Injury Prevention and Control, CDC using WISQARS™.

Centers for Disease Control and Prevention
National Center for Injury Prevention and Control

図 1-3　不慮の事故による外傷死に注目した年齢層別主要死因(米国，2014 年)

図 1-4 病院救急室で治療された非致死的外傷の 10 大要因(米国、2013 年)

順位	年齢群										合計
	＜1歳	1～4歳	5～9歳	10～14歳	15～24歳	25～34歳	35～44歳	45～54歳	55～64歳	≧65歳	
1	不慮の転倒・転落 134,229	不慮の転倒・転落 852,884	不慮の転倒・転落 624,890	不慮の殴打・衝突 561,690	不慮の殴打・衝突 905,659	不慮の転倒・転落 742,177	不慮の転倒・転落 704,264	不慮の転倒・転落 913,871	不慮の転倒・転落 930,521	不慮の転倒・転落 2,495,397	不慮の転倒・転落 8,771,656
2	不慮の殴打・衝突 28,786	不慮の殴打・衝突 336,917	不慮の殴打・衝突 403,522	不慮の転倒・転落 558,177	不慮の転倒・転落 814,829	不慮の負傷 638,745	不慮の負傷 530,422	不慮の負傷 461,114	不慮の負傷 266,126	不慮の殴打・衝突 281,279	不慮の殴打・衝突 4,214,125
3	不慮の咬傷/刺傷 12,186	不慮の咬傷/刺傷 158,587	不慮の切創/刺創 112,633	不慮の負傷 294,669	不慮の負傷 672,946	不慮の殴打・衝突 599,340	不慮の殴打・衝突 444,089	不慮の殴打・衝突 390,931	不慮の殴打・衝突 261,840	不慮の負傷 212,293	不慮の負傷 3,256,567
4	異物誤飲 10,650	異物誤飲 139,597	不慮の咬傷/刺傷 107,975	不慮の切創/刺創 114,285	不慮の交通事故(同乗者) 627,665	不慮の交通事故(同乗者) 526,303	不慮の交通事故(同乗者) 374,231	不慮の交通事故(同乗者) 385,221	不慮の交通事故(同乗者) 227,620	不慮の交通事故(同乗者) 197,646	不慮の交通事故(同乗者) 2,462,684
5	不慮の事故(その他) 10,511	不慮の切創/刺創 83,575	不慮の負傷 93,612	不慮の自転車事故 84,732	不慮の切創/刺創 431,691	不慮の切創/刺創 402,197	不慮の事故(その他) 300,154	不慮の交通事故(同乗者) 343,470	不慮の事故(その他) 212,168	不慮の切創/刺創 156,693	不慮の切創/刺創 2,077,775
6	不慮の熱傷 9,816	不慮の負傷 81,588	不慮の自転車事故 74,831	不明 84,668	その他の暴行*(殴打・衝突) 381,522	その他の暴行*(殴打・衝突) 342,514	その他の暴行*(殴打・衝突) 297,769	不慮の切創/刺創 282,353	不慮の切創/刺創 189,440	不慮の中毒 100,988	不慮の中毒 1,767,630
7	不慮の気道損傷/窒息** 8,294	不慮の事故(その他) 65,120	異物誤飲 63,450	不慮の交通事故(同乗者) 73,692	不慮の事故(その他) 321,914	不慮の事故(その他) 336,990	不慮の事故(その他) 207,287	不慮の中毒 237,328	不慮の中毒 153,767	その他の暴行*(殴打・衝突) 90,850	その他の暴行*(殴打・衝突) 1,291,100
8	不慮の切創/刺創 7,139	不慮の熱傷 52,884	不慮の交通事故(同乗者) 58,114	不慮の咬傷/刺傷 64,848	不慮の咬傷/刺傷 177,665	不慮の咬傷/刺傷 180,922	不慮の中毒 175,870	その他の暴行*(殴打・衝突) 169,688	その他の暴行*(殴打・衝突) 97,474	不慮の事故(その他) 86,729	不慮の咬傷/刺傷 1,117,267
9	不明 5,735	不明 41,297	不慮のイヌ咬傷 43,499	不慮の咬傷/刺傷 62,829	不明 163,923	不慮の中毒 180,448	不慮の咬傷/刺傷 138,410	不慮の咬傷/刺傷 145,349	不明 73,674	不明 74,864	不慮の中毒 1,055,960
10	不慮の負傷 4,985	不慮の中毒 32,443	不明 35,303	不慮の交通事故(車以外) 35,609	不慮の中毒 152,962	不明 129,308	不明 106,498	不明 110,102	不明 67,974	不慮の交通事故(車以外) 68,022	不明 819,878

*「その他の暴行」には、性的暴行には分類されないすべての暴行が含まれる。暴行の大部分を占める。
**標本サイズが小さいため、損傷の推定数は確かではない。
データ出典：NEISS All Injury Program operated by the Consumer Product Safety Commission (CPSC).
作成：National Center for Injury Prevention and Control, CDC using WISQARS™.

Centers for Disease Control and Prevention
National Center for Injury Prevention and Control

1章　外傷の疫学，受傷機転，プレホスピタルケア　　7

表1-1　自動二輪のヘルメット着用義務化後の事故死者の減少

州	減少率(%)
カリフォルニア	37
オレゴン	33
ネブラスカ	32
テキサス	23
メリーランド	20
ワシントン	15

多額の資金が投入されている。一方で外傷については，避けられない事故の結果と
して考えられることが多く，外傷の研究や予防プログラムに対する経済的な支援は
比較的少ない。2015年に米国国立衛生研究所 National Institutes of Health(NIH)は，
外傷に関する研究費として3億9,900万ドル(約430億円)の予算を承認した。しか
し同年，癌の研究には54億ドル(約5,900億円)，心血管疾患の研究には20億ドル(約
2,200億円)，HIV/AIDSの研究には30億ドル(約3,300億円)が承認されている。
2010年以降，これらの金額に大きな変化はみられない。

外傷の予防

外傷予防プログラムへの取り組みを妨げる要因はいくつかある。自動二輪や自転車
の運転手がヘルメットを着用しないことや，雇用主や労働者が職場や機材の安全装
置への投資を躊躇することなどがあげられる。コンプライアンスを向上し，外傷の
予防の改善を図るために，奨励金，法律，監督といった形での何らかの規制がしば
しば必要とされる。残念ながら，利益団体のなかには，シートベルトやヘルメット
に関する法律を個人の自由と権利の制限とみなして反対する団体もある。だが，外
傷を防止するための法律の導入により死亡率が大幅に改善されることが，過去に実
証されている。
　一例として，自動二輪に乗るときのヘルメット着用は，死亡のリスクを37%低
減し，脳損傷を67%予防するのに有効である。米国において，ヘルメットの着用
を義務づける法律がある州では着用率は86%であるが，そのような法律がない州
での着用率は55%にすぎない。ヘルメットに関する法律を導入したすべての州で，
自動二輪の死亡事故が大幅に減少している(表1-1)。
　National Highway Traffic Safety Administration(NHTSA)の推定では，自動車
の前部座席の3点式シートベルトは，正面衝突事故による死亡の防止に45 ～ 60%
有効であり，中等度から重度の外傷を予防するのに50 ～ 65%有効であるとしてい

8　Section 1　外傷麻酔の基本原則

表 1-2　安全装置・飲酒禁止年齢(21歳)の法律によって救われた人命,およびシートベルトと自動二輪ヘルメットの着用率が100%であれば死亡を回避できた可能性がある患者数(2011 ～ 2015年)

年	4歳以下の救われた命	5歳以上の救われた命	13歳以上の救われた命	全年齢の救われた命	救命数	着用率100%であれば死亡を回避できた可能性がある患者数	
	チャイルドシート	シートベルト	前部座席のエアバッグ	自動二輪ヘルメット	飲酒禁止年齢の法律	シートベルト	自動二輪ヘルメット
2011†	262	12,071	2,341	1,622	543	3,396	707
2012†	285	12,386	2,422	1,715	537	3,051	782
2013†	263	12,644	2,398	1,640	507	2,812	717
2014	253	12,801	2,400	1,673	486	2,815	661
2015	266	13,941	2,573	1,772	537	2,804	740

出典：2011-2014 Fatality Analysis Reporting System (FARS) Final Files and FARS 2015 Annual Report Files.
†2011 ～ 12年の推測値はコンピュータで補正しているため既報の推測値とは異なる。既報の2011 ～ 13年の乗用車の乗員数は計算が正確ではない。

る。この知見にもかかわらず,シートベルトの着用率は82%にすぎない。シートベルトに関する法律を制定した州では,制定されていない州と比較してシートベルト着用率が平均14%増加している。NHTSAによれば,シートベルト着用率が1%上がるごとに全米で年間250人の命を救うことができ,6,400人の重症外傷を予防することができるという。2011 ～ 15年にかけて,公衆衛生上のさまざまな取り組みによって救命されている報告数の内訳を**表1-2**に示す。

受傷機転

鈍的外傷と穿通性外傷におけるエネルギーの移動は,Isaac Newton先生の「運動の第1法則(運動している物体は,外部から力を加えられない限り運動を続ける)」に起因する。
　損傷の重症度には3つの要因が関係している。

1. 体内に吸収される運動エネルギー(運動エネルギー＝$1/2 \times$質量$\times$速度^2)
2. エネルギーが体内を伝播する方向
3. 身体構造の密度：実質(水密度)臓器は,管腔(空気密度)臓器より破裂しやすい。骨や軟骨は,より硬く密度が高い。

転倒・転落

米国における非致死的外傷の最も一般的な原因は，転倒・転落である。2014 年には，920 万人の不慮の転倒・転落による非致死的な外傷が報告され，33,018 人が不慮の転倒・転落により致命傷を負っている。ハシゴや足場のような高所からの墜落は，生産年齢層でより頻度が高い。患者の年齢が上がるにつれて，階段からの転落や，立位からの転倒が増加する。高齢者では，転倒・転落の頻度が非常に高く，また致死的になることが多い。例えば，2014 年の不慮の転倒・転落による死亡率は，35〜44 歳では 0.02％だが，65 歳以上では 0.59％であった。転倒・転落の発生頻度が増加するとともに，高齢者では抗凝固薬の使用も普及しているため，単なる転倒でさえも外傷の重症度が高くなる可能性が高い。損傷の重症度は，接地面の性質，着地時の体位，速度の変化などによって決まる。

- 足からの接地：外力は軸骨格の方向に伝わり，踵骨，脛骨，大腿骨頸部，脊椎の損傷を伴う。腹腔内臓器は，腸間膜や腹膜付着部から剪断されて損傷する
- 背面からの接地：衝撃によるエネルギーは体のより広範囲に伝わる
- 頭部からの接地：重症頭部外傷や頸椎骨折を生じる

交通外傷

自動車事故 motor vehicle accident（MVA）は外傷による死亡の主要な原因である。加えて，交通外傷による死亡の損失生存可能年数 years of potential life lost（YPLL，死亡しなかった場合に生存すると予測される残りの年数）は，癌と心疾患についで第 3 位を占めている。警察の報告によると，2015 年には 600 万件以上の交通事故が発生し，160 万人以上の負傷者が発生している。外傷は，正面衝突，後面衝突，側面衝突，回転衝突，そして安全装置に起因する。これらはそれぞれ特徴的な損傷パターンを伴う。

- 正面衝突（下方への外力）：足関節，脛骨，膝の脱臼骨折，大腿骨や寛骨臼の骨折
- 正面衝突（上方への外力）：肋骨骨折，胸骨骨折，鈍的心損傷（挫傷，弁逸脱，破裂），肺損傷，頸椎骨折，顔面骨折，頭部外傷，腹部外傷
- 側面衝突：鎖骨，肋骨，肺，骨盤，脾臓の損傷。その他，大腿骨骨折，大動脈損傷も生じることがある
- 後面衝突：むちうち損傷
- 部分衝突/回転衝突：正面衝突と側面衝突の損傷パターンの組み合わせ
- 転覆：外力，閉じ込め，屋根の変形，車外放出などによって複雑な損傷形態となる

- 車外放出：重度の圧挫や四肢の完全切断をきたすことがある。死亡のリスクが高い
- シートベルトとエアバッグ：シートベルトは，頭部，顔面，胸部，腹部，四肢外傷を予防する。腸骨稜の上に装着された腰ベルトは胴体の過剰屈曲をもたらすことがあり，その結果として腰椎の前方圧迫骨折（Chance 骨折）を生じることがある。肩の拘束は，鎖骨骨折を引き起こす。エアバッグの展開により，角膜，顔面，頸部の外傷をきたす

　シートベルトによる外傷を防ぐために，小児ではチャイルドシートの使用が推奨されている。乗員の車外放出を伴う転覆事故では，多方向から外力が加わることで，あらゆるパターンの損傷が生じる危険性があり，最も重度の損傷をきたす。
　交通事故による死亡者のほとんどは車の乗員で，約 1/4 は事故に巻き込まれた歩行者や，自転車と自動二輪の運転者である。2014 年の 1 年間での交通事故死は合計 32,675 人で，つまり 1 日あたり 100 人弱が死亡したことになる。これは 2005 年の 43,510 人と比較すると減少している。交通事故は，米国の 5 〜 24 歳までの各年齢層で死因の第 1 位を占めている（図 1-3）。過去数十年間の交通事故による死亡率の低下は，自動車設計の進歩と，シートベルトとエアバッグの普及によるものであり，外傷の死亡率を減少させるための予防策の重要性を反映している。
　自動二輪や自転車の事故では，運転者が投げだされることが多く，身体を保護することがほとんどできないため，外傷の危険性が高い。衝突時には強い衝撃が運転者に伝わるが，それを防御するおもな装備はヘルメットである。以下に損傷パターンを示す。

- 正面衝突，車両からの放出：頭部，胸部，腹部のいずれかがハンドルにあたることがある。状況によっては，鈍的腹部外傷や大腿骨骨折が生じる
- 側面衝突，車両からの放出：衝突した側の四肢に開放または非開放性骨折を受傷する。また，接地の際にも二次損傷が生じることがある
- バイクでの転倒：運動エネルギーが消散するため停止距離が長くなる。下肢の軟部組織損傷や，摩擦による熱傷（road burn）を伴う。重症度は防護具の装着により低下する
- ヘルメット：頭部への直接的外力を減弱させ，ヘルメット内のフォームパッド全体へ外力を分散させる。ヘルメットが，自動二輪や自転車の衝突よる致命的な頭部外傷の危険性を軽減することは間違いない

　歩行者としては，子ども，高齢者，飲酒後の人が受傷することが多い。損傷パター

ンは，負傷者の身長と車両の種類によって変化する。

- バンパーへの衝突：脛骨・腓骨骨折，膝関節脱臼，骨盤骨折
- ボンネットやフロントガラスへの衝突：肋骨骨折や脾臓損傷などの体幹部外傷。もし負傷者が飛ばされると，他の臓器の圧迫による損傷も生じることがある
- 地面への衝突：車から滑り落ちて地面に衝突し，四肢のほか頭部や顔面を損傷することもある

穿通性外傷

米国では銃器関連の死亡者が多く，外傷による死因としては交通事故についで第2位を占めている。2014年の米国における銃器による自殺は21,334件，殺人は10,945件あり，暴力関連の銃器による死亡者数は合計32,279人であった。銃器による殺人は，都会の若いアフリカ系米国人男性の間で特に深刻な問題である。10～14歳と15～24歳の若年者では，銃器による殺人が死因の第2位を占め[注2]，不慮の交通事故による死亡のつぎに多い。銃器による死亡率は，過去数十年間で着実に増加している。その原因は，思春期や若年成人の殺人の増加によるところが大きい。このような都心部の暴力を防止することは，公衆衛生上の重要な課題となっている。

　銃弾による組織損傷に影響する因子は以下のとおりである。

- 組織に伝播されるエネルギー量
- 伝播にかかる時間
- エネルギーが伝播される表面積
- 銃弾の速度（運動エネルギー）
- 弾道の創傷：空洞形成（cavitation），弾道（trajectory），ゆれ（yaw），回転（tumbling），断片化（fragmentation）など
- 射入口と射出口：これらは弾道と銃弾の方向の決定因子である。弾丸が骨にあたって跳ね返ると，弾道は直線的ではなくなる

　穿通性外傷における他の重要な受傷機転は，刺創である。刺創は，鋭利な刃先によって損傷を生じる。周囲の損傷は最小限であり，銃創にみられるような衝撃波の影響はない。いまだに死亡例は存在するが，全体的にみてかなり少ない。2014年の米国における暴力関連の切創や刺創による死亡者数は2,609人であった。同年の非致死的な刺創は合計220万件発生し，死亡率は0.1%であった。

注2：図1-3（2014年）では，10～14歳は第4位。他の年度版での順位の可能性あり。

爆傷

爆発は3つの異なる機序によって損傷を引き起こす。

1. 一次爆傷：衝撃波による直接的な作用によって生じる損傷のことで，鼓膜，肺（肺水腫，出血，囊胞，破裂），腸管が損傷する。眼内出血および網膜剥離が生じることもある
2. 二次爆傷：爆発による飛散物で生じる穿通性外傷または鈍的外傷
3. 三次爆傷：爆風で負傷者が吹き飛ばされ，転落や放出されることによる鈍的損傷と類似した損傷

プレホスピタルケア（病院前救護）

外傷患者が良好な転帰を得るには，受傷後できるだけ早く最適な治療を受けることが不可欠である。米国では，ほとんどの外傷患者は，まず救急医療サービス emergency medical service（EMS）を介して保健医療システム healthcare system を利用することになる。EMS とは，emergency medical responder，emergency medical technician，advanced emergency medical technician，paramedic[注3]などのように特別に訓練された人員による救助活動やプレホスピタルケア（病院前救護）prehospital care を包括するネットワークである。EMS プロバイダーはそれぞれ訓練要件が異なり，可能な処置の種類や範囲も異なる。このシステムによって，EMS プロバイダーが患者のもとへ派遣される。訓練された EMS プロバイダーは，現場において外傷患者の初期評価や処置を行うことができる。気道管理や静脈ライン確保などの基本的な救急処置が現場で行われた後，患者をできるだけ早く病院に搬送することが重要である。大量出血をきたしている外傷患者では，可能な限り早期に止血することが生存率を高めるため，根本的治療が可能な病院への迅速な搬送に特に重点がおかれる。ほとんどの場合，出血に対する確実な止血は現場では不可能である。よって，外傷外科医がいる病院にできるだけ早く搬送しなければならない。

1966年，"Accidental Death and Disability：the Neglected Disease of Modern Society（事故による死亡と身体障害：現代社会の見逃されてきた病）" という論文が発表されている。この論文は，プレホスピタルケアがまったく標準化されていないことを指摘していた。それを受けて，Department of Transportation（米国運輸省）は，1969年に Emergency Medical Technician-Ambulance（EMT-A）[注4]カリキュラムを公布し，1973年には EMS Systems Act（救急医療システム法）を制定する。こ

のシステムは心疾患患者と外傷患者に恩恵をもたらすことになる。しかし，両者に必要な決定的治療が根本的に異なっていることが 1980 年代に明らかになった。大量出血の外傷患者はできるだけ早期の手術介入を必要とするため，外傷センターへの到着が遅れることは救命の可能性を損なうことになる。したがって，外傷患者の場合，現場に長時間滞在して状態の安定化を試みることは回避し，EMS プロバイダーの現場滞在時間を 10 分以内に制限すべきである。そして，外傷治療が可能な最も近い病院に患者を搬送しなければならない。だが，状況によっては，直近の病院をバイパスし，やや遠方にあってもより迅速に手術室に入ることが可能な外傷センターへ搬送することもある。外傷システムの概念は重要であり，EMS プロバイダーは，地域の病院の対応力を知っておく必要がある。

　EMS プロバイダーが従う基本的なアプローチは，二次外傷救命処置 Advanced Trauma Life Support（ATLS）コースで習うものと類似しているが，重要な要素が 1 つ追加される。それは，現場の安全である。これが実践されなければ，EMS プロバイダーは自分自身を危険にさらし，ひいては負傷者になり，自身と患者に害が及ぶことになる。ときには，警察などの法執行機関が EMS とともに対応し，現場を可能な限り安全に守らなければならない。現場の安全が確保された後，プライマリーサーベイ primary survey を行い，患者を最も近くの適切な病院に搬送する。内出血が持続する外傷患者は，外科的処置が可能な最も近い病院への搬送が不可欠である。静脈ライン確保などの処置のために搬送を遅らせてはならない。

病院前における外傷治療

気道と呼吸管理

気道または呼吸の障害は最も急速に死亡に至る原因となり，重傷外傷患者では確実な気道管理を考慮しなければならない。通常，現場での気道管理は院内で行うよりも困難である。現場での気道管理は，少ない資機材，不利な環境，制御不能な患者側の要因などの影響を受けやすい。現場で EMS プロバイダーが行う迅速導入 rapid sequence induction（RSI）による気管挿管については，部分的に開通していた気道を筋弛緩薬の投与によって失う危険性があるため，検討を要する[注5]。ダブル

注3：米国では日本と異なる救急医療資格が複数存在し，資格によって実施可能な処置が異なる。日本では，救急隊員，救急救命士，指導救急救命士などがある。
注4：日本の救急救命士に相当。
注5：日本では，救急救命士が気管挿管を行うことができるのは心肺停止の傷病者に対してのみであり，迅速導入（RSI）を行うことはない。

ルーメンチューブやラリンジアルマスク laryngeal mask airway（LMA）などの代替
手段も検討する。現場で気道管理を行うときは常に頸椎損傷の存在を考慮する必要
があり，頸椎外傷の危険性がある場合には，頸椎保護をしなければならない。輪状
甲状靱帯切開は「挿管不能・換気不能 can't intubate, can't ventilate（CICV）」の状
況で適応となる。

呼吸

EMS プロバイダーは，胸部外傷が疑われる場合，現場で酸素を投与し，換気補助
を考慮する。患者が適切な 1 回換気量を維持できない場合には，気管挿管を考慮す
る。緊張性気胸は臨床的に診断し，処置としては鎖骨中線の第 2 肋間から胸腔穿刺
を行う。開放性気胸に対しては，3 辺テーピングで閉鎖すると，一方向弁が形成さ
れて空気は胸腔から体外に排出されるが再流入しない。

循環

循環の管理について，EMS プロバイダーには 2 つの目標がある。それは，重要な
臓器灌流の維持と，外出血の制御である。循環の評価では，意識状態，皮膚の色調，
脈拍の性状を指標とする。意識状態の簡潔な評価法の 1 つとして，"AVPU" と覚
えて行うとよい。

- Alert：覚醒して見当識あり
- Voice：言葉に反応するが見当識なし
- Pain：痛みにのみ反応する（僧帽筋，胸骨への痛み刺激）
- Unresponsive：言葉にも痛みにも反応しない

　患者の搬送を遅らせないためにも，血圧測定により時間を無駄にするようなこと
は控えるべきである。ほとんどの外出血は直接圧迫で制御することが可能であり，
人手不足の際はガーゼを使用してもよいし，直接圧迫で止血できない場合はターニ
ケットを使ってもよい。最短の時間で負傷者を外傷センターに搬送しようとするの
であれば，静脈ライン確保のために時間をかけてはならない。
　従来より，初期輸液療法は標準的な病院前治療とみなされてきた。しかし，この
治療の効果を裏づけるエビデンスは少ない。静脈ライン確保が根本的治療のための
搬送を遅らせてしまうのであれば，病院前で実施すべきではないことが研究で実証
されている。静脈ラインが確保されても，活動性出血が同定されるまで輸液は控え
たほうがよい。これは特に体幹の穿通性外傷において正しいとされている。輸液を
行う場合は，持続輸液するのではなく，橈骨動脈の拍動が触知可能となる程度を目

安に少量〔250 mL（250 cc 程度）〕をボーラス投与するほうがよい。あるいは，搬送中は“keep vein open（静脈ラインの開通を維持するだけ）”の速度で輸液を行う。

外傷患者が現場で心肺停止の状態で発見された場合は，特別な配慮が必要となる。そのような患者のほとんどは大量出血を伴っている。二次救命処置 Advanced Cardiac Life Support（ACLS）アルゴリズムはこのような状況では役に立たない。無益な蘇生努力は現場の医療従事者が血液や体液に曝露する危険があり，自身が現場で怪我をする危険もある。したがって，National Association of EMS Physicians（NAEMSP）と米国外科学会外傷委員会 American College of Surgeons Committee on Trauma（ACS COT）は，病院前での外傷性心肺停止における蘇生処置の保留または中止に関するガイドラインを公表している（**表 1-3**）。

中枢神経系障害と脱衣

EMS プロバイダーは，患者のグラスゴーコーマスケール Glasgow coma scale（GCS）スコア（表 2-3 参照）と瞳孔所見を迅速に評価し，四肢の運動機能を総合的に評価する。脊椎損傷の疑いがある場合は，硬性頸椎カラーとバックボードを使用し，全脊柱固定を実施する。脊椎運動制限は，現在では多くの EMS プロバイダーが用いている方法である。脊椎運動制限は，脊椎を解剖学的な位置に固定し，その運動を最小にするものであるが，特定の補助器具の使用を強制するものではない。

傷病者を素早く観察することも primary survey を完了するために必要である。しかし，周囲の環境が悪ければ現実的ではないかもしれない。繰り返すが，根本的治療までの搬送を遅らせるべきではない。もし四肢に骨折を認めた場合，最短の時間で患者を外傷センターに搬送することを犠牲にしてまで，骨折を固定することに時間を費やすべきではない。

トリアージ

トリアージの目的は，患者に必要な医療資源を適合させ，最も効果的かつ効率的に外傷対処することである。トリアージプロトコルは，最も近く，最も適切な施設に患者が搬送されるように策定すべきである。多数傷病者事故 multiple casualty incident（MCI）が発生した場合，その目標はできるだけ多くの人に最良の医療を提供することである。広く使用されているトリアージの分類は，生存の可能性と外傷の重症度にもとづく“ID-ME”である。

- Immediate（即時対応群）。患者は測定可能なバイタルサインを有するが，2 時間以内に治療しなければ死亡することが予測される場合。例としては，意識変容を

16 Section 1 外傷麻酔の基本原則

伴う頭部外傷，重度の呼吸不全，広範囲熱傷，制御不能な出血，非代償性ショック，重度の胸部・腹部・骨盤の損傷，外傷性切断があげられる
● Delayd（待期的治療群）。重大な損傷があり治療が必要なのは明らかであるが，急速に悪化することはない場合。例としては，中等度の呼吸障害，代償性ショック，制御されている中程度から重度の出血，気道の障害を伴わない穿通性外傷，開放骨折，バイタルサインの安定した重度の腹痛，コンパートメント症候群，単純な脊椎損傷などがあげられる
● Minimal（治療保留群）。軽傷であり，十分に意識があって歩くことができる場合。このような患者はしばしば「歩くけが人（walking wounded）」と呼ばれ，自分自身で長時間ケアすることができる。例としては，ショックを伴わない閉鎖骨折や脱臼，制御されている軽度から中程度の出血，気道熱傷や関節部の熱傷を伴わない体表面積 body surface area（BSA）20%未満の熱傷，挫傷・捻挫，軽度の頭部外傷などがあげられる
● Expectant（死亡予期群）。ほとんど救命できる可能性がない場合。例として，何らかの原因による心停止，重度の頭部外傷，BSA70%以上の広範囲熱傷，不可逆的なショック，GCS スコア 5 以下の頭部銃創などがあげられる

　START（Simple Triage and Rapid Treatment）法によるトリアージシステムは，EMS や軍隊で一般的に用いられているもので，以下の 4 つの特定要素に焦点をあてたものである。

1. 歩行能力
2. 呼吸
3. 脈拍
4. 意識

　患者が歩行可能な場合には，現場から避難させることができる。歩行不能な患者は以下のようにトリアージされる。

● 呼吸〔呼吸なし：死亡予期群または死亡群，呼吸数 respiratory rate（RR）>30：即時対応群，呼吸数<30：つぎの評価に進む〕
● 脈拍（橈骨動脈触知不能または毛細血管再充満時間>2 秒：即時対応群）
● 意識（従命不可または応答がない：即時対応群，従命可能：待期的治療群）

　トリアージは動的であり，簡単な処置（例：顎先挙上，下顎挙上，経口エアウェイ）への反応や，高度に訓練されたプロバイダーの介入の有無や応援の有無，その他の

表 1-3　米国の病院前外傷性心肺停止に対する蘇生の保留（差し替え）と中止に関するガイドライン（National Association of EMS Physicians と American College of Surgeons Committee on Trauma）

基準
1. EMS プロバイダーの現場到着時に心肺停止や心電図がオーガナイズドリズム[注1]でない鈍的外傷患者では，蘇生努力を保留してもよい。
2. EMS プロバイダーによる評価で心肺停止と判断された穿通性外傷患者では，心電図のオーガナイズドリズムや自発運動，瞳孔反射などの他の生命徴候について迅速に評価すべきである。これらの徴候がある場合は，蘇生を実施し直近の救命救急センターまたは外傷センターに搬送する。これらの徴候がなければ蘇生努力は保留してもよい。
3. 頭部切断や下半身切断など明らかに不可逆的な損傷を受けた穿通性・鈍的外傷患者では，蘇生努力は保留すべきである。
4. 死斑，死後硬直，腐敗などを認め，心肺停止から明らかな時間経過がある穿通性・鈍的外傷患者では，蘇生努力は保留すべきである。
5. 受傷機転が臨床所見と合致しない心肺停止患者は，非外傷性の心肺停止の原因を考慮して，標準的な心肺蘇生を開始すべきである。
6. 心肺停止の時点が EMS プロバイダーによって目撃され，15 分間の心肺蘇生や治療を実施しても蘇生されない外傷患者は，蘇生中止を検討すべきである。
7. 救命救急センターまたは外傷センターへの搬送時間が心肺停止確認後 15 分以上を要する外傷性心肺停止患者は，救命不可能と判断し蘇生中止を検討すべきである。
8. 外傷性心肺停止患者のガイドラインとプロトコルは各 EMS で個別に検討する。EMS システム内の平均搬送時間，EMS プロバイダーの処置範囲，根本治療（外傷センター）の可否などの要因をそれぞれのシステムにおいて考慮する。可能であれば，搬送中に気道管理と静脈ライン確保を行う必要がある。
9. 溺水，雷撃傷，あるいは重度の低体温などの状態にある外傷患者は，予後が変化する可能性があるため特別な配慮が必要である。
10. EMS プロバイダーは蘇生努力の保留または中止の決定に関するガイドラインとプロトコルに精通しておく必要がある。
11. すべての蘇生中止プロトコルは，EMS メディカルディレクターの監修のもとに策定し実施すべきである。蘇生中止の妥当性を判断するには，オンラインメディカルコントロールが必要な場合がある。
12. 蘇生努力の中止に関する指針やプロトコルには，適切な法執行機関への通報や，遺体の最終処分のための監察医や検死官への通知が含まれていなければならない。
13. 遺族には，必要に応じて聖職者，ソーシャルワーカー，その他カウンセリングなどを利用できるようにしておく。EMS プロバイダーには，必要に応じてデブリーフィング（振り返り）やカウンセリングを利用できるようにしておく。
14. 蘇生中止の指針やプロトコルの遵守については，厳密な検証システムによって監視すべきである。

EMS：救急医療サービス

（Hopson LR, Hirsh E, Delgado J, et al. Guidelines for withholding or termination of resuscitation in prehospital traumatic cardiopulmonary arrest: joint position statement of the National Association of EMS Physicians and the American College of Surgeons Committee on Trauma. *J Am Coll Surg* 2003；196：106-112 より，許可を得て転載）
注 1：心静止やショック適応の心室細動，心室頻拍以外の波形。

要因によって変化するものである。患者は，その外傷を治療するために最も適切な医療資源をもつ外傷センターへ搬送すべきである。病院前のプロバイダーの目標は，さらなる外傷を防止し，蘇生を開始し，外傷患者を安全かつ迅速に搬送することである。

▲ **Key Point**

- 負傷者の院内の治療に重点がおかれるのは当然であるが，個人および社会全体の外傷による損失を軽減しようとするならば，外傷の予防およびプレホスピタルケア（病院前救護）は必要不可欠である
- 外傷は米国で 3 番目[注1]に多い死因である。その多くは受傷から数分以内に死亡するため，外傷の予防こそが唯一の治療であるといえる
- 受傷現場で生存している外傷患者には，効果的なプレホスピタルケアが重要であり，最適な病院へ患者を搬送する
- 大量出血を伴っている可能性のある外傷患者は，迅速に止血手術を行える外傷センターに可及的早期に搬送することができるように，現場滞在時間を最小限に抑える必要がある

謝辞

"Essentials of Trauma Anesthesia First Edition (2012)" の "Trauma epidemiology, mechanisms of injury, and prehospital care" の章を執筆された Andreas Grabinsky 氏の貢献に深謝する。

参考文献 ●さらなる学習のために●

1. Centers for Disease Control and Prevention. Injury Prevention and Control. Available at : www.cdc.gov/injury/overview/data.html. Accessed September 8, 2016.
2. Cotton BA, Jerome R, Collier BR, et al. Guidelines for prehospital fluid resuscitation in the injured patient. *J Trauma* 2009 ; 67 : 389-402.
3. Hopson LR, Hirsh E, Delgado J, et al. Guidelines for withholding or termination of resuscitation in prehospital traumatic cardiopulmonary arrest : joint position statement of the National Association of EMS Physicians and the American College of Surgeons Committee on Trauma. *J Am Coll Surg* 2003 ; 196 : 106-112.
4. MacKenzie EJ, Fowler CJ. Epidemiology. In : Feliciano DV, Mattox KL, Moore EE, eds. *Trauma*, 6th edition. New York, NY : McGraw-Hill ; 2008.
5. McNamara ED, Johe DH, Endly DA, eds. *Outdoor Emergency Care*, 5th edition. Upper Saddle River, NJ : Pearson ; 2011.
6. National Institutes of Health. Estimates of Funding for Various Research, Condition, and Disease Categories (RCDC). Available at : http://report.nih.gov/rcdc/categories/. Accessed September 8, 2016.

7. National Highway Traffic Safety Administration (NHTSA) United States Department of Transportation. Available at : www-fars.nhtsa.dot.gov/Main/ index.aspx. Accessed September 8, 2016.

8. Salomone JP, Salomone JA. Prehospital care. In : Feliciano DV, Mattox KL, Moore EE, eds. *Trauma*, 6th edition. New York, NY : McGraw-Hill ; 2008.

9. World Health Organization. Violence and Injury Prevention and Disability. Available at : www.who.int/violence_injury_ prevention. Accessed September 8, 2016.

10. Yee DA, Devitt JH. Mechanisms of injury : Causes of trauma. *Anesthesiol Clin North Am* 1999 ; 17 : 1-16.

Section 1 *外傷麻酔の基本原則*

2 外傷初期診療

Thomas E. Grissom, Robert Sikorski

はじめに

重症外傷患者への対応は，医療システムのあらゆる場面において困難な課題となっている。外傷患者の治療には，多くの医療資源と複数の専門医の協力が必要であり，特に多発外傷においてはそれがより顕著である。外傷は「外科的疾病（surgical disease）」と呼ばれることがあり，初期評価と早期の治療からはじまる多職種アプローチが重要となる。重症外傷患者の管理において，外傷麻酔医は初期蘇生からリハビリテーションまでの患者予後の改善に大きな役割を担っている。外傷センターに従事している医療従事者は，外傷患者の急性期治療に関与することが多いが，麻酔医はあらゆる時期において外傷患者の周術期管理を行うことになる。外傷患者の周術期管理を成功させるには，基本をよく理解し，周到な準備を行い，変化する状況に柔軟性をもって素早く対応する能力が必要となってくる。

　米国では，外傷麻酔を専門とする麻酔科医は非常に少ない。しかし，米国外科学会外傷委員会 American College of Surgeons Committee on Trauma（ACS COT）が作成したレベル1外傷センターの認定にかかわる基準では，経験豊富な麻酔科医の常駐と，常時使用可能な手術室があり，直ちに入室できることが主要な条件となっている。外傷の治療において救急医が担う範囲が拡大したことに伴い，米国では麻酔科医が気道管理を依頼されることが少なくなり，患者が手術室に入室するまで治療に介入できないこともある。一方，欧州では米国と状況が異なる。麻酔科医が病院前救急診療を行い，院内では外傷チームのリーダーとして活躍することが多い。例えば，フランスの外傷システムでは，初療室（trauma bay[注1]）において麻酔集中治療医が患者を受け入れ，初期蘇生を行い，外傷外科医と診断や治療の戦略を議論することで，外傷チームを指揮している。さまざまな外傷症例の初期診療や管理を経験することが多くなり，近年の外傷治療における革新的な戦略や技術を扱う医療

20

者に対して継続的な教育が必要となっている。この革新には，医療技術の進歩，ダメージコントロール蘇生や外傷外科手術などの治療戦略だけではなく，迅速簡易超音波検査法 focused assessment with sonography for trauma（FAST），早期の CT 検査，血管造影などの診断技術も含まれている。

　本章では，外傷患者の初期評価と治療において，麻酔医が理解すべき重要な診療概要について述べる。外傷麻酔とそれ以外の麻酔のおもな違いの 1 つは，緊急あるいは超緊急手術を迅速に施行する必要性を認識することであり，慢性疾患の治療や術前の最適化のために手術が遅れることがあってはならない。本章は，気道管理，血管確保，蘇生，および麻酔管理について述べる各章を理解するうえでの基盤となるであろう。

患者が到着する前に

病院前の連絡と調整
理想的には患者が現場から搬送される前もしくは搬送している間に，受け入れ病院は，病院前システムから情報を得られるように十分に準備しておくべきである。前もって情報を得ることで，院内の外傷チームが集合し，必要な人員と物品をそろえ，受け入れる部屋の準備を行うことが可能になる。その人員や物品には，検査室，手術室，および放射線部門も含まれる。受傷機転や受傷時刻，受傷に関連した出来事，病歴，病院前で行った処置などの現場と患者の情報は，麻酔医や他のメンバーがトリアージと初期治療の準備をするうえで役に立つ。

外傷診療エリアの準備
蘇生・外傷診療エリアでは，患者を受け入れる準備を整えておく。準備しておくべき設備や器具などには下記が含まれる。

- 気道管理および換気器具
  - 喉頭鏡（ライトの明るさと点灯の確認）
  - 適切な種類とサイズのブレード
  - 適切なサイズの気管挿管チューブにスタイレットを入れ 10 mL のシリンジを装着（カフの破損がないか確認）
  - 経鼻エアウェイと経口エアウェイ，気管チューブイントロデューサ（ガムエラ

注 1：救急外来で重症外傷患者をみる専用の救急蘇生室。

スティックブジー），その他の気道管理補助器具をすぐに使用できるように準備
- ▸ バッグバルブマスク bag valve mask(BVM)にカプノグラムアダプターを装着して高流量酸素を流しておく（可能であれば）。または，呼気終末二酸化炭素 end-tidal carbon dioxide(EtCO$_2$)濃度測定装置の準備
- ▸ 吸引器のスイッチを入れて作動させ，剛性吸引(Yankauer)チューブを装着
- ▸ 迅速導入 rapid sequence induction(RSI)用の薬物をすぐに使用できるようにしておく
- ▸ 気道管理の代替手段をすぐに使用できるようしておく〔ラリンジアルマスク laryngeal mask airway(LMA)またはその他の声門上器具，ビデオ喉頭鏡，輪状甲状靱帯切開キット，メス〕
- ▸ 人工呼吸器（必要時）
- 血管確保
  - ▸ 内径の太い末梢静脈カテーテルを含む静脈ライン確保用の器具
  - ▸ 加温した晶質液
  - ▸ 中心静脈カテーテルキット（イントロデューサもしくは高流量ダブルルーメンカテーテルキット）
  - ▸ 骨髄針および留置のための器具
  - ▸ 動脈ラインキットとトランスデューサケーブル
- モニター機器
  - ▸ 心電図モニター
  - ▸ パルスオキシメータ
  - ▸ 非観血的血圧計
  - ▸ 体温計
  - ▸ 連続波形カプノグラム
  - ▸ 観血的動脈圧モニタリングをすぐに使用できるようにしておく
- 設備
  - ▸ 超音波装置：FAST や extended FAST(EFAST)，血管カテーテル挿入時にすぐに使用可能なもの
  - ▸ 外科処置セット：胸腔ドレーン留置，輪状甲状靱帯切開，胸腔穿刺，心嚢穿刺，血管確保などで使用
- 普遍的(標準)予防策
  - ▸ フェイスマスク
  - ▸ ゴーグル

▸ 防水ガウン

▸ 手袋

外傷治療の優先順位

ACS COT は，医師のための二次外傷救命処置 Advanced Trauma Life Support（ATLS）コースを開発した[注2]。これは外傷患者の治療における系統的な診療手順を示したものであり，外傷患者をまれにしか治療することのない医師にとって優れた指針になるだけでなく，すべての外傷初期診療の基盤にもなっている。これは非常に簡潔で構造化されたプログラムであり，外傷センターで1人の外科医が外傷患者の初期評価や治療を行うことを想定したものである。過去数十年間に外傷の初期診療における状況は徐々に変化し，多職種による集学的なアプローチへと移り変わりつつある。また，重症患者の初期評価と治療では，迅速かつ同時に複数の介入を必要とするようになった。しかし，それでも外傷患者の診断と治療における最初の数分間の基本的な対応の手順を ATLS で学んでおくことは，外傷診療をチームで円滑に行うための高度な訓練や演習にもなる。

ATLS における最初のポイントは，気道管理や出血の制御などの迅速な介入によって救命の可能性がある致死的な病態を認識することにある。そして，最も重要な教訓は，「黄金の1時間（ゴールデンアワー）golden hour」と呼ばれる受傷後60分の間に治療の優先順位を決定することである。簡潔にいえば，迅速な診断と治療が患者の転帰を改善するということである。プライマリーサーベイ primary survey において緊急性の高い問題が解決された後は，詳細なセカンダリーサーベイ secondary survey を行い，外傷の見落しを最小限にするためにさらに精査を続ける。外傷患者にかかわるすべての医療者は，ATLS の基本的な考え方を理解しておかなければならない。**表2-1** には ATLS の簡易的なプロトコルを示す。

ATLS では，外傷治療の ABCDE アプローチを重視している。ABCDE とは，Airway（気道），Breathing（呼吸），Circulation with hemorrhage control（出血制御と循環），Disability（中枢神経系障害），Exposure/Environmental control（脱衣/体温管理）の頭文字からなる語呂合わせである。初期評価から麻酔科医が介入することが重要であり，これらの評価や処置に麻酔科医は大きく貢献することが可能である。例えば，多くの重症患者は，グラスゴーコーマスケール Glasgow coma scale（GCS）スコアの低い点数や点数の低下，低酸素血症，ショック，気道の障害や呼吸

注2：日本では，ATLS ではなく JATEC™ が普及しているが，内容はほぼ同じである。

24   Section 1   外傷麻酔の基本原則

表 2-1   外傷患者に対する簡易評価と治療

	評価	治療
Airway **気道**	● 発語の確認 ● 聴診	● 下顎挙上 ● 100%酸素投与によるバッグバルブマスク換気 ● 経口・経鼻エアウェイ ● 気管挿管
Breathing **呼吸**	● 聴診 ● パルスオキシメータ ● 動脈血ガス分析 ● 胸部 X 線検査 ● EFAST	● 人工呼吸器 ● 胸腔ドレナージ，胸腔穿刺
Circulation **循環**	● バイタルサイン ● 毛細血管再充満 ● 輸液負荷に対する反応 ● CBC，凝固検査 ● 血液型と交差適合試験 ● FAST ● 骨盤 X 線検査	● 適切な静脈ラインの確保 ● 加温した輸液の投与 ● 圧迫止血 ● 骨盤固定具 ● 未交差適合試験の加温した輸血 ● 手術 ● IVR
Disability **中枢神経系障害**	● GCS の評価 ● 四肢の運動感覚 ● 頭頸部と脊椎の CT 検査	● 酸素化，灌流のサポート ● 緊急手術 ● 頭蓋内圧のモニタリング
Exposure **脱衣と secondary survey**	● 臨床検査 ● 心電図モニター ● X 線と CT の検査 ● 詳細な病歴と身体所見	● すべての衣服を除去 ● 適応があれば外科的治療，IVR ● 検査結果や X 線検査を詳細に再確認 ● 尿道カテーテル ● 胃の減圧

CBC：全血球計算，EFAST：extended FAST，FAST：迅速簡易超音波検査法，GCS：グラスゴーコーマスケール，IVR：画像下治療
（ATLS Life Support curriculum of the American College of Surgeons より）

不全のために早期に気道管理を必要とする（**表 2-2**）。外傷患者の気道は，気道内の
血液や軟部組織の腫脹・損傷によって解剖学的に異常が生じている可能性があり，
その管理には高度な訓練と経験が必要となる（第 3 章参照）。このような患者では，
しばしば前酸素化のための時間が不十分であり，酸素飽和度が急激に低下しやすく，
気道確保に費やせる時間が限られてしまう。また，通常は軽度から中等度の低酸素
血症を伴っているため，熟練した麻酔科医による迅速な気道確保は患者に利益をも
たらす。同様にして多くの麻酔科医は，蘇生の経験が豊富であり，血管確保を迅速
に行うことができ，危機管理 crisis resource management（CRM）の原則を重要視
する概念に精通している。「エキスパート集団」の一員として，麻酔科医は外傷患
者の初期評価と治療の役割を担うのに相応しく理想的な存在である。

2章 外傷初期診療 25

表 2-2 外傷患者における気道閉塞や換気不全の原因

- 気道閉塞
- 顔面，下顎骨，頸部の損傷
- 上咽頭，副鼻腔，口腔，上気道からの出血
- 外傷性脳損傷，中毒，鎮痛薬による意識レベルの低下
- 胃内容物または異物(例：義歯)の誤嚥
- 経口エアウェイや気管チューブの位置異常(食道挿管)
- 不適切な換気
- 外傷性脳損傷，ショック，中毒，低体温，過鎮静による自発呼吸の低下
- 気管，気管支の損傷
- 気胸または血胸
- 胸壁損傷
- 肺挫傷
- 頸椎損傷
- 煙や有毒ガス吸入による気管支攣縮

患者との接触と初診(first contact)

病院前の医療従事者からの情報は，重大な損傷の可能性を予測するうえで非常に重要であり注意する必要がある。治療の優先順位の決定と初期評価は，損傷部位，バイタルサイン，受傷機転にもとづいて進めていく。

primary survey

primary survey における ABCDE アプローチは，外傷患者の初期評価および治療の模範となっているが，全体をとおしていくつかの重要な注意点がある。目にみえる外出血を認めたときは，真っ先に出血を制御しなければならない。直接圧迫で止血できない場合，ターニケットを使用するか，他の止血器具や方法を用いるべきである。硬性頸椎カラーがまだ装着されていない場合，頸椎損傷の危険性があれば装着する。気道管理を含む評価全体をとおして，患者の頭頸部を過伸展，屈曲または回旋させることは避ける。気道管理およびその他の処置中も頸椎が動かないよう適切に対応しなければならない(脊椎運動制限)。

primary survey では，以下の事項を考慮する。

- Airway 気道(第3章)：患者と会話してみることが気道の開通を確認できる最も速い方法の1つである。患者は会話が不可能であっても，何らかの発声や発語が可能なのではないか？ それによって気道がどの程度開通しているかの判断が可能となる。また，口，鼻，頸部をすばやく診察する。上気道閉塞または下気道閉塞がないか？ 歯は欠損していないか？ 口腔や咽頭に血液や胃内容物がないか？ これらの確認をしながら，口腔内を吸引し，必要に応じてバッグバルブマ

スクで換気を開始する。換気を容易にするために，一時的に気道補助器具（経口または経鼻エアウェイ）の使用を考慮する。患者の気道が確保できない場合は，気管挿管の準備を行う

- Breathing 呼吸：迅速に胸部の診察を行い，呼吸音を聴取する。呼吸音の左右差を認めるか？　換気は良好か？　フレイルチェスト（動揺胸郭），肺挫傷など，その他の胸部外傷を疑う所見を認めるか？　これらの確認をしながら，パルスオキシメータを装着し，必要に応じて酸素投与を行う。緊張性気胸が疑われる場合は，直ちに胸腔穿刺または胸腔ドレーンを留置する。胸腔穿刺を行う際は，肋骨下縁を避けて内径の太い静脈留置針を鎖骨中線第2肋間に穿刺する。胸腔穿刺後には，胸腔ドレーン留置が必要になる。胸腔ドレーンは通常，第5肋間の中腋窩線腹側の直上に留置する。患者が呼吸困難，低換気，極度の過換気，重篤な低酸素血症，重症胸部外傷，または中枢神経損傷やアルコール，薬物に伴う呼吸の異常を呈している場合は，気管挿管を準備する

- Circulation 循環（第4～6章）：すべての外出血を止めよ！　外傷患者のショックは，その後の評価によって他のショックの原因が同定されるまでは，循環血液量減少を原因と考える。脳は酸素不足に非常に敏感であるため，意識レベルは酸素供給と灌流が適切に行われているかどうかを示す最良の指標の1つである。粘膜を含む皮膚の色，毛細血管再充満，末梢および中枢の脈拍を診察する。脈拍の診察においては，脈拍数だけでなく，脈拍の性状と規則性も評価すべきである。β 遮断薬を服用している患者では，出血に対する反応性の頻脈が起こらない場合もある。加えて，出血性ショックの患者すべてが頻脈を呈するわけではなく，重篤なショックの場合は徐脈を呈することもある。もし患者が意識レベルの変化，弱い脈拍の触知，毛細血管再充満の遅延，皮膚蒼白，低血圧などのショックの徴候がある場合は，直ちに蘇生を開始する。ショックまたは低体温の患者では，非観血的血圧測定およびパルスオキシメトリは機能しない可能性がある。したがって，観血的血圧測定および血液ガス分析のために，動脈カテーテル挿入を準備すべきである

- Disability 中枢神経系障害：病院到着時に患者は覚醒しているか？　何らかの形で会話や意思疎通ができているか？　おかしなようすはないか？　アルコールや薬物による変化はないか？　もし GCS スコアをまだ評価していないのであれば，直ちに評価すべきである（表 2-3）。意識レベルに異常があれば，酸素化，換気，臓器灌流の再評価をする。中毒（薬物またはアルコール）と低血糖の存在は，GCSスコアに影響を与える可能性があり，そのようなときには頭部や脊椎 CT のような診断的検査を早めに行うこともある。GCS スコアに加えて瞳孔の大きさと反

表 2-3　グラスゴーコーマスケール(GCS)のスコア

カテゴリー	所見	スコア
最良開眼反応(E)	自発的に開眼する	4
	呼びかけにより開眼する	3
	痛み刺激により開眼する	2
	開眼しない	1
最良言語反応(V)	見当識あり	5
	混乱した会話	4
	不適当な発語	3
	理解不能の発声	2
	発声がみられない	1
最良運動反応(M)	命令に従う	6
	疼痛部位認識	5
	疼痛で屈曲(逃避)	4
	疼痛で屈曲(除皮質硬直)	3
	疼痛で伸展(除脳硬直)	2
	無反応	1

GCS スコアは,各カテゴリーでのスコアを合計した点数〔(E)+(V)+(M)〕となる。スコアは 3 ～ 15 点の間となる。

応性，また四肢の運動を評価しておく必要がある。中枢神経系の異常を示唆する局在または巣症状を認めた場合，早期の頭部 CT が必要となる

● Exposure 脱衣/体温管理：初期評価の段階では，すべての外傷所見を診察するために患者を完全に脱衣させる。外傷患者は低体温の危険にさらされているため，脱衣および診察後には速やかに温かい毛布で覆い，環境も含め保温につとめるべきである

蘇生期

primary survey および secondary survey において，外傷麻酔医は状態が不安定な外傷患者の蘇生をサポートする役割を担う。

● すべてのモニター機器が装着され機能していることを確認する，適応があれば観血的動脈圧モニタリングを行う

● 適切な静脈ライン確保を行う。末梢静脈ラインが不十分，もしくは中心静脈ラインが外科手術で必要な場合は，中心静脈ラインを確保する

● 血液型，交差適合試験，妊娠反応検査(適応がある場合)を含むベースラインとなる血液検査を行う

● 適応があれば，確実な気道確保(気管挿管)を施行する

28　Section 1　外傷麻酔の基本原則

- 十分な酸素化，正常な二酸化炭素濃度を維持するために適切な換気補助の方法を選択し，開始する
- 橈骨動脈を触知しない，または低灌流で意識レベルが変化している場合，加温した等張晶質液をボーラス投与する
- 進行するショックや持続的に出血している患者に対しては，加温した未交差適合試験のO型赤血球濃厚液 packed red cell を準備する（輸液や輸血の選択に関しては第6章でより詳細に述べる）

secondary survey

primary survey と初期蘇生の後，最初の評価で見落とした外傷がないか，系統的に頭部から足先までの詳細な診察を行い，"AMPLE" はこの時点で聴取する。AMPLE とは，Allergy（アレルギー歴），Medication（服用中の治療薬），Past medical history/Pregnancy（既往歴/妊娠），Last meal（最後の食事や経口摂取），Event/Environment（受傷機転や受傷現場の状況）を意味する。この段階において，顔面骨骨折，整形外科的損傷，脊椎骨折などの多くの外科的損傷が判明し，順次コンサルテーションが行われることで，その後の治療が円滑になっていく。"DCAP-BTLS" という，救急医療チームが使用する語呂合わせもある。これは，secondary survey をスムーズに進めていくために有用である。DCAP-BTLS とは，Deformity（変形），Contusion（打撲），Abrasion/Avulsion（擦過傷/剥離損傷），Puncture/Penetration（刺創/穿通創），Burn/Bleeding/Bruising（熱傷/出血/打撲），Tenderness（圧痛），Laceration（裂傷），Swelling（腫脹）を意味する。

- **神経系**：四肢の運動・感覚評価も含めたさらに詳細な神経学的評価（未評価であれば GCS スコアを含む）を行う
- **頭部**：頭部の診察で，創傷，裂傷，打撲，骨折を検索する。頭蓋底骨折の所見である耳や鼻からの髄液漏，出血を確認する。瞳孔不同，対光反射を再度評価する。顔面では，骨折，裂傷，打撲，口腔内や上咽頭の出血の有無を診察する
- **頸部**：頸部の診察時には正中位を保持する。頸部前後面の創傷，裂傷，打撲，骨の異常を検索する。診察後，頸椎カラーを注意深く巻き直す。気管損傷の所見である気管の偏位の有無，捻髪音の有無を確認する
- **胸部**：触診にて変形や，打撲，創傷の有無を診察する。胸部の左右非対称の運動はフレイルチェストの所見の可能性がある。呼吸音を再度確認すべきであり，特に気管挿管されている場合には注意する
- **腹部**：打撲（例：シートベルト痕），裂傷，触診に対する圧痛，膨隆を診察する

- **骨盤**：骨盤部の疼痛や不安定性に対して愛護的に触診を行う
- **四肢**：裂傷，創傷，骨折，変形がないか四肢を触診する。骨折がみつかった場合，それより遠位の動脈の脈波を触診または Doppler 超音波検査で確認する
- **追加評価**：患者をログロールし，背中の打撲，裂傷，背骨に沿った骨の異常を検索する。全脊椎においてズレがないか注意深く診察し，圧痛がないか触診する。直腸診では，出血と肛門括約筋の緊張を確認する。尿道カテーテルを挿入する前に，生殖器の外傷と外尿道口からの出血の有無を確認する
- **検査**：この評価の時点で，胸部・骨盤 X 線検査の指示だけでなく，FAST も行って腹腔内出血の有無を精査しておく（後述）。EFAST は前胸部や胸腔を観察し，気胸や胸腔の液体貯留の有無を診断する検査である（第 10 章参照）。患者の血行動態が安定している場合，CT を考慮する。頭部，頸部，胸部，腹部，骨盤部など，外傷診療に必要となる部位の CT 検査を行う。多くの外傷センターでは，CT 検査が頸椎 X 線検査の代わりを担うようになってきている

その他の留意事項

手術治療の必要性に関して，特に鈍的腹部外傷や骨盤外傷の治療方針を早期に決定するうえで，非侵襲的検査の役割は非常に大きい。FAST，CT 検査，血管造影法の 3 つは外科的な方針決定に特に重要である。

FAST

重症外傷患者において，迅速簡易超音波検査法 focused assessment with sonography for trauma（FAST）はしばしば最初に行われる画像検査である。FAST は容易に施行可能であり，準備に要する時間も少なく，携帯用の機器でも実施できるので，患者の体位に制限されることもない。手術室に緊急入室するかどうかの方針決定にも関係するため，外傷麻酔医が FAST に精通していることは重要である。FAST では，4 つの視野から観察を行い，大量の腹腔内液体貯留または心囊液貯留を判断する。臓器損傷による典型的な液体貯留部位は，Morison 窩（肝裂傷），Douglas 窩（膀胱の腹腔内破裂），および脾臓周囲（脾損傷および腎損傷）である。FAST は，心臓や心膜（第 10 章参照）の損傷を否定するためにも使用されるが，腸や腸間膜の損傷，膀胱損傷の同定には有用ではない。これらの損傷の評価には CT 検査が適している。FAST 施行後に時間がある場合は，そのまま超音波装置を使って気胸を除外したり，血管を確保したり，またはその他の処置に利用することもできる。麻酔医が FAST 陽性の所見を認識した際には，どの部位が陽性であり，どれくらいの量の液体が貯留しているかを知っておくことも重要である。状態が安定している患者では，術前

30　Section 1　外傷麻酔の基本原則

に頭蓋内病変について評価するだけでなく，損傷形態をより詳細に把握しておくために迅速な CT 検査を行うことも考慮しておく。

CT 検査

ほとんどの実質臓器損傷は FAST での検出感度が低いため，血行動態が不安定でなければ，マルチスライス CT による詳細な検査が行われる。過去 10 年間で CT 検査は，利便性，撮影スピード，画質の改善が進み，血行動態の安定した鈍的外傷患者では，多くの外科医が場合によっては FAST より優先して直接 CT を撮影するようになった。この診療の手順の変化は非常に大きいものであるが，確定診断と最終的な治療方針決定までの時間を大幅に短縮することができる。明らかな診断がつかず，FAST も陰性で，血行動態が不安定な患者においては，CT 検査によって新たな情報を得られることがある。このような状況では，外傷麻酔医は蘇生および呼吸管理を行いながら，CT 室まで患者に同伴する必要がある。もし患者が気管挿管されていなければ，CT 室に移動する前に確実な気道確保を行っておく。

　マルチスライス CT による CT 血管造影法 CT angiography（CTA）の性能も過去10 年間にわたって改善され，血管損傷（例：頸動脈解離，活動性出血部位，大動脈解離，末梢血管の損傷）の診断能が向上し，初期診療の CT 撮影プロトコルの一部とされることが多くなった。ほとんどの外傷センターにおいて，CTA は血管損傷の評価を行う際の第 1 選択の検査となっている。CTA は迅速かつ正確な非侵襲的検査である。それによって血管損傷を診断し，さらなる評価，または治療介入の優先順位の判断を適切に行えるようになった。

血管造影法

現在，血管造影法 angiography は初回の CTA のフォローアップとして頻繁に使用されているが，外傷患者の初期治療において重要な役割を果たしている。塞栓術や血管内グラフトおよびステント留置などの画像下治療 interventional radiology（IVR）は，多くの場面で手術の適応を変えることがある。選択的動脈塞栓術は，非損傷部位への虚血または梗塞を起こさないので，手術の回避や術前の血行動態の安定化に用いられることがある。例えば，活動性出血を伴う脾損傷の多くは，緊急開腹術を必要とせず血管造影による塞栓術で治療することができる（第 17 章参照）。同様にして，大動脈損傷もしばしば血管内ステント留置によって手術を行わずに管理することができる（第 16 章参照）。活動性出血を認める患者は，IVR 中に状態が不安定になる可能性があるため，蘇生を行う麻酔チームの関与は非常に重要である。このためには，ポータブルの麻酔器を使用できるように準備しておき，手術室以外

2章 外傷初期診療　*31*

表2-4　外傷患者の外科的治療の優先順位

優先順位	問題	可能な治療
高い	気道管理	気管挿管 輪状甲状靱帯切開 人工呼吸
	血気胸	胸腔穿刺 胸腔ドレナージ
	大量出血のコントロール	試験開胸，試験開腹 骨盤創外固定 頸部診査(neck exploration) 心囊開窓
	頭蓋内損傷： 　硬膜外血腫 　圧排所見を伴う硬膜下血腫 　頭蓋内圧の上昇	頭蓋内病変の切除 減圧開頭術
	四肢と眼球： 　眼球開放創 　外傷性不全切断 　末梢血管損傷 　コンパートメント症候群	眼球開放創の治療 外傷性不全切断の治療，完全切断 血管修復 筋膜切開
	持続性出血のコントロール	試験開胸，試験開腹 創傷管理
	敗血症の高リスク： 　腸穿孔，胃穿孔 　広範囲な軟部組織汚染	試験開腹 創傷管理
	脊髄損傷	脊髄減圧術
	早期離床	長管骨非開放骨折の固定 骨盤骨折と寛骨臼骨折の安定化 脊椎固定
低い	整容面の改善	顔面骨の整復 軟部組織の閉鎖

の場所における管理にも精通しておく。

手術治療の優先順位

外傷患者の初期評価と治療のどの時点においても，外科的介入の必要が生じる可能性がある。**表2-4**は，外傷患者における手術治療の優先順位を決定するアルゴリズムであり，治療の選択肢と，治療に対する患者の反応によって個々の状況が変化することを示してある。外傷患者は，2つ以上の診療科から2回以上の外科手術を受けることが多い。しばしば緊急手術を必要とする損傷と待期的に修復できる損傷と

が混在することがある。外傷麻酔医は，どの手術をどの順序で実行すべきかを判断し，患者が安定するまでどの手術を待期すべきかを決定するうえで重要な役割を果たす。

　緊急事態には，できるだけ早く手術室へ入室しなければならない。通常，外科的気道確保や蘇生的開胸術は蘇生室または外傷診療室で行われるが，患者を救命するためには引き続き手術室で治療を行う必要がある。また，血行動態が不安定な患者に対する試験手術（開胸術または開腹術）や，急激に意識状態が悪化した患者に対する開頭術も緊急事態と考えられる。整形外科的な四肢の緊急疾患および血管損傷は，必要な診断的検査が終了した後できるだけ早く外科的な診査を行わなければならない。直ちに生命を脅かすものではないが，その後の合併症の発生を減らすために，できるだけ早く手術が必要となる準緊急事態の症例もある。例としては，状態が安定した腹腔内液体貯留のある患者に対する試験開腹術や，開放骨折に対する洗浄とデブリードマン，初期の固定術，または血管内治療の適応のない胸部大動脈の潜在性破裂の治療などがあげられる。非開放骨折のなかでも，特に脊椎骨折，長管骨骨折および骨盤骨折に対し早期に固定を行うことで，肺合併症の発生率が低下し有益である（第18章参照）。脳損傷のない安定した患者に対して，24時間以内に根治的な固定を行うことが推奨されている。緊急でない症例は，手術室が空くまで安全に待つこともできる。早期の手術は入院期間を短縮させるが，顔，手首，足首の骨折の固定では手術の時期は急がない。これらの外科手術は，一般的に待期的に手術が予定され，腫脹が改善して状態が安定した受傷後数日から数週間後に行われる。

　麻酔医と外科医が注意を払うべき重要な要素として，多発外傷患者に対する手術の範囲がある。過去10年間に「ダメージコントロール damage control」という概念が外科的思考に革命をもたらし，この用語は蘇生戦略も含む概念に拡大されている。ダメージコントロール手術では，蘇生が適切に達成されるまで再建術を遅らせ，止血および創傷管理に必要な手術の簡略化に焦点があてられている。典型的な例では，不安定な鈍的外傷患者に対して外科医は迅速な脾臓摘出，損傷した腸管のステープラーでの切除（再吻合は行わない），出血している大血管の結紮，および腹腔内四隅のパッキングを行う。無菌の防水ドレッシングをおき，開腹したまま蘇生の継続と安定化のために患者は集中治療室 intensive care unit（ICU）に入室する。この際，肝臓および腹腔内の止血を得るために血管塞栓術を追加することもある。ショックの改善，体温の正常化，検査値の最適化が得られた術後24～48時間後に再び手術室に戻り，壊死組織のデブリードマン，腸の再建，経腸栄養アクセスの留置，腹壁閉鎖を行う。整形外科外傷にもダメージコントロールの概念が適用されることがある。骨盤骨折や長管骨の骨折に対し，創外固定によって骨折部の一時的な安定化を

得ることで，髄内釘や観血的固定によるさらなる生理的な侵襲を回避することができる。ダメージコントロールが必要かどうかの客観的指標は確立されていないが，持続する低血圧，アシドーシス(血清乳酸値の上昇)，凝固障害，低体温，総血液量を超える輸血の必要がある患者で考慮すべきである。

外傷におけるチームワークと危機管理

チームトレーニング分野の専門家が提唱するチームワークと危機管理の原則は，外傷チームにもぴったりとあてはまる。典型的な外傷チームは多職種から構成され，外科医，麻酔科医，救急医，放射線科医，看護師，医療補助員が，外傷チームリーダーの調整によって評価と治療をそれぞれが同時に行う。チームの目標は，患者を速やかに蘇生して安定させ，生命を脅かす問題を同定して治療を行い，さらに損傷の重症度と範囲を把握して治療の優先度を決め，つぎの段階の治療を行う準備をし，手術室，ICU，血管内治療室などに患者を搬送し，場合によっては別の病院に転院させることである。熟練の外傷チームは，個々のチームメンバーに連絡や要請をしなくても，重症外傷患者の治療に速やかに参加できるようになることを目標としている。外傷チームのリーダーは，外傷患者の診断と治療の経験が豊富で，重症外傷患者の診療におけるピットフォールも熟知していなければならない。また，コミュニケーションとリーダーシップのスキルにも優れ，他のチームメンバーに上手に指示して対応することも求められる。地域性や外傷センターの状況に応じて違いはあるが，一般的にリーダーは外科医または救急医が担うことが多い。外傷診療システムの一環としての外傷チームの存在は，蘇生時間や外傷部門の滞在時間を短縮し，損傷の見落しを減少させ，初期の評価と治療の過程を迅速に行うことで予後の改善や死亡率の低下を達成する効果があることが示されている。

　外傷チームの能力を最適化するためには，外傷チームの枠を超えた訓練と監査が必要不可欠である。麻酔の危機管理訓練の内容から考えると，同じ原則が外傷チームの対応の改善と訓練に効果的であるといえるであろう。比較的簡単なシミュレータを用いたチーム訓練でさえも，多職種からなる外傷のチームワークと臨床能力を改善することが示されている。

▲ Key Point

- 外傷は，元気な若者から虚弱な老人まですべての年齢層にかかわる surgical disease である
- 周術期管理に携わる麻酔科医は，外傷患者の治療の新しい技術やプロセスを理解

し，外傷蘇生に応用するために理想的な立場にある

● 外傷チームの一員としての外傷麻酔医は，外傷の病態生理学，気道管理，蘇生，危機管理の原則を理解し，それらをすべて実践することができる存在である

● 外傷患者の治療で麻酔科医に求められるのは，手術室だけでなく，救急部門，血管内治療室，集中治療室(ICU)などに活躍の場を広げることである

● 適切にダメージコントロールの原則を適用するためには，外傷チームのすべてのメンバーの協力が必要であり，特に麻酔医の存在は重要である

謝辞

"Essentials of Trauma Anesthesia First Edition(2012)"の"Initial evaluation and management"の章を執筆された Christopher Stephens 氏の貢献に深謝する。

参考文献 ●さらなる学習のために●

1. American College of Surgeons, Committee on Trauma. *Advanced Trauma Life Support for Doctors : ATLS® Student Course Manual*, 9th edition. Chicago, IL : American College of Surgeons ; 2012.

2. Chakraverty S, Zealley I, Kessel D. Damage control radiology in the severely injured patient : what the anaesthetist needs to know. *Brit J Anaesth* 2014 ; 113 : 250-257.

3. Galvagno SM, Sikorski RA, Stephens C, Grissom TE. Initial evaluation and triage of the injured patient : mechanisms of injury and triggers for OR versus ED stabilization. *Curr Anesthesiol Rep* 2016 ; 6 : 79-88.

4. Groenestege-Kreb DT, Maarseveen O, Leenen L. Trauma team. *Brit J Anaesth* 2014 ; 113 : 258-265.

5. Heller K, Reardon R, Joing S. Ultrasound use in trauma : the FAST exam. *Acad Emerg Med* 2007 ; 14 : 525.

6. Matsumoto J, Lohman BD, Morimoto K, et al. Damage control interventional radiology (DCIR) in prompt and rapid endovascular strategies in trauma occasions (PRESTO) : a new paradigm. *Diag Interv Imaging* 2015 ; 96 : 687-691.

7. McCunn M, Grissom T, Dutton R. Anesthesia for trauma. In : Miller RD, Eriksson LI, Fleisher LA, Wiener-Kronish JP, Cohen NH, eds. *Miller's Anesthesia*, 8th edition. Philadelphia, PA : Elsevier-Saunders ; 2015.

8. McCunn M, Kucik CJ, Tobin JM, Grissom TE, Dutton RP. Trauma and acute care. In : Fleisher LA, ed. *Anesthesia and Uncommon Diseases*, 6th edition. Philadelphia, PA : Saunders-Elsevier ; 2012.

9. Shapiro MJ, Morey JC, Small SD, et al. Simulation based teamwork training for emergency department staff : does it improve clinical team performance when added to an existing didactic teamwork curriculum? *Qual Saf Health Care* 2004 ; 13 : 417-421.

10. Steinemann S, Berg B, DiTullio A, et al. Assessing teamwork in the trauma bay : introduction of a modified "NOTECHS" scale for trauma. *Am J Surg* 2012 ; 203 : 69-75.

Section 1 *外傷麻酔の基本原則*

3 気道管理

Christian Diez, Albert J. Varon

はじめに

外傷患者の気道管理は，特化した蘇生室，救急室，手術室，集中治療室 intensive care unit(ICU)，血管撮影室や病院前などさまざまな環境で行われる。受傷機転や外傷の重症度は違っても，このような多様な環境における気道管理が必要になり，外傷麻酔医はその知識，経験，技術，判断力を発揮して，患者の安全の確保と合併症の低減につとめなければならない。

外傷患者の気道管理のためのデバイスやアルゴリズムは，非救急患者の場合とほぼ同様である。しかし，本質的な違いとして，重症外傷患者で気管挿管を失敗，あるいは手技を中止してしまうと，患者を麻酔から覚醒させることは現実的にほとんど不可能である。

気道

米国外科学会外傷委員会 American College of Surgeons Committee on Trauma (ACS COT)によって開発された二次外傷救命処置 Advanced Trauma Life Support (ATLS)コースは，医師による蘇生を最大限に有効なものとし，致死的損傷の見落としを防ぐためのものである。ATLS コースでは，初期の気道と呼吸管理に関するガイドラインが示され，系統的なアプローチによる外傷患者の評価方法と，外傷患者の初期診療におけるピットフォールの回避の方法を教えている(第 2 章参照)。

患者が病院に到着する前に，受傷機転，年齢，意識レベルまたはグラスゴーコーマスケール Glasgow Coma Scale(GCS)スコア(表 2-3 参照)，バイタルサイン，必要な処置，病院到着予想時刻などの重要な情報が病院前の救急隊員などから入手できる。これらはすべて気道管理の準備と計画に役立つものである。患者が到着した

ら，呼吸，換気の状態を迅速に評価する。「名前を教えてください」などの簡単な問いかけだけで，たくさんの情報が得られる。言葉による自発的で適切な応答が得られれば，気道が開通し，呼吸が正常で，適切な脳灌流を維持できる程度の循環がその時点で保たれていることを示唆している。一方で，つじつまの合わない応答や，応答がない場合，何らかの問題が存在している可能性があるため注意しながら診療を進める。もし気道と呼吸に問題があれば，患者が到着してすぐに確実な気道確保の準備を開始する。外傷患者における確実な気道確保とは，カフつき気管チューブで声門下の位置まで気管挿管することを意味する。

　経口あるいは経鼻エアウェイが留置された状態で患者が搬送されてくることがある。経口エアウェイは非常に刺激が強いものなので，もし患者が経口エアウェイを留置されていても平然として許容できているとすれば，気管挿管が直ちに必要であるといえる。なぜエアウェイが留置されたのか，あるいは搬送中に何か薬物が投与されていないかなどを確認することで，外傷患者の全体的な臨床像をより理解できるようになる。

　病院前では，いくつかのデバイスが酸素化と換気に有効である。バッグバルブマスク（弁つきバッグマスク）bag-valve-mask または声門上器具は，病院前救護でよく使用されている。代表的な声門上器具として，ラリンジアルマスク laryngeal mask airway（LMA）とラリンジアルチューブ laryngeal tube（LT）がある。外傷麻酔医はこれらのデバイスを熟知し，その適応，特徴，欠点を理解する。さらに，声門上器具をより確実な気道確保である気管挿管に安全に切り替える方法も知っておく必要がある。

　ATLS ガイドラインでは，外傷診療における気管挿管の適応をあげているので以下に示す。

- 換気あるいは酸素化が必要
  - ▸ 不適切な呼吸努力
  - ▸ 大量出血
  - ▸ 重症頭部外傷（GCS スコア≦8）
  - ▸ 無呼吸
- 気道の保護が必要
  - ▸ 重度の下顎骨骨折
  - ▸ 気道閉塞のリスク
  - ▸ 誤嚥のリスク
  - ▸ 意識障害

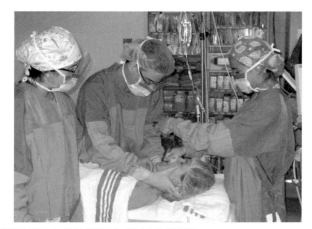

図 3-1　頸椎損傷が疑われる外傷患者に対する気管挿管
迅速導入（RSI），輪状軟骨圧迫，用手的正中中間位固定を行いながらの気管挿管。

　さらに，「任意裁量」によって気管挿管を施行することもある。例えば，自傷行為から患者を守るためや，画像検査を含む医学的評価を適切に実施するために気管挿管を行う場合がある。

　気管チューブの留置に際しては，適切な前酸素化，迅速導入（RSI），輪状軟骨圧迫 cricoid pressure，そして適応があれば用手的正中中間位固定 manual in-line stabilization を行うべきである（図 3-1）。正しく気管挿管されたかを確認する方法は複数あり，カプノグラフィ（使用できなければ半定量的 CO_2 検知器），両側の呼吸音聴取，胃泡音の消失，両側の胸郭挙上，気管チューブの曇り，パルスオキシメトリによる酸素化の確認のほか，軟性気管支鏡やビデオ喉頭鏡による直視や，開胸中であれば肺が膨らむのを直接視認することでも確認できる。もし自己心拍があるのであれば，気管チューブの位置の確認方法として最も信頼性が高いのはカプノグラフィである。

　もし換気や挿管が不可能であっても，重症外傷患者では麻酔から覚醒させるという選択肢はほとんど現実的ではないので，すぐに外科的気道確保ができるように準備しておく必要がある。

デバイスと薬物

気道確保のためのデバイスの選択（喉頭鏡のブレード，気管チューブなど）や薬物の選択（導入薬物，筋弛緩薬など）に影響を及ぼす因子がいくつかある。受傷機転，バ

38   Section 1　外傷麻酔の基本原則

表 3-1　成人の気管挿管で必要となる器具

- バッグバルブマスク(弁つきバッグマスク)
- 呼気終末陽圧(PEEP)バルブ
- 喉頭鏡のハンドル
- 喉頭鏡のブレード(曲型:＃3〜4, 直型:＃2〜3)
- ビデオ喉頭鏡(例:GlideScope® など)
- 気管チューブ, 低圧カフ(サイズ 6.0〜8.5 mm)
- 気管チューブスタイレット
- 気管チューブイントロデューサ(「ガムエラスティックブジー」)
- 経口エアウェイ(各種サイズ)
- 経鼻エアウェイ(各種サイズ)
- 声門上器具〔ラリンジアルマスク(LMA), ラリンジアルチューブ(LT)〕
- テープ
- 二酸化炭素(CO_2)検知器
- パルスオキシメータ
- 吸引カテーテル(12〜14 Fr)
- Magill 鉗子
- 舌圧子
- 電池(喉頭鏡ハンドルの予備)
- 潤滑ゼリー
- 10 mL シリンジ
- 硬性(Yankauer 型)吸引先端チップ

イタルサイン, 年齢, 合併症, 体格は少なくとも考慮する必要がある。滞りなく安全に気道を確保するために, 複数のデバイスをすぐに使えるようにしておかなければならない。このようなデバイスは気道トレーあるいはカートにそろえておき, 気管挿管をよく実施する場所に設置しておく。1つのトレーや可搬式カートに物品をまとめておく利点として, 物品がない別の場所や, 離れたところにも持っていくことが可能となる。**表 3-1** に示してあるのは, 成人の気管挿管に必要な基本的な器具である。

迅速導入 rapid sequence induction（RSI）：麻酔薬と筋弛緩薬

気道緊急における薬物投与では, 導入用麻酔薬と, スキサメトニウムやロクロニウムなど短時間作用型の筋弛緩薬を用いるべきである。これらの薬物はすぐに使えるように, 取り出しやすくしておく。

　すべての導入用薬物には利点と欠点があり, 薬物の特徴そのものだけでなく, 薬物の取り扱いや調剤の方法もこれには関係してくる。すでに充填ずみのプレフィルドシリンジではなく調製する必要のある薬物は, 準備のために時間と物品が余計に必要になる。どの導入用薬物が外傷治療において最も適切であるかの決定後には,

どの薬物を用いるか以上に，薬物の投与量が非常に重要となってくる。プロポフォール，etomidate，ケタミンなど一般的によく用いられる導入用麻酔薬は，外傷診療でも用いることができる。チオペンタールは現在，米国では製造されていない。ほとんどの外傷患者はRSIによって30〜60秒以内に健忘を得て，気管挿管が可能な状態になる。プロポフォールは循環血液量の低下を認める患者で重大な低血圧をきたしうるので，そのような場合は推奨されていない。etomidateは他の薬物に比べて循環動態の変動をきたすことが少ないのが利点である。etomidateは単回投与でも副腎機能低下をきたす懸念があるので，RSIに使用することが疑問視されることもあるが，それでもetomidateは手術室の外で行われるRSIで最もよく使われている薬物である。ケタミンは内因性カテコールアミンの放出によって頻脈と血圧上昇をきたしうるが，これは外傷診療，特に低血圧や心タンポナーデの場合に利点となりうる。ケタミンが頭部外傷や頭蓋内圧亢進の患者に有害であるという見解は，最近の研究では否定されている。したがって，正常あるいは低血圧の頭部外傷患者におけるRSIでもケタミンの使用は可能である。重症の多発外傷患者において，すべての薬物は血圧低下や循環虚脱の可能性があるため，導入や麻酔における薬物投与量は通常よりも減量する必要性をしっかりと認識することが重要である。

　臨床ではスキサメトニウム（脱分極性筋弛緩薬）とロクロニウム（非脱分極性筋弛緩薬）がよく使用される。スキサメトニウムの作用発現の速さは気管挿管には理想的であり，最も信頼できる筋弛緩薬として長年にわたり重宝されている。スキサメトニウムの使用におけるいくつかの注意点と禁忌事項について，すべてを本章で述べることはできないが，すべての薬物はその副作用を十分に理解したうえで使用するのが当然といえる。熱傷，化学熱傷，急性麻痺そのものはスキサメトニウムの禁忌ではないが，これらの外傷では高カリウム血症のリスクがあることから，受傷後48時間以降の使用は禁忌である。さらに，スキサメトニウムは重度の高カリウム血症が疑われる症例（横紋筋融解，腎不全など）にも相対的に禁忌である。だが，頭部外傷や頭蓋内圧高値の患者では禁忌ではない。60秒以内に理想的な気管挿管を行うために，RSIにおいて推奨されているスキサメトニウムの投与量は最低0.6 mg/kgであり，一般的な投与量は1.0〜1.5 mg/kgである。スキサメトニウムを0.6 mg/kgより多く投与すると，より早く（30〜45秒），より長く（5〜10分間）筋弛緩が得られる。換気や気管挿管のために筋弛緩薬が必要であるとき，長く効きすぎず，有害事象をきたさない適正な筋弛緩を得られる最低限の用量が好まれる。しかし，もし気管挿管や換気に失敗すれば，投与されたスキサメトニウムの用量にかかわらず，患者は低酸素血症に陥る危険性がある。

　RSIにおける非脱分極性筋弛緩薬の有用性は外傷診療で非常に重要である。なぜ

なら，一部の患者にはスキサメトニウムが禁忌になるからである。前述のスキサメトニウムの禁忌に該当する場合と電撃傷の患者では，スキサメトニウムに代わってロクロニウムがRSIで用いられる。投与から60秒以内に気管挿管に適した状態を得るためには，0.9～1.2 mg/kgのロクロニウムが必要となる。スガマデクスを投与することで，RSIで投与したロクロニウムの筋弛緩作用を速やかに拮抗できる。ロクロニウムを1.2 mg/kg単回投与した直後，その筋弛緩作用を拮抗するために推奨されているスガマデクスの投与量は16 mg/kgである。しかし，挿管不能・換気不能 can't intubate, can't ventilate（CICV）の緊急事態に陥った患者を救うために，薬物的介入のみをあてにはできない。ロクロニウムの作用を速やかに拮抗できるとしても，気道確保と確実な換気のための外科的気道確保などの代替選択肢を，RSIを実施する前に計画しておく必要がある。

酸素化と輪状軟骨圧迫

外傷患者の気道確保では，ときに予測しなかった困難が生じることがある。患者は協力的でないことが多く，病態の緊急性などにより時間的な制約を受け，想定外の状況に追いこまれることになる。

　RSIは，外傷や救急診療における確実な気道確保のために最もよく用いられる手法である。これが好まれる理由には，まだ同定されていない損傷の存在や，不安定な血行動態，不明もしくは不確かな最終食事時間，胃内容の排出の遅延や誤嚥のリスクにつながる重度のストレスや炎症などがある。導入前の前酸素化は可能な限り行うべきであるが，非協力的な患者では困難なこともあるし，機能的残気量が低下した患者では不適当かもしれない。このような症例では，輪状軟骨圧迫 cricoid pressure下で最大気道内圧を20 cmH$_2$O以下にしてバッグバルブマスクによる換気補助を行い，導入中の酸素化を維持する。これは誤嚥のような潜在的リスクよりも酸素化が優先される頭部外傷患者で特に重要である。適切に輪状軟骨圧迫を施行していれば，低い気道内圧によるバッグバルブマスク換気では胃内送気になりにくいと思われる。よって，酸素飽和度低下のリスクのあるすべての患者で，RSI中の筋弛緩薬の効果発現を待つ間に弱く陽圧換気を実施することは賢明な判断である。

　誤嚥を防ぐための輪状軟骨圧迫の効果については，まだ議論の余地がある。Sellickは，輪状軟骨圧迫によって，輪状軟骨と椎体の間に固定された食道を閉塞できることを報告している。一方，ある研究者らは，輪状軟骨圧迫によって食道が外側に偏位することがあり，食道は輪状軟骨と脊椎の間に存在するとは限らないため，食道を圧迫できないと報告している。しかし，MRIを用いた研究では，輪状

軟骨の背側にある消化管の内腔（輪状軟骨後部の下咽頭）は，椎体と輪状軟骨の位置関係にかかわらず圧迫されることが示されている。別の研究者らは，輪状軟骨圧迫によって下部食道括約筋が弛緩するため，圧迫がない場合よりも逆流させやすくしていることを示した。さらに，輪状軟骨ではなく甲状軟骨などの誤った位置で力を加えたり，その力が強すぎたり弱すぎたりと，不正確な圧迫が医療従事者によって行われることも多い。輪状軟骨圧迫のせいで気道が偏位したり，喉頭鏡の視野がみえにくくなったりすることもよくある。このような懸念にもかかわらず，輪状軟骨圧迫の有効性を多くの麻酔科医が擁護している。全米の教育指定病院での調査によれば，回答者の91％がRSI手技の1つとして輪状軟骨圧迫を用いていることが明らかになっている。筆者らは，外傷患者のRSIにおいて輪状軟骨圧迫を適応とすべきであると考えているが，気道確保と換気は誤嚥の潜在的リスクよりも優先されるので，もし輪状軟骨圧迫が気管挿管やバッグバルブマスク換気，声門上器具挿入の妨げになる場合は，輪状軟骨圧迫の中止や修正を考慮すべきである。

頸椎保護

救急室や外傷センターに搬入される外傷患者の多くは，硬性頸椎カラーを含む全脊椎固定（脊椎運動制限）がなされている。病院前で頸椎カラーが装着される理由はさまざまであり，受傷機転や神経症状，病院前活動プロトコルなどがある。硬性頸椎カラーは一時的な処置であるが，頸椎の解剖学的アライメントを維持し，搬送中の頸椎の動きを最小限にする効果がある。外傷患者の評価の結果，頸椎が臨床的に異常なしと判断されることは多い。頸椎カラーを除去できない場合，その理由は2つある。1つ目は頸椎損傷の症状と所見，2つ目は，患者が攻撃的であったり，興奮もしくは鎮静されていたり，気を紛らわすような損傷がほかにあるために，臨床的に頸椎が「異常なし」と判断できないことである。

　頸椎損傷が強く疑われる患者で気管挿管が必要なとき，協力的な患者にとっては，局所麻酔による意識下挿管が安全な方法である。軟性気管支鏡を用いた意識下挿管では，頸椎の動きが最小限に抑えられ，頸椎カラーをしたままでも挿管が可能である。また，意識下挿管であれば，気管挿管直後に神経所見を評価することもできるし，挿管困難症例であったとしても自発呼吸を消失させずに気道を開通させておくことができる。しかし，意識下挿管が外傷患者で行われることは少ない。なぜならば，気管挿管が必要になる外傷患者では，気管挿管の適応そのものが意識下挿管には不向きであることが多いからである。

　頸椎損傷が疑われる患者において，気道確保が必要だが意識下挿管が困難，ある

いは不可能な場合には，RSI に際して用手的正中中間位固定 manual in-line stabilization を行わなければならない。この手技を行うためには，頸椎を動かないように保持し，過伸展や屈曲を防ぐための人員がもう 1 人必要となる。気管挿管中の頸椎の固定としては，頸椎カラーでは不確実であり，十分な開口の妨げとなる。よって，RSI で用手的正中中間位固定を行う際は，頸椎カラーの前側部分を一時的にはずしておく。

　用手的正中中間位固定についても議論の余地がある。用手的正中中間位固定は，喉頭鏡で喉頭展開したときの視野を悪化させるため，喉頭鏡に過剰な力をかけてしまうことになり，頸椎を含む周囲の組織を転位させてしまうという研究報告がある。さらに，喉頭展開したときの不良な視野は，気道確保に時間を要したり，失敗したりする原因にもなる。このような一見して理にかなった懸念がある一方で，ATLSガイドラインは用手的正中中間位固定をまだ推奨しており，既知の頸椎損傷あるいは頸椎損傷の疑いがある場合にも用手的正中中間位固定はよく行われている。用手的正中中間位固定を用いた直接喉頭鏡による気管挿管が，軟性気管支鏡やビデオ喉頭鏡などを用いた他の方法に劣るという最近のデータはない。結局のところは輪状軟骨圧迫と同様に，用手的正中中間位固定そのものが気管挿管の妨げになるようであれば，用手的正中中間位固定を中止したり他の方法に切り替えたりしても差し支えないであろう。

外傷のための修正版 ASA difficult airway アルゴリズム

米国麻酔科学会 American Society of Anesthesiologists（ASA）の difficult airway（困難気道）アルゴリズムは，difficult airway へのアプローチに関する優れたガイドラインであり，これを修正することで外傷患者にも応用が可能である（http://monitor.pubs.asahq.org/article.aspx?articleid=2432335）。

- 最初の修正点は，意識下挿管と全身麻酔導入後の気管挿管の選択に関する点である。落ち着いた状況下では，difficult airway の可能性があれば意識下挿管を考慮するであろう。これは外傷診療においても正解ではあるのだが，外傷患者は非協力的もしくは意識下挿管するには不安定であることが多いので，ほぼ自動的に麻酔を導入してからの気管挿管となる。difficult airway の可能性がある患者の全身麻酔導入はリスクを伴う。しかし，意識下挿管を行うためには，協力的で安定した患者でなければならない
- 2 点目の修正点は，difficult airway の予測と意識下挿管の適応に関する点である。

外傷診療は予定手術とは異なり，治療の中止や他の選択肢をとることは現実的には難しい。手術や治療のために気道を確保する必要があるが，非侵襲的な方法で気道確保ができないのであれば，外科的気道確保などの侵襲的な方法が唯一の選択肢となりうる

- 3つ目の大きな修正点は，全身麻酔が導入された後で初回の気管挿管が失敗した場合に関する点である。外傷診療においては，患者を麻酔から覚醒させるという選択肢はほぼありえないので，アルゴリズムをその先へと進めるしかない。つまり，残りのアルゴリズムは，患者の覚醒と他の選択肢が不可能な場合の非緊急経路と最後まで一致することになる。このような事例で最も可能性の高い解決策は，外科的気道確保であろう。外科的気道確保の施行中は，換気の努力を継続すべきである。外科的気道確保は手際よくできないこともあるので，その間に少しでも換気ができていたほうがよい。例をあげると，もしLMAを介しての気管挿管が不成功であったときは，外科的気道確保の手技が終了するまでの間は，LMAによる換気を継続することが有効となる

　人員や医療資源などを考慮したうえで，施設ごとに外傷気道管理プロトコルを確立することは，外傷患者の気道管理の安全性と有効性を高める。Ryder Trauma Centerでは，施設の研修医や指導医，医療資源などを踏まえて外傷気道管理プロトコルを作成している（図3-2）。

ビデオ喉頭鏡

最近では，さまざまな種類のビデオ喉頭鏡が入手可能となっている。従来の喉頭鏡と比較して声門の視野が良好で，不慣れでも初回気管挿管の高い成功率や所要時間の短縮が得られ，持ち運びにも優れているため，多くの支持を集めている。ビデオ喉頭鏡は，気道のレスキューデバイスの第1選択として最も一般的なものの1つとなり，他の方法に比較して非常に高い気道確保成功率が報告されている。ビデオ喉頭鏡は，気管チューブの交換用デバイスとしても使いやすい。しかし，外傷患者の初回の気道確保手段としてのビデオ喉頭鏡の使用に関しては，まだエビデンスが不十分である。緊急気管挿管における直接喉頭鏡とビデオ喉頭鏡の使用を比較した無作為化比較試験では，GlideScope®の使用によって初回の挿管成功率，生存退院率に差を認めなかったが，気管挿管の所要時間の延長と関連していたと報告している。
　ビデオ喉頭鏡に関するデータを再評価してみると，さまざまな制約があることがわかる。頸椎損傷が既知あるいは疑われる患者に対して，用手的正中中間位固定と直

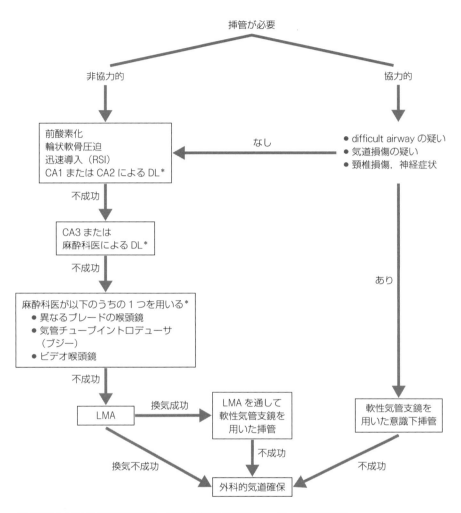

図 3-2　Ryder Trauma Center での緊急気道管理アルゴリズム

接喉頭鏡による気管挿管が他の方法より劣ることを示したデータは現時点では存在しない。さらに，ビデオ喉頭鏡は他のデバイスより良好な声門の視野を得られるのにもかかわらず，それが常に挿管が容易であることを意味するとは限らない。ビデオ喉頭鏡によって得られる視野とチューブやスタイレットの動線が一致しないことがあるため，良好な視野が得られているのに挿管が難しいことがある。また，GlideScope®などの固定角デバイスの口腔内への挿入は，開口障害を伴う患者では難しい場合がある。そして，血液や吐物，気道損傷があればビデオ喉頭鏡の視野は不良となる。あるプレホスピタル（病院前救護）の研究では，ビデオ喉頭鏡が従来の喉頭鏡に劣る理由として，血液などの液体による視野の不良，自然光による画面のみにくさ，視野を得られていても気管チューブを喉頭へと挿入できないことがあること，の3つをあげている。新たなビデオ喉頭鏡が開発されるたびに麻酔科医の注目を集めてはいるが，外傷診療の現場では従来の直接喉頭鏡と替わるまでには至っていない。

気管チューブイントロデューサ

気管チューブイントロデューサ endotracheal tube introducer は，外傷診療における認知度が高まりつつあるとともに，重要性も増している。このデバイスの先端にある弯曲を利用することで，一部しか声門がみえていなくても，イントロデューサを気管内に挿入することができる。外傷診療では，用手的正中中間位固定や輪状軟骨圧迫が原因でこのような状況はよく起こることである。最新の ATLS ガイドラインでも，difficult airway の気管挿管におけるイントロデューサの使用について述べている。

　先端に弯曲がないイントロデューサは，Aintree 気管挿管用カテーテル Aintree Intubation Catheter という。これは，喉頭展開が困難なときに気管に挿入するためのものではなくて，声門上器具からより確実な気道確保である気管チューブへと交換するときの橋渡しのための補助器具として使われる（詳細は後述）。Aintree 気管挿管用カテーテルのおもな特徴の1つは，内部が空洞になっていて，中を通して気管支鏡が挿入でき，酸素を吹き流すことも可能なことである。このイントロデューサは，気管チューブ交換用に用いられる従来の内腔のあるカテーテルよりも長さが短い。このことが1つの利点となり，気管支鏡をカテーテル先端より先にだすことができるので，より広い視野での観察が可能となる。チューブの交換に Aintree 気管挿管用カテーテルを用いることで気管チューブの内腔を評価することができる。Aintree 気管挿管用カテーテルを気管チューブの内腔を通して，気管支鏡で誘導しておけば，気管・気管支の痰による閉塞や，気管チューブの閉塞を回避できる。

46 Section 1 外傷麻酔の基本原則

声門上器具

この25年で声門上器具の使用は大幅に増加した。difficult airwayの症例における
レスキューデバイスとしての使用から，予定外科手術麻酔における最初の気道確保
デバイスとしての使用まで，その用途は多岐にわたる。2003年にASAのdifficult
airwayアルゴリズムでは，「挿管不能・換気不能 can't intubate, can't ventilate
(CICV)」症例においてLMAの使用を導入している。声門上器具の使用は，いま
やATLSにも導入されている。外傷診療で声門上器具をよくみかける場面は，救
急室に患者が搬入されてきたときである。外傷麻酔医は，このデバイスに習熟し，
その機能と限界を知り，適正な換気ができているかを確実に確認できなければなら
ないし，より確実な気道確保へと安全に交換するための一連の手技を習得しておく
必要がある。気管チューブ交換用カテーテル airway exchange catheter を用いて，
カテーテル越しに気管挿管した後に声門上器具を除去する，または緊急の外科的気
道確保が終了するまで声門上器具を一時的に留置しておいて換気を維持するなどの
使用法を知っておく。

　一般的によく使用されている声門上器具は，ラリンジアルマスク(LMA)とラリ
ンジアルチューブ(LT)の2つである。これでこの種のすべてのエアウェイと声門
上器具を網羅しているわけではないが，ここではこの2つについて詳細に述べる。

ラリンジアルマスク(LMA)

現在，入手可能なラリンジアルマスク laryngeal mask airway(LMA)にはいくつか
の種類があり，陽圧換気，気管挿管の補助としての使用が可能で，留置中に胃内容
のドレナージもできる。しかし，LMAの基本的なデザインと目的は，声門上に盲
目的に留置できる換気孔をもつことである。1980年代後半に導入されて以降，
LMAは「挿管不能・換気不能(CICV)」症例のレスキューエアウェイとしてだけ
でなく，幅広い用途に世界中で使用されてきた。

　LMAが留置されて病院へ搬送されてきた患者では，LMAを初回の気道確保と
して用いたのか，気管挿管を複数回試みて失敗した後にレスキューとして用いたの
かを救急隊員に確認しなければならない。もし挿管に失敗した後でLMAが挿入さ
れているのであれば，喉頭鏡の視野の具合と血液や吐物などの障害がなかったか，
そして，LMAで適切な換気が得られているか，呼気終末二酸化炭素 end-tidal
carbon dioxide($EtCO_2$)を確認して留置したのかも確認しておく。これらの確認事
項にもとづき，確実な気道確保への変更を準備する。

　LMAから気管チューブへ安全に交換するには，いくつかの方法がある。

- まずは単純に LMA を抜去した後に，喉頭鏡を用いて気管チューブを挿入する方法である。これが最も手早い方法である。この方法は，挿管困難が予想されない症例で，気管挿管の失敗による LMA 挿入ではない場合に用いる
- つぎに，LMA を抜去した後にビデオ喉頭鏡を用いて気管チューブへと交換する方法である。気道の汚染がある場合には，ビデオ喉頭鏡で視野を得るのが難しくなり，さらにその狭い視野が大きな障害となりうるので注意が必要である
- 3 つ目の方法は，LMA を挿管のガイドとして用いる方法である。この方法は，LMA の生みの親である Archie Brain 博士によってはじめて報告された。当初はどのサイズの気管チューブが LMA にフィットするのか，よくわからなかったらしい。LMA の種類とサイズによって内腔に適合する気管チューブのサイズはそれぞれ異なる。昔の LMA 製品は，通気口にある開口部バーが，通過できる気管チューブのサイズを制限していた。その解決策として，まず細い径のチューブを気管支鏡ガイド下で気管内へ挿入，留置した後に LMA を除去し，Aintree 気管挿管用カテーテルを使って細い径のチューブを適正なサイズのチューブにさらに入れ替えるという方法がある。外傷患者において，LMA をガイドとして気管挿管に入れ替えるときは，気管支鏡ガイド下に施行することが推奨されている。標準的な LMA を介して盲目的に挿管すると，気道損傷のリスクが高まる。チューブ交換には，常に交換や挿管の失敗，誤嚥などのリスクが伴う

　挿管のガイドとして LMA を用いるとき，Aintree 気管挿管用カテーテル Aintree Intubation Catheter を使うと便利である。ほかの気管チューブ交換用カテーテルと異なり，Aintree 気管挿管用カテーテルは軟性気管支鏡を内腔に通すことが可能で，長さが短い（図 3-3）。LMA から気管チューブへ入れ替えるときに，気管支鏡ガイド下で Aintree 気管挿管用カテーテルを開口部バーと声門通気口を通して先行させて，軟性気管支鏡と LMA を抜去し，適正なサイズの気管チューブをカテーテル越しに挿入する。2 方向の Y 型アダプタを LMA と換気デバイスとの間に接続すれば，換気を阻害せずに軟性気管支鏡を操作することができる。LMA を抜去した後に，図らずも気管チューブの挿入に難渋する場合，Aintree 気管挿管用カテーテルで酸素を吹きこむこともできる。Aintree 気管挿管用カテーテルを介した LMA の交換では，直接視認しながら適切なサイズのチューブ挿入と手技中の酸素化の維持が可能となる。しかし，この手技は追加の物品を集める必要があるので，difficult airway の可能性があり，かつ必要な物品を集める時間的余裕があるときに用いるのがよい。

　Aintree 気管挿管用カテーテルが挿入されてしまえば，ビデオ喉頭鏡も声門上器

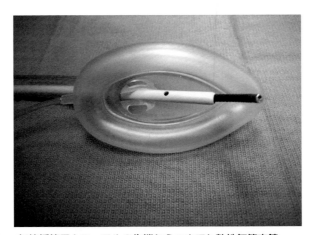

図 3-3 Aintree 気管挿管用カテーテルの先端からつきでた軟性気管支鏡
軟性気管支鏡と Aintree 気管挿管用カテーテルの組み合わせでは，サイズ 5 のラリンジアルマスクの通気口での通過が可能であり，声門上器具から気管チューブへの交換の補助になる。

具や気管チューブの入れ替えに使うことができる。ビデオ喉頭鏡を使えば，Aintree 気管挿管用カテーテル越しに気管チューブが声門を通過するのを直接視認できる。

さらに，LMA を留置したまま外科的気道確保を実施するという選択肢もある。患者が適切な換気さえ維持できていれば，外科的気道確保は準緊急で行えばよいので，より落ち着いた環境で施行可能となる。この方法では，LMA の交換と外科的気道確保のリスクと利点を外科医とともに評価，協議する必要がある。

ラリンジアルチューブ(LT)

ラリンジアルチューブ laryngeal tube(LT)はもう 1 つの声門上器具である。この数年でいくつかの改善がなされてきている。LT は咽頭へ盲目的に挿入し，シングルパイロットバルーンを膨らますと，中枢側と末梢側のカフがともに拡張する。LT は食道に挿入することで声門上から換気を行う。肺はチューブにある唯一の通気口を通して換気される。King LTS-D™ のような種類には，胃内容の吸引口がついており標準的なサイズの経口胃管も挿入できる。

LT から確実な気道確保へと交換する方法がいくつかある。

- 最も一般的なのは，LT を抜去して喉頭鏡やビデオ喉頭鏡を用いて気道を確保する方法である

- LT から気管チューブへの交換についても，Aintree 気管挿管用カテーテルに軟性気管支鏡を通して一緒に LT に挿入すればよい。Aintree 気管挿管用カテーテルが喉頭へ導入されたら，軟性気管支鏡と LT をともに除去して，Aintree 気管挿管用カテーテル越しに気管チューブを挿入する
- 先端に弯曲のある気管挿管用イントロデューサを LT の通気口に通し，ビデオ喉頭鏡をみながら先端を喉頭へ誘導する方法もある。イントロデューサが気道に入ったら，ビデオ喉頭鏡と LT を抜去して，気管チューブをイントロデューサのガイドで喉頭へと挿入できる

　気管挿管がこれらの方法でも不可能であった場合は，換気のためにまずは LMA を挿入し，LMA を動線にした気管チューブ留置を考慮すべきである。

軟性気管支鏡

軟性気管支鏡は difficult airway の管理において非常に重要なデバイスであり，現在入手可能な挿管デバイスのなかで最も多様な使い方が可能である。このデバイスの能力は以下のとおりである。

- 意識下あるいは昏睡患者の気道確保の補助
- 経口，経鼻，経気管のいずれの方法でも気道確保が可能
- 気管チューブの位置の確認が可能
- ダブルルーメンチューブや気管支ブロッカーを用いた分離肺換気の補助
- 気道損傷の診断と重症度の評価が可能であり，損傷部位を越えて気管チューブの留置ができる

　外傷診療において，軟性気管支鏡による挿管を意識下あるいは鎮静下で行うかの判断は，外傷以外の場合と同様である。意識下の気管支鏡下挿管は，換気困難が予測される場合やフルストマックの場合に，より安全である。患者の協力と局所麻酔が十分にできれば，ほとんどの患者で安全に気管挿管が可能である。しかし，外傷診療において患者の協力を得るのは難しいこともあるので，意識下の軟性気管支鏡下挿管は，協力的な患者に限られる。昏睡状態での軟性気管支鏡下挿管は，誤嚥のリスクから外傷患者ではあまり施行されないが，レスキューの手段として LMA を介するか，後述する「迅速導入（RSI）」による軟性気管支鏡下挿管などを行えば，そのリスクは回避が可能である。

　外傷患者で軟性気管支鏡を使う際に最も注意すべきことは，気道の血液や分泌物，

吐物による視野不良である。このような状況では，軟性気管支鏡による吸引が少しは役立つかもしれないが，必ずしも気道を十分にクリアにできるとは限らず，軟性気管支鏡の操作が困難になることもある。軟性気管支鏡は，外傷患者の気道確保の第1選択と考えるのではなく，気道確保のレスキューとして重要なデバイス，あるいは診断と治療のデバイスと考えておく。

外科的気道確保

麻酔科医が外傷診療に加われば，緊急で外科的気道確保を要するような気管挿管の失敗が起こる確率は非常に低いが（0.3％），それでもゼロにはならない。よって，迅速導入（RSI）を行う場合には，速やかに外科的気道確保ができることが必須である。患者を麻酔から覚醒させたり，治療を中断したりすることはできないので，RSIを施行する際，必要時には外科的気道確保を実施することをチーム全体に周知しなければならない。

- 輪状甲状靱帯切開 cricothyroidotomy：手技は経皮的切開と外科的切開に大別される。経皮的切開は，経皮的輪状甲状靱帯切開キットを用いて，Seldinger法で施行する。外科医にとって最も一般的な緊急気道確保の方法は，外科的切開である。これは，甲状軟骨を目印にして下方に切開し，輪状甲状靱帯を切開して6 mmチューブなどを挿入する。外科的切開は，外科的気道確保のなかで最も迅速に施行が可能であり，非外科医でも効率的で安全な手技であることが献体による研究で報告されている
- 気管切開 tracheostomy：気管切開も救命処置となりうるが，外科的気道確保としては迅速な方法ではない。輪状甲状靱帯切開と比較して，気管切開は長期的な合併症が少ないかもしれない。だが，緊急時には，その長い手技時間と出血のリスクによって，この利点も相殺されてしまう

穿通性頸部損傷

穿通性頸部損傷 penetrating neck injury の患者の気道管理は特殊な問題があり，気管挿管の妨げとなることがあるだけでなく，チューブを気管に挿入することが損傷を悪化させる可能性もある。

　穿通性頸部損傷では，前回の患者で成功した方法で一律に同じ気道管理を行えばよいというものではない。頸部損傷の症例数は少ないが，これまで長い時間をかけ

て気道管理の方法について検討がなされてきた。頸部損傷には多様性があるので，気道管理を1つの方法にあてはめにくい。経鼻挿管などの盲目的手段は，さらなる損傷の悪化や，完全気道閉塞をきたす可能性があるため，このような患者では使用すべきではない。

Ryder Trauma Center では，気道に何らかの介入が必要な穿通性頸部損傷の気管挿管は，以下のうちのいずれかの方法で行っている。

- 意識下の軟性気管支鏡下挿管
- 迅速導入(RSI)による軟性気管支鏡下挿管
- RSI と喉頭鏡あるいはビデオ喉頭鏡
- 意識下の経口気管挿管(気管支鏡ガイドなし)
- 外科的気道確保(頻度はまれ)

上記のどの方法を，どのような患者に用いるかは，緊急度，気道損傷の可能性，患者の協力，損傷の種類，大量出血や気道閉塞の有無などの要因から決定する。

ほとんどの場合，意識下の軟性気管支鏡下挿管が最も安全な方法であるため，協力的な患者で，気道損傷の可能性が高い場合には全例で適応を考慮すべきである。この方法では，声門下の損傷の評価や，気管チューブの位置を損傷部より奥に調整することが可能となる。しかし，意識下の軟性気管支鏡下挿管は，攻撃的で暴れている患者や，瀕死の状態などで緊急に気道確保を行う必要がある場合には不可能である。

"RSI" による軟性気管支鏡下挿管は，攻撃的で暴れていたり，挿管困難が予測されない患者に用いられる方法である。この方法では，RSI の後に喉頭鏡あるいは軟性気管支鏡を喉頭に挿入して，声帯の下の損傷や出血の有無を速やかに評価する。軟性気管支鏡の先端を損傷部の奥に進め，気管支鏡越しに気管チューブを挿入する。気管チューブのカフが損傷部より下に位置するように留置して，空気の漏出や裂傷の拡大を防ぐ(図3-4)。

標準的な RSI と挿管は，胸鎖乳突筋の裏の切創など，解剖学的に目立った異常がなく，気道損傷の可能性が少ないが，咳嗽や怒責などで出血するリスクが高い場合に選択する。

従来の直接喉頭鏡を用いた意識下の経口気管挿管は，瀕死や無呼吸の患者，あるいは気道の大量出血を認める患者で気道確保がすぐに必要な場合に，最も迅速なアプローチとなる。

上記の方法がすべて失敗した場合は，外科的気道確保を直ちに施行しなければならない。前述のように，まさに超緊急の状況で選択する外科的気道確保とは，輪状

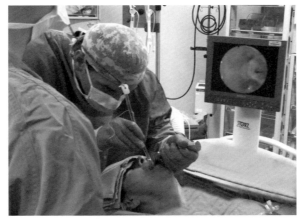

図 3-4　「迅速導入(RSI)」での軟性気管支鏡下挿管
気道損傷の可能性が高い患者で，意識下での軟性気管支鏡下挿管が不可能なときに用いる。RSI 後に直接喉頭鏡を用いて軟性気管支鏡を喉頭に挿入し，気管チューブを気管支鏡越しに進める。この方法では，気管挿管している間に気道損傷を診断することが可能であり，気管チューブのカフを損傷部位より下に留置できる。ビデオ喉頭鏡を従来の喉頭鏡の代わりに用いてもよい。

甲状軟帯切開である。しかし，喉頭や気管の偏位がある場合には，この手技は完全に気道の邪魔をするだけで無駄に終わるかもしれないので，そういうときは気管切開がよく選択される。そして，皮膚と交通している気道損傷が明らかな患者では，開放創を通して気管挿管することも可能である。

▲ Key Point

- 米国麻酔科学会(ASA)の difficult airway(困難気道)アルゴリズムは，difficult airway へのアプローチに関する優れたガイドラインであるが，外傷患者では修正して用いる必要がある
- 外傷患者で従来の気道確保の方法が不成功であった場合，患者を覚醒させたり手技を中断したりすることはあえりないので，外科的気道確保が唯一の代替手段となることもある
- 迅速導入(RSI)と直接喉頭鏡は，外傷患者における最も一般的な気道確保の方法である
- 酸素化の増悪リスクがある患者では，RSI の間も弱い陽圧で換気補助を追加しておくことが推奨されている
- 外傷患者の RSI では輪状軟骨圧迫と用手的正中中間位固定が今も推奨されている。しかし，これらの介入が気管挿管の妨げになっている場合は，とりやめても

よい

● 声門上器具は病院前の外傷救護で一般的に使われている。安全に可能な限り早く，より確実な気道確保へ交換すべきである

● ビデオ喉頭鏡は，気道のレスキューデバイスの第 1 選択として一般的になってきている。しかし，外傷患者の初回の気道確保手段としての使用に関しては，エビデンスが不十分である

● 軟性気管支鏡は，difficult airway の管理に使える最も多機能な挿管手段である

参考文献 ●さらなる学習のために●

1. American College of Surgeons, Committee on Trauma. *Advanced Trauma Life Support for Doctors : ATLS® Student Course Manual*, 9th edition. Chicago, IL : American College of Surgeons ; 2012.
2. Aziz MF, Brambrink AM, Healy DW, et al. Success of intubation rescue techniques after failed direct laryngoscopy in adults. *Anesthesiology* 2016 ; 125 : 656-666.
3. Crosby ET. Airway management in adults after cervical spine trauma. *Anesthesiology* 2006 ; 104 : 1293-1318.
4. Diez C, Varon AJ. Airway management and initial resuscitation of the trauma patient. *Curr Opin Crit Care* 2009 ; 15 : 542-547.
5. El-Orbany M, Connolly LA. Rapid sequence induction and intubation : current controversy. *Anesth Analg* 2010 ; 110 : 1318-1325.
6. Hagberg CA, Kaslow O. Difficult airway management algorithm in trauma updated by COTEP. *ASA Monitor* 2014 ; 78 : 56-60.
7. Heymans F, Feigl G, Graber S, et al. Emergency cricothyrotomy performed by surgical airway-naïve medical personnel : a randomized crossover study in cadavers comparing three commonly used techniques. *Anesthesiology* 2016 ; 125 : 295-303.
8. Jain U, McCunn M, Smith CE, Pittet JF. Management of the traumatized airway. *Anesthesiology* 2016 ; 124 : 199-206.
9. Manoach S, Paladino L. Laryngoscopy force, visualization, and intubation failure in acute trauma : should we modify the practice of manual in-line stabilization? *Anesthesiology* 2009 ; 110 : 6-7.
10. Rice MJ, Mancuso AA, Gibbs C, et al. Cricoid pressure results in compression of the postcricoid hypopharynx : the esophageal position is irrelevant. *Anesth Analg* 2009 ; 109 : 1546-1552.
11. Robitaille A, Williams SR, Tremblay MH, et al. Cervical spine motion during tracheal intubation with manual in-line stabilization : direct laryngoscopy versus Glidescope videolaryngoscopy. *Anesth Analg* 2008 ; 106 : 935-941.
12. Stephens CT, Kahntroff S, Dutton RP. The success of emergency endotracheal intubation in trauma patients : a 10-year experience at a major adult trauma referral center. *Anesth Analg* 2009 ; 109 : 866-872.
13. Trimmel H, Kreutziger J, Fitka R, et al. Use of the Glidescope Ranger video laryngoscope for emergency intubation in the prehospital setting: a randomized control trial. *Crit Care Med* 2016 ; 44 : 470-476.
14. Yeatts DJ, Dutton RP, Hu PF, et al. Effect of video laryngoscopy on trauma patient survival : a randomized controlled trial. *J Trauma Acute Care Surg* 2013 ; 75 : 212-219.

Section 1 *外傷麻酔の基本原則*

4

ショック，蘇生，輸液療法

Michelle E. Kim, Yvette Fouche

ショック

ショック shock とは，病態生理学的あるいは代謝学的にも究極の異常事態である。1800 年代初頭，John Collins は，「ショックとは "momentary pause in the act of death（死の一時静止）" である」と述べている。後に Samuel Gross は，"rude unhinging of the machinery of life（生命システムの激しい混乱）" とも称している。多くの著名な医学の先達たちがショックに興味を抱き研究対象としてきた。第一次世界大戦時に Walter Bradford Cannon は，"wound toxin（創部の毒素）" からショックが引き起こされると考え，代謝性アシドーシスが重要な特徴であることを発見した。時代は流れ 1937 年，Alfred Blaylock は循環血液量の減少がショックの重要な要素であることに着目し，ショックとは「血管床サイズと血管内容量との間に生じる不一致を原因とした末梢循環障害」であると報告している。

　現在わかっていることは，ショックとは微小循環が障害されることであり，さまざまな要因により生じる細胞レベルでの不適切な酸素需給バランスを意味し，細胞とホルモンの生体応答に影響を受けるというものである。ショックには，以下の原因がある。

- 出血による循環血液量の減少
- 心不全
- 血管緊張の欠如
- 静脈還流の閉塞（例：心タンポナーデ，緊張性気胸）
- 細胞の酸素利用障害（例：シアン中毒）

　ショックは，上記の原因の結果として起こる深刻な生理学的反応である。まず最初は根本的な異常を体内で代償しようとするが，同時に全身にも悪影響を及ぼすよ

うになる。遷延するショックにより酸素欠乏が積み重なり，重篤な代謝性アシドーシスや生理的異常を引き起こし，最終的には末梢組織の統合性と恒常性が崩壊する。ショックの原因の治療に加えて，ショックに伴う生理的異常を是正し，正常な機能を回復させることも必要であり，それは酸素負債の返還といえよう。

ショックは，さまざまな突然の傷害から生じうる。しかし，急性の外傷や損傷の場合には，そうでないと証明されるまでショックの原因は出血であると考えるべきである。患者を診察してショックが疑われたら，その原因を迅速につきとめなければならない。命にかかわる出血は，以下の5つの部位から発生する。

- 胸部
- 腹部
- 後腹膜（骨盤）
- 軟部組織（長管骨骨折を伴う）
- 外出血（"the street[注1]"）

隠れた出血源を見逃してはならない。しかし，潜在的な非出血性ショックの原因に対処することも忘れてはならない。ショックを疑う外傷患者では，緊張性気胸や心タンポナーデなどの治療可能な機械的損傷が含まれている可能性がある。また，脊髄損傷による神経原性ショックや，鈍的心損傷（第16章参照），そして既存の心疾患からの心原性ショックも考慮しなければならない。ショックの原因は1つとは限らず，複数の原因が同時に存在する可能性もある。

ショックとは，目にみえる全身の循環というよりは，むしろ目にみえない微小な循環の悪化が問題であることを理解しておくことが重要である。つまり，問題となるのは末梢臓器への血流であって，数値で表される血圧，特に上腕動脈のような主要な血管で測定される血圧は問題ではない。例えば，待期手術の全身麻酔では血圧が80/40 mmHg でも，患者はまったく正常な灌流を維持していることがある。しかし，搬送されきた外傷患者では，血圧が120/80 mmHg であっても，深刻なショック状態である可能性が十分にある。ショックの大部分は代償性ショックであり，心拍数の代償性増加と「虚血耐性」のある末梢血管床の血管収縮によって循環が安定しているかのような錯覚をきたす。代償性ショックでも，それが長く遷延してしまえば，末梢臓器機能不全（いわゆる「潜在性低灌流症候群」）を引き起こす。しかし，循環血液量の30％以上の大量出血では，循環血液量減少，低灌流，臓器障害が生

注1：欧米の外傷教育では，出血源としての外出血の比喩として「路上」という表現を用いることがある。

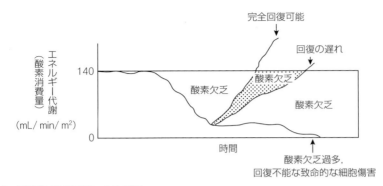

図 4-1　酸素負債の累積による影響

理学的な代償機能を上回るようになり，非代償性ショックに進行して循環動態の不安定な状態が顕在化する．この状態が迅速かつ適切に治療されなければ，ショックはさらに回復不能で不可逆的なものに進行してしまう．根本的な原因がたとえ是正されたとしても，長時間にわたる低灌流の遷延によって，生体は蘇生に反応する能力も失ってしまう．不可逆的なショックに陥った患者は必然的に死亡する．そのようなショック状態へ進行する速さは，ショックの重症度と患者個人の生理的予備能次第である．R. Adams Cowley が 40 年以上も前に提唱した「ゴールデンアワー」の概念は，時間こそが外傷診療の本質であるという経験にもとづき，ショックの診断・治療は，不可逆的なショックへの悪化に対する時間との勝負であることを物語っている．図 4-1 は，ショックが進行する過程で酸素欠乏が及ぼす累積的な影響を示している．

病態生理

ショックの病態生理は，本章にはおさまらないほど複雑なのでごく短い言及にとどめておく．図 4-2 は出血性ショックの病態生理の概略図である．すべての外傷性損傷は組織傷害と失血の組み合わせであり，その両方がショックの発症にさまざまな程度で寄与する．

- 制御されていない急性出血は低血圧をもたらし，低流量循環，毛細血管内の血泥，組織低灌流の原因となる
- エネルギー障害および内皮機能の喪失により，細胞虚血と浮腫が起こる
- 毛細血管の浮腫と内皮傷害は，蘇生後もしばらく微小循環血流を損なう原因となる可能性がある〔非再灌流(no reflow)現象〕

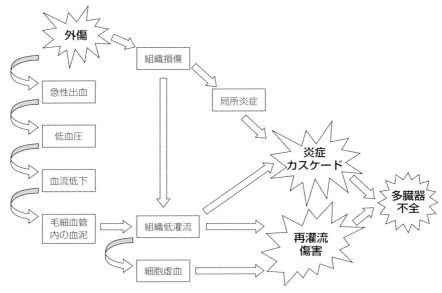

図 4-2　外傷性ショックの病態生理

- ショックが不可逆的段階に進行すると，虚血と細胞エネルギー障害により，細胞膜統合性の全般的な喪失や内皮細胞傷害が起こる

　虚血，内皮細胞傷害，凝固系の複雑な相互作用は，最近になってようやく理解されるようになってきたが，臨床的には低体温，凝固障害，アシドーシスの「外傷死の三徴 lethal triad」としてよく知られていた。

　組織の直接的な損傷は，低灌流，虚血を生じ，局所的炎症反応を誘発する。これは出血によって助長される。これらの傷害が大きいほど，サイトカイン，キニン，凝固因子などのメディエータを広範に放出して免疫系が賦活化され，全身性の炎症反応が生じる。また，虚血再灌流は全身作用を有するフリーラジカルや炎症メディエータの放出をもたらす。このカスケードの影響の蓄積によって臓器不全が発症する。この病態は，数時間で死亡するような不可逆性のショックとして急激に発症したり，潜在性低灌流症候群として長期間にわたって遷延したりすることもある。

　重症外傷患者の治療に携わる麻酔医は，下記の病態生理の基本を理解しておくことが必要である。

- 不適切な蘇生はショックを遷延させ，不可逆的なショック，その後の多臓器不全による死亡の原因となる

- 蘇生によって得られた全身の体循環の安定は，必ずしも微小循環の回復を意味するものではなく，患者は臓器虚血や臓器不全の危険にまださらされている

　蘇生はそれ自体が危険を伴うプロセスであり，蘇生によって得た再灌流が損傷による生体応答を悪化させる可能性もある。出血源が制御されていない患者では，過剰な蘇生が，出血の増加と，損傷に対する生理学的反応の悪化を招く可能性がある。外傷麻酔医は，輸液，血液製剤，昇圧薬などの薬物を含むすべての治療の潜在的な有害事象を認識するとともに，不十分な蘇生を招くリスクを意識しながら，蘇生の利害のバランスをとらなければならない。

ショックの診断と認知

適切なタイミングで介入と治療を行うには，ショック状態を認識することがまず不可欠である。ショックの重症度は血圧だけでは決定できない。ショックは代償作用によって“occult（潜在的な状態）”となり，患者の生理的回復力が使い果たされ非代償性ショックに進行するまで，その徴候や症状が顕在化しないことがある。特に若年者では，通常の循環血液量の最大40％の失血まで代償されることがあり，代償の限界に達してはじめて低血圧となって循環が虚脱する。

　臨床現場では，ショックの潜在的な徴候とその原因を常に意識すべきである。ショックの臨床徴候には，以下のものがあげられる。

- 頻脈
- 頻呼吸
- 意識変容（不穏，混迷，無気力）
- チアノーゼ
- 顔面蒼白
- 冷汗
- 毛細血管再充満時間延長
- 血圧低下
- 脈圧減少
- パルスオキシメトリ信号の測定不良
- 尿量減少
- 低体温

　これらの多くは非特異的な徴候であり，混在する他の因子の影響を受けることがあるので，臨床的判断が最も重要である。ショックのタイプが異なれば，臨床像も

4章　ショック，蘇生，輸液療法　　*59*

表 4-1　出血性ショックの ATLS 分類

	Class I	Class II	Class III	Class IV
出血量(%)	<15	15 〜 30	30 〜 40	>40
脈拍数(回/min)	<100	100 〜 120	120 〜 140	>140
血圧	正常	正常	低下	低下
脈圧	正常か上昇	下降	下降	下降
呼吸数(回/min)	14 〜 20	20 〜 30	30 〜 40	>35
尿量(mL/h)	>30	20 〜 30	5 〜 15	無尿
意識/精神状態	軽度不穏	中等度不穏	不穏，混迷	混迷，傾眠

体重 70 kg の成人男性を対象として算出。ATLS ガイドラインでは，推定される出血量と割合，所見や
徴候にもとづいて出血性ショックを分類している。Class I と II は一般的に代償期か潜在的なショックの
状態であり，顕著な低灌流があっても血行動態は比較的正常に保たれている。非代償性ショックとは，
重篤なレベルの生理学的な不安定と異常を伴うものをいう。

異なる。神経原性ショック neurogenic shock の患者では，皮膚は温かく，血管は
拡張し，徐脈となる。一方，出血性ショック hemorrhagic shock を呈した患者では，
皮膚は冷たく，血管は収縮し，頻脈となる。敗血症性ショック septic shock では，
皮膚は温かく，血管は拡張しているが，頻脈となっている。複数のショックが混在
すれば，とりわけ判断は難しくなる。循環虚脱をきたす前にショックを認識できれ
ば，治療までの猶予と関連する選択肢が増え，患者のさらなる生理学的な悪化を防
ぐことができる。

　出血は，外傷によるショックの原因として最多であり，外傷による死亡原因の第
2 位を占める。それと同時に，出血は治療が最も可能な原因でもある。すでに述べ
たように，原則として外傷によるショックでは，出血でないことが証明されるまで
は出血性ショックとして考えておくべきである。Advanced Trauma Life Support
(ATLS)による出血量にもとづいた出血性ショックの分類を**表 4-1** に示す。この分
類の Class I および II(循環血液量の 25％未満の出血)の患者は通常，血圧は正常で，
軽度の頻脈しか呈さない。出血が循環血液量の 30％を超えると，急速に代償がで
きなくなる。患者が非代償性ショックの状態にあることを認識することが重要であ
り，このような患者では，すでに多量の出血をきたし生理学的な代償機能が破綻し
ていることから，積極的な治療介入が即座に必要となる。重大な出血源を探し，直
ちに同定しなければならない。出血源は最初から明確であることもあるが，超音波
検査と単純 X 線検査は迅速な出血源の鑑別に有用である。初療室では出血の評価
と同時進行で，気道管理，胸腔ドレナージチューブ挿入，骨盤バインダー，静脈ラ
イン確保などの救命処置を迅速に行う(第 2 章参照)。大量出血の部位が明確となれ
ば〔例：迅速簡易超音波検査法 focused assessment with sonography for trauma

(FAST)陽性または胸腔ドレーンからの大量出血など〕，出血源制御のために直ちに手術介入が必要となる。患者が比較的安定していれば，血管内治療のほうがより好ましい場合もある。いずれの場合においても，ショックが認識されてその原因を同定した後は，出血源の制御が最重要であり，蘇生治療と併行しなければならない。追加検査を行うことによる治療介入の遅れは，不可逆的なショックへ進行するリスクを伴う。一方，出血が制御される前に過剰な輸液蘇生を行うと出血が増える可能性がある。

　血液検査は，ショックの診断や重症度と，進行度を評価するのに役立つ。しかし，検査結果はすぐに利用できないことが多く，検査は臨床的な判断に代わるものではない。乳酸値，塩基欠乏，pH，血漿浸透圧，凝固検査値は，すべて参考にする必要がある。ポイントオブケア検査装置が進化して，ベッドサイドで簡単に測定が可能となり，診断や治療を補助してくれるようになった。出血を認める患者は全血を失血するため，大量の出血を認める患者であっても，入院時のヘマトクリット値は正常であることが多い。しかし，このような患者でも，輸液が開始されて循環血液量が正常化されれば，ヘマトクリット値が低下してくる。

輸液療法

輸液は，長い間ショックの治療の主流であった。非出血性ショックも一時的には輸液投与に反応を示す。しかし，輸液はショックの根本的な原因を治療するものであってはならない。アナフィラキシー，神経原性および敗血症性ショックでは，血管拡張によって血管床と循環血液量との間に乖離が生じた状態であるため，原因の治療に加えて輸液と昇圧薬を組み合わせて治療する。心タンポナーデや緊張性気胸のような閉塞性ショック obstructive shock では，静脈還流が急激に減少し血行動態が不安定となるが，前負荷が少ない患者ではより深刻な状態となる。このような場合，輸液療法は根本的な原因の治療と併行して行う。心原性ショックの患者でさえ，Starling 曲線によって定義されるように，ある時点までは輸液に反応する。出血性ショックの場合には，原因となった損傷に対する修復とともに，循環血液量の急激な減少による低灌流を輸液である程度は置換しなければならない。

　晶質液，膠質液，輸血製剤をはじめとする輸液蘇生の歴史とは，すなわちショックの歴史でもある。ベトナム戦争中，Shires らは調整した電解質輸液（balanced crystalloid）を使用した輸液蘇生を開発し，輸液が体内に分配される基本コンパートメントを発見した。この業績によって動物の出血モデルを用いた研究が行われるようになり，出血量に対する標準的な晶質液と輸血置換比率 3：1 が提唱された。

4章　ショック，蘇生，輸液療法　*61*

表4-2　初期輸液への反応

	迅速な反応	一時的な反応	反応なし
バイタルサイン	正常化	一過性の改善，低血圧や頻脈の再燃	異常値継続
推定出血量	少量(10〜20%)	中等量，持続(20〜40%)	重篤(>40%)
晶質液の必要量	少量	少量〜中等量	中等量を輸血までのつなぎとして
輸血の必要性	低	低〜中間	即時
輸血製剤準備	同型，交差適合	同型	緊急輸血(O型赤血球/AB型血漿)
手術の可能性	あり	高い	きわめて高い
外傷外科医へのコンサルト	必要	必要	必要

ATLSガイドラインでは，初期輸液(乳酸リンゲル液を成人2,000 mL，小児20 mL/kg，10〜15分で急速ボーラス)に対する反応を分類し，出血量の推定や出血の持続の有無の予測，治療介入の必要性を評価している。

　この反響は非常に大きく，出血に対する大量晶質液蘇生がすぐに標準的な治療となった。この当時は輸液による細胞毒性が軽視され，治療の目的の中心が血管内および間質の体液喪失を回復することであったことに注意を要する。しかし，わずかこの10年の間に，このアプローチは大きくゆれる振り子のように真逆の方向へと転換を遂げた。

　蘇生に使用する輸液の量や種類は，損傷の種類や程度，輸液を開始するタイミング，患者の状態などによって大きく異なる。現在のATLSガイドラインでは，輸液療法の第1選択として加温された等張晶質液を推奨している。このガイドラインでは，重大な出血の進行の有無を評価するために，患者の血行力学的応答のモニタリングを行いながら，1〜2Lの晶質液をボーラス投与することを提案している(**表4-2**)。血液を喪失したが活動的な出血は持続していない患者にとって，輸液の開始は明らかに有益である。本当は低血圧に陥っているはずの状態であっても，代償性の血管収縮のために治療時には正常血圧を示していることがある。容量負荷試験fluid challengeを行うと，血圧は直ちに上昇する。血管内容量が満たされると，血管系が弛緩して組織灌流が改善する。出血が進行している患者では，改善は一時的，もしくはまったく改善しないので，直ちに止血へ移行しなければならない。出血性ショックのClass ⅠやⅡの場合は晶質液の急速投与で十分かもしれないが，大量の出血が持続している患者やClass ⅢやⅣの重度の出血性ショック患者では，輸液だけに頼ることはおそらく有害である。重篤な出血性ショックの患者は，酸素運搬能または止血を補う性質がある輸血製剤で治療しなければならない(第6章参照)。

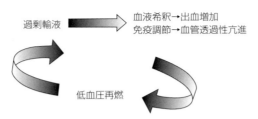

図 4-3　過剰輸液による弊害：fluid creep
過剰な輸液は，血液希釈と血餅の破壊を進行させる。一過性に血行動態は改善するが，出血は増悪する。輸液の免疫調節効果により炎症が惹起され，血管透過性が亢進し，血管内から間質への体液移動が増加する。この結果，さらに血圧は低下し，より多くの輸液を続けざるをえなくなるという悪循環に陥る。

輸液投与のタイミングと速度

外科的止血の前に，過剰に積極的な輸液を行うことは有害となる場合がある。大量の晶質液は，細胞レベルの浮腫から細胞機能障害を引き起こし，ショック後に免疫活性を増幅させてしまう。図 4-3 に示すように，大量の輸液蘇生によって血圧が急激に上昇すると，止血されていない血管からの出血増加につながり，脆弱な凝血塊を破壊してしまう。また，輸液は必要な凝固因子を希釈し，本来の凝血塊形成を低減または抑制する。結果として，血圧が上昇したことによって出血が助長され，血圧は再び低下する。ショックの原因に対処せずに，より多くの輸液を投与し続けると悪循環を形成し，出血は進行して血行動態は破綻する。これが，ATLS ガイドラインに記載されている"transient responder（輸液に対する一時的な反応）"であり，緊急手術の適応である。活動性出血を認める患者に対する効果的な治療とは，根本的な出血の制御と合わせて，止血が達成されるまでの間，軽度から中等度の低血圧を許容することである。以下に，より詳細に説明する。

内因性止血に関する動物モデルと人体モデルの両方において，止血とは，流量と時間に依存する出血の速度に影響を受ける現象であることが示されている。

- 急速な出血部位は，緩徐な出血部位よりも迅速に血餅を形成し，自己修復する傾向がある。したがって，蘇生中の輸液投与速度が未熟な凝血塊の安定性に影響する可能性がある
- 緩徐な出血では，血圧が低下するまでにより長い時間を要し，急速輸液はさらなる血圧低下を抑制し，凝血塊が形成する過程を遅らせることになる

急速な出血ではより早く低血圧になり，より早く凝固プロセスが開始される。これは小動物研究で実証されてきたが，実臨床の外傷患者では，血圧が正常に戻った後にきまって再出血をきたすとは限らない。これは，経時的な変化で血餅がより安

定するためか，並行して行う外科的または血管造影による止血手技が影響しているのかもしれない。

　動物実験によると，制御不能な出血による死亡リスクは，出血の重症度に関連する。重度の出血では輸液蘇生が死亡のリスクを減少させるが，軽度の出血では死亡のリスクが増加する。積極的な輸液蘇生は静水圧を上昇させ，早期の凝血塊の不安定化，出血の増加，凝固因子の希釈，血液の酸素運搬能の低下を引き起こす。これは，輸液蘇生による利益と損失の均衡が絶妙なバランスのもとに成り立っていることを示唆している。動物実験では，死亡リスクを低減させるために輸液投与量を少なくした低血圧を許容した蘇生法の利点が示されている。しかし，臨床研究では，制限輸液による低血圧を許容した蘇生と正常血圧蘇生の効果の違いは明らかではない。これは動物実験モデルが，臨床における患者の多部位損傷や併存疾患の複雑さを反映していないためと考えられる。最近の知見を反映して ATLS ガイドラインは改訂され，出血の制御がまず第 1 であり，併せて早期の輸液蘇生をより注意深く行うことが強調されている。

代替輸液製剤による小容量蘇生法

活動性出血に対する大量の等張晶質液蘇生の有害性が指摘されていることから，先進的な代替アプローチとして，高張生理食塩液を用いた小容量蘇生法 small volume resuscitation が提唱されている。3%生理食塩液のような高張溶液は，間質組織から水分を血管内に引き寄せる磁石として作用し，結果的に循環血液量を増加させる。小容量蘇生法は，Committee on Fluid Resuscitation for Combat Casualties によって推奨されている。この蘇生法は欧州諸国でも承認されているが，現在のATLS ガイドラインには含まれていない。晶質液は血管内から急速に逸脱し，半減期はわずか 17 分である。血管内と間質における分布比は，1:3 ～ 1:10 といわれる。よって恒常性を維持するためには，出血量よりも多量の晶質液を投与する必要がある。前述のように，これは出血性ショックにおいて早期の脆い凝血塊形成を危険にさらす可能性がある。大量の等張晶質液投与による潜在的な合併症には，肺水腫，全身の体液量増加，低アルブミン血症，凝固障害，腹部コンパートメント症候群，心機能障害，消化管イレウスおよび腸吻合不全などがあげられる。一方，高張溶液を投与すると血管内から間質へ逸脱するまでの分布時間がより長くなり，血管内：間質の分布比も 1:1.5 未満となる。ただし，小容量蘇生法は決定的な治療ではないので，出血源が制御され一次止血を達成したら，従来の治療法に従わなければならない。高張溶液は，微小血管循環の改善や，頭蓋内圧の制御，免疫機能または凝固能に悪影響を及ぼさずに血圧および心拍出量を安定させることが示されている。

しかし，臨床試験のメタ分析では，高張溶液による蘇生は生存転帰を有意には改善させていない。さらに，出血性ショックまたは外傷性脳損傷 traumatic brain injury（TBI）を有する成人患者の初期蘇生で，高張溶液による生存率の改善も認められなかった（Resuscitation Outcomes Consortium study）。

　米国ではいくつかの膠質液製剤が市販されており，アルブミン，ヒドロキシエチルデンプン，デキストランなどがある。膠質液は，微小血管循環を改善させることが示されており，抗炎症作用についてもその可能性が報告されている。ただし，後者は大規模な研究ではまだ証明されていない。膠質液は高価であり，血清イオン化カルシウムに結合することで免疫グロブリンを減少させ，30 mg/kg を超える用量で凝固障害を引き起こす可能性がある。特にヒドロキシエチルデンプンはしだいに使用されなくなってきており，重症患者での死亡リスクと重度の腎傷害を発生する危険性について米国食品医薬品局（FDA）が警告を発している。メタ分析では，膠質液による蘇生は晶質液と比較して外傷患者の転帰の改善は示されていない。

出血の蘇生

出血に対する蘇生の目標は，外科的止血の状況と損傷の性質によって変化しうる複雑なものである。蘇生の目標は以下のとおりである。

- 脳やその他の重要臓器での十分な組織灌流圧を維持する
- 不可逆的なショックを回避する
- 凝血塊の破綻と出血の増悪を予防する
- 循環血液量の回復
- 微小循環の回復
- 免疫および炎症反応の制御
- 末梢臓器の統合性と恒常性の回復

　図 4-4 に，出血性ショックの管理における簡潔なアルゴリズムを示す。ショック状態の認識とその原因の同定が最も重要である。緊張性気胸などの機械的原因の治療や心タンポナーデの原因除去は，初療室にて気道・呼吸・循環（ABC）の評価およびセカンダリーサーベイ secondary survey（第 2 章参照）と同時進行で行う。患者のショック状態を認知し，潜在的な病因を特定したら，優先事項は治療と蘇生である。血行動態がまだ安定している患者でも，非代償性ショックに陥る前に気道を確保し，中心静脈または末梢静脈ラインを大口径の針で確保し，観血的血圧モニタリングを確立することが望ましい（第 5 章参照）。出血が重篤ではなさそうな代償性

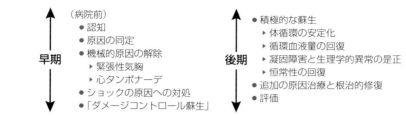

図 4-4　早期蘇生 vs. 後期蘇生：基本アプローチ

ショックの場合，制限した晶質液蘇生が適切かもしれない。非代償性ショック，大量出血の危険性がある患者では，止血薬と血液製剤による止血蘇生(hemostatic resuscitation)をできるだけ早く開始すべきである。

早期蘇生

重症出血性ショックでは，早期の蘇生治療は出血源を制御するための外科的治療と並行して行わなければならない。これは迅速に可能かもしれないし(例：初療室での骨盤バインダーの使用，手術室における脾動脈の遮断など)，多部位にわたる損傷や解剖学的に複雑な損傷では，止血を達成するのが非常に困難な場合もある。適切な外科的止血が行われるまでの間，外傷麻酔医は非常に狭い目標範囲にむけて蘇生を行う必要がある。それは，不可逆的なショックへ陥るような不十分な量の輸液による蘇生と，血液希釈と凝血塊破綻による出血の悪化をきたしうる過剰に積極的な輸液による蘇生との間の狭い至適範囲に存在するものである。よって，外傷麻酔医は，「最適な」蘇生目標の達成をめざしてはならない。「最適」をめざそうとすると，出血を最小限にするという本来の目標と矛盾してしまうことがある。よって，不可逆的なショックとならないように，むしろ最低限の許容可能な血行動態を目標に蘇生すべきである。心臓や呼吸器に明らかな合併症がなく，TBI を疑う確かな徴候のない外傷患者では，収縮期血圧が 80 ～ 90 mmHg(または橈骨動脈の拍動が触診可能な程度)までの軽度の低血圧を許容した蘇生が有効である。心拍数が 120 回/min 未満であれば，非代償性ショック(Class III, IV)にはなりにくい。pH が 7.20(7.10 ～ 7.25)程度を維持しているということは，微小血管灌流の最低許容レベルを保持しているといえる。また，尿の流出が確認でき，パルスオキシメータが脈波を検知していれば，基本的な組織灌流が維持できている。この時期における血液検査の赤血球や凝固因子の値は変動がきわめて大きいが，ヘマトクリット値＞25％は達成すべき基準といえよう。

輸液は，出血を悪化させることなく，適切な灌流を維持するのに必要な程度の少

ない投与量に制限すべきである。患者の状態が極端に不安定な場合，外科的に一時的パッキングで止血することで手技を止め，さらなるつぎの手技が可能な状態に安定するまで外傷麻酔医による蘇生が"catch-up（追いつく）"する時間を稼ぐ。出血性ショックを呈する患者は，血管収縮によって代償されるが，血管内容量は極端に減少した状態にある。外傷麻酔医の最終的な目標は，患者の血管を拡張させ，血管内容量が回復した「麻酔状態」に患者を蘇生させることであるが，このプロセスは出血が持続している場合は危険を伴うことから，外科的止血の進行を注意深く把握しなければならない。麻酔薬は辛抱強く慎重に追加していかなければならないが，通常の使用量くらいであっても過剰投与となり循環虚脱を引き起こす可能性があることを理解しておく。フェンタニルのようなオピオイドは，最小限の直接的血管拡張と循環抑制作用をもち，外傷に対する交感神経応答を鈍らせる。このようなオピオイドは，より直接的な血管拡張効果がある吸入麻酔薬よりも好ましいと考えられる。麻酔薬投与による血行動態の反応は，患者の血管内容量の評価や，出血制御のための外科的介入の要否の評価にも有用である。出血が制御されて循環血液量も回復すれば，血行動態が大きく変動する心配もなく，より高用量の麻酔薬の投与が許容されるようになるであろう。

　輸液は組織灌流を維持するための主要な方法である。一方，昇圧薬は一般的に微小循環血流を改善せず，潜在的なショックの重症度を単に隠してしまうだけかもしれない。よって昇圧薬は，輸液への反応がなくなったショック患者に対する最後の手段としてとっておくべきである。輸液にも反応がなく昇圧薬が必要な状況とは，すなわち不可逆性のショック状態であり，他部位からの出血が持続しているか，ショックの別の原因が示唆される。この場合，隠れた原因を積極的に検索することが必要である。このような隠れたショックの原因の同定と治療の失敗は，患者のショックを増悪させ，不可逆的なショックや，続発する多臓器不全に進行するリスクを増加させる。

後期蘇生

外科的止血が達成されたら，蘇生の目的は体循環と微小循環の安定性および末梢臓器の恒常性の完全回復となる。輸液を追加で投与して循環血液量を回復させながら，麻酔薬を併用して血管を拡張し，血管床を広げて微小循環を改善させていく。体循環の目標は，収縮期血圧 100 mmHg 以上，心拍数 100 回/min 未満で安定させることである。尿は正常量であることが求められる。血清乳酸値の正常化と塩基欠乏改善，pH の正常化は，微小組織灌流の回復を意味する。低体温と凝固障害の積極的な是正も，この蘇生段階での最優先事項である。トロンボエラストグラフィ

thromboelastography(TEG)やトロンボエラストメトリrotational thromboelastometry (ROTEM®)などの粘弾性凝固検査をポイントオブケアで指標とした輸血療法も最近では行われている。このような検査は，検査結果と目標指向型治療に必要な情報をすぐに提供してくれる。全血検査によって血餅の形成時間と強度，線溶の程度などの複数のパラメータを視覚化し，検査結果がリアルタイムにグラフィック表示されるので，従来の検査と比較してより的確な情報を得ることができる(第11章参照)。

　どのくらいの輸液負荷であれば真に有益なのかはまだ議論の余地が残る。生存者は正常からより高めの心拍出量を示す傾向が過去に観察されてきたので，組織への酸素供給と心機能を指標に設定して，輸液負荷と昇圧薬による治療が以前は行われていた。現在ではこのようなアプローチは，腹腔内圧上昇と呼吸不全の増加が懸念されるため否定されている。すべての輸液(血液製剤と止血薬を含む)は免疫応答を調節する作用がある。これはショックとその後の組織再灌流により相乗的に賦活化され，結果として，その後の臓器不全および敗血症の発症にも影響を及ぼしうる。

ダメージコントロール止血蘇生

外傷患者が重度の大量出血を伴っているのか，そして大量の輸血を必要とし，致死的な凝固障害を発症する可能性が高いのかを早期に予測することは，一般的には可能である。大量輸血の必要性を予測するスコアリングシステムが複数あり，その多くは来院時または来院直後に入手できるデータから構成される。

　Class III, IV の出血性ショックを呈する患者は，来院時の凝固検査が正常であっても，入院時には凝固障害をきたしている可能性がきわめて高い。外傷性凝固障害は単なる希釈現象ではなく，重篤な出血性ショックによる生理学的異常の初期の徴候であることが多くの研究で指摘されている(第6章参照)。これらの研究にも後押しされて，外傷性凝固障害は蘇生の結果ではなく，治療対象である病態との認識に移り，外傷センターでは循環のみをターゲットとした晶質液や膠質液による蘇生から，「止血」のための蘇生へとシフトしている。重篤な出血を認める患者では赤血球と凝固因子を急速に失うため，検査結果を待ってから輸血を決定していては遅く，必然的に重大な凝固障害をもたらしてしまう。「ダメージコントロール止血蘇生 damage control hemostatic resuscitation」のパラダイムは，晶質液投与を制限し，早期から止血目的に血液製剤〔新鮮凍結血漿 fresh frozen plasma(FFP)〕を経験的比率[注2]で使用することである。血液検査を30〜60分ごとに繰り返し，凝固能

注2：赤血球1に対して血漿0.5以上，もしくは血漿：赤血球＝1：2以上。

のモニタリングを行いながら蘇生を進めていく。

▲ Key Point

- 出血性ショックは，防ぎうる外傷死の主要な原因である
- 組織低灌流は，恒常性の低下と累積する酸素負債を生じさせる。血行動態が不安定ですでにショック状態に陥った患者では，適時に治療を開始しなければ，不可逆的な状態となる
- 循環血液量を回復，維持するための輸液・輸血などの蘇生治療は，出血源制御のための外科的治療と緊密に連携しなければならず，これらを並行して行うことにより，止血，循環の安定，末梢臓器の恒常性と統合性の回復が促進される
- ショックの複雑な病態生理，そして蘇生治療との相互応答がより解明され，外傷蘇生と治療指標へのアプローチは進化を続けている

謝辞

"Essentials of Trauma Anesthesia First edition（2012 年）" の "Shock, resuscitation, and fluid therapy" の章を執筆された Roger Shere-Wolfe 氏の貢献に深謝する。

参考文献 ●さらなる学習のために●

1. AlamHB, Rhee P. New developments in fluid resuscitation. *Surg Clin N Am* 2007 ; 87 : 55-72.
2. Alam HB, Velmahos GC. New trends in resuscitation. *Curr Probl Surg* 2011 ; 48 : 531-564.
3. American College of Surgeons, Committee on Trauma. *Advanced Trauma Life Support for Doctors : ATLS® Student Course Manual*, 9th edition. Chicago, IL : American College of Surgeons ; 2012.
4. Bikovski RN, Rivers EP, Horst HM. Targeted resuscitation strategies after injury. *Curr Opin Crit Care* 2004 ; 10 : 529-538.
5. Cotton BA, Guy JS, Morris JA, Abumrad NN. The cellular, metabolic, and systemic consequences of aggressive fluid resuscitation strategies. *Shock* 2006 ; 26 : 115-121.
6. Cotton BA, Reddy N, Hatch QM, et al. Damage control resuscitation is associated with a reduction in resuscitation volumes and improvement in survival in 390 damage control laparotomy patients. *Ann Surg* 2011 ; 254 : 598-605.
7. Dawes R, Thomas GO. Battlefield resuscitation. *Curr Opin Crit Care* 2009 ; 15 : 527-535.
8. Dutton RP. Current concepts in hemorrhagic shock. *Anesth Clin* 2007 ; 25 : 23-34.
9. Johansson PI, Stissing T, Bochsen L, Ostrowski SR. Thromboelastography and thromboelastometry in assessing coagulopathy in trauma. *Scand J Trauma Resusc Emerg Med* 2009 ; 17 : 45.
10. Moore FA, Mckinley B, Moore EE. The next generation of shock resuscitation. *Lancet* 2004 ; 363 : 1988-1996.

11. Pruitt BA. Fluid resuscitation of combat casualties. Conference proceedings : June 2001 and October 2001. *J Trauma* 2003 ; 54 : S1-S2.

Section 1　外傷麻酔の基本原則

5 血管確保

Shawn E. Banks, Albert J. Varon

はじめに

外傷患者の管理では，補液，薬物投与，血行動態パラメータのモニタリング，血液検査用の検体採取などのために，適切な血管確保がきわめて重要である。本章では血管確保の手技のうち，外傷診療で最もよく用いられているものを取り上げ，それぞれの適応，リスク，利点，潜在的合併症などを解説する。

一般的な注意事項

流速に影響を与える因子
- 静脈(IV)カテーテルの内径が太くなるほど，流速は指数関数的に増加する
- IV カテーテルが長くなればなるほど抵抗が増加し，流速は減少する

Hagen-Poiseuille の式によれば，管にかかる圧較差(ΔP)に影響を与える因子は多数存在し，これには流速(Q)，管の長さ(L)，管の内径(r)，液体の粘度(μ)が含まれる。

$$\Delta P = 8\,\mu LQ/\pi r^4$$

この方程式を単純に再配列し，流速(Q)を求める式に変換すると，血管内カテーテルを通して得られる最大の流速に対して，長さ(L)と内径(r)の変化が劇的に影響を及ぼすことがわかる。

$$Q = \Delta P(\pi r^4)/8\,\mu L$$

流速(Q)はカテーテルの内径(r)の四乗と正比例する。例えば，カテーテルの内

径(r)を 2 倍にすると，理論的には流速は 16 倍となる。一方，カテーテルの長さは流速と反比例する。

超音波ガイド下の手技

● 超音波装置を使用することで，血管にカテーテルを留置するために必要な時間を短縮し，穿刺回数を減らすことができる
● 医療機関は患者安全向上のため，積極的な超音波装置の使用を提唱している

　血管のカニュレーションのために超音波装置を使用する方法は，1970 年代から報告されているが，医療従事者の間で広く使用されるようになったのは最近のことで，特に中心静脈ラインの確保に使用されている。使用法には，患者の解剖学的形態を探索(スカウト)して針の適切な刺入部位をマーキングする方法(スカウト法)と，リアルタイムで針の位置をガイドする方法(リアルタイム法)がある。リアルタイム法とスカウト法を，超音波装置を用いないランドマーク法による穿刺と比較した前向き研究では，1 回の穿刺での成功率は，ランドマーク法よりもスカウト法のほうが 2 倍高く，リアルタイム法ではさらに高かった。カニュレーションが成功するまでに要した時間も，超音波装置を使用した 2 つの方法のほうが短かった。損傷部位によっては，ランドマーク法でのルーチンの体位がとれない外傷患者もおり，その際に超音波は特に有用である。患者の血管内容量が非常に少なく静脈の径が細いときには，深部静脈の位置は画像によって同定しやすくなる。Agency for Healthcare Research and Quality(AHRQ)は，超音波ガイド下の血管カニュレーションを患者ケア改善のために用いるべきとしており，外傷患者でも状況が許す限り使用を検討する。Practice Guidelines for Central Venous Access でも，米国麻酔科学会 American Society of Anesthesiologists(ASA)と専門家らは，内頸静脈のカニュレーションの際には超音波画像を使用すべきであるとしている。
　超音波で針をガイドする方法は，超音波のビームに対する針の位置から，平行法(in-plane 法)や交差法(out-of-plane 法)と呼ばれることが多い。
　平行法は，針をプローブの長軸と平行に進める方法で，針全体が超音波のビーム下に描出される。そのため，術者が目標の構造物に向かって針を進めていきながら，針全体の長さと先端の位置をみることができる(図 5-1)。
　交差法は，針をプローブの長軸と垂直に進める方法で，術者は針を進めていく際に針全体をみることはできないが，針の小さい横断面のみみることができる(図 5-2)。

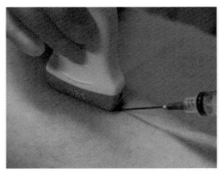
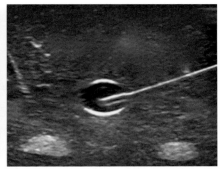

図 5-1　平行法(in-plane 法)
針をプローブの長軸と平行に進めることで針全体が描出されている。

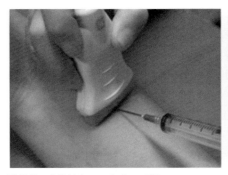
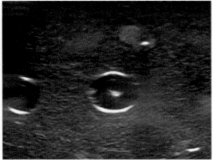

図 5-2　交差法(out-of-plane 法)
針の横断面が血管の管腔内に描出されている。針の先端が常に描出されているわけではないことに注意する。

静脈ライン確保

静脈系には，末梢静脈もしくは中心静脈を介してアクセスできる。末梢静脈ラインの定義は先端が胸郭外で終わる任意の長さのカテーテルを留置するものであり，中心静脈ラインの定義は先端を胸郭内に留置するものである。

末梢静脈ライン確保

- 通常，外傷患者では中心静脈ラインよりも末梢静脈ラインのほうが簡単に速く確保できる
- 末梢静脈ラインでも中心静脈ラインより速い流速を得ることができる

表 5-1　主要メーカーの規格から概算した各カテーテルによる晶質液の流速

太さ	18 ゲージ	16 ゲージ	14 ゲージ	8.5 フレンチ	16 ゲージ
	PVC	PVC	PVC	PAC イントロデューサ	CV ラインの内腔
長さ(cm)	3	3	3	10	15
自然滴下での最大流速(mL/min)	100	200	350	700	60
圧入時(300 mmHg)の最大流速(mL/min)	200	500 〜600	1,000	1,800 〜1,900	300

CV：中心静脈，PAC：肺動脈カテーテル，PVC：末梢静脈カテーテル

　末梢静脈へのカテーテル挿入は，すべての患者において静脈ライン確保の最も一般的な方法である。末梢静脈へのカテーテル挿入は，素早く行うことができ，必要な準備が少なく，重篤な合併症を起こすリスクが比較的少ない。また，末梢静脈カテーテルから輸液を投与したほうが，同じ径の中心静脈カテーテルから投与するよりも速い流速を得られることが多い(**表 5-1**)。前述のように，これはおもにカテーテルの長さが流速に与える影響による。

　適切なサイズのカテーテルであれば，どの末梢静脈でも挿入はほぼ可能だが，末梢静脈ラインの多くは上肢に留置される。前腕静脈は大きくかつ隆起していることから，緊急時によく選択される。だが，他の静脈よりも腕の位置に影響を受けやすく，輸液が漏れると周囲の組織に浸出しやすいことから，血管外漏出に気づくのが遅れることがある。

- 外頸静脈に留置する静脈カテーテルが短いと，カテーテルの位置異常と血管外漏出が起こるリスクを増加させる

　外頸静脈は短い末梢静脈カテーテルでカニュレーション可能である。この手技は，他の末梢静脈を使用できない場合，短時間の管理のためであれば有用なこともあるが，カテーテルが患者の体動によって意図せず血管外に迷入する可能性が高い。手術室の外で注意深いモニタリングを行うことができない環境で外頸静脈を使用する際には，長いカテーテルの使用を検討する。外頸静脈は最終的に鎖骨下静脈に合流するので，長いカテーテルを挿入すれば中心静脈ラインにもなる。

中心静脈ライン確保

- 常にマキシマルバリアプリコーション(高度無菌遮断予防策)maximal barrier precaution と無菌操作で行う

74　Section 1　外傷麻酔の基本原則

- 無菌操作でない方法で緊急に確保した静脈ラインは，患者の状態が許せば，優先してできる限り早く交換する
- 血圧が低い外傷患者では，留置された血管が動脈なのか静脈なのかを，血液の色と脈の拍動では判断できない

　外傷患者での中心静脈カテーテル留置の適応としては，輸液の静脈内投与による蘇生が最も頻度が高い。他の適応としては，高濃度の薬物や血管作動薬の確実な投与，心臓や肺循環のモニタリングや機器の挿入などがある。標準的管理として，中心静脈ラインはマキシマルバリアプリコーションと無菌操作での確保が求められる。これには皮膚の消毒(2%クロルヘキシジン製剤)，患者全体のドレーピング，術者の手の消毒，清潔なガウン・手袋・帽子・マスクなどの着用が含まれる。標準的管理からの逸脱は，極限状況においてのみ許容される。厳密な無菌操作を行わずに留置された中心静脈ラインは，他の静脈ラインが確保され次第，直ちに抜去する。
　中心静脈確保の一般的な合併症は以下のとおりである。

- 血腫形成を伴う出血
- 動脈穿刺，動脈へのカテーテル挿入
- カテーテル関連血流感染症
- 動静脈瘻形成
- 気胸
- 血管外漏出

　中心静脈カテーテル留置の手技として最も広く使用されているのは，修正版Seldinger法である。これは，ねらった血管を針で穿刺し，その針にガイドワイヤーを通して皮下組織と血管を広げ，静脈カテーテルをガイドワイヤー越しに血管内に留置する方法である。目的とする静脈への最初の穿刺に際しては，解剖学的ランドマークを用いる方法と超音波ガイド下に針を留置する方法とがある。
　組織を広げてカテーテルを挿入する前に，針が静脈にきちんと留置されているか追加確認を行うことが推奨されている。確認のための検査は以下のとおりである。

- 静脈波形の確認
- 静脈内圧測定(マノメトリ)
- 血液ガス分析
- 超音波装置で静脈内のガイドワイヤーを描出する
- 心エコーで上大静脈内のガイドワイヤーを描出する

静脈内圧測定（マノメトリ）manometry は，20 インチ（約 50 cm）の静脈エクステンションチューブを接続して血液を管内に引き込んだ後，チューブを垂直に持ち上げ，血液が下行していくかどうかを目視で確認する方法である。撹拌して泡立てた生理食塩液を注入し，超音波装置で静脈内のマイクロバブルを確認する，もしくは心エコーで右房／上大静脈内のマイクロバブルを確認する方法も報告されている。針の位置異常の可能性を完全に排除できる検査はないが，1つもしくは複数の検査を組み合わせることで，偶発的なカテーテルの動脈内留置のリスクを減らすことができる。

静脈カテーテルの留置部位
- 蘇生のための静脈ラインは横隔膜より頭側に留置する。特に腹部の血管損傷が疑われるときは絶対である

カテーテル挿入部位には必ず利点と欠点があるため，損傷の状況に応じて検討する。輸液蘇生のための理想的な位置にカテーテルを留置できれば，心臓に向かって途切れることなく輸液を送り届けることができる。例えば，患者の腹部に銃創がある場合，大腿静脈の確保は避けたほうがよい。なぜなら，血管損傷を合併していた場合に蘇生のための輸液が失われてしまうリスクを軽減できるからである。また，外傷患者のケアは初療室だけでなく集中治療室 intensive care unit（ICU）でも続くことを忘れずに，ICU での使用にも適する部位での静脈ライン確保を心がけ，感染症の合併リスクについても注意する。

鎖骨下静脈 subclavian vein
- 重篤な循環血液量減少をきたしていても開存性が高い
- 患者が頸椎カラーをしていても血管確保できる
- 他の部位よりカテーテル関連血流感染症のリスクが低い可能性がある

鎖骨下静脈は，ランドマークが簡単に同定でき，患者の体位が変わっても解剖学的位置が比較的ずれにくく，循環血液量が少ないときでも虚脱している可能性が低いことなどから穿刺部位として好まれている。脊椎損傷が強く疑われる患者では脊椎を動かしてはならないが，この手技は脊椎を動かさずに施行できる。また，鎖骨下静脈はカテーテル関連血流感染症の発生率が低い。しかし，他の部位よりも気胸発症の潜在的リスクが高く，血胸や胸管損傷などの合併症をきたす可能性もある。偶発的に鎖骨下動脈を穿刺してしまった場合，その上部を鎖骨が覆っているため，血管を直接圧迫できない。

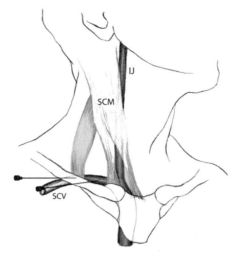

図 5-3 鎖骨下静脈へカニュレーションする際の針の位置
IJ：頸静脈，SCM：胸鎖乳突筋，SCV：鎖骨下静脈
（図は D. Lorenzo より）

ランドマーク法

鎖骨下静脈は鎖骨の上下どちらからでもアプローチできるが，鎖骨下方からのアプローチが最も一般的である（図 5-3）。患者を仰臥位にして同側の腕を内転させた後，術者はまず患者の鎖骨を内側から外側に向かって同定し，その長さを三等分する。鎖骨の外側から 1/3，内側から 2/3 の接合点の 1 cm 下から針を入れる。針先を胸骨の鎖骨切痕に向けて，鎖骨のすぐ下を通すように若干の角度をつけてゆっくりと刺入する。胸膜が鎖骨下静脈のすぐ下にあるため，針を最初に鎖骨の下縁にあててから，骨を避けて挿入角度が急になりすぎないように刺入することを好む術者もいる。静脈血が抵抗なく吸引できるようになるまで陰圧をかけながら針を進めていく。その後，針にガイドワイヤーを通し，Seldinger 法でカテーテルを挿入する。刺入点が鎖骨に近すぎると骨の下を潜るときの角度が急になってしまい，ラインがねじれたり閉塞してしまうこともある。

超音波ガイド下での方法

超音波ガイド下で鎖骨下静脈を穿刺する方法は広く行われており，偶発的な動脈穿刺やカテーテルの動脈内留置をできるだけ少なくするのに有用であり，気胸のリスクが減少する可能性もある。この方法は，超音波ガイド下の内頸静脈カニュレーションよりも難しい。

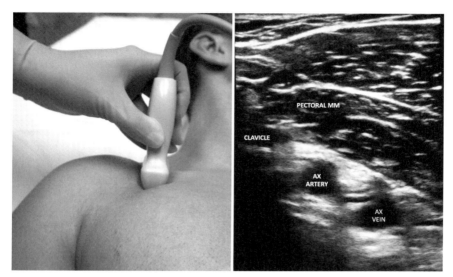

図 5-4　矢状断像
矢状断でスキャンすることで，胸筋の深部に位置する腋窩動脈と腋窩静脈が描出される．鎖骨は後方に陰影を形成している．ドレープはデモでみやすいように取りはずしてある．
AX ARTERY：腋窩動脈，AX VEIN：腋窩静脈，CLAVICLE：鎖骨，PECTORAL MM：胸筋

　ランドマーク法よりもさらに外側で，鎖骨の外側 1/3 領域から鎖骨下静脈へアプローチする．この位置の血管は正確には鎖骨下静脈ではなく，まだ腋窩静脈である．
　左右どちらの鎖骨下静脈を選択するかは，外傷部位やアクセスのしやすさなど実際の臨床状況によって判断するが，右アプローチと左アプローチとでは合併症のリスクが異なる．右鎖骨下静脈へのカニュレーションでは，ガイドワイヤーが右内頸静脈のほうへ上がりやすいため，ガイドワイヤーが迷入する可能性が左よりも高い．右肺尖は通常，第 1 肋骨より上に拡張しないので，理論的に気胸発症のリスクは右のほうが低い．右と比較して左鎖骨下静脈は中心静脈系に鋭角でなく合流するので，ガイドワイヤーの迷入が起こりにくい．
　手技ではまずリニア型プローブを選択し，鎖骨の外側 1/3 付近で鎖骨のすぐ下を矢状断でスキャンすると（**図 5-4**），腋窩（鎖骨下）動静脈の横断面が描出できる．第 1 肋骨と胸膜を描出できることが理想的だが，すべての患者で描出できるわけではない．静脈の位置をカラー Doppler で確認する．静脈がはっきりと同定できれば，プローブを慎重に回転させて静脈の長軸像を描出する．プローブを回転しすぎると誤って動脈の長軸像を描出してしまう可能性があるため，静脈の波形であることを繰り返し確認する．長軸像で血管を描出したまま針を刺入し，血液が抵抗なく吸引できるまで進める（**図 5-5**）．ガイドワイヤーを挿入する際は，プローブはそばに置

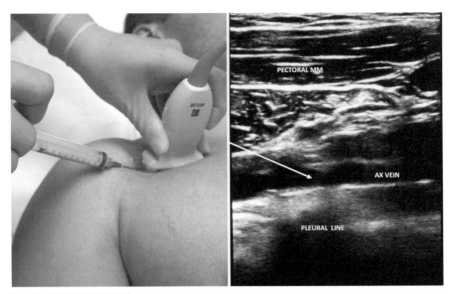

図 5-5　腋窩静脈の長軸像
胸膜の高エコー像が静脈より深部に描出されている．矢印は針を挿入する一般的な方向を示している．ドレープはデモでみやすいように取りはずしてある．
AX VEIN：腋窩静脈，PECTORAL MM：胸筋，PLEURAL LINE：胸膜

いても構わない．その後，超音波装置でガイドワイヤーが静脈内のみで描出されていることを確認しておくのが望ましい．つぎに，同側の内頸静脈を超音波装置でスキャンし，ガイドワイヤーが頭側に迷入していないか確認する．正しい位置にガイドワイヤーが留置されているのを確認できれば，Seldinger法でカテーテルを挿入する．

内頸静脈 internal jugular vein
内頸静脈は径が太く，皮膚の比較的近くに位置していることから，中心静脈ライン留置によく使用されている．偶発的な動脈穿刺が生じた場合でも圧迫しやすく，鎖骨下静脈アプローチよりも気胸の発生率が低いとされている．循環血液量が減少している患者では，内頸静脈が著しく虚脱しているため，盲目的な穿刺は難しくなる．カテーテル留置後の皮膚の衛生状態の維持や，ドレッシングの管理も他の部位と比べて難しい．

　患者を仰臥位とし，足を頭より上げた状態で，留置する側の反対側に頭を向かせるのが理想的である．なお，頸椎損傷が疑われる外傷患者では，頭を動かしてはならない場合がある．また，針を刺入する位置は，胸鎖乳突筋の位置と関係し，内頸

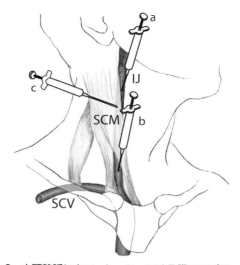

図 5-6　内頸静脈にカニュレーションする際のアプローチ法
(a)前方アプローチ，(b)中央アプローチ，(c)後方アプローチ．
IJ：内頸静脈，SCM：胸鎖乳突筋，SCV：鎖骨下静脈．
(図は D. Lorenzo より)

静脈は胸鎖乳突筋の前方から，あるいは胸鎖乳突筋の胸骨頭と鎖骨頭の間，もしくは胸鎖乳突筋の後方からアプローチできる（図 5-6）．内頸静脈と頸動脈が胸郭に向かって頸部を下行するにつれて通常は，内頸静脈の位置が頸動脈の前方から側方へと変わるため，理論的には刺入する位置が尾側のほうが動脈穿刺のリスクが低い．中央アプローチもしくは前方アプローチで盲目的に穿刺する場合，針は 30 ～ 45 度の角度で，患者の同側の乳頭に向けて頸動脈を避けるように刺入する．静脈血が抵抗なく吸引できるまで陰圧をかけ続け，ガイドワイヤーを挿入して，Seldinger 法でカテーテルを留置する．

　頸椎を動かせないときに内頸静脈にラインを確保する場合は，超音波装置によるガイドが特に有用である．プローブを頸部にあてて，血管の走行と垂直にして断面図を描出する．静脈は動脈よりも簡単に圧迫され，動脈壁は静脈壁よりも厚くみえる．Valsalva 法を施行すると，静脈は怒張する．一般的に，目標としている血管が超音波モニターの画像の中心にあれば，プローブがその血管の真上に位置していると考えてよい．針は交差法で 45 度の角度をつけプローブの正中から刺入する．針を進めていくと血管上の組織が圧迫されるのが観察できるが，針先が常に描出されるわけではない．陰圧をかけ続け，静脈血が吸引できるまで針を進める．ガイドワイヤーを通した後は，超音波装置でワイヤーの血管内留置を確認できる（図 5-7）．

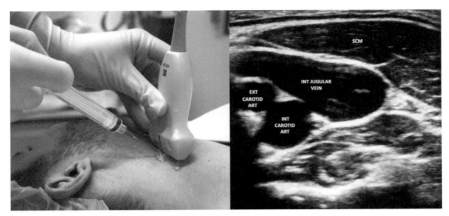

図 5-7　総頸動脈の分岐部での内頸静脈の断面図
ドレープはデモでみやすいように取りはずしてある。
EXT CAROTID ART：外頸動脈，INT CAROTID ART：内頸動脈，INT JUGULAR VEIN：内頸静脈，SCM：胸鎖乳突筋

大腿静脈 femoral vein
- 腹部外傷患者での大腿静脈の確保は，血管損傷を合併していると心臓への血液の還流が障害されている可能性があるため，望ましくない
- 大腿静脈ラインは，長期間の使用により静脈血栓症の発症率が他の部位よりも高くなる

　大腿静脈は，アクセスのしやすさ，圧迫のしやすさ，解剖学的位置の同定のしやすさなどから選択されるが，定義上は中心静脈ラインではない。感染症や静脈血栓症の合併が懸念されることから，重症患者での長期間使用は一般的に推奨されないが，短期間の蘇生目的での使用は妥当である。この部位は，血管外漏出を起こすと，後腹膜血腫形成や腹部コンパートメント症候群の危険性がある。
　大腿静脈は大腿動脈の拍動のすぐ内側に位置し，鼠径靱帯の2cm下からアプローチする。超音波ガイド下では，交差法と平行法のどちらも使用できる。

中心静脈カテーテルの種類
内径の細いマルチルーメンカテーテル
　このカテーテルは，外径が7〜8.5フレンチのものまで多くの種類が入手可能である。通常，これらのデバイスには内径が16〜18ゲージの注入用ルーメンが3〜4個ついており，カテーテルの長さは15〜20cmである。よく使用される末梢静脈カテーテルと内径は同じだが，中心静脈カテーテルのほうが長いので，流速は著し

く低下する。

　この内径の細いカテーテルは，患者が輸液蘇生をあまり必要としていないときに使用を検討する。血管作動薬や血管刺激性が強い溶液を持続投与する場合が最もよい適応である。

内径の太いシングルルーメンカテーテル（イントロデューサ）

8〜9フレンチのシングルルーメンイントロデューサカテーテルは，おもに他の機器を挿入する目的〔例：肺動脈 pulmonary artery（PA）カテーテルや経静脈的ペースメーカのワイヤーの挿入など〕で設計されているが，大量の容量負荷による輸液蘇生のためにも広く使用されている。比較的短い（約 10 cm）ことと内径が太いことから，速い流速を得ることができる。シングルルーメンカテーテルなので，薬物や輸液を追加投与するための側管がない。メーカーによっては，イントロデューサから挿入できるマルチルーメンカテーテルが付属しているが，有効な内径が著しく狭まるため，大量の容量負荷を要する蘇生中に流速を下げてしまうおそれがある。

内径の太いマルチルーメンカテーテル

外径が 12 フレンチの内径の太いマルチルーメンカテーテルも市販されている。通常 2〜3 個のルーメンがついており，内径は 12〜14 ゲージで，カテーテルの長さは約 15 cm である。同じ長さの内径の細いカテーテルと比べて，内径が太いぶん指数関数的に抵抗が減少するため，流速の制限が限定的である。複数のポートがあるため，急速な容量負荷による蘇生をしながら，追加の持続投与を開始しやすい。

骨髄路 intraosseous（IO）access

- 骨髄路は他の血管が確保できない場合に，救命のための薬物を投与する経路となる
- 骨髄路での流速は遅いため，急速な輸液負荷による蘇生を行う際の有用性は限定的である

　骨髄を介して血行路に溶液を投与する方法が最初に報告されたのは 1920 年代である。確実な末梢静脈もしくは中心静脈ラインが確保できない患者，とりわけ病院前（プレホスピタル）や小児において，緊急に血管確保する必要がある際の第 2 選択として使用されるようになった（第 20 章参照）。

　長管骨の骨髄の静脈類洞はすべて中心管に流入し，中心管からは導出静脈を介し

て静脈系へ血液が直接戻っていく。この空間は骨で被包されて虚脱しないため，低血圧の患者でもアクセス可能である。血管収縮薬，強心薬，重炭酸ナトリウム，筋弛緩薬，麻酔導入時に使用する薬物，ヒドロキシエチルデンプンなどさまざまな薬物の骨髄路投与が研究されてきた。一般的に，骨髄路から投与される薬物の作用発現までの時間は，静脈ラインから投与される場合と同じである。

　骨髄路で得られる最大流速は静脈ラインよりも著しく遅いため，大量の輸液による蘇生の際には骨髄路の有用性は限定的である。市販されている骨髄穿刺キットの平均的な針の内径では，晶質液を重力によって自然滴下した際の流速は 2 〜 3 mL/min である。さまざまな種類の針や電動の穿刺針などが市販されており，針の内径は 15 〜 18 ゲージ，長さは患者の推定体重に応じて選ぶ。

　最初の骨髄路は胸骨での報告であったが，現在では脛骨近位が骨髄路を確保する際の第 1 選択となっている。標準的な刺入部位は脛骨の内側面で，脛骨粗面の約 2 cm 尾側である。針は 60 〜 90 度の角度で，膝関節や成長板とは逆方向に穿刺する（第 20 章の図 20-1 参照）。

　骨髄路の合併症には，針の位置異常，輸液の漏出，脂肪塞栓，コンパートメント症候群，骨折，穿刺後の骨の成長障害，感染，骨髄炎（まれ）などがある。

動脈ライン確保

- 動脈カテーテルによる感染率は，中心静脈カテーテルと同等である
- 動脈カテーテルは緊急時でも清潔操作で留置する
- 腋窩，大腿，上腕動脈でのカテーテル留置には，リアルタイム法の超音波ガイド下での施行が有用である

　動脈へのカテーテル留置は，持続血圧モニタリングが必要なとき，もしくは頻回に動脈血サンプリングが必要なときが適応となる。外傷患者では，出血と輸液蘇生によって血管内容量が大きく変化するため，血圧を直接侵襲的に測定し，信頼性の高い方法で血圧の変化を早期に認識することが重要である。動脈カテーテルが留置されていれば，外傷患者でも人工呼吸中の動脈圧変動のモニタリングを行うことができる。この変動の大きさは患者の体液量の状態に依存しているため，輸液反応性の予測が可能となる（第 9 章参照）。損傷の重症度や蘇生の輸液量に応じて電解質異常とガス交換異常の出現を予測し，動脈血ガス分析を頻回に行い適切な治療方針を導いていく。

　動脈へのカテーテル留置は，静脈ラインよりもカテーテル関連血流感染症を合併

する可能性が低いと従来からいわれているが，静脈も動脈も感染率が同等であることがエビデンスからは示唆されている。動脈カテーテルを留置する部位は，常に無菌的に準備してドレープをかける。術者は無菌操作を心がけ，手技の際は清潔な手袋，ドレープ，フェイスマスク，保護眼鏡，キャップを着用する。

動脈カテーテルの留置部位

橈骨動脈 radial artery

橈骨動脈は，皮膚に近い位置にありアクセスしやすく，遠位の組織への側副血行路が存在するため，カテーテル挿入に好んで選択される。橈骨動脈へのカテーテル挿入に起因する合併症はほとんど生じない。尺骨動脈から十分な血流がない患者がごくまれにいるため，動脈ライン留置前に手の血液灌流を評価するのが望ましい。ただし，これは患者の意識がなかったり血圧が低かったりすると，難しいところか不可能である場合もあり，患者に動脈カテーテル留置の適応がある場合には，側副血行路を評価できないからといって留置を躊躇してはならない。修正版 Allen テストは，側副血行路の評価に最もよく使用されている。患者の手を心臓よりも高く挙上させ，その状態で末梢から血液をなくすために握り拳をつくってもらう。そして橈骨動脈と尺骨動脈を検者の指先で圧迫して閉塞させ，手を下ろして力を抜いてもらう。その後，検者は尺骨動脈の圧迫だけを開放し，手の血液の再灌流と毛細血管床の紅潮が 6 秒以内に戻ってくるかどうかを確認する。

　血管確保の準備ができたら，手と手関節の結合部から 3 〜 4 cm 近位で橈骨動脈の脈を触知する（図 5-8）。手関節を伸展させて手を固定すると，手関節が安定して動脈を露出しやすくなるが，手技が終わったら手の固定をすぐに解除する。内針つきカテーテルもしくはカニューレ挿入用の針を使用し，皮膚から 45 度の角度で動脈にアプローチする。針から動脈血が戻ってきたら，刺入角度を 15 度まで下げてガイドワイヤーを挿入する。適切なサイズのカテーテル（最も一般的なものは 20 ゲージで長さが 4.5 cm）を修正版 Seldinger 法でワイヤーの上を通していき，ワイヤーを抜いてカテーテルをトランスデューサシステムに接続する。

腋窩動脈 axillary artery

腋窩動脈は，腕の肢位によるアーチファクトが少ない，位置が皮膚の表層に近い，中心動脈系に近いといった利点があるが，他の部位と比較すると，留置部位を長期間無菌状態にしてケアすることが難しい。カテーテルは前述のように修正版 Seldinger 法で挿入するが，10 〜 12 cm 程度の長いカテーテルが必要となる。

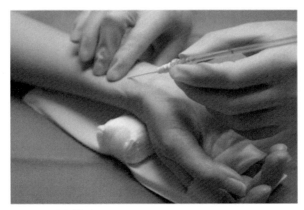

図 5-8 橈骨動脈へのカニュレーション
ドレープはデモでみやすいように取りはずしてある。

大腿動脈 femoral artery

大腿動脈は，長い動脈カテーテルを使用して修正版 Seldinger 法でアクセスできる。動脈径が太く，患者の血圧が低くても通常は脈を触知できるため，留置は比較的簡単である。穿刺で起こる合併症には，後腹膜血腫や動静脈瘻の形成などがある。留置部位を長期間無菌状態にしてケアすることは難しい。

足背動脈 dorsalis pedis artery

足背動脈は，足の背側にある長母趾伸筋のすぐ外側で触知できる。この部位はより遠位にあることから，収縮期血圧を過大評価しやすい。

上腕動脈 brachial artery

腋窩動脈は大円筋の下縁を越えたところから上腕動脈となる。この動脈は肘の前面，上腕二頭筋の腱の内側で触知できる。正中神経のすぐそばにあるため，超音波装置を使用することが望ましい。カテーテルは前述のように修正版 Seldinger 法で挿入する。確実に肘関節を越えるよう，長いカテーテルを使用する。側副血行路がないことや正中神経が近いことから，カテーテル留置の安全性に注意が必要となる。上腕動脈より遠位には側副血行路がなく，血栓症が生じた場合の後遺症は重篤となることがある。

▲ Key Point

- 静脈(IV)カテーテルの内径が太くなると，流速は指数関数的に増加して抵抗は減

少する。一方，IV カテーテルが長くなればなるほど，直線的に抵抗は増加して流速は減少する
- 通常，内径の太い末梢静脈ラインは，内径の細いマルチルーメン中心静脈カテーテルよりも速く確保することができ，より速い流速を得られる
- 外傷患者で血管確保する際には，無菌操作を省略してはならない。理想的でない状況で留置したカテーテルは，できるだけ早く交換する
- 腹部外傷が疑われる場合には，中心静脈ラインは横隔膜より上に確保する
- 循環血液量が減少している患者では，他部位よりも鎖骨下静脈が好まれる
- 超音波装置を使用することで，血管カニュレーションに必要な穿刺時間を短縮し，穿刺回数を減らすことができる。患者安全向上のため，状況が許す限り使用する

参考文献 ●さらなる学習のために●

1. American Society of Anesthesiologists Task Force on Central Venous Access ; Rupp SM, Apfelbaum JL, Blitt C, et al. Practice guidelines for central venous access : A report by the American Society of Anesthesiologists Task Force on Central Venous Access. *Anesthesiology* 2012 ; 116 : 539-573.
2. Bowdle A, Jelacic S, Togashi K, Ferreira R. Ultrasound identification of the guidewire in the brachiocephalic vein for the prevention of inadvertent arterial catheterization during internal jugular central venous catheter placement. *Anesth Analg* 2016 ; 123 : 896-900.
3. Espinosa M, Banks S, Varon AJ. Vascular cannulation. In : O'Donnell JM, Nacul FE, eds. *Surgical Intensive Care Medicine*, 3rd edition. New York, NY : Springer ; 2016.
4. Ezaru CS, Mangione MP, Oravitz TM, et al. Eliminating arterial injury during central venous catheterization using manometry. *Anesth Analg* 2009 ; 109 : 130-134.
5. Franklin C. The technique of radial artery cannulation. Tips for maximizing results while minimizing the risk of complications. *J Crit Illn* 1995 ; 10 : 424-432.
6. Greenstein YY, Koenig SJ, Mayo PH, Narasimhan M. A serious adult intraosseous catheter complication and review of the literature. *Crit Care Med* 2016 ; 44 : e904-e909.
7. Lucet J, Bouadma L, Zahar J, et al. Infectious risk associated with arterial catheters compared with central venous catheters. *Crit Care Med* 2010 ; 38 : 1030-1035.
8. Milling TJ, Rose J, Briggs WM, et al. Randomized, controlled clinical trial of point-of-care limited ultrasonography assistance of central venous cannulation : The Third Sonography Outcomes Assessment Program (SOAP-3) Trial. *Crit Care Med* 2005 ; 33 : 1764-1769.
9. Nuttall G, Burckhardt J, Hadley A, et al. Surgical and patient risk factors for severe arterial line complications in adults. *Anesthesiology* 2016 ; 124 : 590-597

Section 1 *外傷麻酔の基本原則*

6

輸血と外傷性凝固障害

Craig S. Jabaley, Roman Dudaryk

はじめに

出血は，外傷死亡の原因として外傷性脳損傷 traumatic brain injury（TBI）につぐ多さであり，予防できる可能性が最も高い死因でもある。外傷死亡の約44％が院内で発生するが，その死亡の主原因は出血で，鈍的外傷の18％，穿通性外傷の55％を占めている。このため，二次外傷救命処置 Advanced Trauma Life Support（ATLS）などの外傷教育カリキュラムでは，出血を早期に認識し，止血と蘇生を行うことが重要視されている。外傷後の凝固障害のメカニズムと重要性への理解が深まり，昨今の外傷診療では凝固障害の予防と治療が重視されるようになってきている。外傷麻酔医はこれらに必要不可欠な役割を担い，ショックからの蘇生，輸血療法，止血管理の領域において，理論的かつ実践的な専門技術を提供することが可能である。

出血性ショック

出血性ショック hemorrhagic shock を認識するためには，関連する生理学的代償機構について理解しておく必要がある（第4章参照）。

- 循環血液量の突然の喪失により，伸張受容器と圧受容器で媒介されている交感神経の血管収縮反射が生じる。これには，細動脈収縮による末梢血管抵抗の増加，静脈収縮による容量血管からの静脈還流の増加と前負荷の維持，頻脈が含まれている
- 組織損傷による痛みは，内因性カテコールアミンの放出をもたらす
- 血液は，虚血耐性組織の血管床（例：皮膚，骨格筋，内臓）から，体幹の中枢循環

へとシャントされ，生命維持に重要な臓器に血流分配される

- 冠動脈および大脳では，局所の自己調節能によって，内因性カテコールアミンとは無関係に血流が温存されている
- 循環血液量の 20 ～ 30%が失われても，交感神経反射によって健常人は血圧を維持できる。低血圧が続いても，40%までの血液量の喪失であれば生存可能だが，適切な交感神経反射がない場合には，15 ～ 20%の喪失であっても致死的となる可能性がある
- 循環血液量の 10%が失われると，末梢血管抵抗の増大によって平均動脈圧は比較的維持されるが，心拍出量はほぼ直線的に低下するため，血圧が数値としては「正常」範囲であっても，組織の低灌流ははじまっている
- 血液が持続して失われると，前述のような循環血液量減少に対する代償機構では対応しきれなくなり，最終的にショックに陥る

　ショックは，全身の酸素需要と供給の不均衡に起因する。細胞レベルでは低灌流および嫌気性代謝が浮腫を引き起こし，これがさらに局所の微小循環を障害する。フリーラジカルおよび炎症性メディエータの蓄積は，病理学的な全身性免疫応答を惹起し増幅する。これは，血管拡張が特徴である。失血およびショックの進行によって，血行動態の悪化，全身の組織灌流の悪化，細胞低酸素，酵素機能不全，末梢臓器不全が生じ，最終的に代償機構が破綻する。出血が制御された後でさえ，ショックが長時間持続した場合には，ショックに付随するこれらの間接的なメカニズムによって致死的となりうる。

　一般的に，出血性ショックは以下の 3 つの段階を経て進行する。

1. 代償期：交感神経系の活性化によって血圧は維持されている状態である。したがって，正常血圧であるからといって早期のショックを除外できない。
2. 非代償期：緩徐に進行する代償メカニズムの破綻，低血圧，全身性の組織低灌流，逐次進行する末梢臓器の機能不全により特徴づけられる。
3. 終末期：血行動態が破綻し，末梢臓器の機能不全が不可逆的となる。

　ショックに対する治療は，蘇生と呼ばれることが多い。蘇生の早期の目的は，止血を得るための即時的処置と，ショックの病態・緊急度を診断する検査が行われている間，必要に応じて循環をサポートすることである。従来は，ショックに対し，循環血液量を補うために晶質液を大量に投与することは適切であると教えられてきた。しかし現在では，過剰な輸液蘇生が末梢および肺の浮腫，凝固障害，代謝障害，末梢臓器の機能不全，血管内皮障害，および他の有害事象を引き起こすことがわかっている。

88   Section 1   外傷麻酔の基本原則

このため，全身の酸素運搬と凝固能を補助する目的で，重症外傷患者に対して蘇生の早期段階から血液製剤の投与を開始することが一般的な治療になっている。

外傷における凝固障害の病態生理

従来は，外傷後の凝固障害は，2つの主要な機序によって生じると教えられてきた。1つは輸液蘇生による凝固因子の医原性希釈，もう1つは低体温とアシドーシスから惹起される全身の酵素機能不全である。後者には，凝固障害，低体温，アシドーシスの相互作用が含まれ，これは一般的に「悪循環 vicious cycle」または「外傷死の三徴 lethal triad」として知られている。しかし，これらの機序はそれ単独で病態の原因となっているのではない。市中の外傷患者の約30％が，病院到着時（すなわち輸液蘇生によって悪循環が形成されるより前）にすでに凝固障害の存在を証拠づける血液検査結果を呈している。

　このいわゆる急性外傷性凝固障害 acute traumatic coagulopathy（ATC）または外傷性凝固障害 trauma-induced coagulopathy（TIC）と称される凝固障害は，受傷後早期に発生し，かつ外傷の重症度に比例する。また，外傷の重症度によらずとも，ATC は多くの有害事象の発生と関連する。さらに，プロトロンビン時間 prothrombin time（PT）やプロトロンビン時間国際標準化比 prothrombin time-international normalized ratio（PT-INR）など比較的感度が低い検査値すら異常となるほど外傷が重症の場合は，なおさらである。正常な状況下では，組織傷害は第 III 因子（すなわち組織因子）とともに第 VII 因子を遊離させる。これは最終的に第 X 因子を活性化し，プロトロンビナーゼ複合体を形成する。トロンビンは幅広い生物学的活性をもつが，損傷部位ではおもにフィブリノーゲンをフィブリンに局所的に変換する。架橋されたフィブリンの凝固作用と，それに相反するフィブリン溶解のバランスの結果として生じるのが，血液凝固である。ATC のメカニズムは複雑で，まだ完全に解明されていないが，抗凝固活性のある C 末端にセリンプロテアーゼドメインをもつプロテイン C が関与している。軽微な組織損傷によって局所で形成されたトロンビンの凝固作用は，トロンビンとトロンボモジュリンとの相互作用によって産生される活性化プロテイン C の抗凝固作用によって全身性に制御される。一方，広範な組織損傷，低血圧，血管内皮細胞の機能不全を伴う重症外傷では，トロンボモジュリンが広く発現し，これによりトロンビンの凝固作用（フィブリノーゲン形成）が抗凝固作用（活性化プロテイン C）へと転換される。このため，線溶亢進がATC の重要な構成要素となっている。

　まとめると，外傷後の凝固障害は多数の因子が関与して生じる。従来の血液凝固

異常の概念とは異なり，現在では ATC が他の凝固異常とは異質の急性期疾患であると認識されている。外傷患者では，血小板機能不全や播種性血管内凝固 disseminated intravascular coagulation（DIC）など他の凝固異常も一般的にみられる。

血液製剤

かつては「身近な献血者（walking donor）」からの全血の利用は一般的であった。だが，個別の治療ニーズを満たす血液製剤の適応への関心の高まりと，血液製剤の長期保存が現実的になってきたことで，現在では従来の遠心分離またはアフェレシス（成分除去）によって全血を分画して貯蔵するようになっている。

- 赤血球 red blood cell（RBC）製剤は，約 60％のヘマトクリット値で輸血用に包装されている。濃度は，使用される抗凝固薬や添加剤の影響を受ける。クエン酸塩，リン酸塩，グルコース，アデニンからなる溶液（CPDA-1）は，最も一般的に使用されている抗凝固薬である。RBC 製剤は冷蔵状態でも代謝活性があるので，アデニンが存在すると，解糖系によりアデノシン三リン酸（ATP）が合成される。アデニンが含まれなければ RBC 製剤の保存期間は 21 日間だが，アデニンを添加することで 35 日間まで延長できる。添加剤溶液〔最も一般的なものは AS1（アデニン，グルコース，マンニトール，塩化ナトリウム）〕を用いれば，保存期間を 42 日間まで延長できる。RBC 製剤は酸素運搬を担い，組織の虚血を回避させるので，出血時の蘇生の主力となる

- 血漿製剤は，すべての血漿蛋白および凝固因子を含む。新鮮凍結血漿 fresh frozen plasma（FFP）は，最も一般的に使用されている血漿製剤である。第 V 因子と第 VIII 因子の活性を維持するために，FFP は血漿採取後 8 時間以内に凍結保存したもので，その後 1 年以上にわたって冷凍保存が可能である。FFP は解凍後も約 24 時間冷蔵保存できるが，時間が経過するにつれて凝固因子活性は減少する。室温程度にまで温めてしまった場合は，できるだけ早く使用しなければならない。FFP の 1 単位は，一般的に 250 〜 400 mg のフィブリノーゲンを含有する[注1]。使用頻度が増加しており，外傷診療における大量血漿蘇生（plasma-rich resuscitation）戦略の一役を担っている（後述「経験的輸血療法の投与配分比率」参照）。FFP の適時使用を達成するために，都市部の大きな外傷センターと連携

注 1：米国の製剤と日本の製剤とでは単位が異なる。米国の 1 単位は，日本の 2 単位におおむね相当する。

する血液センターでは，解凍済みまたは液体血漿製剤（未凍結）の在庫を常備して即座に使用できるようにしている

- FFP を緩徐に解凍すると，フィブリノーゲン，第 VIII・第 XIII 因子，von Willebrand 因子 von Willebrand factor（VWF），フィブロネクチンが豊富なクリオプレシピテートが生成される。遺伝子組換え第 VIII 因子製剤や VWF 製剤が利用可能となった現在では，凝固因子欠損や機能不全を適応としたクリオプレシピテートの使用は，あまり一般的ではない。FFP と同様，クリオプレシピテートが含有するフィブリノーゲン濃度はさまざまであるが，一般的には 1 単位あたり最低 150 mg，平均 350 mg ほどである。クリオプレシピテート製剤 1 パックは通常 5 〜 10 単位を含むため，製剤中のフィブリノーゲン濃度は 50 mg/dL まで上昇している。クリオプレシピテートは凍結保存されるが，解凍後は凝固因子活性を維持するために，できるだけ早く投与する。外傷診療では，低フィブリノーゲン血症の治療がおもな臨床適応となる[注2]

- 血小板製剤には，6 人の別々の献血者の血液から 1 つの成人用製剤として調製されるものと，1 人の献血者の血液から分離濃縮製剤として調製されるものがある。血小板製剤は，凝集を防ぐために常に攪拌された状態で提供されている。室温で最大 1 週間保存できるが，保存期間が長くなるほど細菌汚染のリスクが高くなる。血小板製剤は最も壊れやすい脆弱な血液製剤であり，加圧注入装置によって損傷を受ける可能性がある。凝集のリスクを減らすために，未使用の輸血セットの使用が推奨されている。標準的な輸血セットには 170 μm フィルターが付属しているが，40 μm（微細孔）の微小凝集除去フィルターは血小板を容易にトラップするので，その使用には注意を要する

- 全血輸血は現在，市中の外傷診療では実用的でないが，献血者の協力が得られる軍隊では，戦場における輸血の選択肢の 1 つとなっている。クエン酸塩を加えて抗凝固処理をした全血製剤は，室温で 24 時間まで保存できる。全血製剤は速やかに冷蔵すれば最長 5 日間保存できるが，冷蔵後わずか数時間で血小板機能は急速に低下する。全血輸血の実際の使用経験で得られた効果から，軍医は全血に近い比率で血液成分を輸血する輸血戦略へと治療方針を転換し，大量輸血を必要とする兵士の生命予後を改善させる一助となった

血液製剤の互換性と交差適合試験

3 つの主要なヒト RBC 抗原は，A，B，Rhesus（アカゲザル）D 抗原 Rhesus antigen D〔Rh(D)〕である。血液型の分類は誤解されやすいため，**表 6-1** に概要を示す。

6章 輸血と外傷性凝固障害 **91**

表6-1 血液型と互換性の概要

	受血者の血液型							
	A		B		AB		O	
受血者の Rh(D)	＋	－	＋	－	＋	－	＋	－
RBC抗原	A, Rh(D)	A	B, Rh(D)	B	A, B, Rh(D)	A, B	Rh(D)	なし
血漿中ABO抗体	抗B		抗A		なし		抗A, 抗B	
米国での割合(%)	35.7	6.3	8.5	1.5	3.4	0.6	37.4	6.6
適合RBC (ABO-Rh)	A＋, A－, O＋, O－	A－, O－	B＋, B－, O＋, O－	B－, O－	すべて	A－, B－, AB－, O－	O＋, O－	O－
適合血漿	A, AB		B, AB		AB		A, B, AB, O	
適合血小板*	A, AB, (B, O)		B, AB, (A, O)		AB,(A, B, O)		O, A, B, AB	
適合クリオプレシピテート	A, B, AB, O		A, B, AB, O		A, B, AB, O		A, B, AB, O	

*プール血小板は微量のRBCを含むので,可能なら血液型適合血小板のほうが望ましい。
RBC:赤血球,Rh(D):Rhesus(アカゲザル)D抗原

出血性ショックを伴う重症外傷患者の診療では,完全な適合試験を行うための十分な時間を確保することはきわめて難しい。大量出血に直面した緊急事態において,「万能給血者 universal donor」の未交差適合試験の血液(例:O型RBC,AB型FFP)を使用した際,同種抗体による急性溶血性の輸血副作用のリスクは1%未満である。ABO-Rh型の識別のほうが優先度が高く,通常は5分以内に検査が完了する。同型の未交差適合試験の輸血では,不適合のリスクは0.2%である。しかし,過去の輸血歴とそれに関連するRBC抗原の曝露がある場合,重大な副作用のリスクは高まり,輸血歴が多い患者では30%に達することがある。標準的な自動抗体スクリーニング検査を行えば不適合輸血のリスクは0.06%に低下し,完全な交差適合試験を行えばリスクはさらに0.05%にまで低下する。

　パックされているRBC製剤には,少量の血漿が残存している。そのため,O型RBC製剤を緊急輸血すると,ある程度の量の抗Aおよび抗B抗体が患者に接種されてしまう。この抗Aおよび抗B抗体接種による臨床症状は,患者の血液型,出血の速度,O型輸血の投与量,輸血製剤の抗体価に影響される。また,同型血液が使用可能となっても,どの段階をすぎたら同型輸血への切り替えが危険となりうる

注2:日本において,クリオプレシピテートは施設ごとに院内調製が行われているが,まだ普及していない。

92   Section 1   外傷麻酔の基本原則

か，という点については結論がでていない。例えば，多くの施設では実用的な方針を採用し，同型血液が使用可能になりしだいすぐに切り替える。しかし一部の施設では，O 型 RBC 製剤を 4 ～ 12 単位輸血した後では，O 型 RBC 製剤の投与をそれ以降も継続することを推奨している。多くの血液センターでは，患者の血液検体を反復して検査し抗体価を確認しながら，適切な血液製剤を出庫する。O 型 RBC 製剤による蘇生を継続するか，同型輸血が可能となったら切り替えるかの最終判断は，貴重な O 型血液製剤の在庫の枯渇を懸念するよりも，そのときの臨床状況において溶血性輸血副作用のリスクを相対的により軽減できる方針に重きをおかなければならない。

　このような背景もあり，万能血である O 型 Rh（−）RBC 製剤および AB 型血漿製剤の備蓄は，その希少性もあって，多くの血液センターにとって優先事項となっている。しかし，未交差適合試験の血液製剤が必要な場合に，現在では多くの施設が特定の条件において O 型 Rh（＋）RBC 製剤を使用している。Rh（D）＋RBC 製剤を，Rh（D）−の患者に投与することによるおもなリスクは，妊娠可能な女性の Rh 同種免疫であり，新生児の溶血性疾患の原因となる。よって，未交差適合試験の O 型 Rh（＋）血液製剤の使用は，男性および高齢の女性に限定すべきである。また，一部の大規模病院では，同様にして A 型血漿製剤が AB 型血漿製剤の代用として使用されている。また，O 型および B 型血漿製剤中の抗 A 抗体より，A 型血漿製剤に含まれる抗 B 抗体のほうが抗体活性が弱いことが判明している。血液型が B 型または AB 型の人の割合は，北米では 15％と少ない。さらに，抗体の希釈や血液中を循環する ABO 抗原への抗体結合は，A 型血漿製剤の臨床的意義を小さくする可能性が高い。だが，いくつかの前向き観察研究においても，未交差適合試験輸血が必要な場合における A 型血漿製剤投与の安全性が確認されている。このように，大量輸血の初期段階において A 型血漿製剤がベッドサイドで使用されることは，徐々に一般的になってきている。

早期輸血と外傷における凝固障害へのアプローチ

外傷患者の蘇生に血液製剤は不可欠である。循環血液量の補充，酸素運搬能の維持，および凝固障害の予防と治療を担う。しかし，輸血にはさまざまなリスクが伴い，循環過負荷，輸血関連肺障害，有害反応，感染性合併症，免疫修飾などがある。疾病や外傷の重症度によらず，いかなる重症患者においても輸血は確実に有害事象の発生リスクを上昇させ転帰不良に関連しているという強固なエビデンスが存在する。したがって，麻酔医は，ショックに対する治療と輸血関連有害事象の発生との

絶妙なバランスを蘇生中にとらなければならない。外傷の重症度，止血，凝固障害，血管確保，生理学的代償，血液製剤入手の可否などの外傷診療におけるさまざまな不確実要素は，外傷麻酔医の意思決定を複雑なものにする。これらの課題に対処するために，輸血について2つの異なるアプローチが浮上している。それは，「経験的輸血療法」と「目標指向型輸血療法」である。

経験的輸血療法 empiric transfusion の投与配分比率

1990年代後半から2000年代前半にかけての軍隊および市中における大量輸血療法の実践的な経験にもとづき，FFP，血小板，RBC製剤を，おおよそ1：1：1の比率で全血輸血に近づけて輸血するという概念が形成された。その結果，凝固障害を軽減し，生命予後の改善につながった。このような大量血漿蘇生によるアプローチは，従来のように，初期蘇生をRBC製剤および晶質液から開始し，必要に応じて不足した血液成分を補充するために，FFP，血小板，クリオプレシピテートを遅れて開始するというアプローチとは対照的であった。重症外傷の慌ただしい蘇生においては，従来型の血液凝固検査では結果がでるのが遅く治療のスピードに追いつかず，その時点での血液凝固の状態を正しく反映していないばかりか，感度の点からも実用的ではない。よって，輸血によって全血を本質的に再構築することにより，血小板および凝固因子が不足する前に補充され，希釈性凝固障害が防止される。

2015年，蘇生中の外傷患者に経験的FFP：RBC比の臨床効果を調査するための最初の前向き無作為化比較試験の結果が報告された。それは，Pragmatic, Randomized Optimal Platelets and Plasma Ratios（PROPPR）trialである。この試験では，患者はFFP：血小板：RBC比が1：1：1の群または1：1：2の群に割り付けられた。結果，主要評価項目である24時間および30日後の死亡率に統計学的な有意差は認められなかった。肺水腫と急性呼吸促迫症候群（ARDS）の発症を含む副次評価項目にも有意差は認められなかった。研究デザイン上，1：1：1群の患者は，1：1：2群と比較してFFPと血小板を投与されることが多かった。1：1：2群の患者は，血液製剤の投与が初回投与分の1サイクルのみで輸血の必要量が少なかった場合には，血小板輸血も実際には投与されなかった。事後分析では，1：1：1群の患者群では早期に失血死した患者が少なく，止血の達成率が優れていることが示唆された。PROPPR trialの結果は，経験的輸血療法と目標志向型輸血療法を比較したものではなく，大量血漿蘇生の予後が，血漿をあまり使用しない輸血戦略よりも優れているかという臨床的な疑問に対する解答とはならなかった。しかし，その知見は，すでに確立された1：1：1または1：1：2の投与比率による輸血療法の実践を支持するものであり，1：1：1の投与比率の輸血療法における止血関連転帰の改善と，初

94　Section 1　外傷麻酔の基本原則

表6-2　トロンボエラストグラフィ(TEG)とトロンボエラストメトリ(ROTEM®)のパラメータの比較と可能な介入

	TEG の用語	ROTEM® の用語	評価項目	外傷における一般的な異常と可能な介入
開始から血餅の厚さが2 mmになるまで	R	CT	凝固カスケードの開始	凝固因子の絶対的または相対的欠乏。血漿製剤，PCC の投与
開始から血餅の厚さが2～20 mm になるまで	K	CFT	凝固カスケードの増幅(例:thrombin burst)，フィブリン架橋，血餅形成促進	フィブリノーゲン欠乏。クリオプレシピテート，フィブリノーゲン濃縮製剤の投与
α	α	α		
最大振幅/血餅の最大硬度	MA	MCF	血小板凝集と血餅の硬さ	血小板機能不全または血小板減少。血小板製剤，DDAVP(デスモプレシン)
振幅(時間)	A (30，60 秒)	CA (5 秒ごと)		
線溶(時間)	LY (30，60 分)	LI (30，45，60 分)	線溶	線溶亢進。抗線溶薬の投与

α:角度，A:振幅，CA:振幅，CFT:CT から振幅が 20 mm になるまでの時間，CT:血餅形成開始までの時間，DDAVP:デスモプレシン，K:R から振幅が 20 mm になるまでの時間，LI:線溶，LY:線溶，MA:最大振幅，MCF:血餅の最大硬度，PCC:プロトロンビン複合体濃縮製剤，R:凝固開始までの時間

回投与分の輸血に血小板を含めないことの安全性を示唆するものであった。

凝固障害の目標志向型輸血療法 goal-directed transfusion

蘇生における経験的投与比率による輸血療法とは対照的に，いわゆる目標指向型輸血療法は，血液凝固の異常を特定し，それらを標的として補充療法を行おうとするものである。このアプローチは，より優れた止血効果をもたらし，血液製剤の過剰使用も避けることができ，よりよい方法であると提唱されている。先に述べたように，従来の血液凝固検査では，刻一刻と変化していく蘇生の間に使用するには，結果が遅すぎるし不正確でもある。粘弾性止血検査 viscoelastic hemostatic assays は，この目標志向型輸血療法の基本である。欧州，オーストラリア，北米の大きな教育病院の間で，トロンボエラストグラフィ thromboelastography(TEG)，トロンボエラストメトリ rotational thromboelastometry(ROTEM®)，Sonoclot® などの粘弾性止血検査が導入されると同時に，目標指向型輸血療法が普及してきた。それぞれの粘弾性止血検査の基本概要と可能な治療介入について**表6-2** に示す(凝固モニタリングの詳細については第 11 章参照)。

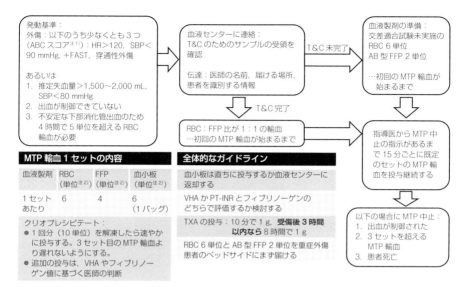

図 6-1 Ryder Trauma Center の大量輸血プロトコル(MTP)
FAST：迅速簡易超音波検査法，FFP：新鮮凍結血漿，HR：心拍数，PT：プロトロンビン時間，PT-INR：プロトロンビン時間国際標準化比，RBC：赤血球製剤，SBP：収縮期血圧，T&C：血液型・交差適合試験，TXA：トラネキサム酸，VHA：粘弾性止血検査
注1：Assessment of Blood Consumption(ABC)スコアは，受傷機転，心拍数，収縮期血圧，FAST の4項目で外傷患者の大量輸血の必要性を早期に予測する方法である。
注2：米国の輸血1単位は，日本の約2単位に相当

大量輸血療法の組織的および実践的な側面

大量輸血プロトコルの役割

大量輸血療法の定義はさまざまであるが，一般的には 24 時間以内に 10 単位[注3]以上の RBC 製剤の輸血を意味するとされている。重症外傷では 30 分間でその閾値を超える大量輸血を行うこともある。したがって，臨床現場のチームと血液センターとが連携して取り組むことが重要となる。しかし，大量輸血療法の慌ただしさは，コミュニケーション不足，過剰な作業負荷，ニーズの変化などにより，両者を挫折させてしまう。そのために，多くの外傷センターが大量輸血プロトコル massive transfusion protocol(MTP)を考案している。米国フロリダ州マイアミの Ryder Trauma Center における MTP の概要を**図 6-1** に示す。MTP の目的は，時間が勝

注3：米国と日本の血液製剤の単位は異なる。よって日本の血液製剤に換算するとおおむね 20 単位の RBC 製剤を意味している。

96   Section 1   外傷麻酔の基本原則

負となる血液製剤や止血補助薬のベッドサイドへの配達を迅速化，標準化，簡素化することである。MTPの発動基準は施設間で大きく異なる。最も一般的に使用されている発動基準は，医師の判断，外傷の重症度，ショックの所見である。だが，精度の高い大量輸血療法予測スコア，血液検査所見，抗線溶薬，粘弾性止血検査の結果など，それらを組み合わせるのがベストプラクティスの可能性があるにもかかわらず，発動基準として一般的なものにはなっていない。

大量輸血プロトコルの発動とその範囲

大量輸血プロトコル（MTP）発動の一般的な流れは，血液センターへの1回の電話または電子カルテオーダーによりなされ，その後，プロトコル停止のオーダーが入るまで，血液センターは規定量の血液製剤のセットを送り続けるというものである。MTPが発動された患者は，血液センターでの血液製剤供給の優先度が上げられる。ベッドサイドでは，患者からの血液検体の採取と検査への提出を最優先で直ちに行う。検体には適切にラベルを貼り，血液型判定，抗体スクリーニング，交差適合試験をオーダーする。典型的なMTPでは，FFP：血小板：RBCを1：1：1で，またはあらかじめ設定された比率で血液製剤が提供される。多くの血液センターは，未交差適合試験のO型Rh（−）またはO型Rh（＋）のRBC製剤を最初に提供し，続いて同型血液が使用可能となりしだいそれを提供する。解凍されたAB型またはA型の血漿は，すぐに使用できる場合もあれば，そうでない場合もある。FFPの解凍には最長で45分かかるため，その到着に遅れがでることがある。成人用量の血小板製剤1つ（ランダムに6人の血液から製造された製剤が一般的。または1人の血液から生成された製剤）は通常，RBC製剤6〜10単位ごとに提供される。同様にして，クリオプレシピテートも解凍後できるだけ早く，RBC製剤6〜10単位ごとに1〜2つの製剤が提供される。MTPの発動は，血液製剤と同時に，抗線溶薬の投与のためにも非常に重要なものであり，これについては後で詳しく述べる。麻酔科医は，血液センターと頻繁に情報交換を行い，日常的に輸血療法を指揮する立場にある。病院でMTPの導入，調整，改善を行うために方針を検討していくうえで，麻酔科医は重要な立場にある。

大量輸血療法の合併症

大量輸血療法には合併症が存在し，血液製剤の投与そのものに関連する合併症と，潜在的に血管内容量が大量に増加することに関連する合併症がある。その他の交絡因子の影響を完全に除外することは困難だが，大量輸血療法は多くの有害事象と関連している。したがって，大量輸血療法は最重傷の外傷患者にのみ適応すべきであ

り，出血の制御の前後において，慎重な蘇生を行うのが賢明である．輸血の目的は，循環血液量，酸素運搬，凝固能をサポートし，適切な組織灌流を確保して，ショックの後遺症を回避することである．特に外科的な止血前においては，正常血圧を目指した一律な蘇生は，不必要な血液製剤への曝露，低体温の誘発，凝固障害を惹起し，有害となるかもしれない．

　低カルシウム血症は，大量輸血療法中に頻繁に遭遇する合併症である．前述のように，RBC 製剤の抗凝固薬として使用されるクエン酸塩は，循環血液中のイオン化カルシウム（およびマグネシウム）に結合し，これが低カルシウム血症を引き起こす．クエン酸塩は，普段は肝臓によって急速に代謝されるが，ショック状態では肝機能障害に陥り，代謝が障害され，クエン酸毒性が発生しうる．クエン酸毒性による症候は，心収縮機能低下，および急性心不全の進行，それに付随する低血圧，脈圧の低下などがある．したがって，イオン化カルシウムの頻回のモニタリングと，カルシウムの静脈内投与による補充は，大量輸血療法における必須要素である．

凝固補助薬

抗線溶薬

止血の初期段階では，止血栓へフィブリンが重合し，さらなる強度のために血小板がそこへ付着する．前述のように，線溶亢進は急性外傷性凝固障害 acute traumatic coagulopathy（ATC）の主要な構成要素であり，外傷の重症度に比例して発症する．血液凝固の早期において線溶亢進が悪影響を及ぼしている可能性が指摘され，外傷における抗線溶薬の役割が研究されてきた．そのような薬物の 1 つに，トラネキサム酸 tranexamic acid（TXA）がある．TXA は合成リジン類似体で，プラスミノーゲンからプラスミンへの変換を阻害する．プラスミンは，フィブリンを含む多数の化合物の蛋白分解を担うセリンプロテアーゼである．したがって，TXA は線溶の 1 つの経路を遮断することができる．2010 年に発表された Clinical Randomization of an Antifibrinolytic in Significant Hemorrhage 2（CRASH-2）study は，外傷における TXA の役割を研究した画期的な試験である．40 カ国の274 の病院から 2 万人以上の患者が参加し，出血またはそのリスクを有する患者が無作為化され，プラセボまたは TXA の投与が行われた．TXA 群では，10 分かけて 1 g の TXA を投与した後，8 時間でさらに 1 g の TXA が投与された．主要評価項目である院内 28 日間死亡率は，比較的小さい有意差であったが，TXA 投与群で統計的に有意に低かった．特筆すべきは，その後のサブグループ解析によって，受傷後 3 時間以内に TXA を投与した場合に，出血による死亡の大きな減少がある

ことが明らかになり，その成果は，1時間以内に投与された場合に最も高いという結果であった。一方で，受傷後3時間以上経過してからのTXAの投与は，相対的死亡リスクの上昇と関連していた。TXAを支持するさらなるエビデンスは，Military Application of Tranexamic Acid in Trauma Emergency Resuscitation（MATTERs）とMATTERs II studyにみてとれる。これらの後ろ向き調査研究は，TXA群において死亡率が有意に低いことを再び示し，特に大量輸血を受けた患者でその傾向が強かった。

ε-アミノカプロン酸などのその他の抗線溶薬も有用である可能性については，まだ確認されていない。アミノカプロン酸はTXAと比較してその効力は1/10であり，最適な投与方法などは不明である。

遺伝子組換え製剤と濃縮凝固因子製剤

遺伝子組換え凝固因子製剤として最初に普及し，凝固障害と大量輸血療法中という状況下において出血を制御するために手術中に使用されたのは，遺伝子組換え活性化第VII因子 recombinant factor VIIa（rFVIIa）である。第VII因子は組織因子とともに，第X因子を介して"thrombin burst[注4]"を惹起する。微小血管からの止まらないびまん性の出血を認めた際に，凝固止血を促進させるためにrFVIIaの適応外使用が，当初から熱望されていた。しかし，難治性の外傷性出血に対するrFVIIaの使用に関する研究結果とその事後分析によると，rFVIIaの使用によって輸血の必要性は減少したが，死亡率は変わらず，冠動脈および心血管の血栓塞栓症のリスクが上昇した。このため，外傷診療におけるrFVIIaの使用は，現在は一般的ではない。

プロトロンビン複合体濃縮製剤 prothrombin complex concentrate（PCC）は，イオン交換クロマトグラフィーを介してクリオプレシピテートから精製される。世界的には多数の製品が入手可能だが，米国食品医薬品局（FDA）によって承認された製品はわずかしかない。3因子含有PCC（3F-PCC）は，第II，IX，X因子を含むが，第VII因子の濃度はきわめて低い〔例：Bebulin VH（Baxter Healthcare Corp社製，米国）やProfilnine® SD（Grifols社製，米国）〕。3因子含有PCCに比較し，第VII因子を含めた4因子含有PCC（4F-PCC）のほうが臨床効果が優れている。FDAが認可する2種類の4因子含有PCCは，ケイセントラ®（CSL Behring社製，ドイツ）とFEIBA NF（Baxter社製，米国）であり，後者には活性化第VII因子が含まれている。PCCは，欧州で粘弾性止血検査を指標とした治療プロトコルの一部として使用されてきたが，米国での使用経験はまだ少ない[注5]。外傷におけるPCCのおもな適応は，ワルファリンによる抗凝固過剰状態に対する緊急避難的な拮抗である（**表**

表 6-3　外傷における経口抗凝固薬とその拮抗薬

	機序	検査	半減期（時間）	透析による排出	特異的拮抗薬	非特異的拮抗薬	拮抗補助薬
ワルファリン	ビタミンK拮抗	PT-INR ↑		なし	なし	4F-PCC, FFP	ビタミンK
ダビガトラン（プラザキサ®）	直接トロンビン阻害	APTT ↑	12〜17	あり	イダルシズマブ（プリズバインド®）	aPCC	経口活性炭
アピキサバン（エリキュース®）	直接第Xa因子阻害	±PT-INR ↑	9〜14	なし	治験中：andexanet alfa, aripazine/ciraparan-tag	4F-PCC	
エドキサバン（リクシアナ®）		±APTT ↑	10〜14	なし			
リバーロキサバン（イグザレルト®）			5〜13	なし			

全例で抗線溶薬と血小板輸血を考慮する。4F-PCC を使用できないときは 3F-PCC±FFP，rFVIIa を考慮してもよい。
3F-PCC：3 因子含有プロトロンビン複合体濃縮製剤（例：Bebulin VH，Profilnine® SD），4F-PCC：4 因子含有プロトロンビン複合体濃縮製剤（例：ケイセントラ®），aPCC：活性化 4 因子含有プロトロンビン複合体濃縮製剤（例：FEIBA NF），APTT：活性化部分トロンボプラスチン時間，FFP：新鮮凍結血漿，PT-INR：プロトロンビン時間国際標準化比，rFVIIa：遺伝子組換え活性化第 VII 因子

6-3）。PCC はビタミン K 依存性凝固因子の先天性欠損症における出血の治療にも適応となるが，特定の凝固因子製剤が使えない場合に使用する。PCC の投与は血栓塞栓性合併症の高いリスクを伴うが，投与後の血栓形成傾向の持続時間とその危険性に矛盾するエビデンスがある。

フィブリノーゲン濃縮製剤

線溶亢進の発症頻度および低フィブリノーゲン血症と予後不良との関連をふまえ，フィブリノーゲンの早期補充に関心が高まっている。米国では 1 種類のフィブリノーゲン濃縮製剤（RiaSTAP®，CSL Behring 社製，ドイツ）が，FDA によって認可されている。欧州では，フィブリノーゲン濃縮製剤が使用されることが増加してきており，凝固能に対する早期治療の一環として投与されているが，その有効性を示した前向き研究によるエビデンスは現時点で存在しない。フィブリノーゲン濃縮製剤によるフィブリノーゲンの早期補充と予後の関係について，さまざまな研究が

注 4：瞬時における膨大なトロンビン産生。
注 5：日本では 2017 年からケイセントラ® が市販されている。しかし，ビタミン K 拮抗薬であるワルファリン内服中の患者の急性重篤出血，または重大な出血が予測される緊急手術・処置時にのみ適応となっており，大量出血を伴う外傷症例一般に対しては適応がない。

進行中または終了してはいるが，その結果はまだ公表されていない。

抗凝固療法を受けている外傷患者

経口抗凝固薬の投与を受けている外傷患者の麻酔は，特に難しいものとなる。経口抗凝固薬とその拮抗方法の概要を**表6-3**に示す。直接トロンビン阻害薬や第 Xa 因子阻害薬などの直接経口抗凝固薬 direct oral anticoagulant（DOAC）は，以前は拮抗薬の選択肢が少なかったため，米国の多くの麻酔科医は PCC をよく使っていた。しかし現在では，各種の DOAC に特異的な拮抗薬が徐々に入手可能になってきている。

外傷における輸血と凝固の実践的アプローチ

外傷後の出血性ショックおよび凝固障害は，ダイナミックなものであり，外傷の重症度に比例して発生する。またその進展には，循環不全の程度と持続時間，止血が達成されるまでのスピードが影響してくる。体温，電解質，および pH の補正などの生理的状態を維持すること以外に，輸血および凝固異常に対する最善のアプローチは存在しない。外傷麻酔医の拠り所になるのは，モニタリング，薬物，輸血戦略，凝固検査である。これらはすべて必要なものであり，使用を可能にして習熟しておかなければならないし，適時に用いることが求められる。このような実践的アプローチは，外傷診療の基盤を形成するものである。輸血および凝固障害の治療は，活発に研究されている領域であり，継続的な学習と診療プラクティスの改善の格好な機会となる。

▲ Key Point

- 出血は，防ぎうる外傷死亡の主要な原因である。その治療は，合併するショックの迅速な認識からはじまる
- 急性外傷性凝固障害（ATC）は，外傷の重症度に比例して発生する。その機序には，医原性希釈（即時）と酵素機能不全（遅発）がある
- 輸血療法の目的は，循環血液量の補充，組織灌流の維持，凝固障害への対処である
- 大量輸血プロトコル（MTP）は，重度外傷と出血性ショックによる緊急事態に直面した際に，血液製剤の調達を迅速化，簡略化，標準化する
- 外傷に対する成分輸血の最適なアプローチとして 2 つの考え方が競合している

現状にある。それは，固定輸血比率を基本とした経験的輸血療法と，粘弾性止血検査にもとづく目標指向型輸血療法である

- すでに世界中で広く行われている新鮮凍結血漿(FFP)：血小板：赤血球(RBC)製剤＝1：1：2または1：1：1の固定比率での経験的な輸血方法は，PROPPR trial によって立証された

- 抗線溶薬であるトラネキサム酸は，受傷後3時間以内に投与された場合に，出血性外傷患者の転帰を改善することが示されている

謝辞

本章に関し，編集者，発行者，筆者は，"Essentials of Trauma Anesthesia First Edition(2012)"で同じテーマの章を執筆された Richard Dutton 氏に謝意を表したい。今回の改訂にあたり氏が執筆された章は，本章の礎となっている。

参考文献 ●さらなる学習のために●

1. Cap A, Hunt BJ. The pathogenesis of traumatic coagulopathy. *Anaesthesia* 2015 ; 70 : 96-101, e32-e34.

2. CRASH-2Trial Collaborators. Effects of tranexamic acid on death, vascular occlusive events, and blood transfusion in trauma patients with significant haemorrhage (CRASH-2) : a randomised, placebo-controlled trial. *Lancet* 2010 ; 376 : 23-32.

3. CRASH-2 Trial Collaborators. The importance of early treatment with tranexamic acid in bleeding trauma patients : an exploratory analysis of the CRASH-2 randomised controlled trial. *Lancet* 2011 ; 377 : 1096-1101.

4. Curry N, Rourke C, Davenport R, et al. Early cryoprecipitate for major haemorrhage in trauma : a randomised controlled feasibility trial. *Br J Anaesth* 2015 ; 115 : 76-83.

5. Grottke O, Levy JH. Prothrombin complex concentrates in trauma and perioperative bleeding. *Anesthesiology* 2015 ; 122 : 923-931.

6. Holcomb JB, Tilley BC, Baraniuk S, et al. Transfusion of plasma, platelets, and red blood cells in a 1:1:1 vs a 1:1:2 ratio and mortality in patients with severe trauma : the PROPPR randomized clinical trial. *JAMA* 2015 ; 313 : 471-482.

7. Hunt H, Stanworth S, Curry N, et al. Thromboelastography (TEG) and rotational thromboelastometry (ROTEM) for trauma-induced coagulopathy in adult trauma patients with bleeding. *Cochrane Database Syst Rev* 2015 ; (2) : CD010438.

8. Morrison JJ, Dubose JJ, Rasmussen TE, Midwinter MJ. Military application of tranexamic acid in trauma emergency resuscitation (matters) study. *Archiv Surg* 2012; 147 : 113-119.

9. Rossaint R, Bouillon B, Cerny V, et al. The European guideline on management of major bleeding and coagulopathy following trauma : fourth edition. *Crit Care* 2016 ; 20 : 1-55.

10. Winearls J, Reade M, Miles H, et al. Targeted coagulation management in severe trauma : the controversies and the evidence. *Anesth Analg* 2016 ; 123 : 910-924.

Section 1　外傷麻酔の基本原則

7　外傷の全身麻酔

Michael D. Bassett, Charles E. Smith

はじめに

外傷は新生児から高齢者に至るまであらゆる年齢層に襲いかかる。米国では1～46歳までの死因の第1位であり，全体の死因の第3位を占める（第1章，図1-1参照[注1]）。外傷麻酔医の関与は外傷患者の気道管理とショックに対する蘇生からはじまり，術中のケアを経て術後の集中治療と疼痛管理にまで及ぶ。外傷の急性傷害と慢性合併症の両方を認識して管理しなければならず，外傷麻酔医にとっては特有の課題である。本章では，全身麻酔を受ける外傷患者の周術期ケアに焦点をあてる。

術前の準備

致死的な外傷に全身麻酔下での緊急手術を要する場合，患者に関する情報収集の時間は限られている。

- 麻酔導入前に，アレルギー，常用薬，手術歴，麻酔歴などの病歴を確認する
- 受傷機転や必要な治療介入に関する重要な詳細情報は通常，救急隊員と救急部スタッフから入手できる
- 患者から病歴聴取とインフォームドコンセントの取得ができない場合（状態が不安定または非協力的，中毒，鎮静，頭部外傷，意識状態変容，気管挿管済みの場合など），可能であれば家族に連絡し情報収集すべきである
- 必要な検査を行い〔全血球計算 complete blood count（CBC），基本生化学検査，血液型検査，交差適合試験，凝固系検査〕，Foley カテーテルを留置する
- 蘇生のために急速輸液が必要になることがある

末梢静脈アクセスとして，できれば太いライン2本もしくは中心静脈ラインを確

保することが重要である。中心静脈ライン（例：シースイントロデューサ）は大量輸液投与を容易にし，緊急治療薬，強心薬，昇圧薬を投与するための安全なルートとなる。さらに，中心静脈ラインが入っていれば，中心静脈圧のモニタリングが可能となる。心臓手術を除けば，外傷で Swan-Ganz カテーテルを留置することはまれである。中心静脈ラインの確保には，鎖骨下静脈，内頸静脈，大腿静脈の３つの部位がある（第５章参照）。鎖骨下静脈は，静脈壁が周囲の靱帯，筋膜，骨膜に付着する厚い線維輪で裏打ちされているためショック時でも開存したままであり，頸椎カラーを装着した患者でもカテーテル挿入が可能である。鎖骨下静脈は３部位のなかで感染率が最も低い。大腿静脈カテーテル挿入は，気胸，血胸，不整脈のリスクが低く，心肺蘇生中でも血管確保が可能である。また，首を動かすことなく手技が行える。ただ，重篤な腹部外傷や下肢外傷がある場合には，大腿静脈の確保は適さない。内頸静脈は頸椎カラーを装着した患者では血管確保ができず，頸髄損傷が疑われる場合には，手技に伴う首の回旋や伸展は望ましくない。可能であれば麻酔導入前に動脈ラインを確保するとよい。

　患者が安定していて準備に時間をかけることができる場合，包括的な問診と診察を行い，すべての画像と検査データを確認し，術前から患者を医学的視点から最適な状態にしておく。

手術室の準備

外傷患者の効果的な管理のために，麻酔医はまず手術室を適切に準備しなければならない。必要な資器材をすぐに使えるように準備した"trauma room（外傷専用手術室）"を用意しておくとよい。これは，レベル１の外傷センター[注2]ではルーチンで準備されている。そして，使用する手術室の決定後，熱損失を最小限に抑え，体温維持を改善させるために室温を上げておく。出血している患者の血液型がまだ確定していない状態で手術室に緊急入室した場合にそなえて，O 型 Rh（−）[注3]の血液製剤数単位をすぐに使用できるよう手術室内の冷蔵庫に用意しておく必要がある。

　成人の外傷での標準的な準備には，以下のように多様な項目が含まれる。

- 正常に機能する麻酔器，酸素供給源，Yankauer 型吸引カテーテルの準備
- 麻酔器の適切な較正と点検の実施

注１：図 1-1（2014 年版）では第４位となっているが，本文では 2017 年版での順位を指していると思われる。
注２：日本でいうところの三次救急病院。
注３：日本では O 型 Rh（＋）を用いるのが一般的である。

104   Section 1   外傷麻酔の基本原則

- 部屋にバックアップ用の Ambu® バッグ(バッグバルブマスク)と満杯の酸素ボンベの準備
- 米国麻酔科学会 American Society of Anesthesiologists(ASA)が推奨する標準的なモニタリングの準備や適切な動作の確認
- さまざまな種類の気道確保器具の準備
- すべての静脈ラインを晶質液でフラッシュして気泡を除いておく
- 急速輸液のための加圧バッグと胃減圧のための経鼻/経口胃管の準備
- 静脈カテーテル，動脈ライン，中心静脈ライン挿入用キットを手術室にそなえておく
- 侵襲的モニタリング用に，動脈ラインと中心静脈ラインに接続する滅菌トランスデューサの較正とラインのフラッシュ
- 輸血用器具(輸液加温装置と輸液ポンプに取り付けた輸血用チューブと輸血用フィルター)の用意。輸液加温装置は 2 つ必要となることもある
- 加温急速輸血装置を準備し，大量出血が予測される症例では事前のプライミング
- 空気対流式加温ブランケットと加温パッドの室内への設置と電源への接続

　手術室にあるすべての薬物には薬物名，濃度，日付を表示しておく。麻酔導入で用意すべき薬物に etomidate とケタミン(または血行動態が安定していればプロポフォールとチオペンタール)などがある。健忘薬にはミダゾラムとスコポラミンがある。患者が低血圧で不安定な場合，健忘のためにスコポラミン〔0.4 mg を静脈内投与(IV)〕が使用されている。スキサメトニウムとロクロニウム(またはベクロニウム)を筋弛緩のために用意しておく。気管挿管を容易にするためにロクロニウムを使用する場合，気管挿管・換気が困難あるいは不可能であれば筋弛緩を迅速に拮抗することができるようスガマデクスを用意しておくべきである。術中と術後の疼痛管理にはフェンタニル，モルヒネまたはヒドロモルフォンを用意しておく。蘇生薬として塩化カルシウム，炭酸水素ナトリウム，フェニレフリン，ノルアドレナリンがあげられる。緊急薬には，アドレナリン，アトロピン，リドカイン，バソプレシンが含まれる。抗菌薬も執刀前に投与できるよう用意しておく。プロトロンビン複合体濃縮製剤 prothrombin complex concentrate(PCC)，フィブリノーゲン濃縮製剤，トラネキサム酸および遺伝子組換え活性化第 VII 因子 recombinant factor VIIa(rFVIIa)も使えるとなおよい。

　有名な "MSMAIDS" という語呂合わせは，あらゆる手術に対する手術室準備の際に使用されてきた記憶法である(表 7-1)。これは，外傷患者のための手術室準備にも簡単に応用が可能である。

7章　外傷の全身麻酔　　*105*

表 7-1　麻酔医のための外傷手術室の準備（MSMAIDS）

記憶法：MSMAIDS	項目	特記事項
Machine	麻酔器	麻酔器の始業点検を完了し，適切に較正し，呼吸回路の装着を確認する。麻酔器の酸素供給に加え，携帯用酸素ボンベと Ambu® バッグ（バッグバルブマスク）を準備
Suction	吸引	外科/看護用とは別に吸引源を確保する。吸引用チューブと Yankauer カテーテルを装着し，動作確認する
Monitor	酸素分析器，心電図，心拍数，呼吸数，パルスオキシメータ，血圧，呼気終末二酸化炭素($EtCO_2$)，体温	モニター機器を較正し，適切に作動するか確認する。左記は外傷に限らず，標準的なモニタリングである。外傷では追加モニタリングを要することもある（表7-2）
Airway	気道確保器具	複数のサイズのマスク，経口/経鼻エアウェイ，カフつき気管チューブ，スタイレット，ラリンジアルマスク（LMA），喉頭鏡，数種類のブレード，気管チューブ固定用紐を用意する。さらに，挿管困難にそなえて，ガムエラスティックブジー，ビデオ喉頭鏡，軟性気管支鏡，経気管ジェット換気，輪状甲状靱帯切開キット，気管切開キットのような器具をすぐに使えるようにしておく
IV	点滴器具	径の太い末梢静脈留置カテーテル（14 ゲージ，16 ゲージのアンジオカット™ など），駆血帯，輸液チューブ（輸液で満たし，加温装置に接続），動脈ラインキット，中心静脈ラインキット，加圧トランスデューサ（生理食塩液で満たしておき，モニター機器に接続）を用意する。さらに，手術室に大量の晶質液を準備し，近くの冷蔵庫には O 型 Rh(−)の血液製剤[注1]を何単位か入れておく
Drug	薬物	麻酔導入薬，揮発性麻酔薬，オピオイド，筋弛緩薬，昇圧薬，抗菌薬，筋弛緩拮抗薬，その他の緊急薬を準備する。患者の病態生理によっては，特定の薬物による管理を必要とする。例として，糖尿病患者に対するインスリン，頭蓋内圧(ICP)が上昇した頭部外傷患者に対するマンニトール，などがあげられる
Special	輸血器具	輸血用チューブとフィルターを血液適合性晶質液（例：0.9%生理食塩液）で満たし，加温装置に取り付けておく。急速輸血装置と加圧バッグも準備する
	体温	手術室の室温を上げ，空気対流式加温ブランケットを使用できるように準備する。患者に使用するすべてのリネンを温め，可能であれば手術台にウォーターパッド加温マットレスを敷く。すべての輸液，輸血用回路は，加温装置に取り付ける
	その他	手術室内に，Foley カテーテル，胃管，温度センサー，末梢神経刺激装置，できればバイスペクトラルインデックス(BIS)モニターもおいておく。超音波装置があると，動脈ラインや中心静脈ライン確保に有用である

注 1：日本では O 型 Rh(＋)の血液製剤を使用するのが一般的。

106　Section 1　外傷麻酔の基本原則

- M：Machine（麻酔器）
- S：Suction（吸引）
- M：Monitor（モニタリング）
- A：Airway（気道）
- I：IV（静脈ライン）
- D：Drug（薬物）
- S：Special（そのほかに特に必要な器具）

モニタリング

ASA の標準的なモニタリングには，資格をもった麻酔担当者が手術室内に在室し，すべての麻酔実施中の指導，監督をすることが含まれている（第 9 章参照）。また，患者の酸素化，換気，循環，体温を継続的に評価する。酸素化の評価は，すべての人工呼吸器に低濃度アラームつきの酸素分析器を取り付け，可変ピッチのパルス音と低閾値アラームつきのパルスオキシメータを使用し，明るい照明の下で患者の皮膚の色調を観察する。換気の評価には，胸郭の動き，呼吸音の聴診，リザーバーバッグの観察が重要である。なお，気管挿管またはラリンジアルマスク laryngeal mask airway（LMA）を使用している場合は，カプノグラムによる連続呼気終末二酸化炭素 end-tidal carbon dioxide（EtCO$_2$）分析も使用する。EtCO$_2$ の上昇と低下を警告するアラーム，呼吸回路からの接続はずれを検出するアラームは，聞こえる音量で設定すべきである。循環は，心電図のモニターを絶え間なく観察し，血圧と心拍数は少なくとも 5 分ごとに測定する。体温は連続的に測定するのがよい。これらは患者のモニタリングとして最小限のことである。しかし，緊急時には救命処置が標準的なモニタリングよりも優先されることがあり，外傷患者ではしばしばそのような状況になる。それでも，患者が安定したら適切なモニタリングを開始すべきである。外傷患者は不安定なことが多く，治療のために追加のモニタリングが必要となることもある（**表 7-2**）。

全身麻酔

麻酔薬とその補助薬は，外傷患者の 5 つの主要な臨床状態に応じて調整する必要がある。

- 気道管理
- 循環血液量減少

表 7-2 外傷の臨床状況に合わせた追加モニタリング

モニタリング	臨床状況
中心静脈圧(CVP)	循環血液量減少，ショック(すべてのタイプ)，心タンポナーデ，心筋挫傷，心臓弁膜損傷，空気塞栓，肺挫傷
肺動脈(PA)カテーテル	心筋挫傷，冠動脈損傷，心臓弁膜損傷，外傷性または既存の心不全，肺高血圧，心タンポナーデ，急性呼吸促迫症候群(ARDS)，低圧と高圧肺水腫の鑑別，重症慢性閉塞性肺疾患(COPD)，循環血液量減少性ショック，心原性ショック，外傷性胎盤剥離
混合静脈血酸素飽和度(Sv̄O₂)	低灌流，低心拍出量状態
動脈圧波形分析 (例：Vigileo™，LiDCO™)	動脈圧と他の 1 回拍出量の代替パラメータの呼吸性変動。前負荷と輸液反応性の評価
経食道心エコー検査(TEE)	致命的な低血圧，心筋挫傷，冠動脈損傷，心臓弁膜損傷，心房または心室中隔損傷，大動脈解離，塞栓(空気，脂肪，血液)，胸部大動脈破裂，循環血液量減少性ショック，心原性ショック(第 10 章参照)
トロンボエラストグラフィ(TEG)/トロンボエラストメトリ(ROTEM®)	大量輸血，既存の凝固異常
頭蓋内圧(ICP)	外傷性脳損傷(TBI)，グラスゴーコーマスケール(GCS)スコアの低下
誘発電位(感覚，運動)	脊椎，脳，末梢神経などの機能障害のリスクを伴うさまざまな外科処置

- 頭部外傷
- 心損傷
- 熱傷

　外傷における全身麻酔の目標は，生理学的安定性を維持し，鎮痛，健忘，意識消失，外科的筋弛緩を提供することにある(**表 7-3**)。また，誤嚥と既知の(または疑わしい)頸髄損傷の悪化を避けるために注意を払わなければならない。

気道管理と麻酔薬 (第 3 章参照)

誤嚥予防

状態が不安定な患者，非協力的な患者，多発外傷患者は，気管挿管による全身麻酔の適応である。

- 外傷患者はフルストマックであり誤嚥のリスクがあると常に考える。理由は，受傷 8 時間以内の飲食，鼻または口腔損傷による血液の飲み込み，外傷ストレスによる胃の排出遅延，胸部・腹部 CT 撮影のための経口造影剤の投与，などがあ

108 Section 1 外傷麻酔の基本原則

表 7-3　外傷における全身麻酔の目標

1.	正常な血行動態の再建と維持
	a.　低血圧の場合は，まず輸液，つぎに昇圧薬
	b.　酸塩基状態，ヘマトクリット，尿量を頻回に評価
	c.　血圧に問題がなければ追加の麻酔薬を調整
2.	外科的露出を最大限にし，腸管浮腫を最小限に抑える
	a.　必要に応じて輸液を制限する
	b.　麻酔が catch-up（追いつく）するまで出血を制御する
	c.　最適な筋弛緩
	d.　経鼻または経口胃管で腸管を減圧する
	e.　亜酸化窒素の使用を避ける
3.	低体温を回避する
	a.　中枢温のモニタリングを行う
	b.　すべての輸液と血液を温める
	c.　患者の被覆を欠かさない
	d.　手術室を温める（＞24℃）
	e.　空気対流式加温ブランケットを使用する
	f.　ウォーターパッド加温マットレスを手術台に敷く
4.	出血と凝固障害を回避する
	a.　出血が過剰であれば，外科医にいったん手を止めてもらい，パッキングをするよう促す（ダメージコントロール）
	b.　ヘマトクリット，イオン化カルシウム，凝固能のモニタリングを頻回に行う
	c.　クエン酸塩含有血液製剤の大量投与に際してカルシウムを投与する
	d.　臨床適応に応じて，血漿，血小板，クリオプレシピテート，フィブリノーゲン，プロトロンビン複合体濃縮製剤（PCC），トラネキサム酸を投与する
5.	臓器障害の合併を回避する
	a.　頭蓋内圧（ICP）のモニタリングを行い，脳灌流圧＞70 mmHg を維持する
	b.　最高気道内圧と 1 回換気量のモニタリングを行い，気胸に注意する。肺保護換気戦略を用いる：1 回換気量 4 〜 6 mL/kg PBW，呼気終末陽圧（PEEP）≧5 cmH$_2$O，プラトー圧＜30 cmH$_2$O（第 16 章参照）
	c.　尿量を測定する
	d.　末梢脈拍のモニタリングを行う

PBW：予測体重
（Chou HG and Wilson WC. Anesthesia considerations for abdominal trauma. In：Smith CE, ed. *Trauma Anesthesia*. New York, NY：Cambridge University Press；2015 より改変）

げられる

- 患者の気道評価に問題がなければ，最大限の前酸素化の後，迅速導入 rapid sequence induction（RSI）による気管挿管が好まれる（**表 7-4**）。臨床的に適応があれば，用手的正中中間位固定を行う
- RSI を行う際は，プロポフォールやチオペンタールよりも循環と呼吸の抑制が少ない etomidate やケタミンのほうが有利である
- スキサメトニウム（1 〜 2 mg/kg IV）は作用発現が迅速（1 分未満）で作用時間が短い（5 〜 10 分）ため，筋弛緩薬として選択される

7章 外傷の全身麻酔 **109**

表7-4 迅速導入（RSI）と挿管のタイミング

時間（分）	行動
3分前から0分	前酸素化（重要なステップ）
3分前（任意）	前クラーレ化（0.03 mg/kgのロクロニウムまたは同等薬）
1分前（任意）	少量オピオイド
0分	導入薬
意識消失時	輪状軟骨圧迫[a] 筋弛緩薬： ▸前クラーレ化していない場合はスキサメトニウム1 mg/kg，または ▸前クラーレ化している場合はスキサメトニウム2 mg/kg，または ▸ロクロニウム1.0～1.2 mg/kg 手動換気なし[b]
0.75～1.5分後（十分な筋弛緩が得られたら）	喉頭鏡操作と挿管
気管挿管後	輪状軟骨圧迫の解除，呼気終末二酸化炭素（EtCO₂）の確認

[a] 輪状軟骨圧迫は気道を偏位させ，気管挿管の難易度を上げることがある。
[b] 前酸素化が不十分な場合，または，低酸素や高二酸化炭素になる危険性がある場合は，低膨張圧（< 20 cmH₂O）で手動換気する（修正RSI）。
(Donati F. Pharmacology of neuromuscular blocking agents and their reversal in trauma patients. In : Smith CE, ed. *Trauma Anesthesia*. New York, NY : Cambridge University Press ; 2015より改変)

- スキサメトニウムには問題となりうる副作用〔胃内圧，眼内圧，頭蓋内圧 intracranial pressure（ICP）の上昇，特定の神経筋疾患と熱傷患者での過剰なカリウム放出〕があり，禁忌となる患者も存在する（**表7-5**）
- スキサメトニウムが禁忌であれば，ロクロニウム（1.0～1.2 mg/kg IV）は迅速な作用発現（1～1.5分）があり，前述のような副作用がない
- 挿管と換気が不可能となった場合に，ロクロニウムの長い作用持続時間が危険を孕むことがある。この場合，輪状甲状靭帯切開または気管切開など気道確保の代替手段を用意しておかなければならない。もしものために外科医を待機させておくとよい。スガマデクスを16 mg/kgの用量で投与し，ロクロニウムを迅速に拮抗することもできるが，挿管不能・換気不能 can't intubate, can't ventilate（CICV）という緊急事態から患者を救うためには，薬理学的介入だけに依存はできない
- 近年，輪状軟骨圧迫 cricoid pressure は効果が疑問視されている。その理由を以下に4つ示す
  - ▸声門を圧縮する
  - ▸気道を偏位させる
  - ▸食道を偏位させる

110   Section 1　外傷麻酔の基本原則

表 7-5　外傷におけるスキサメトニウムとその有害作用

副作用	前クラーレ化による減弱	増悪因子	特記事項
頻度の高い副作用			
攣縮	あり		特に筋肉質な患者
筋肉痛	あり		特に筋肉質な患者，歩行可能な患者
高カリウム血症	なし	熱傷，脊髄損傷，圧挫損傷	事前から高カリウム血症が存在すれば危険。アシドーシスでリスク増加
徐脈，心静止	なし	小児または 2 度目以降のスキサメトニウム投与で頻度が高い	アトロピンにより予防
カテコールアミン放出	あり		
眼圧上昇	なし	浅い麻酔，不十分な筋弛緩	
頭蓋内圧(ICP)上昇	不明	浅い麻酔，不十分な筋弛緩	頭部外傷患者における臨床的な意義は乏しいか
まれな副作用			
悪性高熱	なし		
咬筋痙攣	なし		
筋弛緩遷延	なし		血漿コリンエステラーゼ活性低下もしくは活性異常
横紋筋融解	なし	筋ジストロフィー，ステロイド治療中	高カリウムによる心停止のリスク
アナフィラキシー	なし		

(Donati F. Pharmacology of neuromuscular blocking agents and their reversal in trauma patients. In : Smith CE, ed. *Trauma Anesthesia*. New York, NY : Cambridge University Press ; 2015 より改変)

▶ **喉頭展開時の視野を悪化させる**

　気管挿管後には胃管を挿入し胃を減圧すべきである。もし麻酔導入前に胃管がすでに入っているのであれば，導入前に胃内容を吸引し，そのまま胃管を留置しておいてもよい。従来の RSI では，気管チューブが固定されるまでは換気を試みてはならないとされていた。しかし，前酸素化が不十分（非協力的な患者，呼吸困難）な場合，または喉頭鏡で挿管が困難な状況で酸素飽和度の低下が生じた場合，マスク換気を行うべきである。換気と酸素供給は，逆流や誤嚥のリスクよりも常に優先される。

　覚醒かつ意識清明で協力的な患者の気道評価において挿管困難が予測される場合は，意識下挿管が可能である。非協力的かつ暴力的な患者で difficult airway（困難

気道)が予測される場合は，気道を操作する前に静脈内投与での鎮静が必要となることもある。もし気道損傷の懸念があるなら，患者が協力的かつ状態が安定していて呼吸困難状態でなければ，自発呼吸を維持する。なお，外科的気道確保または迅速気管支鏡下挿管が必要となることもある。

頸椎保護

鈍的外傷患者では，頸椎損傷がないと証明されるまでは，頸椎損傷があるものとみなす。多発外傷，中毒，意識変容のある患者では，外科的治療で手術室に向かう前に頸椎損傷がないことを診断するのは困難な場合がある。このような患者は，頸椎カラーを装着してバックボードで手術室に運ばれてくる。頸椎カラーとバックボードの存在は，中心静脈ライン留置，患者体位，気管挿管の手技に直接影響する。麻酔医はすべての外傷患者の頸椎の安定性に気を配らねばならない。気道操作のほとんどは脊髄損傷を悪化させる可能性がある。時間的に許されるのであれば，頸椎画像検査で再確認しておくべきである。ほかに，神経症状を有する，または既知の脊髄損傷のある患者では，患者の協力が得られれば意識下での気管支鏡下挿管が慎重な選択である。挿管後麻酔導入前に神経学的診察は完了しておくべきである。そのほか，用手的正中中間位固定下での RSI が好ましい症例もある。

気道の障害

気道評価を行い麻酔導入後の気管挿管が可能かどうか不安になったら，局所麻酔と軽度の鎮静下での気道確保を考慮すべきであり，気道確保前の麻酔導入薬と筋弛緩薬の使用は避けるべきである。時間が許すなら頸部の X 線側面検査，CT，内視鏡検査などを行えば，気道の解剖学的構造をより明確に把握することが可能である。挿管方法(従来の喉頭鏡，ビデオ喉頭鏡，気管支鏡)は，技能，判断，経験，利用可能な器具によって決める。

循環血液量減少と麻酔薬

表 7-6，7-7 を参照。

麻酔薬はさまざまな機序で心血管系に影響を及ぼす。

- 麻酔薬は，直接的な心血管抑制作用を有する
- 麻酔薬は，循環血液量減少時に血圧を維持する中枢性カテコールアミン放出などの代償性血行動態反射と圧受容体反射を阻害する

112 Section 1 外傷麻酔の基本原則

表 7-6 静脈麻酔薬の生理学的作用

	プロポフォール	etomidate	ケタミン	チオペンタール	ミダゾラム
導入量(静注)	1 ～ 2.5 mg/kg	0.2 ～ 0.5 mg/kg	1 ～ 2 mg/kg	3 ～ 5 mg/kg	0.1 ～ 0.3 mg/kg
作用機序	GABA 受容体と相互作用しクロールチャネルの開口時間を延長する	GABA の GABA 受容体複合体への親和性を高める。錐体外路性運動の制御に対する脱抑制作用	大脳辺縁系と視床を解離させる。NMDA 受容体アンタゴニスト。オピオイド受容体,モノアミン受容体,ムスカリン受容体,電位依存性カルシウムチャネルと相互作用する	GABA の受容体からの解離速度を低下させる。クロールチャネルを直接活性化する。交感神経節を介した伝達を減少させる	脳皮質のシナプス後神経終末にある GABA 受容体のクロールチャネル機能を増強する
平均血圧	低下	不変か軽度低下	上昇	低下	低下
心拍数	不変	不変か軽度上昇	上昇	上昇	不変か軽度上昇
呼吸抑制	あり	軽度	なし	あり	あり
脳酸素消費量	減少	減少	増加	減少	減少
頭蓋内圧(ICP)	低下	低下	上昇	低下	低下
脳血流	減少	減少	増加	減少	減少
その他の作用	ショックのときは重度低血圧が起こりやすい,迅速な覚醒,制吐作用,鎮痒作用	悪心・嘔吐は多い,副腎皮質機能の抑制	気管支拡張,鎮痛作用,覚醒時せん妄,分泌物増加,カテコールアミン貯蔵が枯渇すると直接心筋抑制作用が顕在化	ショックのときは重度低血圧が起こりやすい	抗不安薬,特異的拮抗薬(フルマゼニル)

GABA:γ-アミノ酪酸,NMDA:N-メチル-ᴅ-アスパラギン酸

● 吸入麻酔薬のほうが,静脈麻酔薬よりも圧受容体抑制が強いのが一般的である
● 循環血液量が減少している患者では,その程度の正確な予測と麻酔薬の減量が重要である
● 低血圧の存在は非代償性の循環血液量減少を反映しており,麻酔薬の投与によって,血圧のさらなる低下をほぼ確実に引き起こす
● 大量出血が続く際には,最小限の麻酔とスキサメトニウムで気道を確保せざるをえないときがあるが,この方法だと記憶が残ってしまうかもしれない

　もし使用可能であれば,導入前に少量のスコポラミン(0.4 mg IV)を投与すると

表 7-7　揮発性麻酔薬の生理学的作用

	亜酸化窒素(N₂O)	イソフルラン	セボフルラン	デスフルラン
最小肺胞濃度〔MAC(%)〕	105	1.2	2	6
平均動脈圧(MAP)	不変か軽度上昇	低下	低下	低下
心拍数	不変か軽度上昇	上昇	不変	上昇
心拍出量	不変か軽度増加	不変	減少	不変か軽度減少
心筋収縮性	抑制	抑制	抑制	抑制
呼吸	不変か軽度抑制	抑制	抑制	抑制
脳酸素消費量	増加	減少	減少	減少
頭蓋内圧(ICP)	上昇	上昇	上昇	上昇
脳血流	増加	増加	増加	増加
特記事項	胎児の催奇形性のリスクがあり妊娠早期は避ける。空気含有腔への拡散能を有し，気胸，腸閉塞，気脳症，空気塞栓，鼓膜移植の患者では避ける	気管支拡張作用あり。他の揮発性麻酔薬よりも顕著な分時換気量減少。冠動脈拡張と冠盗血症候群の懸念	気道非刺激性であり，吸入導入時に選択しやすい。気管支拡張作用。小児で覚醒時せん妄。1.5 MAC で心拍数上昇	気道刺激性と過敏性のため，吸入導入には不適切。覚醒までの時間がイソフルランよりも短い。小児で覚醒時せん妄

記憶を減らすことができるかもしれない。ミダゾラムも健忘作用があり使用可能である。時間が許せばバイスペクトラルインデックス bispectral index（BIS）モニターを素早く行い，BIS 値が 60 以下になったら気管挿管するのもよい。低血圧患者では，プロポフォールまたはチオペンタールよりも etomidate またはケタミンのほうが麻酔導入薬として好ましい。プロポフォールは体血管抵抗 systemic vascular resistance（SVR），心臓の収縮性，前負荷を低下させ血圧を下げる。SVR の低下は，交感神経系を介する血管収縮活性の阻害によるものである。プロポフォールの陰性変力作用は，細胞内へのカルシウム取り込みの阻害が原因ともいわれており，低血圧に対する圧反射応答も障害する。高齢者，循環血液量減少，左室機能障害を認める患者では，血圧の変化がより顕著となることが多い。健常な患者では，直接喉頭鏡操作と挿管刺激によって血圧の低下が相殺されるのが典型的だが，循環血液量減少のある患者では必ずしもそうではない。プロポフォールによる低血圧は，チオペンタールよりも顕著である。チオペンタールは，延髄血管運動中枢の抑制とそれによる末梢容量血管の拡張によって血圧を低下させる。このように末梢に血液が貯留されると，前負荷が減少する。循環血液量が正常な患者では，前負荷の減少は代償性圧反射による心拍数の上昇と心収縮性の増加によって代償される。循環血液量が減

少している患者では，圧反射が不十分であり，直接的な心筋抑制と非代償性の末梢静脈血貯留のために心拍出量と血圧が著しく低下することがある。etomidate は，これらの薬物よりも優れた循環安定性を有する。etomidate による軽度の血圧低下は SVR の低下を反映したものだが，心拍数，心拍出量，心収縮性は通常変わらない。ケタミンは典型的には，血圧，心拍数，心拍出量を上昇・増加させるため，循環血液量が減少している患者では，よい選択肢となる。この効果は，交感神経系の刺激とノルアドレナリンの再取り込みの抑制による。しかし，カルシウム移行の阻害による直接心筋抑制もあるかもしれない。健常な患者では，カテコールアミン放出の効果で心筋抑制がマスクされ高血圧と頻脈を呈するが，カテコールアミン貯蔵が枯渇している（まれな）患者では，心筋抑制作用が優位となることがある。

　循環血液量の減少がある外傷患者の麻酔維持も同様に複雑である。出血の程度によって最小肺胞濃度 minimum alveolar concentration（MAC）が 25％ も減少することがある。健常な患者における亜酸化窒素（N_2O）の心筋抑制作用は，その交感神経刺激ならびに血圧，心拍数，心拍出量の上昇・増加によって相殺されている。出血を伴う外傷患者では，交感神経刺激がすでに増加しており，N_2O の使用で心筋抑制作用が優位となり低血圧をきたす。N_2O はカテコールアミンレベルを上昇させるため，アドレナリン誘発性の不整脈の発生増加と関連している可能性がある。さらに，N_2O を使用すると吸入酸素濃度 fraction of inspiratory oxygen（FiO_2）が減少し，肺や心臓の機能障害を伴う患者では低酸素血症を悪化させることがある。一般的には，外傷患者に N_2O は使用しない。もし気胸の可能性があると，空気を含有する腔が膨張し気胸を悪化させる危険性があるからである。イソフルラン，セボフルラン，デスフルランはいずれも SVR の低下と心筋収縮抑制をきたし，動脈圧を低下させる。イソフルランとデスフルランは，心拍数の上昇によって血圧の低下を代償し，通常は心拍出量が維持される。セボフルランは 1.5 MAC 以上になるまで心拍数の上昇を示さないため，イソフルランとデスフルランほど心拍出量は維持されない。すでに頻拍である循環血液量減少患者では，これらの揮発性麻酔薬の使用によって心拍出量と組織灌流が減少し，循環虚脱に至ることがある。外傷患者に対して揮発性麻酔薬を使用するなら低濃度にすべきであり，状態が非常に不安定な患者では決して使用してはならない。

頭部損傷と全身麻酔

外傷性脳損傷 traumatic brain injury（TBI）の管理で使用する麻酔薬としては，ICP の上昇が少なく，平均動脈圧 mean arterial pressure（MAP）の低下が少なく，脳酸

素消費量の減少が大きいものが理想である。麻酔薬による低血圧は脳虚血を起こしうるので，減量して使用するか，その使用を避けなければならない（第13章参照）。プロポフォール，etomidate，チオペンタール，ミダゾラムは，用量依存的に脳脊髄液 cerebrospinal fluid（CSF）の産生を減少させ，脳血管収縮によって脳血流量も減少させ，脳酸素消費量が減少する。一方，ケタミンは，脳酸素消費量を増加させ脳血管収縮を起こす結果，ICP が上昇するため，頭部外傷を伴う外傷患者における麻酔薬の選択肢として理論的にはあまり望ましくない。チオペンタールでみられる ICP の低下は，動脈圧の低下よりも大きいのが典型的であり，脳灌流圧は維持される（脳灌流圧は，MAP と ICP の差，もしくは頸静脈圧が ICP より大きい場合は MAP と頸静脈圧の差である）。チオペンタールは脳血流量の減少よりも脳酸素消費量の減少のほうが大きいため有害ではない。また，局所の一時的な脳虚血から脳を保護するのに有用かもしれないが，全脳虚血では無効であろう。プロポフォールはチオペンタールよりも導入時の低血圧が著明で，ICP が上昇した患者の脳灌流圧に有害な低下をもたらすことがある。もしプロポフォールを使用するなら，MAP を維持するための措置を講じなければならない。ミダゾラムは脳血流，脳酸素消費量，ICP を低下・減少させるが，チオペンタールほどではない。etomidate は脳血流，脳酸素消費量，ICP を低下・減少させる点で，チオペンタールに類似している。etomidate は心血管系への影響が少ないので，脳灌流圧は十分に維持される。麻酔導入薬が何であれ，その心血管抑制作用によって脳灌流圧が損なわれることがないように注意しなければならない。この問題に対処するには，適切な量のオピオイド（フェンタニル 2～3 μg/kg IV）を投与すれば，必要な麻酔導入薬の量を減らすことができる。オピオイド投与は，プロポフォールや etomidate の投与後にときに生じるミオクローヌス（ICP を上昇させる）の予防にも役立つ。しかし，ミオクローヌスの予防には，適切なタイミングで筋弛緩薬を投与することがより効果的である。

　喉頭鏡操作および気管挿管は ICP を上昇させうる。したがって，挿管前に十分な麻酔深度を得ることが重要である。スキサメトニウムは一時的に ICP を上昇させるが，頭部外傷患者の脳血流または脳灌流圧に有害であることは示されていない。なお，非脱分極性筋弛緩薬が ICP を上昇させることはない。また，すべての吸入麻酔薬は，脳血管拡張により脳血流量と容積が増加するため ICP を上昇させうる。しかし，脳の自己調節能，動脈血 CO_2 に対する応答性，脳酸素消費量は減少する。吸入麻酔薬は脳血流を増加させる一方で，脳酸素消費量を減少させる。チオペンタールは，脳酸素消費量と脳血流の両方を減少させるので対照的である。揮発性麻酔薬のうちイソフルランは脳血流に対する血管拡張作用が最も少なく，セボフルランは脳の自己調節能を最もよく維持する。動脈血 CO_2 が正常または上昇している場合に，

N_2O と吸入麻酔薬を同時に投与すると，脳血管拡張によって ICP を上昇させることがある。過換気もしくはバルビツレート投与下では，この作用が相殺されるかもしれない。脳酸素消費量に対する N_2O の影響はさまざまであり，脳酸素消費量の増加と減少の両方が観察されている。N_2O は，ICP がほとんど上昇していない患者ではおそらく安全であるが，外傷患者では一般的に使用されない。

心損傷と麻酔薬

鈍的ならびに穿通性心損傷では，全身麻酔を行う際にその複雑な生理学的状態を注意深く管理しなければならない（第16章参照）。鈍的心損傷は，非特異的不整脈または心エコーでの局所的な壁運動異常によって診断される一連の傷害であり（第10章参照），心機能障害を生じ，弁破壊や冠動脈の損傷，心室中隔または心房中隔が破裂することもある。鈍的心損傷では，心筋収縮性を維持しつつ肺血管抵抗を下げることが望ましい。このため，ときにミルリノンなどの投薬を要する。また，吸入麻酔薬でみられる心筋抑制を避けるために，静脈麻酔薬とオピオイドによる麻酔の維持が選択される。可能であれば，麻酔薬を投与する前に血管内容量を回復させ，SVR を維持することが望ましい。

　外傷性の心タンポナーデを呈する患者では，心収縮性，前負荷，心拍出量を維持することが目標となる。患者は典型的には低血圧と頻脈を呈する。心嚢液貯留のため1回拍出量が制限されている。心拍出量を維持するためには，いかなる心拍数の減少も速やかに是正しなければならない。心嚢液のドレナージのために全身麻酔が必要な場合，導入薬を投与する前に消毒してドレープをかけておき，迅速にタンポナーデを解除できるようにしておく。陽圧換気の開始によって血行動態が破綻することがある。ケタミンはカテコールアミン放出作用があり，麻酔導入薬として選択される。筆者の経験では，心タンポナーデの患者にケタミンを投与して低血圧になることはまれである。実際は，陽圧換気の開始に伴って低血圧が生じることが最も多い。したがって，心タンポナーデが解除されるまで呼気終末陽圧 positive end-expiratory pressure（PEEP）と高気道内圧は避けるべきである。プロポフォールやチオペンタールのような他の麻酔導入薬は，心収縮性を抑制し血管拡張を引き起こしうるので，心タンポナーデでは投与を避けるのが最良である。

　鈍的胸部外傷による最も一般的な大血管損傷は大動脈解離であり，動脈管索部で起こるのが典型的である。大動脈弁閉鎖不全または冠動脈解離を伴う場合は緊急手術となる。それ以外は，状態を安定させてからの血管内修復術が好まれる（第16章参照）。解離のさらなる進行を回避するために，血圧と心拍数の厳密なコントロー

ルを維持することが重要となる。麻酔導入は慎重に進めるべきであり，喉頭鏡操作と挿管中の心拍数上昇，dP/dT 上昇を防ぐために β 遮断薬は有効である。重度の低血圧を防ぐために麻酔導入薬を減らす必要があることもある。逆に，直接喉頭鏡操作，経食道心エコー検査 transesophageal echocardiography（TEE）プローブの挿入，胸骨切開による血圧上昇は，オピオイドとニトログリセリンで抑えることが可能である。これらの患者は損傷修復のために術中での超低体温循環停止 deep hypothermic circulatory arrest を要することがある。

熱傷と麻酔薬

熱傷患者は代謝亢進の状態にあり，複数回の手術を必要とすることが多く（第19章参照），まずは気道の障害について迅速に評価しなければならない。気道閉塞は，直接的な損傷，煙の吸入による気道熱傷，浮腫が原因となる。頭頸部熱傷，焦げた鼻毛，口や喉の煤をみたら，気道閉塞の可能性を強く懸念し，すぐに気管挿管の必要性を評価すべきである。当初は気道が正常であっても，急速な悪化が原因で，酸素化できなかったり換気ができない状態になることもある。また，熱傷患者は一酸化炭素 carbon monoxide（CO）中毒を合併することがあり，低酸素血症をきたす。パルスオキシメータは，酸化ヘモグロビンと一酸化炭素ヘモグロビン（HbCO）の違いを検出できないため 100％と表示されることがある。HbCO を測定するには，CO オキシメータを使用する。臨床的に有意な一酸化炭素中毒が除外されるまでは 100％酸素で治療すべきである。熱傷範囲に応じて，大量輸液蘇生，体温管理，輸液コントロール，電解質と凝固障害の管理，投薬調整が必要となる。循環抑制を防ぐため，蘇生中は麻酔導入薬の投与量を減らすべきである。一方，熱傷患者は疼痛管理として大量のオピオイドを必要とすることが多い。筋弛緩薬に対する反応は熱傷受傷後最初の 24 時間は変わらないが，その後はアセチルコリン受容体のアップレギュレーションのために大幅に変化する。スキサメトニウムは過度のカリウム放出を生じさせ，致死的な高カリウム血症に至る危険性があるため，熱傷受傷後 48 時間以降は避けるべきである。非脱分極性筋弛緩薬に対する耐性が受傷 1 週間以降に認められるため，投薬量の増量を要する。

正常体温の維持

外傷患者の低体温は頻度の高い所見であり，複数の要因が絡み合っていることが実際には多い。原因として，寒冷環境，アルコール中毒，ショック，熱傷，広範囲の

118 Section 1 外傷麻酔の基本原則

表7-8 低体温の影響と合併症

影響を受ける器官系	例
循環・呼吸機能障害	● 心抑制 ● 心筋虚血 ● 不整脈 ● 末梢血管収縮 ● 組織酸素運搬の減少 ● 復温中の酸素消費の増加 ● カテコールアミンに対する反応の鈍化 ● 血液粘度の増加 ● アシドーシス ● ヘモグロビン酸素解離曲線の左方移動
凝固障害	● 凝固因子の機能低下 ● 血小板の機能障害
肝腎機能障害と薬物クリアランスの低下	● 肝血流の減少 ● 乳酸クリアランスの低下 ● 薬物肝代謝の低下 ● 腎血流の減少 ● 寒冷利尿
感染(肺炎,敗血症,創部感染)に対する抵抗力の低下,創傷治癒遅延	● 血管収縮による皮下組織灌流の減少 ● 抗炎症効果と免疫抑制 ● コラーゲン沈着の減少

(Smith CE, Yamat RA. Avoiding hypothermia in the trauma patient. *Curr Opin Anaesthesiol* 2000 ; 13 : 167-174 より改変)

体表露出を要する外科手術,体温調節の異常などがある。冷たい輸液や輸血も低体温の誘因,増悪因子となる。全身麻酔導入により末梢血管が拡張し,末梢に熱が分配される。麻酔導入後の最初の1時間で中枢温は1.0 ～ 1.5℃低下し,その後も緩徐に低下する。低体温による悪影響として,心抑制,心筋虚血,不整脈,末梢血管収縮,組織酸素運搬の減少,カテコールアミンに対する反応性の低下,代謝性アシドーシス,血液粘度の増加,凝固因子の機能低下,血小板の機能障害,肝臓における薬物代謝の低下,創傷治癒の遅延,感染に対する免疫の低下などがある(**表7-8**)。ショック状態のときは,血液が末梢から中枢の器官に向かって集まるため,中枢温の測定が好ましい。中枢温は,食道下部,鼻咽頭,肺動脈,鼓膜に温度センサーを留置することで測定可能である。外傷患者では,舌下,直腸,腋窩,膀胱温の測定は中途半端であり,上記の測定部位より正確性を欠くと考えられている。

　低体温を予防するために,または,すでに低体温となった外傷患者を復温するためにさまざまな方法が用いられてきた(**表7-9**)。最も簡単であるにもかかわらず,みすごされて十分に活用されていない方法は,すべての外傷患者の麻酔導入前に手術室の温度を24℃以上に上げておくことである。再使用可能なウォーターパッド

7章 外傷の全身麻酔 **119**

表 7-9　復温の方法

カテゴリー	方法	特記事項	復温速度(℃/h)
受動的体表	ブランケット	寒冷環境を回避，濡れた皮膚を乾燥させる。部屋を暖める(>24℃)	0.5〜2.5
	加湿空気の吸入	蒸散による熱喪失を低減	さまざま
能動的体表	空気加温(対流式加温)	体温アフタードロップと復温中の血圧低下のリスク。外科的露出の必要性のため適応が困難なこともある。温度調節性血管収縮により熱の移動が制限される	0.5〜2.5
	循環式温水ブランケット，ウォーターパッド，電気毛布，ラジアントウォーマー	熱傷，体温アフタードロップ，復温中の血圧低下のリスク	さまざま
能動的体内	加温(42℃)加湿空気	呼吸回路を断熱し，呼吸ガスを介した熱喪失を防ぐ。熱運搬能は低い	0.5〜1.2
	加温(42℃)輸液	低体温の外傷患者の蘇生に特に有用。急速注入によって熱運搬が最大になる。輸液による熱損失を防ぐのに効果的：成人では20℃の晶質液2Lの投与が中枢温0.6℃の低下に相当，冷たい輸血2Lの投与は中枢温0.9℃の低下に相当	さまざま
	加温液体による体腔洗浄(胃，膀胱，大腸，胸腔，腹腔)	限られたデータしかない。粘膜損傷の危険性，胃洗浄では誤嚥の危険性	さまざま
体外循環	血液透析と血液濾過	広く普及，直ちに開始可能，十分な血圧が必要	2〜3
	持続動静脈再加温	直ちに開始可能，訓練された技士は不要，広く普及していない，十分な血圧が必要	3〜4
	人工心肺	完全に循環をサポートする，酸素化が可能，普及していない，訓練された技士とヘパリン化を必要とする，開始に時間を要する	7〜10

(Aslam AF, Aslam AK, Vasavada BC, Khan IA. Hypothermia : evaluation, electrocardiographic manifestations, and management. *Am J Med* 2006 ; 119 : 297-301 より改変)

加温装置を手術台におくこともできる(仰臥位手術で非常に有用である)。ウォーターパッドの温度は 39〜42℃に設定する。ウォーターパッド内に封入された循環水を介して患者の背側表面に熱が伝達され，空気対流式加温ブランケットで非手術部位をルーチンで覆う。熱効率のよい高流量加温システムを用いて温めた輸液と血液製剤を投与することは，熱を温存するのに効果的な方法であり，ルーチンで行われている。非加温の晶質液，膠質液，血液製剤の点滴による医原性低体温のリスクを最小限に抑えるため，すべての点滴を輸液加温装置に接続すべきであると筆者ら

120   Section 1   外傷麻酔の基本原則

は考えている。

全身麻酔と
ダメージコントロール手術 damage control surgery

損傷の重症度，出血性ショック，輸液と輸血による蘇生，凝固障害，低体温につい
て，その原因が外傷によるものなのか，または治療の結果であるのかを判別するの
は難しいことが多い。34℃未満の低体温,凝固障害,アシドーシス(pH＜7.10)は「外
傷死の三徴」として知られており，患者が根治的外科修復に耐えられる限界を示し
ている(図7-1)。この三徴のうちの1つの障害が他の障害をさらに悪化させ，致死
的な出血につながる可能性がある。そのため，出血を伴う外傷患者の蘇生における
主要な目標の1つは，外傷死の三徴の進行を回避することである。しかし，もしこ
の三徴のいずれかが生じた場合は,麻酔医はその状況を外科チームに報告し,ダメー
ジコントロール手術として知られているように手術の簡略化を行うべきである。こ
れは，開腹手術，開胸手術，整形外科手術で適応となる。ダメージコントロール手
術の目標は止血と，あらゆる汚染を制御することである。創部をパッキングして集
中治療室 intensive care unit(ICU)に患者を搬送する。ICUでは患者を復温し，蘇
生を継続し，進行中の凝固障害を是正する。もしICUで患者の血行動態が不安定
になったら，セカンドルック(二期手術)として手術室に戻り，外科的な止血をやり
直さなければならないこともある。患者が安定したら，1日または2日後に外科的
な根治的修復を完了することが可能となるのが一般的である。

▲ Key Point

- 標準的なモニタリングと確実な静脈ライン確保は，外傷患者の全身麻酔にとって
  重要である。侵襲的なモニタリングが必要となることも多い
- 時間が許せば，問診と診察を完了し，すべての画像と検査データを確認し，手術
  前に医学的視点から最適化すべきである
- 外傷患者は一般的にフルストマックと考えられ，全身麻酔中は誤嚥のリスクが高
  い
- 外傷患者は中程度から重度の出血を合併すると，麻酔薬に対する反応が増強され
  る可能性が高い。ショックでは特に厳重に注意する
- 外傷性脳損傷(TBI)で用いる麻酔薬には，頭蓋内圧(ICP)の上昇が少なく，平均
  動脈圧(MAP)は低下が少なく，脳酸素消費量の低下が大きい薬物を選択すべき
  である

第1段階：救急部。初期評価と蘇生	各段階の推定時系列
● 病院への迅速な搬送 ● 大量出血を伴う重症外傷の認識 ● ダメージコントロールを開始（過剰蘇生よりも止血を優先） ● 手術室，麻酔科，輸血部に連絡（大量輸血プロトコルを発動） ● 低体温を予防 ● 動脈血ガス分析．pHと塩基欠乏を測定 ● 手術室への迅速な搬送	30分

第2段階：手術室	
● 部屋の温度を上げる（>24℃） ● 輸液と輸血を加温。低体温を予防 ● 出血の制御と汚染のコントロール ● 血管内治療を考慮（出血部位の塞栓） ● 腹腔内パッキング ● 「V. A. C.®治療システム（陰圧閉鎖吸引）」による被覆 ● 迅速な一時的腹壁閉鎖 ● 外科医とのコミュニケーション（pH，塩基欠乏，ヘモグロビン，中枢温） ● 集中治療医への申し送り	90～120分

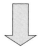

第3段階：集中治療室。二次蘇生	
● 復温 ● 凝固障害の改善 ● 組織灌流と換気の最適化 ● アシドーシスと循環血液量の補正 ● 患者の状態が不安定になったら，第2段階に戻る	12～48時間

第4段階：根治的手術	
● 生理学的に安定したら12～48時間後にセカンドルック（二期手術）を計画する ● 重大な出血が持続する場合は手術室に戻る ● 洗浄とさらなるデブリードマンのために手術室へ戻る ● 損傷の根治的手術	1～21日

図 7-1　外傷のダメージコントロールの4段階
(Parr MJA, Buehner U. Damage control in severe trauma. In Smith CE, ed. *Trauma Anesthesia*. New York, NY：Cambridge University Press；2015 より改変)

122 Section 1 外傷麻酔の基本原則

- 心タンポナーデでは，麻酔導入薬を投与する前に消毒してドレープをかけておき，迅速にタンポナーデを解除できるようにしておく。陽圧換気の開始に伴って血行動態の虚脱が起こることがある。ケタミンはカテコールアミン放出作用があるため麻酔導入薬として選択される
- スキサメトニウムは，受容体アップレギュレーションと高カリウム血症の危険性のため，熱傷受傷後 48 時間以降は使用を避ける
- 熱傷患者は十分な疼痛コントロールのために高用量のオピオイドを要することが多い
- 低体温は外傷患者の管理を複雑にし，合併症と死亡率の上昇に関連する。手術室の加温（＞24℃），輸液を常温まで温めること，空気対流式加温，ウォーターパッド加温装置などの予防措置を早期に実施する
- ダメージコントロール手術は，低体温，凝固障害，アシドーシスの「外傷死の三徴」を防ぐために必要である

参考文献 ●さらなる学習のために●

1. American Society of Anesthesiologists. Standards for Basic Anesthetic Monitoring. *Effective date* October 28, 2015. http://www.asahq.org/~/media/Sites/ASAHQ/Files/Public/Resources/standards-guidelines/standards-for-basicanesthetic-monitoring.pdf
2. Barash PG, Cullen BF, Stoelting RK, eds. *Clinical Anesthesia*, 7th edition. Philadelphia, PA : Lippincott Williams & Wilkins ; 2013.
3. Butterworth JF, Mackey DC, Wasnick, JD, eds. *Morgan & Mikhail's Clinical Anesthesiology*, 5th edition. New York, NY : McGraw-Hill ; 2013.
4. Chou HG, Wilson WC. Anesthesia considerations for abdominal trauma. In : Smith CE, ed. *Trauma Anesthesia*. New York, NY : Cambridge University Press ; 2015.
5. Donati F. Pharmacology of neuromuscular blocking agents and their reversal in trauma patients. In : Smith CE, ed. *Trauma Anesthesia*. New York, NY : Cambridge University Press ; 2015.
6. Kaplan J. *Essentials of Cardiac Anesthesia*. Philadelphia, PA : Saunders Elsevier ; 2008.
7. Miller R, ed. *Miller's Anesthesia*, 8th edition. Philadelphia, PA : Elsevier Churchill Livingstone ; 2015.
8. Miller RD, Pardo MC, eds. *Basics of Anesthesia*, 6th edition. Philadelphia : Elsevier Churchill Livingstone ; 2011.
9. Parr MJA, Buehner U. Damage control in severe trauma. In : Smith CE, ed. *Trauma Anesthesia*. New York, NY : Cambridge University Press ; 2015.
10. Soreide E, Strand K, Smith CE. Hypothermia in trauma. In : Smith CE, ed. *Trauma Anesthesia*. New York, NY : Cambridge University Press ; 2015.
11. Waibel BH, Rotondo MF. Damage control in trauma and abdominal sepsis. *Surg Clin North Am* 2012 ; 92 : 243-257.

Section 1 *外傷麻酔の基本原則*

8 外傷の区域麻酔

Monique Espinosa, Sripad Rao

総論

末梢神経ブロックは，入院患者や日帰り患者の予定手術で用いられることが多い。神経ブロックの利点を述べている麻酔科や整形外科の文献はたくさん存在するが，外傷患者に対する末梢神経ブロックの成績について述べている文献は少ない。しかし，米国軍隊での経験や，大地震の被災者に対し末梢神経ブロックを問題なく施行できたという近年の報告によれば，区域麻酔は外傷患者に対し問題なく施行できるだけでなく，より緊迫した環境下では望ましい麻酔法ともいえる。

外傷患者における区域麻酔の問題点

インフォームドコンセントの取得

来院する経緯の特殊性から，外傷患者からインフォームドコンセントを得るのはときに困難である。末梢神経ブロックは，患者に多大な利益と，より良好な手術予後（交感神経遮断による切断指再接着術後の血管攣縮予防など）をもたらす可能性があるので，実施の同意を得る他の方法がないかを検討しておく。患者が同意することができない場合，以下の選択肢が現実的であろう。

- 代理人または家族から同意を得る
- 区域麻酔が明らかに有益であると考えられる緊急手術症例では，医師2名による同意を考慮する
- 同意が得られるまで，末梢神経ブロックの施行を延期する

血行動態の不安定性

受傷機転やその他の要因によっては，外傷患者の血行動態が不安定なことがある。

123

そのような場合には，区域麻酔の追加施行により（特に下肢の広範な交感神経遮断を伴うような），さらなる低血圧を助長してしまう。また，区域麻酔によって患者の正常な交感神経ストレス反応を鈍らせることで，相対的な循環血液量減少が明らかになることもある。すでに血行力学的不安定性がある場合や，循環血液量減少が疑われる場合には，以下の方法が妥当と思われる。

- 脊髄幹麻酔（脊髄くも膜下麻酔，硬膜外麻酔）を避ける
- 末梢神経ブロックのなかでも，重度の交感神経遮断や偶発的に硬膜外腔へ局所麻酔薬が広がる危険性が低い方法や，もしくはその危険性が皆無な手技を選択する（例：腰神経叢ブロックよりも，大腿神経ブロックや腸骨筋膜下ブロックのほうが望ましい）
- 状況次第では，患者の血管内容量を正常化する

血液凝固系の状態

予防あるいは治療として抗凝固療法を受けている患者に対する脊髄幹区域麻酔の施行に関しては，American Society of Regional Anesthesia and Pain Medicine（ASRA）によるガイドラインがよく知られている。しかし，外傷や大量輸液を要するような大量出血により凝固系が影響を受けている患者への区域麻酔施行についての知見は比較的少ない。このような場合，以下の点に留意する必要がある。

- 大量出血や大量輸液を行った症例では，血小板数，プロトロンビン時間 prothrombin time（PT），プロトロンビン時間国際標準化比 prothrombin time international normalized ratio（PT-INR），および部分トロンボプラスチン時間 partial thromboplastin time（PTT）といった凝固検査を行う。可能であれば，トロンボエラストグラフィ thromboelastography（TEG）やトロンボエラストメトリ rotational thromboelastometry（ROTEM®）などのポイントオブケア粘弾性凝固検査の結果を確認する
- 区域麻酔の利点と血腫形成の危険性とを慎重に比較検討する
- 神経と隣り合った血管を偶発的に穿刺する危険性を減らすため，超音波装置の使用を検討する
- 偶発的な血管穿刺の際に穿刺部位を圧迫できるよう，深部よりも浅層での神経ブロックを検討する
- 脊髄に近い部位にカテーテル（腰神経叢または傍脊椎ブロックカテーテルなど）を挿入する際は，硬膜外血腫などの有害事象を避けるため ASRA のガイドラインを参照する（現在はモバイルアプリで利用可能）

外傷性神経損傷

外傷患者は外傷性神経損傷 traumatic nerve injury を呈することがある。神経損傷が以前から外傷によって存在していたのか，あるいは区域麻酔によって生じたり，悪化したりしたものなのかという疑問が後からつきまとい，外傷患者への区域麻酔の施行の決定を困難にしてしまう。しかし，そのような懸念から，外傷による神経障害を有する患者が，区域麻酔，特に末梢神経ブロックの恩恵を受けられなくなってしまうおそれがある。このような懸念に対し，バランスをとるための戦略的アプローチは以下のとおりである。

- 区域麻酔を施行する前に，患者に既存の神経損傷がないか調べる
- 神経損傷がないか外科的な記録を参照する
- すべての異常所見を記載し，外科医の診察結果との間に相違がある場合は外科医と話し合い検討する
- 脊髄幹や神経叢に複雑な損傷所見があるときには，区域麻酔を施行しない
- 可能であれば，神経損傷が疑わしい部位から離れた箇所で区域麻酔を施行する

感染の危険性

すべての重症外傷患者では，感染症や敗血症の合併が懸念される。感染リスクを最小限に抑えるため，外傷麻酔医は以下のような慎重な予防措置を行わなければならない。

- 単回穿刺では全例で無菌操作を行い，持続投与目的にカテーテルを留置する場合はマキシマルバリアプリコーション（高度無菌遮断予防策）maximal barrier precaution を行う
- 皮膚に何らかの損傷や異常のある部位に神経ブロック針を刺入したり，カテーテルを留置したりしない
- 毎日回診し，持続カテーテルの刺入部のチェックを行い管理する。ドレッシングが濡れていたり剥がれていたりする場合は交換する。カテーテル刺入部の痛みは局所感染の初期徴候の可能性があり，発赤，腫脹より先行して出現する

コンパートメント症候群

整形外科医にとって，コンパートメント症候群 compartment syndrome の発症（例：長管骨の髄内釘固定術後）は重要事項である。患肢の強い虚血性疼痛の訴えは，外科医による早期発見および適切なタイミングで治療介入するための信頼性の高い指標である。それゆえ，末梢神経ブロック，特に持続末梢神経ブロックカテーテルによって，コンパートメント症候群の症状がわかりにくくなることを外科医は強く懸

126　Section 1　外傷麻酔の基本原則

念している。周術期疼痛管理におけるその他の進歩，例えば患者自己調節鎮痛法 patient-controlled analgesia（PCA）が臨床現場で用いられはじめたときにも同様の懸念が生じている。しかし，虚血性疼痛は通常，末梢神経ブロックでコントロールされない痛みである。事実，明らかに有効な神経ブロックと，新たに起こった痛みの訴えとが噛み合わないことで，何か隠れた問題が起こっていることに気づくことがある。コンパートメント症候群の危険性がある患者に対し，末梢神経ブロックで生じる懸念への対応としては以下のものが考えられる。

- 外科医と一緒に，危険性のある患者を特定しておく
- 虚血性疼痛についてスタッフに啓発を行う
- コンパートメント圧測定などのモニタリングの追加を考慮する
- 初回のブロックには短時間作用型局所麻酔薬を使用し，神経ブロックカテーテルを留置した後に生理食塩液の持続投与を開始する（評価を行うための「空白期間」をつくるため）。外科的因子が排除された後（術後24時間など）に，カテーテルから局所麻酔薬をボーラス投与した後，持続投与を開始する
- 長時間作用型局所麻酔薬を用いて末梢神経ブロックが行われた場合や，高リスクの患者にカテーテルが留置されている場合に，新たな痛みの発症や，期待される疼痛コントロールと実際の疼痛レベルとに明らかな差があれば，直ちに外科医に知らせる

転倒の危険性

転倒の危険性は，整形外科および区域麻酔の文献で注目を浴びつつあるテーマである。米国のメディケア・メディケイドサービスセンターは，転倒を医原性の有害事象と考えている。この高まりつつある転倒への懸念に対しては，以下のような対応が推奨されている。

- 下肢の末梢神経ブロックを施行した患者に対し，転倒の危険性が高いことを示すリストバンドを装着したり，カルテへのラベルの貼付を行ったりする
- 患者の歩行訓練や理学療法の必要性について外科チームと相談する
- 術後鎮痛には，手術麻酔に用いるよりも濃度の低い局所麻酔薬を用いる
- 大腿神経ブロックの代わりに内転筋管ブロックの施行を考慮する

区域麻酔における超音波装置の使用

技術の進歩に伴い，超音波ガイド下に区域麻酔を行うことで，目標および近接する

構造物を同定しながら末梢神経ブロックを施行できるようになった。加えて，神経に向かう針も視認でき，局所麻酔薬の広がりも同様に確認できるので，超音波ガイド下末梢神経ブロックは広く行われる手技になってきている。また，神経刺激装置と併用されることもある。

超音波ガイド下に行うことで，知覚と運動の遮断の発現がより早くなるというエビデンスはあるが，手術麻酔の改善，成功率の向上，合併症発生率の低下をもたらすといったエビデンスはほとんどない。鎖骨上または斜角筋間ブロックで少量の局所麻酔薬を用いることは，片側横隔膜麻痺などのブロックに関連する副作用を軽減するうえで有効となる可能性がある。

超音波の物理的性質

よく用いられる医療用超音波の周波数の範囲は 2.5 〜 15 MHz である。より高い解像度には高周波数で短い波長に，より高い透過性には低周波数で長い波長にプローブの周波数を調整する。プローブの圧電結晶が電気的エネルギーを帯びて振動し，組織を透過し反響する音波を放出する。反響した音波は電気的エネルギーに再び変換され，信号処理されて画像として表示される。

信号の強度は組織を透過するにつれ，反射，散乱，屈折，吸収によって減弱していく。深度を調整して目標とする構造物を画面の中心にすることで画像の質を最適化できる。

超音波のビームの幅は 1.0 mm にも満たない。目標物を短軸像（横断面）あるいは長軸像（矢状断面）で描出することができる。プローブが約 1,500 m/s の音波しか受信できないように較正されているため，骨と空気は描出できない。空気や肺は音波を約 350 m/s で伝播させ，骨では約 3,500 m/s となる。

構造物は以下のように映る。

- 黒：液体で満たされた空間（血管や嚢胞，腹水）
- 灰色：固形の臓器，軟部組織
- 白：筋肉などの高密度の組織
- 黒色の帯：骨による音響陰影
- 霧状：腸管や多重反射によるアーチファクト

静脈と動脈を区別したり，流速を測定したりするためのカラー Doppler，パルス Doppler モードが，ほとんどの超音波装置にそなえつけられている。Doppler モードでの画面上の色は，流れの方向によって決まる。プローブから遠ざかる方向の流れは青く表示され，近づく方向の流れは赤く表示される〔青は遠くへ，赤は近くへ

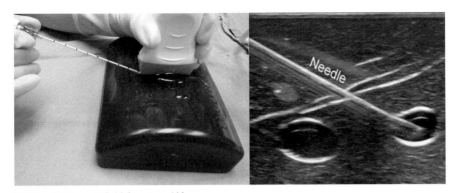

図 8-1　短軸――平行法（in-plane 法）

（Blue Away Red Toward＝BART と覚える）］。
　深度，周波数，ゲインを装置で確認し，プローブ走査の左右方向を手技の施行前に確認することが重要である。

神経への針の進め方
超音波プローブの向きと目標物の関係，および針の向きと超音波プローブとの関係から，アプローチ法には以下の 4 種類がある。

- 短軸――平行法（in-plane 法）
- 短軸――交差法（out-of-plane 法）
- 長軸――平行法
- 長軸――交差法

短軸――平行法（in-plane 法）
プローブは目標物に対して横断面方向にあてる。ついで針を超音波ビームに対して平行に横から刺入する。プローブからでる超音波ビームは幅 1.0 mm に満たないため，針をプローブ面の中心に沿って刺入するのが重要である。針は超音波ビームの幅の中にあるときにのみ描出される。針先を含め，針全体が目標に近づいていくようすを視認できるため，このアプローチ法は末梢神経ブロックで最も頻用されている（図 8-1）。

短軸――交差法（out-of plane 法）
プローブは目標物に対して横断面方向にあてる。ついで針をプローブの中点で超音波ビームに対して正確に垂直に正面から刺入する。このアプローチ法では，針の先

8章 外傷の区域麻酔   129

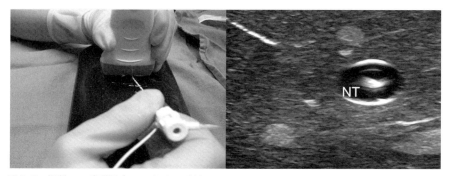

図 8-2　短軸——交差法(out-of-plane 法)
NT：針の先端

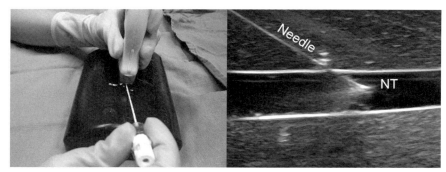

図 8-3　長軸——平行法
NT：針の先端

端を描出するのは技術的に難しいことがある。刺入した針先を進めながら，プローブを針の先端方向へ向けることが重要である。針は超音波で点としてしか描出されないので，針の軸を先端と見誤ることがある。しかし，このアプローチ法は，針の刺入方向が目標物の長軸方向に沿うため，末梢神経ブロックカテーテルの挿入時に好まれる(図 8-2)。

長軸——平行法
プローブは目標物に対して矢状断面方向にあてる。ついで針を超音波ビームに対して平行に横から刺入する。プローブからでる超音波ビームは幅 1.0 mm に満たないため，針をプローブ面の中心に沿って刺入するのが重要である。針は超音波ビームの幅の中にあるときにのみ描出される(図 8-3)。

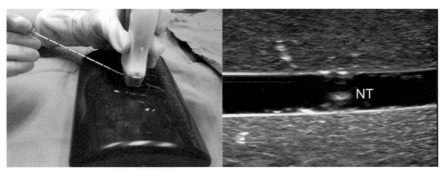

図 8-4　長軸——交差法

長軸——交差法

プローブは目標物に対して矢状断面方向にあてる。ついで針をプローブの中点で超音波ビームに対して正確に正面から垂直に刺入する。このアプローチ法では，針の先端を描出するのは技術的に難しいことがある。刺入した針先を進めながら，プローブを針の先端方向へ向けることが重要である。針は超音波で点としてしか描出されないので，針の軸を先端と見誤ることがある（図 8-4）。

上肢の神経ブロック

どのような上肢の末梢神経ブロック行うかを決定する前に，上肢の皮膚分節（図 8-5）および腕神経叢の解剖（図 8-6）について理解を深めておくことが重要である。

　腕神経叢は多くの場合，第 5 頸神経（C5）から第 1 胸神経（T1）の前枝から構成されるが，なかには第 4 頸神経（C4）や第 2 胸神経（T2）からの枝が合流する場合もあり，前者は prefixed plexus，後者は postfixed plexus と呼ばれる。神経根は椎骨動脈の後方に位置しており，椎骨動脈は斜角筋間ブロックを行うときに注意すべき重要な器官である。

　神経根は前斜角筋と中斜角筋の間をとおり神経幹を形成する。菱形筋[注1]に分布し，肩の後上方の知覚を支配する肩甲上神経は第 5 頸神経（C5）から起こる。前鋸筋に分布する長胸神経は第 5，6，7 頸神経根から起こる。上方の第 5，6 頸神経（C5，6）と下方の第 8 頸神経（C8），第 1 胸神経（T1）の対はそれぞれ上神経幹，下神経幹を形成し，第 7 頸神経根はそのまま中神経幹となる。神経幹は後頸三角の下方，すなわち鎖骨中部 1/3 直上の胸鎖乳突筋と僧帽筋の間で形成される。神経幹は第 1 肋骨の尾側へと続き，前部，後部の神経幹枝に分岐する。上神経幹，中神経幹の前部神経幹枝は合流して外側神経束となり，下神経幹の前部神経幹枝は内側神経束へ，

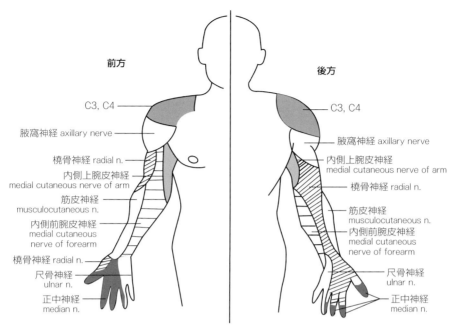

図 8-5　上肢の皮膚分節
C3：第 3 頸神経，C4：第 4 頸神経
（図：M. Gatlin より）

　すべての後部神経幹枝は後側神経束へ移行する。神経束は鎖骨の下方を通っており，腋窩動脈との位置関係によって名前がついている。神経束は小胸筋の縁で 5 つに分かれ，上腕骨頭の周囲を通過する。

　外側神経束由来の筋皮神経は，烏口腕筋内を走行し，上腕二頭筋，上腕三頭筋に分布した後に肘部で上腕二頭筋腱の外側を走る外側前腕皮神経となる。外側神経束の外側枝，内側神経束の内側枝は正中神経となり，上腕では腋窩動脈の上方に，肘部では上腕動脈の内側に位置する。後側神経束は橈骨神経となって上腕骨に沿って回旋して走行し，動脈の後方を通過する。橈骨神経は肘の高さでは烏口腕筋と上腕筋の間に存在する。内側神経束は尺骨神経となり，腋窩では動脈と静脈の間に，肘部では上腕骨内顆の後方に位置する。

　区域麻酔を実施する前には標準的なモニター機器を装着し，酸素投与を行う。施行前に「タイムアウト」を行う。その後，適切な鎮静のもとに穿刺部位と超音波プ

注 1：原文は "rhomboid muscle（菱形筋）" だが，菱形筋は肩甲背神経由来なので，おそらく棘上筋・棘下筋と思われる。

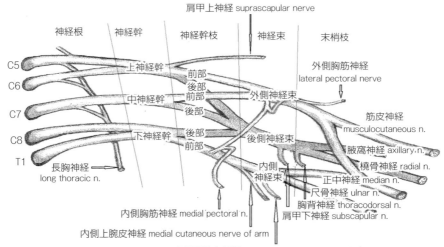

図 8-6　腕神経叢
C5：第5頸神経，C6：第6頸神経，C7：第7頸神経，C8：第8頸神経，T1：第1胸神経
（図：M. Gatlin より）

ローブの消毒，ドレーピングを清潔操作で行う。

　ターニケットを使用するときは，肋間上腕神経（第2胸神経由来）のブロックを施行すべきである。これは長時間作用型局所麻酔薬を三角筋胸筋溝から上腕尾側に向かって皮下注入する。肋間上腕神経は上腕近位1/2の内側を支配する。

斜角筋間ブロック interscalene block
- 適応：肩，鎖骨外側，上腕の手術
- 解剖：腕神経叢の神経根，神経幹は輪状軟骨の高さで斜角筋間溝を走行する。斜角筋間溝は胸鎖乳突筋の鎖骨頭の外側で斜角筋の間に存在する
- ランドマーク：胸鎖乳突筋の外側縁（患者の頭部を挙上し反対側に向けることで強調される），輪状軟骨，外頸静脈（Valsalva 手技で強調される），斜角筋（患者に深呼吸を促すことでわかりやすくなる）
- 手技：患者を仰臥位にし，頭部を術側の反対側に軽く傾ける。腕神経叢は超音波検査で以下のように同定される。周波数 12〜15 MHz，深度 3 cm の設定で横断（短軸）像が得られる。プローブは輪状軟骨の高さで鎖骨に平行におく。内側から外側に走査していくと内頸動脈，内頸静脈，胸鎖乳突筋，前斜角筋，神経根（低エコー域として描出される），中斜角筋が確認できる（図 8-7）。通常，第6頸椎（C6）

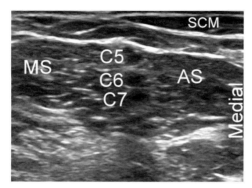

図 8-7 斜角筋間ブロック
AS：前斜角筋，C5〜7：第5〜7頚椎，Medial：内側，
MS：中斜角筋，SCM：胸鎖乳突筋

以下で確認できる椎骨動脈も同様に低エコー域として描出される。動脈と神経根を区別するのにカラー Doppler が用いられることもある。神経根の視認が難しい場合，鎖骨上領域で鎖骨下動脈の外側に存在する腕神経叢(ブドウの房状)から確認していく方法もある。この場合，神経根が確認できるまで腕神経叢を神経幹枝から頭側にたどっていく。横隔神経はときに胸鎖乳突筋と前斜角筋の間に存在する。個々の神経根は，神経刺激によって確認できる。通常は 20 〜 30 mL の局所麻酔薬を用いる

- 特異的な副作用および合併症：反回神経麻痺による嗄声，片側横隔膜麻痺，Horner 症候群，椎骨動脈内への薬物投与，偶発的な硬膜外または脊髄くも膜下麻酔，気胸がある

鎖骨上ブロック supraclavicular block

超音波の台頭で，鎖骨上ブロックは再び頻用されるようになった。これは神経叢が比較的浅層にあり，上肢全体の麻酔に必要な局所麻酔薬の量も比較的少量ですむためである。腕神経叢の神経幹枝はすべて近接しており，結果的に早い効果発現と強い遮断効果を可能にしている。

- 適応：上腕，肘部，前腕の手術
- 解剖：腕神経叢の神経幹枝は，鎖骨下動脈とともに第 1 肋骨の前方にあり，動脈の後外側に存在する。鎖骨下静脈は前斜角筋を隔てて動脈の内側に存在する。胸膜は神経叢の下後方に位置し，ときに神経叢から 1 〜 2 cm の近さのときもある。刺入方向は鎖骨中部直上の後頚三角で外側から内側方向に中斜角筋へ向ける

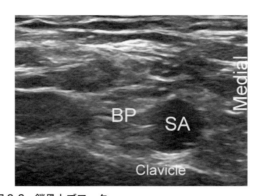

図8-8 鎖骨上ブロック
BP：腕神経叢，Clavicle：鎖骨，Medial：内側，SA：鎖骨下動脈

- 手技：患者を仰臥位とし，頭部を術側の反対側に傾けた状態で深度4 cm，周波数12〜15 MHzの設定で横断（短軸）像が得られる。プローブは鎖骨上窩におく。鎖骨下動脈を同定すると，腕神経叢の神経幹枝は動脈のすぐ外側に位置する（図8-8）。動脈が視認できない場合，プローブを下方に傾けてみる。腕神経叢の神経幹枝はブドウの房状に描出される。描出することは難しいが，細かな隔壁が個々の神経幹枝の中に存在する。腕神経叢周囲で複数回穿刺することで高いブロック成功率が得られる。偶発的な胸膜穿刺を避けるためには，針先をリアルタイムで視認することが重要であるため，平行法が好んで行われる。針先の描出が難しければ，プローブを患者に対して垂直方向に傾ける。使用される局所麻酔薬の量は通常，20〜30 mLである
- 特異的な副作用および合併症
  - 気胸：神経幹枝は胸膜に近接しているため，気胸が鎖骨上ブロックの重大な合併症として起こりうる。超音波装置を用いることで胸膜を同定し，胸膜穿刺を避けつつ腕神経叢に向かって針を刺入していくことは可能だが，針全体を手技の間ずっと描出できる保証はない。結果的に，超音波ガイド下の手技でも気胸は起こりうる。気胸の発生頻度について，異なるブロック手技と比較した臨床試験はまだない
  - 血管内注入：肩甲上動脈，頸横動脈は低エコー域として描出され（すなわち神経線維束のように），神経叢周囲に存在する。よって，カラーDopplerモードでこれらの器官を同定し，偶発的な血管内注入を避けることが重要である

鎖骨下ブロック infraclavicular block

腕神経叢の鎖骨下アプローチの効果発現までの時間や，感覚および運動遮断の持続時間は鎖骨上アプローチとほぼ同様である。鎖骨上ブロックと比較した鎖骨下ブロックの利点の1つは，Horner 症候群の発生率が低いことである。鎖骨下ブロックは，穿刺部位の腕神経叢が深部にあることから技術的な難易度は高い。一方，深部にあることで持続神経ブロックカテーテルの固定がより安定する場合がある。鎖骨下ブロックにおける患者の体位は，仰臥位で上肢を体幹につける。つまり，上肢が痛みで動かせないときには腋窩ブロックのよい代替手段となる。

- 適応：上腕遠位部，肘部，前腕，手の手術
- 解剖：腕神経叢の神経束がこの部位でブロックされる。外側，後側，内側神経束はそれぞれ鎖骨下・腋窩動脈との位置関係からその名前がつけられている。神経叢はこの部位では大胸筋，小胸筋の後方に位置しており，再度述べるが，カテーテルの固定には有利である
- 手技：プローブを鎖骨の下方，烏口突起の内側で矢状面方向に平行にあて，動脈と神経束の横断（短軸）像を得る。深部のブロックには 7 MHz のプローブが望ましい。描出を行うプローブはリニア型でもコンベックス型でもよい。針は平行法で頭側より動脈の後方へと刺入する。動脈と神経束に沿って U 字型に局所麻酔薬の広がりを得るのを目標とする。使用される局所麻酔薬の量は通常，20 ～ 30 mL である
- 特異的な副作用および合併症：局所麻酔薬中毒の報告はあるが，このブロックに特有の合併症はない

腋窩ブロック axillary block

- 適応：肘部，前腕，手の手術。また，上肢の交感神経切除術にも用いられる。腋窩ブロックは頸部を動かす必要がないため，頸髄損傷が疑われる患者に対してはよい選択となる。さらには，横隔神経麻痺や気胸の危険性もない
- 解剖：腕神経叢の末梢枝がこの部位でブロックされる。腋窩動脈周囲への単回注入では，外側神経束からの筋皮神経がブロックされないことが多い。筋皮神経は烏口腕筋の筋腹内，もしくは遠位部では上腕二頭筋内に確認できる。正中，尺骨，橈骨神経は腋窩動脈に対してそれぞれ 10 時，2 時，6 時方向に位置する。ただし，腋窩動脈と神経との位置関係には数々の解剖学的破格が報告されている
- 手技：患者を仰臥位とし，上肢を 90 度外転させた状態で，プローブをなるべく腋窩に近い近位側で，上腕に対して垂直にあてる。周波数 12 ～ 15 MHz，深度 3 cm の設定で横断（短軸）像が得られる（図 8-9）。すべての器官を同定し，横断

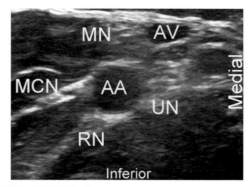

図 8-9　腋窩ブロック
AA：腋窩動脈，AV：腋窩静脈，Inferior：下方，MCN：筋皮神経，
Medial：内側，MN：正中神経，RN：橈骨神経，UN：尺骨神経

像で筋皮神経が確認できるように，上腕骨の長軸方向に沿ってプローブを遠位方向に調整する．各神経は電気刺激によって確認できる．神経束は低エコー域として描出され，それを囲む膜は高エコー域として描出されるため，神経は円形または楕円形の蜂の巣状にみえることがある．局所麻酔薬の投与後は解剖像が変わるため，器官の同定は難しくなる．プローブの圧迫を緩めて腋窩静脈を確認しておくことは，偶発的な血管内注入を避けるうえでも重要である．各神経に対して 5 〜 10 mL の局所麻酔薬を投与すれば，外科手術に対して十分な麻酔を得られる．手術部位を支配する神経に対しては通常，20 〜 30 mL の局所麻酔薬を単回注入すれば十分な術後鎮痛が得られる
- 特異的な副作用および合併症：血腫形成や偶発的な神経内または血管内注入は起こりうるが，このブロックに特有の合併症はない

肘ブロック elbow block
- 適応：手の外科手術，不十分な腕神経叢ブロックのレスキューとして
- 解剖：肘部でブロックできるのは，手を支配する 3 つの神経と前腕を支配する皮神経である．正中神経は上腕動脈の内側に位置する．橈骨神経は橈骨頭上で腕橈骨筋の深層にある．尺骨神経は肘部管の中にある
- 手技：患者を仰臥位とし，上肢を回内させる．プローブを横断面におき，神経の短軸像を得る（図 8-10，11，12）．深度 2 〜 3 cm，周波数 12 〜 15 MHz に設定する．各神経周囲に 5 〜 10 mL の局所麻酔薬投与で十分なブロックが得られる
- 特異的な副作用および合併症：尺骨神経のブロックは肘部管の数センチ近位で行わねばならない．肘部管内でのブロックは，コンパートメント症候群を引き起こす

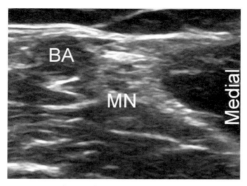

図8-10 肘部のブロック(正中神経)
BA：上腕動脈，Medial：内側，MN：正中神経

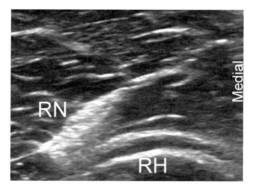

図8-11 肘部のブロック(橈骨神経)
RH：橈骨頭，RN：橈骨神経

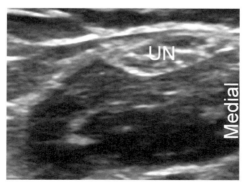

図8-12 肘部のブロック(尺骨神経)
UN：尺骨神経

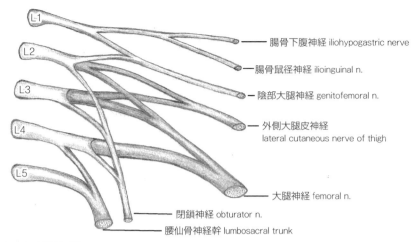

図 8-13 腰神経叢
L1：第1腰神経，L2：第2腰神経，L3：第3腰神経，L4：第4腰神経，L5：第5腰神経
（図：M. Gatlin より）

下肢の神経ブロック

下肢を支配する神経は，腰神経叢と仙骨神経叢の2つの主要な神経叢に由来する。腰神経叢（図 8-13）は，大腿と膝部の前面，下腿および母趾の内側面（伏在神経）に分枝する。仙骨神経叢は，大腿後面（後大腿皮神経），膝部の後面，内側以外の下腿に分枝する（図 8-14）。

第1腰神経（L1）は，第12胸神経（T12）からも枝を受ける腸骨下腹神経，および腸骨鼠径神経となる。陰部大腿神経は第1腰神経（大腿枝，L1）と第2腰神経（陰部枝，L2）に由来する。外側大腿皮神経は第2，3腰神経（L2，3）からなり，大腿神経と閉鎖神経は第2～4腰神経（L2～4）の神経線維に由来する。

腰神経叢は腸腰筋の深層に位置する。第1腰神経根は腸腰筋の前方を通り，第2～4腰神経根は後方を通る。腰神経叢では神経根レベルでのブロックとなるが，局所麻酔薬の硬膜外腔への薬液浸潤がしばしばみられ，血行動態に悪影響を及ぼしうることから，外傷患者に対してはこの手法は推奨されていない。

仙骨神経叢は腸腰筋内側で仙骨に接した位置にあり，坐骨神経の由来となる。坐骨神経は大坐骨切痕に向かって収束し，骨盤底を通過して坐骨結節と大転子の間で大殿筋の深層を走行する。坐骨神経はそのまま垂直，尾側方向へ半腱様筋・半膜様筋のコンパートメント内を走行し，膝窩の頂点で脛骨神経〔第4，5腰神経（L4，5），第1～3仙骨神経（S1～3）由来〕と総腓骨神経〔第4，5腰神経（L4，5），第1，2

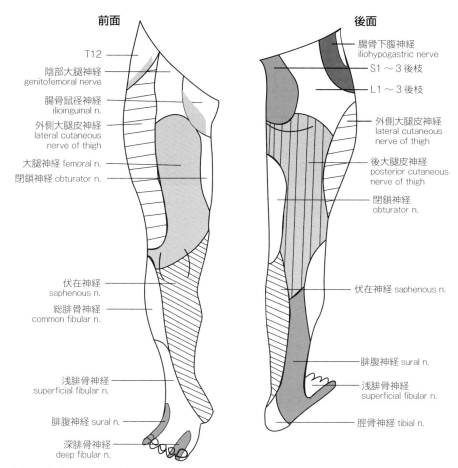

図 8-14 下肢の皮膚分節
L1〜3：第1〜3腰神経，S1〜3：第1〜3仙骨神経，T12：第12胸神経
（図：M.Gatlin より）

仙骨神経（S1，2）由来〕に分かれる。脛骨神経は腓骨頭の外側を通過して腓腹神経となり，下腿と足部の外側を支配する。また，腓腹筋の深層を走行し，足の底面も支配する。総腓骨神経は浅腓骨神経と深腓骨神経に分岐し，それぞれ足の背面と第1，2趾間の水かき部をそれぞれ支配する。

大腿神経ブロック femoral nerve block

- 適応：大腿，大腿骨，および膝部の手術
- 解剖：大腿神経は腸骨筋膜の深層を走行し，鼠径靱帯の下方で大腿部に現れる大

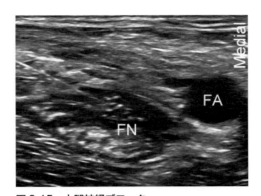

図 8-15　大腿神経ブロック
FA：大腿動脈，FN：大腿神経，Medial：内側

腿動脈と大腿静脈を包む血管鞘の外側にある神経は，腸骨筋膜によって隔てられる

- 手技：患者を仰臥位とし，下肢を中間位とする．プローブを鼠径溝におき，外側から内側へと走査する．周波数 12 〜 15 MHz，深度 4 cm の設定で横断（短軸）像が得られる（**図 8-15**）．動脈が 2 つみえる場合，プローブの位置は大腿動脈が浅大腿動脈と深大腿動脈に分岐している部位よりも遠位にある．このような場合には大腿動脈が 1 つにみえる部位まで頭側にスライドする．大腿静脈がみえないときはプローブの圧迫を緩める．腸骨筋膜は高エコーの線として描出され，大腿神経の表層および大腿動脈の下方へと広がる．大腿神経は，腸骨筋膜の下および大腿動脈の外側に高エコーの楔形の構造物として描出される．リンパ節も同様に高エコー域として描出される．神経とリンパ節は，プローブを頭尾側方向に走査してリンパ節の境界を同定することで区別できる．大腿神経ブロックは平行法と交差法のもいずれの方法でも可能である．平行法で外側から内側へ刺入するアプローチが最も一般的である．交差法はカテーテルを留置する際に用いられる．偶発的な大腿動脈および大腿静脈穿刺を避けるためには，針全体を描出することが重要である．局所麻酔薬は通常，25 〜 30 mL を投与する

内転筋管ブロック adductor canal block

内転筋管（伏在神経）ブロックは，大腿神経ブロックと同等の鎮痛効果を有しつつ，大腿四頭筋の筋力を低下させないため，早期の歩行，リハビリテーションが可能になるという近年の研究報告を受けて普及しつつある．

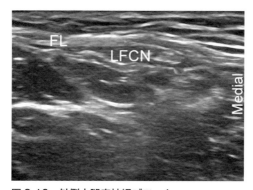

図 8-16　外側大腿皮神経ブロック
FL：大腿筋膜，LFCN：外側大腿皮神経，Medial：内側

- 適応：膝の手術，下腿や足関節の内側皮膚を含む手術
- 解剖：内転筋管（縫工筋下管または Hunter 管）は大腿中部 1/3 で縫工筋，内側広筋，長内転筋に囲まれた筋膜性の管状組織である。内転筋管内には，大腿動静脈に伴走して伏在神経が走行している
- 手技：内転筋管の解剖学的な位置については，より正確に同定する必要があり，細かな位置は文献によって異なる。内転筋管内の大腿動脈の横断（短軸）像をリニア型プローブで描出できるようにおく。局所麻酔薬は縫工筋の深層，かつ大腿動脈の近傍に投与する。内転筋管内ブロックに用いられる局所麻酔薬は通常，15 〜 30 mL である

外側大腿皮神経ブロック lateral femoral cutaneous nerve block

- 適応：大腿外側がカバーできていない大腿神経ブロックのレスキュー，または大腿および膝外側の手術
- 解剖：外側大腿皮神経は，第 2，3 腰神経（L2，3）に由来する純粋な知覚神経である。神経は上前腸骨棘の内側，下方に位置し，大腿から膝部にかけての前外側面を支配する
- 手技：患者を仰臥位とする。プローブを上前腸骨棘におくと，骨性の音響陰影が確認できる（図 8-16）。続いてプローブを上前腸骨棘より尾側，内側に動かし，高エコーの線維性の帯としてみえる大腿筋膜を確認する。神経は上前腸骨棘から約 2 cm 内側，かつ下方に位置する。上前腸骨棘の内側に少量の局所麻酔薬を投与することで，神経の視認が容易になることもある。5 〜 10 mL の局所麻酔薬投与で十分なブロックが可能である

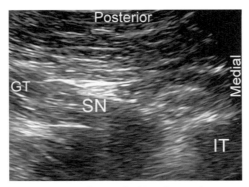

図 8-17　坐骨神経ブロック（殿部アプローチ）
GT：大転子，IT：坐骨結節，Medial：内側，Posterior：後方，SN：坐骨神経

坐骨神経ブロック sciatic nerve block

坐骨神経は，その走行に沿って殿部から膝窩部までさまざまな部位や角度でのアプローチが可能である．本章では2つのアプローチ法についてのみ述べるが，それらは超音波ガイド下で一般的に行われており，外傷患者にも容易に行うことができる．

殿部アプローチ

- 適応：膝部の後面，下腿，足部，足関節の手術
- 解剖：殿下部における坐骨神経の位置は破格が非常に少ない．坐骨神経は，大転子と坐骨結節のほぼ中央の坐骨溝内を走行し，大半の患者で容易に触知可能である
- 手技：患側が上となる側臥位とし，股関節を軽度屈曲させる．低周波のコンベックス型プローブはビームの透過性が高く，このアプローチ法でよく用いられる．リニア型プローブを用いる場合は，周波数 7～8 MHz，深度 6～8 cm の設定で良好な画像が得られる（図 8-17）．坐骨結節と大転子は骨性の器官であり，音響陰影を生じるため容易に同定できる．坐骨神経は，坐骨結節と大転子のほぼ中間に三角形の器官として描出され，大殿筋の後方かつ坐骨結節の大腿二頭筋起始部のすぐ外側に位置する．穿刺針は，平行法で外側から内側に向かって刺入する．大腿二頭筋起始部は，坐骨結節部では坐骨神経と見間違えやすいため，超音波ガイドと神経刺激を併用することで目標物の区別がつきやすくなる．局所麻酔薬は通常，25～30 mL 投与する

8章 外傷の区域麻酔　　143

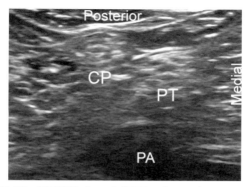

図8-18　坐骨神経ブロック(膝窩アプローチ)
CP：総腓骨神経，Medial：内側，PA：膝窩動脈，Posterior：後方，PT：後脛骨神経[注]
注：原文を訳すと後脛骨神経だが，この部位では脛骨神経(TN)が正しいと思われる。

外側膝窩アプローチ

- 適応：足部，足関節の手術，下腿切断術
- 解剖：膝窩部の外側縁は大腿二頭筋，内側縁は半腱様筋と半膜様筋，下縁は腓腹筋である。膝窩部は脂肪織で満たされており，その前外側に存在する脛骨動脈の下方に坐骨神経がある。坐骨神経は通常，膝窩部の頂点で脛骨神経と総腓骨神経に分岐するが，分岐する位置の個人差はきわめて大きい
- 手技：このアプローチ法は，仰臥位でも腹臥位でも施行可能である。外傷患者では腹臥位は強いストレスとなることがあるため，仰臥位が好まれる。仰臥位で行う場合，下肢は中間位で膝関節を約30度屈曲する。膝窩部の下で超音波プローブを走査する空間を確保するため，下肢は挙上した状態で保持する。深度3〜5 cm，周波数10 MHzの設定で，プローブを膝窩に対して横断面方向におき，坐骨神経の短軸像を描出する(図8-18)。術者は膝窩皺から頭側に走査を開始する。このアプローチ法では，画面上で膝窩動脈の上方(このアプローチ法では超音波プローブを下方からあてるため，画像が上下逆になることに留意する)に総腓骨神経と脛骨神経が2つの楕円形，蜂の巣状の構造物として描出される。総腓骨神経と脛骨神経は，1つの鞘に合流して坐骨神経を形成するため，プローブを頭側へとたどれば神経であるかどうかの確認ができる。このブロックでは，針は平行法で分岐部の部位で刺入する。また，総腓骨神経と脛骨神経をより膝窩皺に近いところで別々に穿刺するという別の方法もある。局所麻酔薬は通常，30〜35 mLを投与する

144   Section 1   外傷麻酔の基本原則

局所麻酔薬の選択と持続末梢神経ブロックのカテーテル留置

局所麻酔薬およびその濃度の選択は，投与目的（手術麻酔か術後鎮痛か），ブロックする神経の数とその部位での血管の豊富さなどに左右される。

　2％リドカインや1.5％メピバカインのように，効果発現が早く，短時間あるいは中時間作用型の局所麻酔薬は，0.2％または0.5％ロピバカインといった長時間作用型局所麻酔薬と混合して手術麻酔にしばしば用いられる（効果時間5〜6時間）。0.2〜0.5％ロピバカインは単独で術後鎮痛に用いられることが多く，その効果時間は12〜14時間である。

カテーテル挿入の適応
- 24時間以上続く中等度から重度の疼痛
- 術後の積極的な理学療法
- 血管攣縮による虚血肢の交感神経遮断

　0.2％ロピバカインといった局所麻酔薬の低用量での持続投与は，腕神経叢ブロックでは6〜8 mL/h，下肢のブロックでは10〜12 mL/hでの投与が推奨されている。

局所麻酔薬中毒

局所麻酔薬の毒性は，投与量，吸収，投与した部位の血管の豊富さが大きく影響する。全身毒性は，おもに中枢神経系と心血管系に対して作用する。局所麻酔薬中毒の臨床症状は，中枢神経症状が心血管症状に先行して現れるのが通常だが，中枢神経症状は軽微，または欠落していることも多いため，心血管症状だけが重度の中毒症状として現れることもある。したがって，区域麻酔の施行後に意識状態の変化や血行動態の不安定性を呈した患者では，常に局所麻酔薬中毒を念頭におく必要がある。

　局所麻酔薬中毒の中枢神経症状は以下のとおりである。

- 口唇周囲のしびれ，ふらつき，めまい，視力障害，耳鳴
- 不穏，興奮
- ろれつ不良，傾眠，意識消失
- ふるえ，筋攣縮，振戦，全身性の痙攣
- 呼吸抑制，呼吸停止

8章　外傷の区域麻酔　　*145*

局所麻酔薬中毒の心血管症状は以下のとおりである。

- 徐脈
- 低血圧
- 難治性の不整脈(異所性心室興奮，多形性心室頻拍，心室細動)
- 循環虚脱，心停止

局所麻酔薬中毒への対応は，局所麻酔薬投与の中止，気道確保，痙攣の抑制(必要があれば)，二次救命処置 advanced cardiovascular life support(ACLS)である。脂肪乳剤の投与は，ブピバカインやリドカインの心毒性に対する有効性が証明されているが，正確な作用機序は不明である。考えられる機序としては，脂肪乳剤が局所麻酔薬と結合することで血中濃度を低下させる，あるいは心筋の直接的なエネルギー源として作用する，などである。脂肪乳剤の推奨投与量は以下のとおりである。

- 20%脂肪乳剤 1.5 mL/kg をボーラス投与する
- 血行動態が安定してから最低 10 分間は，0.25 mL/kg/min での持続投与を行う
- 血行動態が安定しない場合は，もう 1 回ボーラス投与を行い，持続投与を 0.5 mL/kg/min に増量する
- 脂肪乳剤の初期投与量の上限は，30 分間で約 10 mL/kg である

脊髄幹麻酔および傍脊椎ブロック

くも膜下ブロック intrathecal block

くも膜下麻酔は，患者の体位変換が困難であることや，血行動態の変化との関係から，外傷患者の緊急手術においてはあまり推奨されていない。さらに重要な点として，循環血液量の減少した患者では，くも膜下麻酔による交感神経遮断が致命的な低血圧や徐脈を引き起こすおそれがあることがあげられる。くも膜下麻酔は，循環血液量が正常な外傷患者における下肢単独の予定手術であれば適切な選択肢といえるであろう。

硬膜外ブロック epidural block

外傷患者に対して硬膜外麻酔を単独で行うことは推奨されていないが，術後鎮痛の観点からは非常に有効であり，麻薬使用量の減少や，手術ストレスの軽減，術後イレウスの抑制，早期リハビリテーション，呼吸器合併症の減少などの作用もある。しかし，胸部外傷で硬膜外鎮痛法を用いた疼痛管理に関する文献は少なく質も高く

ない。加えて，患者の適応は合併損傷によっても制限される。

- 適応は肋骨骨折，胸腔ドレーン，胸部または腹部の大手術である。禁忌としては，不安定な循環動態，脊椎外傷が疑われる場合，凝固障害，患者の同意が得られない場合，意識障害のある場合などがあげられる。外傷患者では，静脈血栓症の予防や治療を目的に抗凝固療法を行うことがしばしばある。抗凝固療法については，患者の選択および手技を施行するタイミングにおいて考慮しなければならない
- 解剖学的ランドマーク
  - ▸ 第7頸椎（C7）：頸部で最もよく触れる棘突起
  - ▸ 第3胸椎（T3）：肩甲棘
  - ▸ 第7胸椎（T7）：肩甲骨下縁
  - ▸ 第1腰椎（L1）：第12肋骨下縁
  - ▸ 第4〜5腰椎（C4〜5）：腸骨稜
- 手技
  - ▸ 患者の体位は，頸部と上背部を屈曲した座位が望ましい
  - ▸ または，頸部，股関節，膝部を屈曲した側臥位でもよい
  - ▸ 第3〜11胸椎（T3〜11）では，棘突起が尾側に大きく傾斜していて，正中法は難易度が高い
  - ▸ 棘突起を避けるために傍正中法が望ましい場合がある
- 硬膜外持続投与の薬液
  - ▸ 術後イレウス，閉塞性睡眠時無呼吸（OSA），術後遷延する悪心・嘔吐などのリスクが高い患者に対しては，局所麻酔薬の低用量持続投与を行う。だが，局所麻酔薬単独での使用は，低血圧や運動麻痺の観点から制限を受ける
  - ▸ オピオイドは脊髄後角のμ受容体に作用する。脂溶性オピオイド（フェンタニルやsufentanilなど）は，硬膜，くも膜を通過して拡散する。水溶性オピオイド（モルヒネ，ヒドロモルフォン）は脳脊髄液の流れにのって頭側へ広がり，投与部位から離れた部位へも作用する。オピオイドの硬膜外持続投与は，瘙痒感，悪心・嘔吐，呼吸抑制，鎮静，術後イレウスなどの副作用が強くでるため，単独で行われることは少ない
  - ▸ 局所麻酔薬とオピオイドの持続投与の組み合わせによる効果は相乗的であり，副作用の頻度を減らす
- 合併症には，ブロックの不成功，偶発的硬膜穿刺，硬膜外血腫，硬膜外膿瘍，神経根痛，脊髄の損傷がある

8章　外傷の区域麻酔　*147*

傍脊椎ブロック paravertebral block

- 適応：肋骨骨折，フレイルチェスト（動揺胸郭），胸壁手術，胸腔手術の鎮痛管理
- 解剖：傍脊椎腔は，肋間動脈および静脈，肋間神経，脊髄神経後枝，交感神経幹をその中に含む楔形の空間である。傍脊椎腔の境界は，前方が壁側胸膜，後方が肋横突靱帯，内側が椎体である。傍脊椎腔は硬膜外腔と肋間隙（内側）と連続しており，頸部から第1腰椎（L1）の腸腰筋起始部まで続く
- ランドマーク法：患者を座位，または患側を上にした側臥位にする。目的とする高さの棘突起を確認する。棘突起の最もよく触れる点から外側に 2.5 cm の点をマーキングする。皮膚に局所麻酔薬を局所注射し，22 ゲージの Tuohy 針を用いて横突起を確認する。通常，横突起の深さは 2 ～ 4 cm である。初回の穿刺で横突起に針があたらない場合は，針の刺入方向をわずかに尾側または頭側に傾ける。横突起に針があたった後，針を頭側に横突起から傾けるが，このときに横突起よりも 1.0 ～ 1.5 cm 以上深く進めてはいけない。針が肋横突靱帯を貫いた際には，針先に膜を貫いたわずかな感触があることが多い。傍脊椎腔は横突起のすぐ近くにあり，針を不用意に進めると偶発的に胸膜穿刺をしてしまう可能性があるため，横突起よりも 1.0 ～ 1.5 cm 以上深く針を進めないことが重要である。多椎間にブロックを行うときは，各椎間に 3 ～ 5 mL の局所麻酔薬を投与する。15 ～ 20 mL の単回投与で最大 5 カ所の皮膚分節の麻酔が得られるが，少量を多椎間に投与する方法に比べると，局所麻酔薬が硬膜外腔へ浸潤するおそれが高くなる。胸部あるいは腰部硬膜外麻酔と比較すると，傍脊椎ブロックは交感神経遮断の程度が低いことから血行動態への影響が少なく，多発肋骨骨折や，他の部位の損傷によって循環血液量の減少した患者の疼痛管理に有用である。さらには，膀胱や腸管への影響も少ない

▲ Key Point

- 外傷患者への神経ブロックは問題なく施行可能であるが，血行動態の不安定性や血液凝固系の状態，以前から存在する神経損傷やコンパートメント症候群などには十分留意する必要がある
- 血行動態への影響の少ない神経ブロック法を選択する
- 外傷患者に対して，高濃度または長時間作用型局所麻酔薬で神経ブロックを施行した場合，コンパートメント症候群の徴候や症状を隠してしまう可能性がある
- オピオイドが硬膜外投与されている患者に，オピオイドの静脈内投与を行うと呼吸抑制の危険性が増す

148 Section 1 外傷麻酔の基本原則

- 神経ブロックによる区域麻酔を行うときは：
  - ブロックを行う前に解剖について理解しておく
  - 局所麻酔薬を適切に選択し，投与量は中毒量を超えないようにする
  - 局所麻酔薬の投与前に，超音波検査で投与部位の血管構造を確認しておく
  - 注入時に抵抗がある場合は投与をしない
  - 針を進めるときは常に針先を描出する
  - 神経内に薬液を投与しない

謝辞

"Essentials of Trauma Anesthesia First Edition（2012）"の"Regional anesthesia for trauma"の章を執筆された Ralf E. Gebhard 氏の貢献に深謝する。

参考文献 ●さらなる学習のために●

1. Bhatia A, Lai J, Chan VW, et al. Case report : pneumothorax as a complication of the ultrasound-guided supraclavicular approach for brachial plexus block. *Anesth Analg* 2010 ; 111 : 817-819.
2. Buckenmaier CC, McKnight GM, Winkley JV, et al. Continuous peripheral nerve block for battlefield anesthesia and evacuation. *Reg Anesth Pain Med* 2005 ; 30 : 202-205.
3. Capdevila X, Pirat P, Bringuier S, et al. Continuous peripheral nerve blocks in hospital wards after orthopedic surgery : a multicenter prospective analysis of the quality of postoperative analgesia and complications in 1,416 patients. *Anesthesiology* 2005 ; 103 : 1035-1045.
4. Cometa MA, Esch AT, Boezaart AP. Did continuous femoral and sciatic nerve block obscure the diagnosis or delay the treatment of acute lower leg compartment syndrome? A case report. *Pain Med* 2011 ; 12 : 823-828.
5. Dhir S, Sharma R, Ganapathy S. Regional anesthesia. In : Smith CE, ed. *Trauma Anesthesia*. New York, NY : Cambridge University Press ; 2015.
6. Galvagno SM, Smith CE, Varon AJ, et al. Pain management for blunt thoracic trauma : A joint practice management guideline from the Eastern Association for the Surgery of Trauma and Trauma Anesthesiology Society. *J Trauma Acute Care Surg* 2016 ; 81 : 936-951.
7. Hazarika R, Rajkhowa T, Nath PB, et al. A comparison of two approaches to brachial plexus anaesthesia. *Int J Res Med Sci* 2016 ; 4 : 1335-1338.
8. Horlocker TT, Wedel DJ, Rowlingson JC, et al. Regional anesthesia in the patient receiving antithrombotic or thrombolytic therapy : American Society of Regional Anesthesia and Pain Medicine Evidence-Based Guidelines (Third Edition). *Reg Anesth Pain Med* 2010 ; 35 : 64-101.
9. Hussain N, Ferreri TG, Prusick PJ, et al. Adductor canal block versus femoral canal block for total knee arthroplasty : a metaanalysis. *Reg Anesth Pain Med* 2016 ; 41 : 314-320.
10. Jaeger P, Nielsen ZJK, Henningsen MH, et al. Adductor canal block versus femoral nerve block and quadriceps strength : A randomized, double-blind, placebo-controlled, crossover study in healthy volunteers. *Anesthesiology* 2013 ; 118 : 409-415.

11. Liu SS, Ngeow J, John RS. Evidence basis for ultrasound-guided block characteristics : onset, quality, and duration. *Reg Anesth Pain Med* 2010 ; 35 : S26-S35.

12. Missair A, Gebhard R, Pierre E, et al. Surgery under extreme conditions in the aftermath of the 2010 Haiti earthquake : the importance of regional anesthesia. *Prehosp Disaster Med* 2010 ; 25 : 487-493.

13. Sites BD, Spence BC, Gallagher JD, et al. Characterizing novice behavior associated with learning ultrasound-guided peripheral regional anesthesia. *Reg Anesth Pain Med* 2007 ; 32 : 107-115.

Section 1 外傷麻酔の基本原則

9 外傷患者のモニタリング

Richard McNeer, Albert J. Varon

はじめに

外傷患者の緊急手術におけるモニタリングは，麻酔医にとって非常に困難な課題となることがある。持続的出血を伴う出血性ショックを呈する患者において，覚醒と疼痛を防ぐために適切な麻酔深度を維持しようとすると，麻酔薬の副作用で循環抑制をきたしやすい。重度の低血圧では，標準的なモニタリングでさえ意味をなさないかもしれない。いったん外科的止血が完遂されても，明確な蘇生のエンドポイントは確立されておらず，患者特有の因子や外傷の成因によっても異なる。過剰な輸液蘇生は，肺水腫，うっ血性心不全，腸管浮腫，腹部コンパートメント症候群，予定外の術後開腹管理(open abdomen)，気道浮腫などの有害な結果につながる可能性があり，予後や生存率に影響を与える。外傷患者のモニタリングでは，米国麻酔科学会 American Society of Anesthesiologists(ASA)の推奨する標準的モニタリングを，すべての手術患者と同様に行う。つまり，酸素化，換気，循環，体温の継続的な評価が必要である。手術の開始時には，標準の非侵襲的モニタリングだけでも通常は対応できる。しかし，追加の(ほとんどは侵襲的な)モニタリングが外傷患者でも適応となり，実際に使用されていることが多い。ある1つのモニタリングをその外傷患者に使用するかどうかの判断は，最終的には以下の要因にもとづいて決定すべきである。

- 取得データの正確性
- データの取得に関連する潜在的な合併症
- データの臨床的妥当性
- 臨床転帰に及ぼす影響

　ある時点でのデータや測定値は，データのトレンド(傾向変動)よりも情報量が一

9章 外傷患者のモニタリング　　*151*

般的に少ない。トレンドとしてモニタリングすることは，患者への治療効果や患者
の状態変化を評価するうえで，非常に有用となる。蘇生の指針となる治療戦略は患
者の転帰に影響を与え，輸液療法は治療戦略の重要な要素である。「この患者の心
拍出量（1回拍出量）は，輸液負荷で増加するだろうか？」という疑問は，しばしば
考えさせられる重要な問題である。現在使用されているモニター機器は，その種類
により「輸液反応性（recruitable）」を予測する性能に違いがある。本章の目的は，
一般的に行われているモニタリングのデータ解釈に関する基本的な仮説と限界，リ
スク，そして該当する場合には，蘇生のエンドポイントを定義するうえでの役割に
ついて述べることである。

非侵襲的（非観血的）モニタリング

パルスオキシメトリ

動脈血の酸化ヘモグロビン飽和度と心拍数は，パルスオキシメータで非観血的なモ
ニタリングが可能である。しかし，外傷患者での使用では，ときに問題となること
がある。ショック患者はしばしば低血圧で，末梢血管は収縮し，手足は冷たく湿潤
しており，これらはすべて信号取得の妨げとなる。プローブの装着部位は，指や手
足の外傷により制限される場合があり，装着部位が遠位になると低酸素を検出する
時間は遅延し，つま先では1分もの遅れがでる。さらに，現在のパルスオキシメー
タのプローブは手指用に特化しており，例えばMasimo社のプローブでは，示指，
中指，環指用に較正されている。母指，小指，つま先，耳朶，口唇，鼻，額などに
プローブを装着すると，誤ったあるいは不正確なデータにつながる。受傷機転に燃
焼がかかわる場合（例：自動車炎上など），一酸化炭素ヘモグロビン血症を合併する
可能性があり，真の酸化ヘモグロビン飽和度が過大評価されることがある。多波長
パルスオキシメータを使用すれば，異常ヘモグロビン症を非観血的に診断し，酸素
飽和度の誤った解釈を避けることができる。

非観血的血圧測定

体液の状態の評価で最も一般的に行われているモニタリングは血圧測定である。多
くの場合，オシロメトリック法 oscillometric method が非観血的自動血圧計に使用
されている。この方法では，平均動脈圧は直接測定されるが，収縮期血圧と拡張期
血圧は推定となる。ただ，正常血圧のときには，観血的に測定された血圧とよく相
関する。しかし，急速な失血に関する感度は悪く，血圧が高値でも低値でも精度が
低下する。よって，出血性ショック時には，その有効性は限定的である。測定に要

する時間も長いため，重大な血圧変化の検出が遅れてしまう。加えて，多くの外傷患者は四肢に外傷を有しているため，カフの装着部位が制限される。カフのサイズがその部位の周径に適していれば，上腕，前腕，大腿，下腿が有効な装着部位である。カフの膨張を頻繁に繰り返すと，軟部組織や神経の損傷につながる可能性がある。体動および心臓と無関係な振動の混入（例：外科医の接触）は，測定のアーチファクトになる。

カプノグラフィ

呼気終末二酸化炭素 end-tidal carbon dioxide（$EtCO_2$）の存在は，換気および心拍出が存在することを示している。この情報はきわめて重要であり，例えば，挿管困難後や出血性ショックの患者では不可欠である。

$EtCO_2$ は動脈血二酸化炭素分圧 arterial partial pressure of carbon dioxide（$PaCO_2$）の代用指標となるため，人工呼吸中の手術患者では，$EtCO_2$ は呼吸管理の指標として使用されている。正常な患者における $EtCO_2$ と $PaCO_2$（$PaCO_2 > EtCO_2$）の小さな差（$2 \sim 5$ mmHg）は，肺胞死腔の存在に起因する。しかし，以下にあげる特定の臨床状況ではこの差が増加することがある。

- 全身麻酔中
- 出血性ショックなどの低灌流状態
- 胸部外傷（例：死腔の増加，換気血流不均等の増大）
- 肺塞栓または脂肪塞栓
- 仰臥位以外の患者体位（例：ビーチチェア，側臥位）

外傷患者の管理においてこのような状況は多いので，$EtCO_2$ と $PaCO_2$ とを相関させることが重要であるが，多くの外傷患者では動脈カテーテルが留置されているので評価は可能である。ある研究では，外傷患者で $EtCO_2$ が $35 \sim 40$ mmHg を維持して管理された時間のうち，80%が低換気（$PaCO_2 > 40$ mmHg），30%が**重度の低換気**（$PaCO_2 > 50$ mmHg）になっていたと報告されている。高二酸化炭素血症は頭蓋内圧 intracranial pressure（ICP）に有害な作用を及ぼすので，$EtCO_2 - PaCO_2$ の差を認識することは外傷性脳損傷 traumatic brain injury（TBI）患者の呼吸管理において非常に有用である。外傷患者のなかでも TBI 単独であれば，$EtCO_2$ と $PaCO_2$ が最もよい相関を示すはずだが，$EtCO_2$ だけを指標とした換気を行うと，高二酸化炭素血症のリスクがあることが示されている。$EtCO_2 - PaCO_2$ の差は，手術の過程でも変化することがある。したがって，時間の経過とともに複数のポイントでその差を測定することが賢明であろう。

心電図

心電図electrocardiogram（ECG）はASAの標準的モニタリングである。外傷患者でも心電図異常が観察されることがあり，重度の出血性ショックでは，心筋への血流と酸素供給が心筋酸素需要に合わなくなると，ST変化や不整脈が生じる。血液製剤による蘇生では，T波増高を示す高カリウム血症を引き起こす。TBIでは，心筋虚血と見誤るような著明な心電図変化がみられることがある。胸部外傷で鈍的あるいは穿通性の心損傷を伴うと，非特異的なSTおよびT波の異常に加えて，心電図上では以下のような不整脈を示すことがある。

- 洞頻脈
- 心房細動
- 心室期外収縮
- 房室ブロックおよび心室内ブロック
- 心室不整脈

心損傷の治療は，集中治療室intensive care unit（ICU）での継続的な心電図モニタリングから，心不全に対する強心薬や昇圧薬の投与，または心タンポナーデの外科的治療，構造異常の外科的修復まで多岐にわたる（第16章）。鈍的胸部外傷患者で12誘導心電図が正常であれば，鈍的心損傷を有する可能性は低い。

胸部外傷の有無にかかわらず，心筋梗塞は外傷患者でも起こりうる。心筋虚血の存在を疑って診断に結びつけるためには，麻酔医は入手できるすべての情報（例：患者の病歴，外傷の成因）をもれなく聴取する必要がある。継続的な心電図モニタリングでST変化のトレンドを解析するとともに，12誘導心電図もあわせて評価することが有用である。

体温のモニタリング

外傷患者では体温をモニタリングすることが必須である。体温の測定部位は，以下のとおりである。

- 肺動脈 pulmonary artery（PA）
  - ‣ 中枢温のゴールドスタンダードと考えられているが，他の適応を用いてPAカテーテルを留置する必要がある（「侵襲的（観血的）モニタリング」の項を参照）
- 鼻咽頭
  - ‣ 中枢温を良好に反映する
- 食道

154   Section 1 外傷麻酔の基本原則

- ▸ 食道遠位に留置した場合は，中枢温の反映は良好
- ▸ 経鼻胃管の存在下では，吸引チューブが壁にくっついたりして不正確になることがある
- ● 膀胱
  - ▸ 多くの尿道カテーテルには温度プローブが内蔵されている
- ● 腋窩
  - ▸ 他の部位での体温測定に問題があったり不可能な場合に使用される

　低体温のリスクは受傷の瞬間からはじまり，病院に収容されるまでずっと続く。ショックによる体温調節機能の変化，環境曝露，熱産生の低下などが原因となる（第7章）。外傷患者における低体温の原因には以下のものがある。

- ● 酸素ヘモグロビン解離曲線の左方シフトによる酸素運搬の減少
- ● 血小板機能および凝固因子活性の低下による止血障害
- ● 心房細動（体温＜30℃）
- ● 心室細動（体温＜25℃）
- ● 強心薬に対する心筋の反応低下
- ● 薬物の代謝と排泄の低下（例：筋弛緩薬）
- ● モニタリングの有効性の低下（例：パルスオキシメータ）

　外傷患者はときに低体温の状態で手術室に入室することがある。患者の体温を上昇させるために，あらゆる手段を確実に講じることは外傷麻酔医の責任である。これには以下が含まれる。

- ● 部屋を暖める
- ● 患者の曝露を減らす
- ● 空気対流式加温ブランケットの使用
- ● すべての輸液，血液製剤を温める（外科医による温水洗浄を含む）

経食道心エコー検査

超低侵襲の手技，経食道心エコー検査 transesophageal echocardiography（TEE）は，外傷患者の血行動態モニタリングおよび診断デバイス（例：心タンポナーデの検索）としても使用することができる。外傷による損傷を同定し，血行動態が不安定となる原因を評価するためには，系統的なアプローチを用いる必要がある。急性循環不全を呈する患者へのTEEは，外科的・内科的のどちらの治療にも大きな影響を及ぼす。血行動態が不安定な外傷患者において評価すべき重要な心エコーのパラメー

タは，以下のとおりである。

1. 右室および左室の前負荷
2. 全身および局所の心機能
3. 弁機能
4. ショックの原因となりうる心臓または心臓外の解剖学的，構造的な病変

　外傷における心エコー検査については第 10 章で述べる。

覚醒のモニタリング

一般的に，覚醒のモニタリングは，術中覚醒のリスクがある患者が適応となる。例えば，以下の手術患者。

- 運動または感覚誘発電位測定が必要な脊髄手術（第 14 章参照）
- 心損傷の手術。特に人工心肺を用いた手術

　麻酔薬が出血性ショック患者の血行動態を悪化させることはよく知られている。このような状況下では，すでに上昇している心拍数，低値のままの血圧，そして筋弛緩薬使用の場合の患者の体動など，どのような指標を用いても術中の覚醒を認知することは困難である。このような理由から，意図しない術中覚醒のリスクが外傷患者では高くなっているのかもしれない。そのようななか，バイスペクトラルインデックス bispectral index（BIS）モニターを使用することがすべての外傷患者に推奨されている。BIS モニターは，現在最も一般的に使用されている覚醒のモニタリングである。覚醒を検出し予防するための効果的なモニタリングとされており，脳波を処理して麻酔深度を反映する 0 から 100 の間の数値で示される。しかし，高リスク患者での BIS による覚醒の検出と予防の有効性は，臨床的評価や呼気終末揮発性ガス濃度のみで評価した場合と変わらないというエビデンスもある。それでもなお，術中覚醒が心的外傷後ストレス障害 post-traumatic stress disorder（PTSD）を含む重大な後遺症と関連しているため，麻酔維持中に入手可能な外傷患者のあらゆるデータ（BIS モニターからのデータを含む）を利用することは合理的である。

神経筋のモニタリング

筋弛緩薬を投与するときは，適切な投与量を決定するためにその効果のモニタリングを行うべきである。特に手術終了後に抜管を予定しているならば，残存筋弛緩のリスクを最小限にするために重要である。神経筋弛緩の評価として最も一般的に使

用されている方法は，臨床徴候にもとづく判断と，標準的な四連 train-of-four（TOF）末梢神経刺激による定性的評価である。しかし，これらの方法は加速度感知型筋弛緩モニタリングのような定量的なモニタリング（客観的 TOF）には劣る。

侵襲的（観血的）モニタリング

動脈カテーテル

動脈カテーテルを留置すると，収縮期血圧，拡張期血圧および平均動脈圧 mean arterial pressure の観血的測定が可能になる。適応としては，非観血的な血圧測定が不可能あるいは適さない場合，頻回の採血が予測される場合，そしてリアルタイムに「心拍ごと（beat-to-beat）」での血圧の評価が必要な場合，などがある。動脈圧波形は，順行性（収縮期）圧力波と逆行性（反射性）圧力波が複雑に組み合わさったものであり，血管コンプライアンス，心臓からの距離，血管分岐の構造的特徴などの影響を受ける。麻酔医は，特定の条件によって動脈圧波形を不正確に解釈していないか考慮しなければならない。共振は，動脈波形のゆがみにつながる。これは，カテーテルおよびチューブ自体がもつ固有周波数（本来 40 Hz 以上が望ましい）が減衰し，動脈の生理学的圧波形を構成する周波数と一致する場合に生じる。このような圧波形は「リンギング ringing」またはアンダーダンピングと呼ばれ，カテーテルをトランスデューサに接続する配管が長すぎる場合に発生する。そのほかにも，柔らかいチューブを使用したときや，チューブ内に存在する気泡の影響でオーバーダンピングすることもある。このときの動脈圧波形は，鈍ってみえる。平均動脈圧は，モニタリングシステムの動的な反応特性の影響を最も受けにくい。動脈圧を正確に測定するためには，トランスデューサが「心臓と水平な高さ」に位置している必要がある。誤った解釈が生じうる状況でなければ，正常血圧（正常血流）の患者の動脈圧測定値は，一般的に非常に正確である。しかし，出血性ショックでは末梢動脈血管が収縮し，カテーテルが留置された血管に向かう「跳ね返り bounce-back」波が生じる。これによって収縮期血圧は過大評価されるが，平均動脈圧は比較的正確に測定される。共振またはアンダーダンピング波形と，重度の出血性ショックに伴う波形とを区別することが重要である。この区別のためには，利用できるすべてのモニタリングとバイタルサインを総合的に判断する必要がある。外傷患者を治療する傍らでモニタリングシステムの固有周波数と減衰係数を手動で計算することは不可能ではないが，現実的ではない。トランスデューサをフラッシュした後，生理的な動脈圧波形が回復する前に2〜3回以上の振動波が観測されるならば，アンダーダンピングが起きている可能性がある。そのほかに動脈圧波形から得られる有用な

情報として，人工呼吸による圧変動がある（後述の「輸液反応性の動的モニタリング」の項を参照）。動脈カテーテルの挿入ならびにその合併症については，第5章で述べた。

中心静脈カテーテル

中心静脈圧 central venous pressure（CVP）は，中心静脈カテーテル central venous catheter（CVC）または肺動脈（PA）カテーテルを用いて上大静脈または右房で測定される。CVC 留置は，輸液や血管作動薬投与（および，その後の静脈栄養）のために中心静脈の確保がどうしても必要なときに実施する。また，CVC は，空気塞栓症での空気の吸引や，心臓ペースメーカや下大静脈フィルターを挿入するためにも使用されることがある。連続的または間欠的にサンプリングすることで，中心静脈血酸素飽和度 central venous oxygen saturation（$ScvO_2$）を測定することもできる。これについては「静脈血酸素飽和度」の項で述べる。

　トレンドとしてモニタリングを行う場合には，CVP は循環血液量の評価の指標となるが，外傷や重症患者では患者特有のさまざまな因子の影響で，その値や解釈に限界がある。CVC の挿入にはリスクがないわけではなく，合併症については第5章で述べてある。循環血液量の評価や輸液反応性を予測するためであれば，より低侵襲で優れたモニタリングがある（「輸液反応性の動的モニタリング」の項を参照）。

肺動脈カテーテル

肺動脈 pulmonary artery（PA）カテーテルは，より正確な血行動態の評価が必要で，得られる情報が蘇生や治療に有用であるときに適応となることがある。PA カテーテルから得られる情報は以下のとおりである。

- CVP
- PA 圧（収縮期，平均，拡張期）
- PA 閉塞圧または PA 楔入圧
- 心拍出量（熱希釈を使用）
- 混合静脈血酸素飽和度（$S\bar{v}O_2$）の持続測定
- 混合静脈血ガス〔混合静脈血酸素分圧（$P\bar{v}O_2$）と混合静脈血二酸化炭素分圧（$P\bar{v}CO_2$）〕の間欠的サンプリング

　PA カテーテルの挿入および使用に伴うリスクには以下のものがある。

158　Section 1　外傷麻酔の基本原則

- 不整脈
- 伝導異常(例：右脚ブロック)
- 肺動脈破裂
- カテーテルの位置異常
- 血栓塞栓症
- 肺梗塞症
- 感染

　大量出血，ショック状態，蘇生を明らかに必要とする重症患者では，優先順位や時間的制約により，PA カテーテルの挿入は非現実的であり，そこまでのデータの解釈を治療に必要としない。さらに，より低侵襲で正確な情報を得られるモニタリングとして，心エコー検査や輸液反応性の動的モニタリングなどが登場し，PA カテーテルの臨床的な使用は著しく減少した。したがって，PA カテーテルが外傷患者の初期治療において適応となることはめったにない。しかし，熱希釈を使用した心拍出量の測定では，低侵襲のモニタリングと比較されることも多いが，PA カテーテルがいまだにゴールドスタンダードである。

心拍出量
心拍出量 cardiac output のモニタリングは，出血，体液量の大きな変化，血行動態の不安定性などが予測される重篤な外傷患者では重要である。数多くの要因によって心拍出量は減少する。

- 血管内容量の減少(絶対的または相対的)
- 心機能の低下
- 緊張性気胸
- 心タンポナーデ
- 肺塞栓症

　他の利用可能なモニタリングや身体診察による評価と同時に考えなければ，心拍出量そのものは診断にとって有用とはならない。心拍出量の測定に使用できる方法には以下のものがある。

- PA カテーテルでの熱希釈
- 動脈圧波形の波形解析
- リチウム希釈

- 胸壁の電気的インピーダンス計測モニター
- 食道 Doppler

　このうち，熱希釈はゴールドスタンダードとされており，かつては最も広く使用されていた方法である。熱希釈法で心拍出量を測定するには，血液循環のある部位で血液中の熱容量を変化させ，結果として起こる体温の変化を，それより下流の部位で測定する。熱容量を変化させる方法には，既定の温度と量の液体を注入する方法と，熱線を介して血液に安全なレベルの熱を伝達させる方法がある。後者の方法で使用する PA カテーテルは，入手が容易で，心拍出量の連続的評価が可能である。両者ともに経時的に温度を遠位で測定し，データはコンピュータによって計算されて心拍出量として得られる。

　侵襲性の低い心拍出量測定法のうち，動脈圧波形解析を行うデバイスを臨床で使用することが増えてきている。外傷患者では動脈カテーテルが留置されていることが多く，外傷患者管理のモニタリングとしての位置づけが模索されている。動脈圧波形解析では，1 回拍出量 stroke volume が動脈圧波形の曲線の下の面積に比例し，血管コンプライアンスと逆相関するという原理にもとづいている。この概念が最初に報告されたのは 100 年以上も前のことで，それ以降，理論的にもかなり進歩してきた。最近では，超小型電子技術や研究の進歩により新たなデバイスが開発され，理論的および経験的に得られた独自のアルゴリズムを用いて，経時的に 1 回拍出量や心拍出量のモニタリングを行えるようになってきている。熱希釈法と比較しても，圧波形デバイスは良好な相関および精度（0.03 ～ 0.55 L/min のバイアス）を示している。しかし，以下の条件によってこの相関は悪化する。

- 血行動態の変化
- 動脈波形の変化
- 薬物による全身血管抵抗の増加（例：フェニレフリン）
- 1 回換気量の変化
- 呼気終末陽圧のレベル
- 大動脈弁閉鎖不全の存在
- 大動脈内バルーンパンピングの使用

　これらの条件にどれくらい影響されやすいかは，圧波形デバイスのメーカーとその測定アルゴリズムによって異なり，装置の限界を克服するために研究開発が続けられている。心拍出量の低侵襲モニタリングはいくつか存在するが，PA カテーテルを用いた熱希釈に代わって現実的な測定手段となりうるのは，やはり圧波形デバ

イスであろう。侵襲性が低いだけでなく，使用法が簡単で，結果を解釈するために多大な訓練を必要としない。さらに，人工呼吸中の1回拍出量変動なども測定することが可能で，いくつかの圧波形デバイスは動的モニタリングとして機能する（「輸液反応性の動的モニタリング」の項を参照）。しかし，血行動態が不安定な外傷患者において，圧波形デバイスの臨床的な有用性を検討した研究はまだ少なく，さらなる研究が必要とされている。

静脈血酸素飽和度

肺動脈からの血液中で（PA カテーテルを介して）測定された酸化ヘモグロビン飽和度は，混合静脈血酸素飽和度 mixed venous oxygen saturation（$S\bar{v}O_2$，正常は75%）と呼ばれ，CVC からの血液で測定されたものは中心静脈血酸素飽和度 central venous oxygen saturation（$ScvO_2$）と呼ばれる。静脈血酸素飽和度を低下させる要因は以下のとおりである。

- 動脈血酸素飽和度の低下
- 酸素消費量の増加
- 心拍出量の減少
- 貧血（例：失血による貧血）

外傷患者における $S\bar{v}O_2$ のモニタリングは，以下のようなさまざまな臨床的場面で使用されている。

- 心筋収縮不全の早期発見
- ショック
- 不整脈
- 心肺蘇生の有効性の評価（$S\bar{v}O_2$ が 40%未満の場合，死亡率は 100%）

出血性ショックという限られた状況でいえば，$S\bar{v}O_2$ が 65%未満の場合には，さらなる蘇生または外科的介入が推奨されている。$S\bar{v}O_2$ のモニタリングは，外傷患者における蘇生のエンドポイントを決定する1つの手段とされてきた。

上大静脈の血中酸素飽和度を連続的にモニタリングできるように設計されたCVC が現在は利用可能になっている。しかし，同じ患者から同時に得られた $S\bar{v}O_2$ と $ScvO_2$ の値は必ずしも相関しない。健常な患者においては $ScvO_2$ は $S\bar{v}O_2$ を正確に反映するが，ショックの患者では $ScvO_2$ は $S\bar{v}O_2$ より常に5～18%高くなる。この差は，酸素飽和度のより低下した血液が冠静脈洞から混合することや，ショック時に脾臓，腸間膜，腎臓の血流が，脳および冠循環へ再分布することに起因する。

表 9-1　輸液反応性を予測する静的および動的血行動態パラメータの比較

	静的	動的	相関係数(r)	曲線下面積
中心静脈圧(CVP)	あり	—	0.13	0.55
左室拡張末期面積係数	あり	—	—	0.64
心臓拡張末期容積係数	あり	—	—	0.56
脈圧変動(PPV)	—	あり	0.78	0.94
収縮期血圧変動(SPV)	—	あり	0.72	0.86
1 回拍出量変動(SVV)	—	あり	0.72	0.84

Marik PE, Cavallazzi R, Vasu T, Hirani A. Dynamic changes in arterial waveform derived variables and fluid responsiveness in mechanically ventilated patients : a systematic review of the literature. *Crit Care Med* 2009 ; 37(9) : 2642-2647 に掲載のプールデータ(95%信頼区間)より。
曲線下面積の値が高値であるほど，予測の精度はより高くなる。

しかし，出血性ショックや他の血行動態においても，トレンドでみれば$ScvO_2$と$S\bar{v}O_2$は近い変動を示す。また，$ScvO_2$低値は$S\bar{v}O_2$も低値であることを意味するため，両者の絶対値は正確に一致しないという事実があってもなお，臨床的に重要であり有用である。中心静脈確保が施行される外傷患者は，状態が不安定であることが一般的である。PA カテーテルより簡単で安全な CVC を留置すれば，$ScvO_2$のモニタリングが可能になるので，$S\bar{v}O_2$モニタリングの代替手段として考慮すべきである。特に，酸素飽和度の連続測定が可能な CVC が使用できるようになったので，適応はしやすい。重篤な敗血症患者において，$ScvO_2(\geqq70\%)$を指標とした早期目標指向型治療 early goal-directed therapy(EGDT)では，主要評価項目の 1 つである死亡率の改善が報告されている(Renner et al. 2016)。外傷患者にもこの利点が適用できるかどうかは，まだ結論がでていない。

輸液反応性の動的モニタリング
患者の心拍出量(および関連するバイタルサイン)が血管内容量の増加により改善するかどうかは，蘇生の指標となる重要な問題である。近年の報告では，重症患者の50％において，その答えは "No" であるという。輸液反応性のない患者(non-responder)は，輸液過剰のリスクがあり，強心薬や昇圧薬を使用して慎重に管理することもある。残念ながら，現在使用されているほとんどの「静的」パラメータは，例えば，CVP，PA 閉塞圧，そして経食道心エコー検査 transesophageal echocardiography(TEE)によって測定された左室拡張末期面積でさえも，心拍出量増加の予測にはあまり効果的ではない(**表 9-1**)。循環血液量を評価し，心拍出量増加を予測するためのより効果的な「動的」パラメータには，収縮期血圧変動 systolic pressure variation(SPV)，脈圧変動 pulse pressure variation(PPV)，お

162   Section 1   外傷麻酔の基本原則

および1回拍出量変動 stroke volume variation(SVV)がある。これらのパラメータは,陽圧換気による左室1回拍出量の周期的変動の結果を反映したものである。人工呼吸中の患者に動脈カテーテルを留置することにより,外傷患者でこれらのパラメータの測定が可能になる。

　人工呼吸中の送気は,右室前負荷の減少,右室後負荷の増加と関連し,結果として右室1回拍出量の減少を生じさせる。右室1回拍出量は,吸気終末に最小となる。その約2〜3心拍後には,同様に左室前負荷,左室1回拍出量の減少が生じる(通常は呼気中に観察される)。動的測定方法は,前負荷の可逆的変化への反応を評価する。理論的には,心拍出量に増加の余地がある場合は,Frank-Starling 曲線の上昇線上にある。心拍出量のモニタリングを行う際には,以下の場合で制限がある。

- 自発呼吸があるとき
- 1回換気量が8 mL/kg 未満であるとき
- 胸郭が開放状態であるとき
- 不整脈があるとき

　心拍出量は,人工呼吸の強制換気下に評価しなければならない。つまり,自発呼吸およびプレッシャーサポート,または患者の呼吸努力と同調する他の呼吸器モードでは,データの適切な解釈ができない。しかし,筋弛緩薬が投与されている急性期の外傷患者では,通常は強制換気となり,評価できるであろう。輸液反応性を反映した動的測定のためには,1回換気量が8 mL/kg 未満ではないことが必要であるが,この換気量設定は一部の外傷患者にとっては実用的ではなく,安全ではないことがある。心損傷で認めるような不整脈が存在すると,データの解釈が混乱する。心拍出量のモニタリングでは,患者の Frank-Starling 曲線の形状(心機能)に関する情報は得られないことに留意することが重要である。しかし,不安定なバイタルサインで,患者が Frank-Starling 曲線の平坦部分にある場合(すなわち,大きな変動がない),強心薬や昇圧薬の開始を検討する際の有用な指標となりうる。

　現在,ほとんどの手術室に心拍出量のモニター機器が装備されていないが,それでも外傷患者の心拍出量が増加しうるかを評価することは可能である。例えば,SPV や PPV は,生体情報モニター機器のディスプレイ上に表示された動脈圧波形を「凝視して(eyeballing)」おおむね評価が可能である。人工呼吸中の患者で,収縮期血圧のゆれが大きい場合,「サイクリング」と称されることがある。モニターのディスプレイの多くは,動脈圧波形をグリッド(格子状)に表示することが可能で,グラフィカルユーザーインターフェースカーソルをそなえていて圧変動を追跡できる。これによって,SPV とその増減の評価がより正確にできるようになる。

CVP，右室および左室拡張末期容積や，心エコー検査などの静的指標に比べ，SPV，PPV，SVV などの動的指標は，輸液反応性のよりよい予測因子である（**表9-1**）。これらの動的指標のうち PPV は，SPV や SVV よりも高い診断精度を有する。その理由は明らかではないが，SVV について言及すると，1 回拍出量を計算するときの前提条件が，最終的な評価の誤りを引き起こす可能性があるという。しかし，PPV は動脈圧波形の解析が不可欠である。自動化されたアルゴリズムを搭載した新しいデバイスが開発され，ソフトウェア解析が発達し，市場に流通するようになれば，このようなモニタリングは手術室でより多く導入されようになるであろう。重症患者，血行動態が不安定な患者の半数が，輸液蘇生に反応しないという事実を考えれば，輸液反応性を予測し，蘇生のエンドポイントを明確にすることは，患者の予後改善につながるであろう。

頭蓋内圧モニタリング

外傷性脳損傷 traumatic brain injury（TBI）は多発外傷患者でよくみられる（第 13 章）。頭蓋内圧 intracranial pressure（ICP）上昇は，重度の TBI を有する患者の約40%に生じ，機能予後不良および死亡率上昇と深く関連する。ICP 上昇の判定に際し，残念ながら身体所見の信頼性は低いことが多い。ICP を直接評価するには，ICP を測定するしかない。ICP を測定することにより，脳灌流圧 cerebral perfusion pressure（CPP）の計算が可能になる。CPP は，平均動脈圧と ICP の差として定義されているので，単独の ICP 上昇または平均動脈圧低下は，CPP の低下をもたらす。ICP が 20 mmHg を超えると，CPP が不十分となる。かつては，ICP を安全な範囲で制御することが中枢神経系モニタリングのエンドポイントの 1 つと考えられていたが，現在は CPP に注目することが重要視されてきている。TBI の治療において脳血流を維持するには，最低でも維持すべき CPP の閾値を高く設定する。CPP は，少なくとも 70 mmHg にすることが提案されている。

重症頭部外傷は，ICP モニタリングの最も一般的な適応である。グラスゴーコーマスケール Glasgow Coma Scale（GCS）スコア≦8（表 2-3 参照）または GCS 運動スコア≦5（すなわち，指示に従わない）の患者では，ICP モニタリングを考慮すべきである。

- GCS≦8 だが，頭部 CT が正常な患者において，以下の条件を 2 つ以上満たさない場合は，ICP 上昇をきたす確率は非常に低い
  - 先行する低血圧のエピソード
  - 年齢＞40 歳

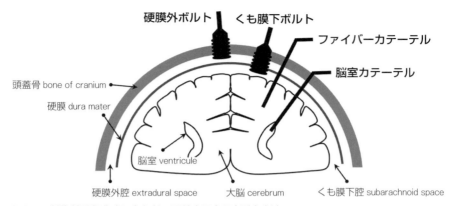

図 9-1　外傷性脳損傷(TBI)患者の頭蓋内圧(ICP)測定方法

▶除皮質または除脳硬直
- ICP モニタリングを施行せずに治療を開始したとしても，経過中に意識障害が進行すれば，ICP モニタリングの適応や再度の画像検査を直ちに考慮すべきである

　ICP の測定法には，いくつかの方法がある(図 9-1)。脳室カテーテルのラインを液体で満たしてトランスデューサに接続すれば，優れた波形特性を得ることができ，脳脊髄液 cerebrospinal fluid のドレナージも同時に可能である。しかし，脳浮腫や血腫によって側脳室が偏位したり虚脱したりすると，脳室カテーテルは挿入が困難である。くも膜下ボルトはどのような状況下でも挿入しやすいが，センサーの留置部位と損傷部位の位置関係によっては測定値の解釈を誤ることがある。くも膜下ボルトで得られる圧波形は，脳室カテーテルに比較すると劣り，脳脊髄液のドレナージは通常不可能である。硬膜外ボルトは合併症のリスクは低いが，脳室カテーテルやくも膜下ボルトよりも測定の精度が低く，脳脊髄液をドレナージすることができない。ファイバーまたはカテーテルを利用した乾式システムは，脳室，硬膜下，脳実質に留置することができる。これらのデバイスは，従来の ICP モニター機器よりもいくつかの利点があり，特に脳実質の圧を測定できる点で優れている。ICP モニタリングでの合併症は以下のとおりである。

- 感染症
- 出血
- 機能異常
- 閉塞

9章　外傷患者のモニタリング　*165*

- 位置異常
- 細菌のコロニー形成（挿入の5日後からリスクは有意に増加するが，重大な頭蓋
  内感染はまれである）

組織灌流および酸素負債の血清マーカー

乳酸

血清乳酸値や塩基欠乏（BD）[注1]を測定することによって，出血性ショックによる組織低灌流を間接的に評価することができる。酸素供給が低下し，酸化的リン酸化が起こるのに必要な閾値を下回ると，グルコースはピルビン酸に変換され，ついで乳酸となる（嫌気的解糖）。したがって，全体としての全身の酸素負債の程度は，乳酸値と間接的に関係している。高乳酸血症と転帰の関連について研究がなされており，初期の乳酸値が4 mmol/L を超えると死亡率が高くなる。高乳酸血症の程度と持続期間は，ともに高い罹患率と死亡率に関連している。一方，輸液蘇生によって最初の1時間以内に乳酸値が5%以上低下すると，予後良好である。高乳酸血症が2 mmol/L 以下に改善するまでに要する時間は，生存率に反比例する。

塩基欠乏

塩基欠乏 base deficit（BD）は全身の組織アシドーシスを反映し，組織アシドーシスのおもなメディエータは乳酸である。出血性ショックの重症度を，BD の程度によって以下のように評価することができる。

- 重度：−15 以下
- 中等度：−6 〜−14
- 軽度：−5 以上

　BD は輸液蘇生の指標に用いられ，BD のトレンドをモニタリングすることで，蘇生の効果がフィードバックされる。蘇生治療にもかかわらず BD が悪化している患者の65%は持続的な出血が続いている可能性がある。

　乳酸と BD の相関については明確ではないが，いくつかの研究では強い相関があると報告されている。一方，他の研究では相関は弱いと報告されており，乳酸のほうが BD よりも信頼性が高いとしている。乳酸と BD のいずれか単独の数値で評価

注1：本書では，塩基欠乏 base deficit（BD）が用いられているが，日本では塩基過剰 base excess（BE）で表現することが一般的である。数値の解釈は同じである。

するよりも，両者を組み合わせてモニタリングや評価を行うほうが，酸素負債と転帰をより確実に予測できる。炭酸水素ナトリウムが投与された外傷患者では，BDの解釈が問題となる。医原性の代謝性アルカローシスによってBDが過小評価される（より軽症にみえる）場合がある。そのような場合は，モニタリングのパラメータとして乳酸のほうが信頼性が高い。

モニタリングが困難な場合の外傷患者のモニタリング

状態が非常に不安定な外傷患者では，基本的なモニタリングでさえも実施困難なことがある。

- 発汗や熱傷があると，心電図リードを装着，維持するのが困難となる
- パルスオキシメトリは，ショック，低血圧，末梢血管の収縮，低体温などがあると正確な測定表示ができないことがある
- オシロメトリック法の血圧測定は不正確，あるいはまったく測定できないこともある
- 低血圧および末梢血管が収縮している状況では，動脈カテーテルの留置は難易度が高い
- 緊急止血手術の術中や，循環血液量が減少した患者では，CVCの留置は困難である

　このような状況は決して珍しいことではない。モニタリングが有効でない場合は，患者を診察し，脈の拍動を触知する。拍動が触知できない場合は，胸骨圧迫を含む高度な救命処置を直ちに開始すべきである。脈の拍動の存在によって，収縮期血圧を以下のように推定する。

- 橈骨動脈の拍動を触知すれば，80 mmHg 以上
- 大腿動脈の拍動を触知すれば，70 mmHg 以上
- 頸動脈の拍動を触知すれば，60 mmHg 以上

　しかし，これらの推測値は実際よりも高い可能性があるという研究報告がある。肥満を伴う外傷患者の血圧が低いとき，脈の拍動があるにもかかわらず，それを触知することが困難である（偽陰性）。非常に有用であるのにもかかわらず，忘れられがちであるが，循環のモニタリングとしてカプノグラフィが使える。これはどの手術室にもあるし，換気が可能な患者ならどの患者にも簡単に装着できる。$EtCO_2$ の存在は，肺血流（右心拍出量）が存在することを示している。他の従来型あるいは侵

9章　外傷患者のモニタリング　　*167*

襲的モニター機器がない場合でも，$EtCO_2$ のトレンドをモニタリングすることは，蘇生治療を評価するうえで重要である。$EtCO_2$ の急激な減少に対処する際には（つまり，心拍出量減少なのか，空気塞栓や呼吸器回路のリークなのか），外傷麻酔医はあらゆる臨床情報にもとづいて行動し，手術手技との前後関係も考慮する必要がある。また，換気血流比不均等，死腔換気，CO_2 貯留は時間とともに進行し，$EtCO_2$ モニタリングのトレンドの解釈を混乱させてしまう可能性がある。しかし，$EtCO_2$ モニタリングは，より正確な侵襲的モニタリングが導入されるまでの一時的なつなぎとしてなら，輸液療法および昇圧薬の使用の指標，胸骨圧迫または心臓マッサージの有効性を評価するための指標として使用できる。

▲ Key Point

- 外傷患者のモニタリングを効果的に行うためには，身体診察，標準的および侵襲的モニタリングの施行，組織灌流の血清マーカーなどから得られるすべてのデータを最大限活用すべきである
- 侵襲的なモニタリングの適応を決定する際は，侵襲に伴うリスクと，輸液蘇生や薬物治療の指標としての有用性とを天秤にかけて判断しなければならない
- 動脈カテーテルは，外傷患者で頻繁に使用される。観血的な血圧モニタリングと血液検体採取，および循環血液量の評価を可能にする
- 心拍出量を測定するための動脈圧波形解析は，肺動脈（PA）カテーテルを用いた熱希釈法の代替として使用頻度が増加しているが，外傷患者における臨床的な有用性を判断するためにはさらなる研究が必要である
- 動的モニタリングは，手術室に普及してきている。心拍出量増加の評価や輸液反応性の予測が可能になる
- 頭蓋内圧（ICP）のモニタリングは，重度の外傷性脳損傷（TBI）が疑われる患者に適応となる
- 乳酸および塩基欠乏（BD）などの血清マーカーは，蘇生中の酸素負債および低灌流のモニタリング，予後予測を可能にする

参考文献　●さらなる学習のために●

1. Bartels K, Esper SA, Thiele RH. Blood pressure monitoring for the anesthesiologist : A practical review. *Anesth Analg* 2016 ; 122 : 1866-1879.
2. Bendjelid K. System arterial pressure and fluid responsiveness : not only a swing story. *Crit Care Med* 2011 ; 39 : 1579-1580.
3. Cavallaro F, Sandroni C, Antonelli M. Functional hemodynamic monitoring and dynamic indices of fluid responsiveness. *Minerva Anestesiol* 2008 ; 74 : 123-135.
4. Giraud R, Siegenthaler N, Gayet-Ageron A, et al. ScvO2 as a marker to define fluid

responsiveness. *J Trauma* 2011 ; 70 : 802-807.

5. Marik PE, Cavallazzi R, Vasu T, Hirani A. Dynamic changes in arterial waveform derived variables and fluid responsiveness in mechanically ventilated patients : a systematic review of the literature. *Crit Care Med* 2009 ; 37 : 2642-2647.

6. Napolitano LM. Resuscitative endpoints in trauma. *Transfus Altern Transfus Med* 2005 ; 6 : 6-14.

7. Renner J, Grunewald M, Bein B. Monitoring high-risk patients : minimally invasive and non-invasive possibilities. *Best Pract Res Clin Anaesthesiol* 2016 ; 30 : 201-216.

8. Rivers EP, Ander DS, Powell D. Central venous oxygen saturation monitoring in the critically ill patient. *Curr Opin Crit Care* 2001 ; 7 : 204-211.

9. Rivers EP, Nguyen B, Havstad S, et al. Early goal-directed therapy in the treatment of severe sepsis and septic shock. *N Engl J Med* 2001 ; 345 : 1368-1377.

10. Shepherd SJ, Pearse RM. Role of central and mixed venous oxygen saturation measurement in perioperative care. *Anesthesiology* 2009 ; 111 : 649-656.

11. Varon AJ, Kirton OC, Civetta JM. Physiologic monitoring of the surgical patient. In : Schwartz SI, ed. *Principles of Surgery*, 7th edition. New York, NY : McGraw-Hill ; 1999.

12. Wilson M, Davis DP, Coimbra R. Diagnosis and monitoring of hemorrhagic shock during the initial resuscitation of multiple trauma patients : a review. *J Emerg Med* 2003 ; 24 : 413-422.

Section 1 *外傷麻酔の基本原則*

10 外傷の心エコー検査

Ashraf Fayad, Marie-Jo Plamondon

はじめに

経食道心エコー検査 transesophageal echocardiography（TEE）は，もとは心臓手術におけるモニタリングとして導入されたが，技術面の改良や拡張が進み，臨床における適応や利用法も変化している。マルチプレーンプローブやマルチ周波数プローブ，Doppler 技術，ポータブル超音波機器などの技術革新により，心エコー検査の臨床適応は大幅に広がっている。TEE は，心臓手術における循環モニター機器としてだけではなく，必要不可欠な診断ツールとしても確立されている。これを応用して，外傷患者も含めた高リスク非心臓手術患者の循環モニター機器として TEE が導入されるのは自然な流れであろう。

心エコー検査は，両心室機能，循環血液量，心臓弁機能の評価や，心タンポナーデ，大動脈破裂，大動脈解離などの危機的状態の診断に迅速に使用できる検査である。心エコー検査から得られる血行動態の評価は，肺動脈（PA）カテーテルから得られる情報よりも優れており，その他のモニター機器よりも感度が高く，その臨床的価値は高まってきている。

救急外来では，外傷患者に対して迅速簡易超音波検査法 focused assessment with sonography for trauma（FAST）や extended FAST（EFAST）といった限定された超音波検査がよく施行されている。心エコー検査だけに焦点を絞っても，おもな心血管系の緊急病態を十分に除外することができる。鈍的胸部外傷患者の評価法としても，心エコー検査は便利で感度が高く，低コストである。外傷患者は，緊急で外科的手術が必要となることもあるし，手術室で血行動態が不安定な状態が持続するかもしれない。心エコー検査，特に TEE は継続的な蘇生が必要な低血圧患者の周術期管理において理想のモニタリングツールであり，臓器灌流を適切にするための輸液，輸血，昇圧薬，強心薬を使用した蘇生の指標となる。本章では，非心臓

169

170 Section 1 外傷麻酔の基本原則

表 10-1 外傷患者の非心臓手術における周術期経食道心エコー検査(TEE)の適応

- 遷延する重度の急性循環不全があり，治療に反応しない患者の術中評価
- 胸部大動脈解離や破裂が疑われ，迅速に評価が必要で，状態が不安定な患者の術前評価
- 原因不明の循環不全で，急性弁機能不全やその他の心疾患が疑われる状態不安定な患者の周術期管理
- 心筋虚血や心筋梗塞のリスクが高い外傷患者の周術期管理
- 循環不全になるリスクが高い患者の周術期管理
- 胸部大動脈解離や破裂が疑われる患者の術前評価
- 下行大動脈解離の修復手術中の管理

手術を行う外傷患者を管理する診断ツール，モニタリングツールとしての心エコー検査の適応に焦点をあてる。

非心臓手術を要する外傷患者での心エコー検査の適応

血行動態の不安定な外傷患者では，心臓の初期評価として経胸壁心エコー検査 transthoracic echocardiography(TTE)を施行する。TTE は外傷性心停止患者でも同様に行われる。外傷性心停止では，心停止に至る前にその原因を同定し，迅速に治療介入してその原因を治療し，心停止に陥る前に食い止めることができれば，予後の改善が期待できる(ポイントオブケア TTE)。

　もし外傷患者の血行動態が不安定で緊急手術が必要な場合，循環管理の術中モニタリングとして TEE の使用を考慮する。そして，適切な管理にもかかわらず原因不明の血行動態不安定が持続するときには，TEE を施行すべきである。

　周術期における TEE の適応は，おもに米国麻酔科学会 American Society of Anesthesiologists(ASA)と Society of Cardiovascular Anesthesiologists(SCA)から発表されたエキスパートオピニオンにもとづいている。一般的に，外傷患者での心エコー検査の適応で最も多いのは，低血圧の原因をつきとめることである(**表 10-1**)。

　周術期における TEE についてのガイドラインでは，以下のように述べられている。

- 循環器系，呼吸器系，神経系の合併症を起こしうる心血管系疾患の既往歴がある，または疑われている患者の非心臓手術では，TEE を施行することが望ましい
- 原因不明の遷延する低血圧がある場合，TEE を施行することを強く推奨する
- 原因不明の遷延する低酸素血症がある場合，TEE を施行することが望ましい
- 致死的な血圧低下が予測される場合，TEE を施行することを強く推奨する
- 重症の胸部・腹部外傷では TEE を施行することが望ましい

表 10-2 経食道心エコー検査(TEE)の禁忌

外傷関連
- 頭蓋底骨折
- 活動性の上部消化管出血
- 気道が確保されていない患者
- 食道損傷
- 口腔咽頭部の外傷

内因性疾患
- 食道狭窄や嚥下障害の既往
- 食道または消化管手術後(バイパス術を含む)
- 食道または胃の腫瘍
- その他の食道や胃の疾患(Mallory-Weiss 症候群, 強皮症など)

心エコー検査の適応だけでなく, 禁忌にも注意を払いつつ(**表 10-2**), 受傷機転や周術期の経過にもとづいて適応を誤らずに TEE や TTE を施行する。

外傷患者における心エコー検査の臨床応用

心エコー検査の適応は, 診断ツールとしての適応と, モニタリングとしての適応に分けられる。

診断ツールとしての適応

外傷患者の初期対応における心エコー検査の診断的な利点は, TEE より TTE で発揮される。血気胸, 心タンポナーデ, 重度の循環血液量減少, 心筋挫傷, 心原性ショックに至る急性の弁逆流などの致命的病態を除外することができる。しかし, 胸部大動脈解離や心損傷の病変の程度を診断するには, TEE のほうがより有用である。1970 年代からドイツと日本において, TTE は FAST の一部分として施行されてきた。FAST は, 外傷患者に対してベッドサイドで施行できる非侵襲的な超音波検査であり, 血気胸, 心囊液貯留, 腹腔内出血を検索する。1980 年代に米国や英国に広まり, 安価で高性能なポータブル超音波機器の出現に伴って急速に発展した。

- ポイントオブケア超音波検査や EFAST は, American College of Surgeons が主催する外傷初期診療教育プログラムである二次外傷救命処置 Advanced Trauma Life Support(ATLS)の治療プロトコルに導入されている
- EFAST は, 単なる液体貯留だけを同定する検査ではなく, ショックを非侵襲的に評価し, それを治療につなげる手段として発展した

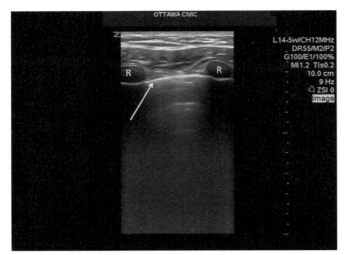

図 10-1　コメットサイン
肋骨（R）が左右にある。胸膜は白い線としてみられ（矢印），その下に肺が粒状にみえる。

- ポイントオブケア超音波検査は，北米では多くの外傷診療施設で不可欠な検査となっている
- ポイントオブケア超音波検査を導入した多くの外傷センターでは，診断の正確性が改善し，治療の指標となるさまざまなプロトコルが開発された。例えば，Rapid Ultrasound for Shock and Hypotension(RUSH) や Abdominal Cardiac Evaluation with Sonography in Shock(ACES)などがある

気胸
FAST は気胸の評価を含むようになり，その評価範囲は拡大している。この方法は 1986 年にはじめて提唱され，extended FAST または EFAST と呼ばれている。気胸の除外について，胸部 X 線検査では感度 50.2％，特異度 99.4％であるのに対し，EFAST では感度 90.9％，特異度 98.2％である。皮下気腫があると超音波像は不明瞭となり，その信頼度は落ちる。

　胸部では低周波または高周波プローブを使用する。通常は第 3 から第 4 肋間の鎖骨中線上で，プローブのマーカーを患者の頭側に向けて縦向きに胸壁にあてる。可能ならば，前方・後方・側方のそれぞれで肺をスキャンする。臓側胸膜と壁側胸膜が重なり合う胸膜ライン上で，呼吸運動に伴う胸膜の動き（lung sliding）や，胸膜から縦にのびる彗星状のアーチファクト（コメットサイン）（B ライン）があることを確認する（図 10-1）。胸膜が確認できれば，気胸の有無の判断には M モードが有

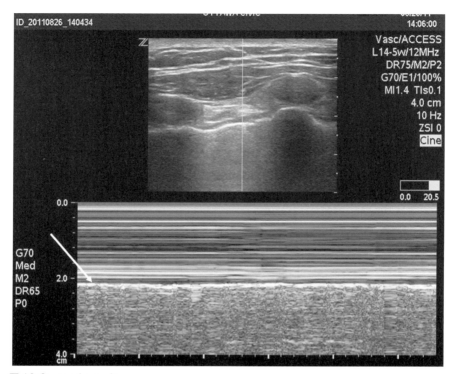

図 10-2　seashore sign
M モードでは，皮下組織から胸膜(矢印)までは直線的な層状のパターンが描出され，胸膜から下の肺の部分は粒状もしくは「砂状(sandy)」に描出されている。

用である．気胸がなければ，M モードで胸膜の外側が線状となり，seashore sign と呼ばれる像を認める(図 10-2)．このような超音波像を認めれば，ほとんどのケースで気胸は除外できる．一方，lung sliding や B ラインの消失，それらを認めない部位と認める部位の境界点(lung point)がある場合は，気胸と診断できる．胸膜癒着，肺挫傷，肺線維症，肺嚢胞，急性呼吸促迫症候群(ARDS)があれば，lung sliding は認めない場合もある．気胸が疑われても最初の超音波検査で確定できない場合は，超音波検査が推奨される胸部のすべての位置(前方・後方・側方)でも確かめる必要がある．

血胸

超音波検査は血胸の診断においても感度・特異度の高い検査である．液体や血液は，超音波ではエコー輝度の低い(黒い)領域として簡単に同定できる．胸部 X 線では 200 mL 以上の液体がないと診断できないのに対し，超音波検査では 20 mL 以上の

174 Section 1 外傷麻酔の基本原則

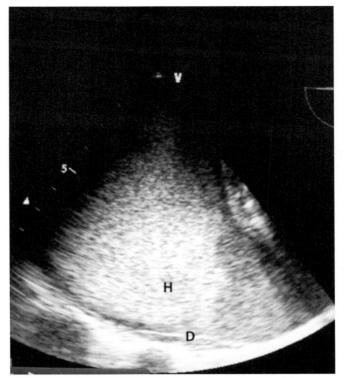

図10-3 右血胸の経食道心エコー像
血液(血胸)は肋骨横隔膜角(H)と右胸腔下の横隔膜上(D)に貯留する。

液体貯留があれば同定可能である。外傷患者では，まずは救急外来で患者に接してすぐにポイントオブケア超音波検査で血胸と診断が可能である。血胸と診断したら，胸腔ドレーンの挿入が必要か，あるいは経過観察とするかを決定する(第16章参照)。胸腔ドレーンの挿入時にも超音波検査を併用することで，固形臓器や肺を避けて正しい位置に挿入することができる。超音波検査では，ドレーンの挿入に必要な深さ，位置，角度などが確認できる。緊急手術が行われる場合，TEEが使用できれば，術中に血胸の拡大の有無を確認することができ，術中管理に役立つ。

　低周波数プローブを，腋窩中線上の剣状突起の高さにあてて，マーカーを頭側に向けた縦断面にする。この位置では，横隔膜とその下に固形臓器(肝臓/脾臓)が描出される。血胸は，横隔膜上に存在する黒い領域として診断され，この部位に最もたまりやすい。TEEを施行すると，血胸は胸部下行大動脈の後方にエコーフリースペースとして描出される(**図10-3**)。超音波検査で，液体，肺，胸膜を同定しながら，胸腔ドレーンを挿入することも可能である。

表 10-3　心嚢液貯留の程度

大きさ	厚さ	心嚢液の量
小	<1 cm，限局的	<100 mL
中	1 ～ 2 cm，全周性	100 ～ 500 mL
大	>2 cm，全周性	>500 mL

心嚢液と心タンポナーデ

心嚢液は，心エコー検査で心嚢腔のエコーフリースペースとして描出される。血圧低下のある外傷患者の初期対応において，TTE でこの危機的な状態を早期に認識することができれば，適切な介入ができる（第 16 章参照）。TTE を使用すれば，肋骨下や心尖部像で超音波ガイド下に心嚢穿刺を行うことも可能である。これは，手術室で外科的根治術を行う前に，状態を安定化させるための応急処置である。**表 10-3** に示すように，心嚢液の量は心嚢腔の幅によって概算できる。

心タンポナーデは，心嚢液の圧が心腔内圧を超えた際に起こる臨床症状として診断される。胸部外傷患者では，遷延する低血圧，頻脈，奇脈，頸静脈怒張などがあった場合に心タンポナーデを疑う。心タンポナーデの超音波所見は以下のとおりである。

- 心嚢液の存在
- 右房の収縮期虚脱
- 右室の拡張期虚脱
- 下大静脈 inferior vena cava(IVC)の拡張：拡張した IVC と自発呼吸下の呼吸性変動の消失
- 右室と左室の径の呼吸性変動：自発呼吸患者における右室径と左室径の呼吸性変動の拡大（通常，吸気時には右室の体積と径が増加し，左室の体積と径は減少する）
- 肺動脈弁血流速度と三尖弁血流速度の呼吸性変動（Doppler 波）：吸気時に三尖弁と肺動脈弁の最高血流速度が著明に増加

人工呼吸管理を受けている心タンポナーデ患者では，呼吸性変動に関する心エコー検査所見は，自発呼吸時の逆になる可能性がある。

TTE で心嚢液を観察する際には，低周波数フェーズドアレイプローブを使用した心窩部アプローチが最も鮮明な像を得られる。患者は仰臥位の状態で，プローブを胸骨直下におき，頭側に倒して腹部にほぼ平行になるようにあてる。他にも傍胸骨長軸像や心尖部四腔断面像でも観察できる。TEE を使用する場合は，中部食道か経胃断面像で心嚢液貯留を診断する（**図 10-4**）。必要であれば，TEE の経胃断面像で心嚢穿刺針を直接観察することも可能である。

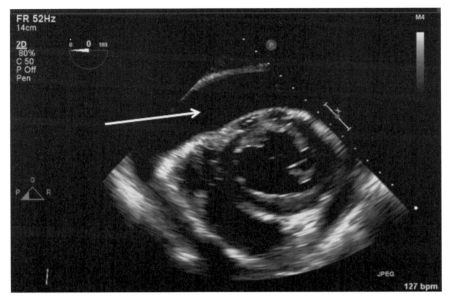

図 10-4　経食道心エコー経胃左室短軸像
著明な心嚢液貯留が描出されている(矢印)。

鈍的大動脈損傷と外傷性大動脈解離

健常者における大動脈損傷の原因で最も多いのは，鈍的胸部外傷である．大動脈の破裂や解離は致命的な病態であり，迅速な診断と治療が必要である(第16章参照)．鈍的大動脈損傷 blunt aortic injury(BAI)は，左鎖骨下動脈分岐遠位部の大動脈狭部に相当する部位に最も起こりやすく，患者が現場で死亡することも多い．

BAI の TEE における所見は以下のとおりである．

- 部分破裂または外膜下損傷：大動脈壁の損傷を認める．カラー Doppler で損傷部位の内外側に血流がみられる．厚くて不整なフラップが管腔内にみられることがある．関連するエコー所見として，無名静脈損傷，血胸，肺挫傷などがある
- 部分的離断：仮性動脈瘤の形成によって，大動脈の輪郭に異常が認められる．動脈圧によって外膜が膨らんで仮性動脈瘤を形成している部分では，血管内膜の部分的な裂傷がみられる．関連するエコー所見として，心嚢液貯留や左血胸などがある

外傷性大動脈解離 traumatic aortic dissection の TEE における所見は以下のとおりである．

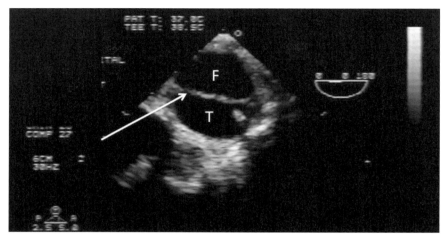

図 10-5　経食道心エコー胸部下行大動脈短軸像での大動脈解離の所見
内膜フラップ(矢印)により大動脈が偽腔(F)と真腔(T)に分かれている。

- 大動脈を偽腔と真腔に分ける大動脈フラップが描出されれば，外傷性大動脈解離と診断される(図10-5)。偽腔へのエントリーとリエントリーを同定するためにカラー Doppler が使用される
- 血腫を伴わない大動脈内膜裂傷は，外傷性大動脈解離の一種として扱われる。大動脈中膜または外膜下層の露出を伴う内膜裂傷を認める
- 内膜裂傷を伴わない大動脈壁内の血液貯留は，大動脈壁内血腫と称される。大動脈壁(膜)への血管栄養血管の破綻によるものと推定されている

　患者側の要因や術者の技術，損傷部位によっては，外傷性大動脈解離は TTE の胸骨上アプローチでも描出できる。しかし，TEE のほうが動脈により近いという点で有利であり，より正確な診断が可能である。TEE による外傷性胸部大動脈解離の診断感度は100％に近い。心エコー検査は，外傷性大動脈解離の結果として起こる大動脈弁閉鎖不全や，解離の冠動脈口への進展などの同定にも使用されている。外傷性大動脈解離が疑われるような背部痛を訴える重症の鈍的胸部外傷患者においては，血行動態が安定していれば，迅速に TEE を行う。超音波検査機器は持ち運びが可能であり，短時間で外傷性大動脈解離を同定できるため，他の画像検査と比較して非常に有利である。外科的介入が必要な場合にも TEE は施行され，血管内治療におけるステント位置の確認や，外科的修復後の評価が可能である。また，CT も最も優れた画像検査法の1つとして進歩しており，大動脈解離を同定するのに100％近い診断感度をもつ。CT では，腹部大動脈や大動脈弓部を含む大動脈全

178   Section 1   外傷麻酔の基本原則

表10-4   下大静脈(IVC)径と中心静脈圧(CVP)の相関

IVC 径(cm)		呼吸性変動	CVP(mmHg)
虚脱	<1.5	100%	0〜5
正常	1.5〜2.5	50%	5〜10
拡張	>2.5	50%	15〜20
拡張	>2.5	0%, 肝静脈の拡張あり	>20

体の像を得ることができる。しかし，検査には時間が長くかかるうえに，大動脈弁に関する追加情報は得られない。心エコーが利用できるのであれば，外傷性胸部大動脈解離の周術期において，信頼度の高い実用的な診断ツールとなる。

循環血液量減少，心筋挫傷(心筋外傷)，弁逆流

状態が不安定な患者に対する初期の TTE では，循環血液量減少，局所壁運動異常，心収縮能低下，弁疾患などの低血圧の原因となりうる心臓の異常を検索する。

心エコーは，循環血液量減少の同定では他の診断ツールよりも優れている。循環血液量減少は，傍胸骨アプローチや心尖部アプローチで簡単に認識できる。TEE が施行できるならば，経胃左室像は，循環血液量の評価と輸液反応性の指標としてよく使われている。IVC 径の評価は循環血液量のよい指標となり，中心静脈圧 central venous pressure(CVP)の推測も可能である(表10-4)。

心筋挫傷では，右室や右房が，左室や左房よりも一般的に影響を受けやすい。迅速に TTE で左室をスキャンすれば，左室の収縮機能を大まかに知ることができる。局所壁運動異常の同定は，最初の TTE でも明確であるかもしれないが，手術室のように管理された環境下では，局所壁運動異常の認識がより容易になる可能性がある。

急性で重度の弁逆流や弁閉鎖不全を呈する胸部外傷患者は，血行動態が不安定になることがある。心エコー検査で早期に損傷部位を認識できれば，患者の適切な管理や手術介入が可能になる。

循環血液量減少，局所またはびまん性の心室機能不全，弁閉鎖不全などにより血行動態が不安定となるリスクのある外傷患者においても，心臓以外に対する外科的介入が必要となるかもしれない。このような状況では，心エコーは周術期モニタリングのツールとして活用される。

モニタリングへの応用

緊急に迅速な外科的介入が必要な患者では，周術期管理のためのモニタリングツー

ルとして心エコーが使用される。その適応は，全身管理のモニタリングと，局所の
モニタリングに分けられる。局所のモニタリングとは，特定の外科的治療〔例：胸
部大動脈ステントグラフト内挿術 thoracic endovascular aortic repair（TEVAR）な
ど〕に関連するものか，心損傷に関連するものかのどちらかである。

ボリューム評価

心臓前負荷とボリュームの評価は，循環管理を成功させるうえで最も重要な要素で
ある。外傷患者における輸液量は，麻酔医にとって難題となりうる。周術期の患者
は，循環血液量が少なすぎても輸液が多すぎても死亡率が上昇してしまう。外傷の
重症度によって違いはあるが，外傷患者では，体液シフトや出血が起こるため，そ
の管理において適切な輸液蘇生が重要である。外科手術が施行される外傷患者には，
輸液管理の指標とするために侵襲的・非侵襲的モニタリングが行われる（第9章参
照）。大手術では，目標指向型輸液療法 goal-directed fluid therapy により予後が改
善するというエビデンスが示されてきている。また，循環血液量が減少している患
者に昇圧薬を用いて血圧を保とうとすると，臓器血流量が減少し，代謝性アシドー
シスをきたす可能性もある。心エコーは，目標指向型輸液療法の指標となりうる正
確で実用的なツールである。心エコー検査で，左室の大きさの変化を測定すれば左
室容量が迅速に評価できる。また，左室容量の評価では，TTE の傍胸骨左室短軸
像や，TEE の経胃左室中部短軸像が使用される。重度の循環血液量減少では，収
縮期に左室腔が虚脱する。また別の容量評価の指標として IVC 径の呼吸性変動が
あり，TTE の肋骨下アプローチや，TEE の経胃アプローチで測定される。IVC 径
と CVP 推定値との相関を**表 10-4** に示した。上大静脈径の測定も前負荷の評価に
使用される。また，左室充満圧が正常な患者では，Simpson 法や左室流出路流速に
より1回拍出量が評価でき，循環血液量および治療への反応を評価するのに有用で
ある。

心室機能

通常，外傷患者では心室機能の低下はみられない。みられるとすれば，心筋挫傷，
代謝性アシドーシス，心筋低灌流，または他の病態を考える。心エコー検査は，右
室機能と左室機能の両方をリアルタイムに観察できる。心室機能不全は，急性の拡
張不全あるいは収縮不全，またはその両方が合併した状態で生じる。血行動態が不
安定な患者において，心エコー検査は拡張不全または収縮不全の同定が可能であり，
どちらか一方の心室異常なのか，あるいは両心室の異常なのかも同定が可能である。
緊急手術が行われる外傷患者のうち，急性収縮不全によって血行動態が不安定にな

る患者がかなりの割合で存在する。熟練の心エコー施術者なら，迅速な「目測（eyeball method）」で左室収縮機能や左室駆出率の見当がつけられる。もし左室収縮不全と診断されれば，強心薬の開始が可能であるし，治療への反応を心エコーで注意深くモニタリングすればよい。血圧を保つために投与された昇圧薬によって後負荷が上昇していると，左室収縮能が著しく減少し，左室機能不全が露呈することがある。

左室収縮能を定量化するには，傍胸骨左室短軸像やMモードを使用して，左室内径短縮率 fractional shortening（FS）を測定する。

- FS＝（左室拡張末期径－左室収縮末期径）/左室拡張末期径
- FS の正常値は女性で 27 ～ 45%，男性で 25 ～ 43%
- FS の数値を 2 倍にすると，心臓の駆出率の概算が可能となる

前述したとおり，心室機能を定性的に評価することも重要である。収縮期および拡張期における心室壁の肥厚や平坦化だけでなく，全体の動きとしても評価する必要がある。

前負荷と収縮能が正常にもかかわらず血行動態が不安定な外傷患者では，拡張不全が考えられる。拡張期のパラメータとして，左室流入血流速度や肺静脈血流速度を Doppler 法や組織 Doppler によって測定する。大動脈クランプ中の急性左室拡張不全が報告されており，その結果として血行動態が不安定になる。右室不全も重度の血行動態不安定の原因として報告されている。肺塞栓，気胸，血胸，心嚢液，低酸素症，アシドーシスなどは急性右心不全の原因となる。右心不全のエコー所見として以下のものがあげられる。

- 壁運動低下
- 心室中隔の奇異運動や異常な形状
- 右室の形状が三角形でなくなる
- 収縮期三尖弁輪移動距離の短縮
- 右室面積変化率の減少

右室負荷を減少させる治療が必要な場合には，治療の効果や用量調整の必要性について心エコー検査による評価が可能である。

心筋虚血と局所壁運動異常

重症外傷患者では，心筋虚血，心筋梗塞のリスクがある。重症外傷の管理において，心筋虚血を示唆する局所壁運動異常を早期に発見し治療することは，きわめて重要

である。心エコー検査は，周術期の心筋虚血をみつけるうえで感度が高いことはよく知られている。左室分画機能は，収縮期の壁運動と壁の肥厚により評価される。心エコー検査では，左室を 16 のセグメントに分割して評価するのが American Society of Echocardiography の推奨である。これによって，左室壁の正確な評価に加え，壁運動異常や壁肥厚などの所見の記録ができるようになり，冠動脈の支配領域を特定することも可能となっている。TEE の経胃左室短軸像は，それぞれの主要冠動脈領域の局所壁運動異常を検出できるため，局所壁運動異常の検査として最もよく使用されている。局所の壁運動の程度は，正常収縮 normal または，（1）過収縮 hyperkinetic，（2）低収縮 hypokinetic，（3）無収縮 akinetic，（4）奇異性収縮 dyskinetic，（5）瘤形成 aneurysmal と分類するのが標準的である。最新の技術であるスペックルトラッキング法 speckle-tracking echocardiography（STE）では，さらに正確に壁運動を定量化し，左室全体または局所の収縮機能を評価することができる。STE は B モード上の小斑点(speckle)の動きを分析し，左室の運動をさまざまな断面(縦方向，放射状，反転，ひねり)で評価し，心臓の運動や超音波のビームの角度に関係なく，心筋収縮速度，ストレイン，ストレインレートなどの測定が可能である。局所壁運動異常が同定されたら治療を開始し，心エコーでのモニタリングを行う。局所壁運動異常が治療抵抗性，または治療に反応しなければ，心筋梗塞の可能性が示唆される。新たな僧帽弁逆流 mitral regurgitation（MR）の検出，または既存の MR の増悪は，心エコー検査で早期に同定できる心筋虚血の所見である。

弁損傷
緊急の非心臓手術が必要な患者では，胸部への直接外傷により，急性の弁逆流を合併していることがある。この場合，TEE は病態を特定するだけでなく，血行動態のモニタリングとして，心拍出量や 1 回拍出量，逆流の程度などの評価が可能となる。心拍出量を最大にし，逆流量を最小にするような治療が求められる。急激な血行動態の破綻は，重度の MR と大動脈弁逆流により生じると報告されている。周術期に新たに生じた重度の MR の原因には，心筋虚血，心筋梗塞，乳頭筋断裂，そしてその結果として起こる心原性ショックなどがある。治療への反応は TEE を用いて入念なモニタリングを行う。心エコー検査では，確定診断が得られるだけでなく，心室の大きさ，心筋の動き(例：正常か過収縮か)，循環血液量過多がないかなどを評価し，カラー Doppler を用いて逆流ジェットの存在と重症度も評価が可能である。

心拍出量の評価と血行動態モニタリング

周術期の目標指向型輸液療法や左室前負荷の適正化は，TEE モニタリングにより容易に達成できる。重症外傷やショックの患者における周術期管理は困難が伴う作業であり，適正な心拍出量を確保するために信頼性の高いモニタリングツールが必要である。外傷患者の循環管理において，治療介入による心拍出量変化のモニタリングを行うことは重要である。心エコー検査で心拍出量を測定し，治療への反応性を評価できれば，心エコーをモニター機器として使用できるようになり，肺動脈（PA）カテーテルの使用は減ることになる。左室の心拍出量の測定は，2D 心エコー（左室流出路径）とカラー Doppler（大動脈弁）を組み合わせれば可能である。さらなる技術が必要ではあるが，肺動脈弁血流速度と右室流出路径を測定できれば，右室の心拍出量も同様に評価が可能になる。

心内または肺内でのシャント

最近，胸部外傷によるシャント形成が報告されている。また，既存のシャントがある外傷患者に緊急外科手術を行うこともある。低血圧の遷延，低酸素血症，アシドーシスは，右左シャントを増悪させ，循環不全や難治性の低酸素血症を引き起こす。損傷部位を修復するための緊急心臓手術が必要かもしれないし，心臓以外の損傷を合併していて緊急の非心臓手術が必要なこともある。シャントを同定し，シャント量を減らすための治療効果のモニタリングには心エコーを用いる。シャントの診断とモニタリングには，カラー Doppler や撹拌生理食塩液による造影が用いられる。外傷以外の疾患では，心房中隔欠損 atrial septal defect（ASD）や卵円孔開存 patent foramen ovale（PFO）が最も一般的なシャントの原因である。右左シャントは，肺動静脈瘻によっても生じうる。ASD や PFO があると，奇異性塞栓症や，外傷処置中の低酸素血症のリスクが増加する。外傷患者では，右心系の圧上昇，アシドーシス，低血圧，低換気によって，低酸素血症のリスクが上昇する。ASD や PFO の評価は，TTE では肋骨下像，TEE では上下大静脈像で行う。

肺塞栓，空気塞栓，脂肪塞栓のモニタリング

さまざまな要因により，外傷患者では凝固障害や血栓塞栓症が生じる。肺塞栓症 pulmonary embolism（PE）は循環不全を引き起こし，罹患率と死亡率を上昇させる。術中の PE 診断に使用される前胸部 Doppler や呼気終末二酸化炭素 end-tidal carbon dioxide（EtCO$_2$）濃度などの周術期モニタリングと比較して，心エコー検査は特異的でより信頼性の高い検査である。術中 TEE で，動く肺塞栓を直接視認できることがあり，TEE の中部食道上行大動脈短軸像や長軸像では，肺動脈内の血

栓を描出できることもある。三尖弁の逆流ジェットからは肺動脈収縮期圧が推定可能である。TTE や TEE で D-shape の心室中隔（心室中隔が左室側に偏位している），あるいは右室心尖部の収縮は正常だが，右室自由壁の低運動・中部から基部が低収縮に陥っている所見（McConnell 徴候）があれば，右室後負荷が高い状態を示唆している。McConnell 徴候は，PE の診断において感度・特異度ともに高い。術中に TEE を使用して，空気塞栓や肺塞栓のモニタリングを行った脳神経外科と整形外科での手術事例が報告されている。

周術期の心エコー検査

術前評価として行われる周術期の心エコー検査は，American Society of Echocardiography（ASE）や Society of Cardiovascular Anesthesiologists（SCA）が推奨する包括的な術中 TEE の手順と同様である。しかし，血行動態が不安定な患者では，心室機能や前負荷の状態の評価に重点をおいた心エコー検査を施行すべきである。

その際に以下の 6 つのことを確認する。

1. ボリュームはどうか？　心腔内が充満しているか，虚脱しているか？
2. 左室と右室の収縮は十分か？
3. 局所壁運動異常はあるか？
4. 重度の弁損傷はあるか？
5. 有意な心嚢液貯留はあるか？
6. 重度の血胸や気胸はあるか？

血行動態に焦点をあてた心エコー検査〔focused cardiac ultrasound（FOCUS）〕では，限られた数の断面のみで評価が可能である。ただし，施行者は心エコー検査で使用される用語や名称に精通していなければならない。

TTE では，以下の 3 つのアプローチによる断面像が標準的な検査法である（図 10-6）。

- 傍胸骨像（長軸像，短軸像）
- 心尖部像（四腔像/五腔像，長軸二腔像，長軸三腔像）
- 肋骨下部像（長軸像，短軸像）

患者が安定化すれば，大動脈の評価も含めた包括的な TEE を行うことができる。包括的な TEE は 28 断面像からなる。これらの断面は 2D 心エコーで描出する。患

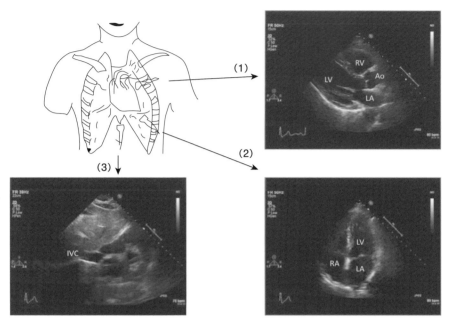

図 10-6 血行動態に焦点をあてた心エコー検査(FOCUS)
(1)傍胸骨長軸像，(2)心尖部四腔像，(3)肋骨下部像。
Ao：大動脈，IVC：下大静脈，LA：左房，LV：左室，RA：右房，RV：右室

者の体位，解剖学的多様性，病態，合併症などにより，すべての被検者で必ずしもすべての断面像が描出できるわけではない。カラー Doppler，スペクトル Doppler，M モード，3D 心エコー，スペックルトラッキング法などは必要に応じて使用する。描出する断面像の順番は，術者によって異なることがある。

　検査報告書は，すべての心エコー検査で記載すべきである。周術期の心エコー検査では，その目的を忘れてはならない。検査報告書には検査画像を添付し，症例の概要と血行動態の管理に関するコメントも加える。外傷患者においては，完全な患者情報が得られないこともあるので，その場合は一時的に識別名を割りあてておき，後で適切な情報を記録する。

心停止前状態

心停止時の心エコー検査の有用性も報告されている。心停止寸前の外傷患者に対して，血行動態が不安定となる以下のような原因がないかを TTE や TEE によって検索することは有用である。

10章　外傷の心エコー検査　*185*

- 肺塞栓
- 心タンポナーデ
- 重度の循環血液量減少
- 大量血胸
- 緊張性気胸

　加えて，心エコー検査では，心静止と無脈性電気活動 pulseless electrical activity（PEA）など心室の活動があるかどうか鑑別することができる。心停止患者の予後は心停止前の状態に大きく左右されるが，心エコー機器の出現により，多くの患者で心停止に至る前にその原因を診断し治療できるようになった。

おわりに

初期治療とそれに続く周術期での心エコー検査は，外傷患者においてもリアルタイムに心血管評価を可能とする優れた手段であり，広く臨床応用されている。血行動態が不安定な外傷患者や胸部外傷患者では，診断ツールとして心エコーを考慮すべきである。また，緊急手術を行う外傷患者や，周術期に血行動態が不安定になるリスクが高い外傷患者でも，血行動態のモニタリングとして心エコーを使用すべきである。外傷センターでは，手術室ですぐに超音波検査機器を使用できるよう設備を整えておかなければならない。その設備により，原因不明の循環不全や心血管緊急状態に対して迅速な評価が可能となる。なお，心エコー検査施行には訓練が必要である。検査結果の解釈を間違えれば，患者の治療に悲惨な悪影響をきたす可能性がある。

　救急外来や手術室での心エコーはもはや目新しいものではなく，外傷患者の管理や非心臓手術中の循環不全の管理にも用いられるようになり，その役割は急速に拡大している。卒後教育カリキュラムの一環として，レジデントの研修プログラムにも心エコー研修の導入を検討すべきである。

▲ Key Point

- 外傷患者の管理において，心エコー検査は重要な診断ツールであるとともに，モニタリングツールでもある
- 心エコー検査では，リアルタイムでの心血管評価が可能であり，患者の治療に役立つ
- EFAST，FOCUS などの限定的な心エコー検査は，致命的病態を早期に認知する

ことが可能で，治療の指針となる
- 心エコー検査は，緊急手術を施行する外傷患者や，周術期に循環不全のリスクがある患者の血行動態モニタリングとして考慮すべきである
- 心エコー検査を有効利用するためには，適切に訓練し能力を維持する必要がある

謝辞

"Essentials of Trauma Anesthesia First Edition(2012)" の "Echocardiography in trauma" の章を執筆された Michael Woo 氏の貢献に深謝する。

参考文献 ●さらなる学習のために●

1. American Society of Anesthesiologists and Society of Cardiovascular Anesthesiologists Task Force on Transesophageal Echocardiography. Practice guidelines for perioperative transesophageal echocardiography. A report by the American Society of Anesthesiologists and the Society of Cardiovascular Anesthesiologists Task Force on Transesophageal Echocardiography. *Anesthesiology* 1996 ; 84 : 986-1006.

2. American Society of Anesthesiologists and Society of Cardiovascular Anesthesiologists Task Force on Transesophageal Echocardiography. Practice guidelines for perioperative transesophageal echocardiography. An updated report by the American Society of Anesthesiologists and the Society of Cardiovascular Anesthesiologists Task Force on Transesophageal Echocardiography. *Anesthesiology* 2010 ; 112 : 1084-1096.

3. Atkinson PR, McAuley DJ, Kendall RJ, et al. Abdominal and Cardiac Evaluation with Sonography in Shock (ACES) : an approach by emergency physicians for the use of ultrasound in patients with undifferentiated hypotension. *Emerg Med J* 2009 ; 26 : 87-91.

4. Boulanger BR, Brenneman FD, McLellan BA, et al. A prospective study of emergent abdominal sonography after blunt trauma. *J Trauma* 1995 ; 39 : 325-330.

5. Darmon PL, Hillel Z, Mogtader A, Mindich B, Thys D. Cardiac output by transesophageal echocardiography using continuous-wave Doppler across the aortic valve. *Anesthesiology* 1994 ; 80 : 796-805.

6. Fayad A, Yang H, Nathan H, Bryson GL, Cina CS. Acute diastolic dysfunction in thoracoabdominal aortic aneurysm surgery. *Can J Anaesth* 2006 ; 53 : 168-173.

7. Hahn RT, Abraham T, Adams MS, et al. Guidelines for performing a comprehensive transesophageal echocardiographic examination : Recommendations from the American Society of Echocardiography and the Society of Cardiovascular Anesthesiologists. *J Am Soc Echocardiogr* 2013 ; 26 : 921-964.

8. Hiratzka LF, Bakris GL, Beckman JA, et al. 2,010ACCF/AHA/AATS/ACR/ASA/SCA/SCAI/SIR/STS/SVM guidelines for the diagnosis and management of patients with Thoracic Aortic Disease : a report of the American College of Cardiology Foundation/American Heart Association Task Force on Practice Guidelines, American Association for Thoracic Surgery, American College of Radiology, American Stroke Association, Society of Cardiovascular Anesthesiologists, Society for Cardiovascular Angiography and Interventions, Society of Interventional Radiology, Society of Thoracic Surgeons, and Society for Vascular Medicine. *Circulation* 2010 ; 121 : 266-369.

9. Jamet B, Chabert JP, Metz D, Elaerts J. [Acute aortic insufficiency]. *Ann Cardiol Angeiol (Paris)* 2000 ; 49 : 183-186.

10. Jhanji S, Vivian-Smith A, Lucena-Amaro S, et al. Haemodynamic optimisation

improves tissue microvascular flow and oxygenation after major surgery : a random-ised controlled trial. *Crit Care* 2010 ; 14 : R151.

11. Mueller X, Stauffer JC, Jaussi A, Goy JJ, Kappenberger L. Subjective visual echo-cardiographic estimate of left ventricular ejection fraction as an alternative to conventional echocardiographic methods : comparison with contrast angiography. *Clin Cardiol* 1991 ; 14 : 898-902.

12. Osterwalder JJ. Update FAST. *Praxix (Bern 1994)* 2010 ; 99 : 1545-1549.

13. Perera P, Mailhot T, Riley D, Mandavia D. The RUSH exam : Rapid Ultrasound in SHock in the evaluation of the critically ill. *Emerg Med Clin North Am* 2010 ; 28 : 29-56.

14. Royse C, Royse A. Use of echocardiography and ultrasound in trauma. In : Smith CE, ed. *Trauma Anesthesia 2nd ed*. New York, NY : Cambridge University Press ; 2015.

Section 1 *外傷麻酔の基本原則*

11

外傷患者の凝固モニタリング

Marc P. Steurer, Michael T. Ganter

はじめに

血液凝固 coagulation は，複雑かつ厳密に制御された蛋白と細胞が相互作用する生理学的ネットワークであり，凝固障害は患者の予後に大きく影響する。そのため，正常時の止血機構と異常時の病態生理について広く理解しておくことは，周術期管理にたずさわる麻酔医にとって必要なことである。

外傷に伴う大量出血に対応するためには，外傷外科医による止血術のみならず，外傷麻酔医による機能的止血のアプローチが必須である。近年，輸血戦略の構築および血液凝固異常の管理を行うにあたり，凝固障害における病態生理の詳細な評価と，想定される病態に適した凝固機能のモニタリングが，最低限必要な事項として位置づけられている。凝固・止血機能を評価する方法として，病歴聴取，臨床所見，血液検査に加えて，ベッドサイド〔ポイントオブケア point of care（POC）〕の血液凝固検査が行われるようになり，それによって患者個々の病態にあわせた目標指向型の止血療法が実施可能となっている。

止血異常とは，出血のみではなく過凝固や血栓塞栓症の病態も含まれる。血液凝固系は，血液凝固を助長する作用（凝固，抗線溶）と血液凝固を阻害する作用（抗凝固，線溶）の繊細なバランスで成り立っている（**図 11-1**）。血液凝固系を管理する特有の難しさは，相反する作用のそれぞれを評価・定量化し，均衡を保つ必要性にある。すなわち，出血の増悪や血栓形成を防ぐためには，凝固と線溶の両方に対し，個別に介入を行う必要がある。

最新の血液凝固系の概念

止血 hemostasis とは，損傷を受けた血管からの出血を阻止するための過程であり，

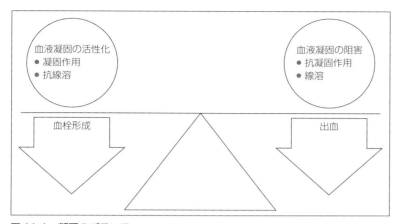

図 11-1 凝固のバランス
正常な血液凝固では凝固作用と抗凝固作用によって均衡が保たれている。

体内において，血管収縮，一次止血，二次止血という3つのメカニズムが作用し成立している。さらに，通常の血流を維持しながら血管の治癒が開始される。

- 血管収縮は止血における第1段階である。血管内皮や血管壁，損傷直後の血管内環境におけるパラクリン伝達を介して，損傷された血管はすぐに収縮し，血流や血圧を一時的に減少させる
- 一次止血 primary hemostasis は，細胞成分による血液凝固であり，おもに血小板と von Willebrand 因子（VWF）から成り立つ。凝固活性物質が放出されると，血小板が活性化し，粘着，凝集，安定化することで，血小板血栓を形成し，損傷した血管壁を機械的にブロックする
- 二次止血 secondary hemostasis は，血漿成分による血液凝固であり，さまざまな凝固因子が複雑に相互作用することで安定したフィブリン網を形成する

抗凝固作用によってさまざまな段階で血栓の形成を抑制し，血栓症や塞栓症から生体を防御している。また，線溶系が過度な血栓形成の防止と不要に形成された血栓を溶解している。

in vivo では，凝固系はおもに組織因子によって活性化される。組織因子は平滑筋細胞や線維芽細胞といった血管外に発現しており，それゆえ健全な個体では凝固系は活性化しない。しかし，組織が損傷すると組織因子が血液中に放出され，出血から生体を守るために凝固系が活性化される。敗血症のような病的状態においては，組織因子が血管内で血管内皮細胞や単球，循環微小粒子（細胞断片）に発現する。その結果，凝固活性が制御不能となると播種性血管内凝固 disseminated intravascular coagulation(DIC)を引き起こす。

　二次止血において鍵となる酵素は，トリプシンに類似したセリンプロテアーゼの一種であるトロンビン〔活性化第II(第IIa)因子〕である。トロンビンは，フィブリノーゲンを可溶性フィブリンへ変換する以外にも，凝固系や免疫系のような多くの生化学的反応を促進している。その作用の効果は局所の環境や存在する分子に依存する。トロンビンは，第V，VIII，XI因子の活性化を促進することで内因性経路を活性化させ，最終的にトロンビン自体の産生が増幅される。さらに，トロンビンは，血小板，血管内皮細胞，血管周囲の平滑筋細胞とともにトロンビン活性化線溶系抑制因子 thrombin-activatable fibrinolysis inhibitor(TAFI)，第XIII因子を活性化する。この過程においてトロンビンが過度に産生されないようにするために，アンチトロンビンとプロテインCによる2つの調整メカニズムは重要である。アンチトロンビンは，トロンビンと不可逆的に結合し不活性化させる。活性化プロテインCは強い抗凝固作用と線溶系を促進する作用をもち，血栓が形成されないよう均衡を保つ役割を果たしている。

　1964年に報告された，内因系，外因系活性経路という血液凝固の歴史的なカスケードモデルでは，複雑な止血機能の説明は不十分である。カスケードモデルは in vitro での二次止血を反映しているにすぎず，in vivo における凝固障害を説明できない。それにもかかわらず，このモデルはプロトロンビン時間国際標準化比 prothrombin time international normalized ratio(PT-INR)や活性化部分トロンボプラスチン時間 activated partial thromboplastin time(APTT)のように，血漿による凝固検査の過程を単純に視覚化することができるため，今日においても重要視されている。

　最近の緻密な血液凝固モデルは，細胞依存型モデルである。カスケードモデルとは対照的に，このモデルでは，血液凝固は活性化された細胞表面上で生じるとされており，血小板や血管内皮細胞の他に，赤血球や白血球，微小粒子の細胞表面が中心的役割を果たしている。このモデルは，いくつかの段階に分類されている。

- 血液凝固の過程は，開始期(initiation phase)，増幅期(amplification phase)，進展期(propagation phase)からなる
- 未熟な血栓はそのつぎの段階で第XIII因子により強化，安定化される
- 組織因子経路抑制因子 tissue factor pathway inhibitator(TFPI)やアンチトロンビン，プロテインCにより凝固作用を抑制し，プラスミンによって血栓を溶解するといった調節機構が存在する

　このモデルは，古典的なカスケードモデルと比較して，より正確に生体内におけ

る血液凝固を反映している。例えば，第 XI，IX，VIII 因子は，血小板表面におい
て活性化第 X（第 Xa）因子とそれに引き続くトロンビンを誘発するために必要な蛋
白であるため，これらが不足しても出血が増悪しないということを説明可能である。
さらに，外因系，内因系のカスケードは，余剰な経路というよりはむしろさまざま
な細胞表面に発現している第 Xa 因子を並列に誘発する経路であるため，PT-INR
や APTT のような古典的な血漿による凝固検査は細胞依存型モデルを断片的に表
しているにすぎない。細胞依存型モデルは全血検査である粘弾性凝固分析装置を使
用することで，より正確に説明することが可能である。

凝固の評価

患者の凝固系を正確に評価，定量化するためには，周術期凝固モニタリングの 4 本
柱である以下の情報を収集し，臨床的に解釈する必要がある。

1．病歴
患者の病歴は，個々の出血リスクを評価するために非常に重要であり，決められた
問診票で聴取すべきである。この標準化されたアプローチ法は，術前に行われる慣
例的な血液凝固検査よりも優れ，止血術前の標準的な評価法として推奨されている。

2．臨床所見
出血や血栓症のような止血異常に関する臨床所見は，鑑別診断に非常に重要であり，
その根底にある凝固障害の病態を考えるうえで有用な情報となりうる。また，血液
凝固検査に異常があっても，臨床所見に異常がなければ止血療法を開始してはなら
ない。例えば，術野が"dry"であるなど，臨床的に有意な出血を認めない状態では，
副作用である血栓症のリスクを考慮して凝固促進療法を開始すべきではなく，その
代わりに患者を厳重に観察して再評価する必要がある。
　患者が出血している際，それが「外科的」出血か「非外科的」出血かしばしば判
断に迷う。それを判断する手段として，高度な凝固モニタリングは有用である。も
し「外科的」な出血であるならば，出血をコントロールするために外科的検索が必
要であるし，広範囲で微小血管に生じる「非外科的」な出血であれば，迅速かつ「非
外科的」な目標指向型治療が個々に必要となる。

3．標準的血液凝固検査
PT-INR，APTT，血小板数は，標準的または慣習的な血液凝固検査である。施設

によっては，フィブリノーゲン濃度やDダイマー，第XIII因子，抗Xa活性検査，トロンビン時間といった項目も標準凝固検査の一部となる。

複雑な止血異常を呈する患者には専門家の指導のもと，さらに詳細な凝固検査が必要であるが，本章では割愛する。

標準的な血液凝固検査は，止血異常の患者を鑑別するための第一歩として中心的な役割を果たしている。だが，ワルファリンやヘパリンなどの効果をモニタリングするだけなら十分であるものの，この検査は一部の問題を解決するにとどまるのも事実である。

4. ベッドサイドのポイントオブケア(POC)凝固検査

患者のベッドサイドで血液凝固を分析する方法はいくつかあり，その主たる目的や機能によって，POC凝固検査は以下のように分類できる。

- 一次止血(細胞)検査：おもに血小板機能を意味する一次止血は，血小板数やその機能，VWF活性を測定する。ベッドサイド検査として，PFA-200やmodified platelet aggregometryなどがある
- 二次止血(血漿)検査：抗凝固療法をモニタリングするベッドサイド検査である。活性凝固時間activated coagulation time(ACT)，全血でのPT-INRの測定や，ヘパリンが必要な治療機器の管理に使用される
- 全止血能検査：最初のトロンビンの誘発開始から最大血餅硬度，線溶に至るまでを分析する。トロンボエラストグラフィthromboelastography(TEG)やトロンボエラストメトリrotational thromboelastometry(ROTEM®)，Sonoclot®のような粘弾性凝固検査装置は，一次止血，二次止血，血栓の強度，線維素溶解現象を分析することで，止血体系全体を評価する

外傷診療において最も有用なのは，血液凝固過程の全体のモニタリングを行うPOCである。TEG，ROTEM®，Sonoclot®は，低剪断条件下に血栓の物理的特性を測定し，凝固カスケードが開始されると血液標本の粘弾性の変化を視覚化して表示する。

凝固過程のPOCモニタリング

ベッドサイドでの凝固検査，特にTEGやROTEM®のような粘弾性検査を導入することにより，血漿や血小板，凝固因子濃縮製剤のような凝固促進剤の不必要な投与が減少し，出血の原因が外科的であるか非外科的であるか判断することが可能と

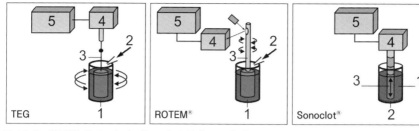

図 11-2　粘弾性ポイントオブケア(POC)装置の作動原理
左から，トロンボエラストグラフィ(TEG)，トロンボエラストメトリ(ROTEM®)，Sonoclot®。

なる．また，治療介入の遅延や外科的再手術を減少させ，最終的には死亡率が低下する可能性がある．

TEG と ROTEM®

トロンボエラストグラフィ thromboelastography(TEG)は 1948 年に Hartert によってはじめて提唱された，全血標本を用いて凝固能を測定する方法である．TEG は血液の粘弾性特性を評価するため，相互作用があるすべての細胞や血漿の構成成分に対し鋭敏な検査となっている．分析がはじまると，フィブリン形成開始までの時間，フィブリンや血餅形成の動態，最終的な血餅硬度と安定性，血餅溶解といった全凝固過程を測定し視覚化する．

　TEG では，37℃に温められたキュベットへ全血を加える．トーションワイヤーと接続されたディスポーザブルピンを血液標本内につるし，4°45' の角度(10 秒の回転周期，**図 11-2**)で**振り子のように振動**させる．血液標本が血餅を形成しはじめると，フィブリン成分がピンとカップを連結させ一対となり，カップの回転がピンに伝導する．ピンの回転運動がトランスデューサにより電気信号へ変換され，TEG 特有のトレーシング(グラフ)が表示される(**図 11-3**)．

　トロンボエラストメトリ rotational thromboelastometry(ROTEM®)では，機械本体への衝撃が測定値に与える影響を少なくし，4 つの標本が同時に測定可能(TEG は 2 つのみ可能)であり，また，電子ピペットの導入によりピペット操作がより簡便になるなど，これまでの TEG の限界を解消した．ROTEM® では，(**カップではなく**)**ディスポーザブルピン**が，4°75' の角度で前後に振動する(**図 11-2**)．回転するピンは，非常に精密なボールベアリングシステムで支えられて安定しており，(トーションワイヤーではなく)光学的探知システムで信号伝達される．ピンのシャフトに埋め込まれた小さなミラーへ光を反射することで正確なピンの位置を探知し，反射された光からの情報が処理されて映像として表示される(**図 11-3**)．

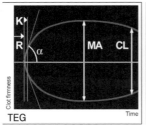 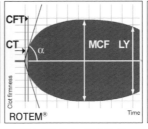 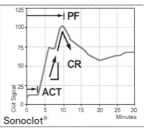

図11-3　粘弾性ポイントオブケア(POC)装置の標準的グラフ
左から，トロンボエラストグラフィ(TEG)，トロンボエラストメトリ(ROTEM®)，Sonoclot®。
α：角度，ACT：活性凝固時間，CFT：CTから振幅が20 mmになるまでの時間，CL：線溶，CR：凝固能，CT：血餅形成開始までの時間，K：Rから振幅が20 mmになるまでの時間，LY：線溶，MA：最大振幅，MCF：血餅の最大硬度，PF：血小板機能，R：凝固開始までの時間

　TEGとROTEM®のトレーシングは類似しているものの，それぞれの用語や基準値を比較することはできない。ROTEM®のカップとピンはTEGと比較して接触活性が高まるように，より表面電荷の高いプラスチックを採用している。さらに，組成や濃度などの点でそれぞれ異なる凝固活性剤を試薬として使用している。例えば，同じ血液標本をTEGとROTEM®でそれぞれ専用の内因系凝固活性薬〔TEGはkaolin試薬，ROTEM®はINTEM試薬(トロンボプラスチン，リン脂質を含有)〕を用いて分析すると，はっきり異なった結果となる。TEGとROTEM®を交互に使用することはできないため，それぞれの装置に対して治療アルゴリズムを適応する必要がある。

　周術期における凝固分析では，検査誤差や検査時間を減らすため，カルシウム再添加と活性化されたクエン酸添加の全血を使用する。凝固状態を特定するためさまざまな凝固活性薬，ヘパリン中和剤，抗血小板，抗線溶薬などの試薬が市販されている。EXTEM試薬などの組織因子で外因系カスケードを，INTEM試薬などの接触因子活性化薬で内因系カスケードを活性化し検査することができる。FIBTEM試薬内のサイトカラシンDなどが血小板機能を阻害することで，フィブリノーゲン濃度やその機能を評価できる。また，修正最大振幅 modified maximum amplitude (MA)／血餅の最大硬度 maximum clot firmness(MCF)は，検査室で測定されたフィブリノーゲン値との整合性を示す。最後に，APTEMに含まれるアプロチニンなどの活性化試薬に抗線溶薬を加え，抗線溶薬を含まない試験と比較することで線溶系の現状を評価することが可能となり，抗線溶療法の導入に寄与する。

　TEGとROTEM®はマニュアルどおり正確に使用することで，再現性のある測定値を算出できる。

　TEGとROTEM®は，外傷患者に対する凝固障害を同定，定量化するためのゴールドスタンダードであり，その評価によって輸血必要量や死亡率を予測できるとい

うエビデンスも存在している。

Sonoclot®：血液凝固・血小板機能分析装置

Sonoclot® は 1975 年に von Kaulla によって紹介された製品で，血液標本の粘弾性特性を測定する装置である。管状の振動プローブを血液内に沈め，血餅形成により生じるプローブの動きをインピーダンスの変化として測定する（図 11-2）。また，さまざまな凝固活性薬・阻害薬とそれぞれに対応するキュベットを購入することができる。Sonoclot® の試験による正常値は，全血か血漿か，クエン酸添加の有無など標本の種類や，キュベット，使用された活性薬の種類によって大きく影響される。

　Sonoclot® では，Sonoclot® signature（図 11-3）と呼ばれる定性的なグラフと，活性凝固時間 activated coagulation time（ACT），血餅形成の度合，血小板機能といった定量的な結果を知ることができる。ACT は標本を活性化してからフィブリン形成までの時間（秒）のことである。Sonoclot® signature の傾きが上方へ向いたタイミングは，血餅形成の開始を表し，機械で自動的に検出される。Sonoclot® におけるACT は，celite や kaolin といった典型的な活性薬が高濃度に含まれたキュベットを用いて測定され，通常の ACT と同様に参照できる。血餅形成度合は単位/minで表記され，フィブリンが重合し血餅形成される間の，Sonoclot® signature における最大の傾きで表示される。血小板機能は，血餅退縮のタイミングとその質に影響され，フィブリン形成が完了した後の Sonoclot® signature の変化が自動的に積分され数値化される。また，ガラス粒含有のキュベット（gbACT+）を使用することで，血小板機能のより正確な結果を得ることができる。公表されている血小板機能値は，血小板機能がないことを示す 0（血餅退縮が生じず，フィブリン形成後のSonoclot® signature が平坦）から，強い血小板機能をもつことを示す約 5（血餅退縮がすぐに生じ，フィブリン形成後の Sonoclot® signature が非常に鮮明で鋭角である）までの範囲で表される。

TEG と ROTEM® の簡便な解釈

TEG や ROTEM® の結果をみる際に最初はやや複雑に感じるかもしれないが，比較的短い時間で素早く直感的に読みとることができるようになる。TEG や ROTEM®から得られる情報は，3 つの段階に分けることができる。

1. 前血餅形成期 pre-clot formation phase
2. 血餅形成期 clot formation phase
3. 血餅安定期 clot stability phase

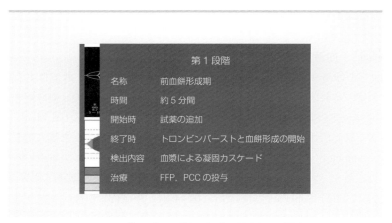

図 11-4　TEG と ROTEM® のグラフ（第 1 段階：前血餅形成期）
FFP：新鮮凍結血漿，PCC：プロトロンビン複合体濃縮製剤

　第 1 段階は，血漿凝固カスケードや血小板活性のトリガーとなる，カルシウムや凝固活性薬などの試薬を添加してから（図 11-4），トロンビンバーストが生じて血餅形成が開始されるまでの時間である。この部分の曲線は 5 分以下で終了し，凝固カスケードの機能性を知ることができる。もしこの段階に問題があれば，プロトロンビン複合体濃縮製剤 prothrombin complex concentrate（PCC）（典型的なビタミン K 依存凝固因子）の投与に加えて，新鮮凍結血漿 fresh frozen plasma（FFP）の投与を検討してもよい。ヘパリンやダビガトランといった抗凝固薬を投与されている患者には，プロタミンやイダルシズマブなどの特異的な拮抗薬投与が推奨されている。第 2 段階は，血餅形成開始から最大血餅硬度 maximum clot firmness（MCF）に到達するまでの時間であり（図 11-5），その大半は機能的な血小板数やフィブリノーゲン値に影響されるが，第 XIII 因子の機能性も多少関与している。通常は 2 ～ 3 分後には異常が判明し，それに対してクリオプレシピテートに加えてフィブリノーゲン濃縮製剤や血小板輸血で補正することができる。最後の段階は血餅の安定性にかかわり，線溶亢進の有無を同定する（図 11-6）。粘弾性試験は，線溶亢進を検出し定量化できる唯一の臨床検査である。

外傷における標準血液凝固検査と粘弾性凝固検査

標準血液凝固検査は，ビタミン K 拮抗作用を機序とする経口抗凝固薬やヘパリンの効果，先天性または後天性血友病患者の出血しやすさの診断に，大きな威力を発揮しうる。これらの病態は患者ごとに複雑であり，適切な標準血液凝固検査で評価する必要がある。一方，この検査は周術期の出血リスクや凝固障害の原因を定量化

11章 外傷患者の凝固モニタリング 197

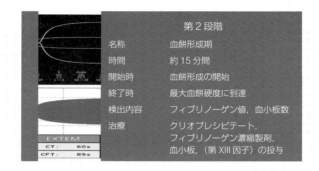

図11-5　TEGとROTEM®のグラフ（第2段階：血餅形成期）

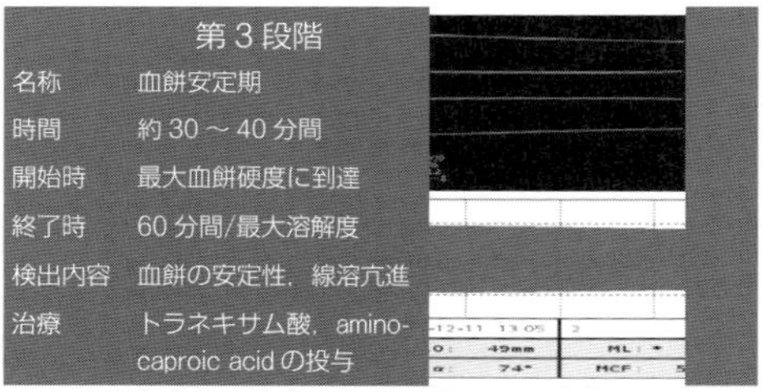

図11-6　TEGとROTEM®のグラフ（第3段階：血餅安定期）

することができない。周術期の凝固障害を伴う出血に関して，標準血液凝固検査の有用性が示された研究はほとんどなく，ほかに選択肢がないため歴史的に使用されてきたものであり，最新のエビデンスで確立されているわけではない。そのうえ，標準血液凝固検査は迅速に結果を得ることができない。多くの施設では，多忙な状況であるかどうかにかかわらず，検査結果が判明するまでに25～60分要する。これだけ時間がかかると，検査結果が判明したときにはすでに状況が変わっていることもありうるのが大量出血の臨床現場でもある。なお，線溶亢進や凝固亢進を診断する標準検査は存在しない。外傷患者における線溶亢進の存在はよく知られており，それに対する抗線溶薬の投与も今や一般的治療である。凝固亢進は重症患者が生存した後の重大な関心事であり，凝固亢進状態を測定，定量化することで，さらなる治療介入へつながる可能性がある。

198　Section 1　外傷麻酔の基本原則

　粘弾性凝固検査は前述した多くの問題点を克服している。TEGやROTEM®は以下にあげる特性から，周術期，外傷による凝固障害にとって理想的な検査であるといえる。

- 周術期，外傷による凝固障害に対し，有効性が立証された検査である
- 10分以内に，適切な情報をほとんど得ることができる
- 線溶亢進，凝固亢進の両方を検出することができる

POC 粘弾性凝固検査の経済的側面

一般的なPOC凝固検査，特に粘弾性凝固検査〔トロンボエラストメトリ rotational thromboelastometry（ROTEM®）〕の使用では，コストの増加が論点となる。トロンボエラストメトリ本体の購入と実装には多大なコスト〔5万〜10万ドル（約560万〜1,100万円）〕がかかるが，それらを使用することで直接的，間接的なコスト削減につながる。近年，外傷や心臓血管外科領域においてトロンボエラストメトリを用いたアルゴリズムを導入することでコスト削減を達成できたとする報告が数多く見受けられる。標準的な凝固検査に追加して検査したとしても，各施設においてかなりのコスト削減につながる。そのおもな要因は，血液製剤と凝固因子製剤の使用量が減少することであり，POC凝固検査を用いた輸血/凝固治療アルゴリズムを導入することで，血液凝固製剤全体のコストが25〜50％削減されたとする研究が多数報告されている。この削減経費はアルゴリズム導入による追加検査費用を差し引いたものであり，合併症・集中治療室 intensine care unit（ICU）滞在日数・臓器不全の減少といった患者予後の改善による間接的なコスト削減は計算に含まれていない。

凝固障害の治療

前述した周術期凝固評価の4本柱（病歴，臨床所見，標準・POC凝固検査）からの情報をもとに，決められたアルゴリズムに従って個々に目標設定された治療を出血している患者に提供することが可能となる。Task Force for Advanced Bleeding Care in Trauma（Rossaint et al. 2016）のようなエビデンスにもとづいたガイドラインを参考にすると，施設ごとに適用された治療アルゴリズムがよりよいものとなる（図11-7）。

　凝固促進療法は常に慎重に導入すべきである。副作用である血栓塞栓症のリスクを考慮し，凝固障害を過度に是正すべきではない。投与量を慎重に設定し，臨床的に出血が制御されれば中止すべきである。

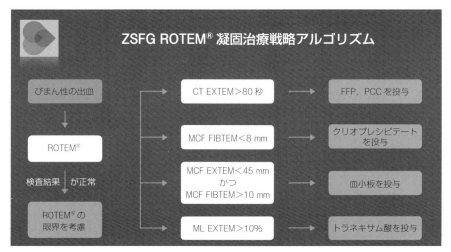

図11-7 Zuckerberg San Francisco General(ZSFG)Hospital and Trauma CenterでのROTEM®にもとづいた凝固治療戦略アルゴリズム
CT：血餅形成開始までの時間，EXTEM：外因系凝固活性(組織因子を使用する)，FFP：新鮮凍結血漿，FIBTEM：フィブリノーゲン重合能(サイトカラシンDを使用することで血小板機能を抑制する)，MCF：血餅の最大硬度，ML：最大線溶指標，PCC：プロトロンビン複合体濃縮製剤

　明確に規定されたアルゴリズムにのっとって，特異的かつ目標指向型の凝固治療戦略を実行することによって，輸血必要量の減量，コストの削減，予後の改善をもたらしうる。それゆえ近年，輸血アルゴリズムはさまざまな病院で導入されている。大量出血患者の凝固障害について生理学的，病態生理学的に考えられたアルゴリズムによって，それぞれの凝固治療に対する指針が明確なものとなる。

おわりに

　止血は生体における複雑かつ重要なシステムである。正常な血液凝固は，凝固作用と抗凝固作用によって均衡が保たれている。もしこのシステムの均衡が破綻すると，臨床的に出血や血栓形成などの血液凝固異常が直ちに生じる。周術期の凝固障害はさまざまな原因から生じ，診断を特定するために，病歴，臨床所見，標準・POC凝固検査の4本柱の情報を収集し評価する。これらの評価にもとづいた最新の凝固治療戦略により，患者個人の病態に合った特異的かつ目標指向型の個別化治療を提供することが可能となる。

▲ Key Point

- 出血を阻止する過程である止血は，血管収縮，一次止血，二次止血というメカニズムが相互作用することで成立している
- 内因系，外因系経路といった歴史的なカスケードモデルでは，止血の複雑性を十分に説明することはできない
- 細胞依存型凝固モデルは，凝固システムをより正確かつ包括的に説明している。また，血小板と血管内皮細胞はこのモデルにおいて重要な役割を果たしている
- 周術期の凝固障害を万全に評価するためには，病歴聴取，出血についての臨床所見，標準的血液凝固検査，ポイントオブケア（POC）凝固検査が有用である
- 標準的血液凝固検査のみでは周術期の凝固障害を正確に判断することはできない
- POC 粘弾性凝固検査〔トロンボエラストグラフィ（TEG）やトロンボエラストメトリ（ROTEM®）〕は，周術期の血液凝固障害の過程とその程度を評価する重要な役割を果たしている
- 患者の凝固障害に対しては，いかなる場合でも，適切なアルゴリズムを使用して個別化した目標指向型治療を行うべきである

参考文献 ●さらなる学習のために●

1. Da Luz LT, Nascimento B, Shankarakutty AK, et al. Effect of thromboelastography (TEG) and rotational thromboelastometry (ROTEM) on diagnosis of coagulopathy, transfusion guidance and mortality in trauma : descriptive systematic review. *Crit Care* 2014 ; 18 : 518.
2. Ganter MT, Hofer CK. Coagulation monitoring : current techniques and clinical use of viscoelastic point-of-care coagulation devices. *Anesth Analg* 2008 ; 106 : 1366-1375.
3. Gonzalez E, Moore EE, Moore HB, et al. Goal-directed hemostatic resuscitation of trauma-induced coagulopathy : a pragmatic randomized clinical trial comparing a viscoelastic assay to conventional coagulation assays. *Ann Surg* 2016 ; 263 : 1051-1059.
4. Haas T, Fries D, Tanaka KA, et al. Usefulness of standard plasma coagulation tests in the management of perioperative coagulopathic bleeding : is there any evidence? *Br J Anaesth* 2015 ; 114 : 217-224.
5. Nardi G, Agostini V, Rondinelli B, et al. Trauma-induced coagulopathy : impact of the early coagulation support protocol on blood product consumption, mortality and costs. *Crit Care* 2015 ; 19 : 83.
6. Rossaint R, Bouillon B, Cerny V, et al. The European guideline on management of major bleeding and coagulopathy following trauma : fourth edition. *Crit Care* 2016 ; 20 : 100.
7. Steurer MP, Ganter MT. Trauma and massive blood transfusions. *Curr Anesthesiol Rep* 2014 ; 4 : 200-208.

Section 1 *外傷麻酔の基本原則*

12 外傷の術後管理

Jack Louro, Albert J. Varon

はじめに

外傷患者の多くは，積極的な術後管理と集中治療室 intensive care unit (ICU) への入室が必要となるため，初回の手術は周術期管理の序章にすぎない。外傷の受傷後には非常に多くの生理学的変化が生じており，その大部分は術後期にも残存している。外傷患者の術後管理は，外科医，麻酔科医，集中治療医，看護師およびその他のスタッフによる組織的な取り組みが必要となり，臓器別アプローチにもとづいた集中治療の考え方がよく用いられている。本章では，外傷患者における術後急性期の注意点と，ダメージコントロール手術などの大手術の術後早期に生じる ICU 管理での主要な問題点について述べる。

手術室からの搬送と入院先の決定

手術終了直後から術後経過を管理するために患者をどこへ搬送するかという判断は，外傷麻酔医も加わって多職種で議論すべき重要な問題である。急性期の外傷患者の大半において，その判断は，患者の血行動態，外傷の重症度，外傷が手術で決定的に修復されたか否かにもとづく。

- 気道と呼吸に問題がなく血行動態が安定している軽症の外傷患者は，麻酔後ケアユニット postanesthesia care unit (PACU) で管理するのが一般的である
- 血行動態が不安定，または呼吸状態が悪い患者は，蘇生の継続と人工呼吸管理のために専門の ICU で管理すべきである

外傷を扱うすべての病院には，多発外傷患者を治療できる ICU が必要である。集中治療の新しい枠組みにおいて，ICU の専門分野が形成されつつある。外傷患

201

者の管理に特化した外傷専門の ICU は，死亡率と受傷後の合併症の予後を改善できる可能性がある。

　手術が終了して ICU へ搬送される前の段階で，患者が診断的または治療的手技をさらに要する場合，術後も引き続き麻酔管理が必要になるかもしれない。例えば，骨盤や肝臓内に活動性出血のある患者は，出血に対する血管内止血術のために，麻酔医による管理を継続しながら血管撮影室への搬送が必要となる場合がある。手術と血管内治療の両方が行えるハイブリッド手術室が利用できるならば，不安定な患者を別の場所へ搬送する必要はなくなる。出血は制御されているが頭部外傷の懸念がある場合，患者は頭部 CT 検査のために手術室から直接 CT 室へ搬送される。そして CT 検査の結果，もし緊急で脳神経外科的治療が必要ならば，すぐに手術室へ戻ってくることになる。しかし，ダメージコントロール開腹術を受けた患者の場合，すべての症例が，すぐに CT 検査が必要となるわけではない。ダメージコンロトール手術後に再手術を要するような腹部外傷の見落しの発生率は 5% 未満である。早期に腹部 CT 検査を行った患者と行わない患者では，再開腹率や再開腹までの時間に違いはない。ほとんどの患者は，二次蘇生のために直接 ICU へと搬送されるが，重要なのは，追加の画像検査や介入を要する見落し損傷が強く疑われる少数の患者を同定することである。

二次蘇生

外傷の手術では，成分輸血が早期から開始され，赤血球輸血と並行して血漿と血小板を早期から使用するバランス蘇生（balanced resuscitation）の概念が導入されている。初期蘇生が進むにつれて，製剤の準備時間や輸血する静脈ラインの制限から，血液製剤の投与比率に偏りを生じることがある。手術終了後は，外傷性凝固障害の悪化を防ぐために，十分な凝固因子と血小板の補充を目指し，PACU または ICU へと二次蘇生（secondary resuscitation）は引き継がれなくてはならない。血漿製剤の解凍と準備は，赤血球製剤よりも時間がかかるため，患者が手術室を離れるときも新鮮凍結血漿（FFP）を追いかけて投与することが多い。

- 外傷，特にダメージコントロール手術の後では，凝固障害，低体温，アシドーシスを補正することが，術後管理に携わるチーム全員にとっての重要な目標である
- 手術室における早期の蘇生治療の一部として，受傷から 3 時間以内（理想的には 1 時間未満）の出血を伴う患者に対して，抗線溶薬トラネキサム酸が適応になる。通常は 1 g の初回負荷投与を行い，続けて 8 時間かけて 2 回目を投与する

- トラネキサム酸の投与は，手術室または救急外来で開始され，ICU でも継続されることが多い
- 血行動態の指標が安定したら，投与比率を目安とした経験的な血液製剤投与による輸血療法から，目標指向型の止血療法へと切り替えるべきである

　古典的な凝固検査も，トロンボエラストグラフィ thromboelastography（TEG）やトロンボエラストメトリ rotational thromboelastometry（ROTEM®）などの粘弾性凝固検査も，術後急性期の凝固治療の指標として役に立つ（第11章参照）。また，二次蘇生では血液検査の実施後にその結果を評価し，アシドーシスや低体温が存在する場合にはそれらを是正する。外傷患者では術野の露出が広く，大量の輸液・輸血を必要とするため，全身麻酔による熱の喪失が顕著である。体温管理の方法には，空気対流式加温ブランケットや輸液加温装置などがある。術後の蘇生中には，呼吸状態の注意深いモニタリングに加えて，アシドーシスが正常化するまで代謝性アシドーシスの継続的な評価を行う。

術後の疼痛管理と鎮静

鎮痛と鎮静は，外傷患者の回復と呼吸器合併症のリスクに大きな影響を与える。状態が不安定で術後に気管挿管と人工呼吸を要する患者では，鎮痛と鎮静が必要になる。

- オピオイドを第1選択薬として優先的に使用する方法は，通常は忍容性が高い。適切な鎮痛を行うことによって，他の鎮静薬の需要を減らすことができる
- オピオイドは術後鎮痛の主役である

　ヒドロモルフォンには活性代謝物がなく，ヒスタミン遊離作用もないことから，モルヒネよりも好まれる。あらゆる鎮痛薬処方のなかでも，複数の鎮痛手段を組み合わせた鎮痛アプローチが好まれている。これは，オピオイドの副作用を最小限にしながらも，鎮痛効果を増強させるためである。ketorolac[注1]などの非ステロイド性抗炎症薬（NSAID）を効果的に使用すれば，オピオイドの使用量を減らすことができる。アセトアミノフェンは，注射薬，内服薬，坐薬が入手可能で，オピオイドとの相乗効果があり，外傷急性期にも使用が可能である。デクスメデトミジンやケタミンなどの補助薬は，鎮静薬やオピオイドの必要量を減らすことができるため，

注1：日本ではフルルビプロフェンアキセチル（ロピオン®）が静脈内投与可能である。

204 Section 1 外傷麻酔の基本原則

表 12-1 術後疼痛管理で用いられる薬物

薬物	作用機序	例/解説
オピオイド	中枢作用性オピオイド受容体作動薬	フェンタニル，ヒドロモルフォン，モルヒネ（間欠投与よりも PCA が好ましい）
NSAID	末梢性の抗炎症作用	ketorolac[注1] が唯一静脈内投与できる NSAID である
アセトアミノフェン	シクロオキシゲナーゼ阻害薬	相乗効果とオピオイドを減量する効果がある。経口，経直腸，経静脈内投与が可能
カルシウムチャネル調整薬	侵害受容性神経伝達物質の放出を抑制	ガバペンチン，プレガバリン
デクスメデトミジン	選択的 α_2 作動薬	自然睡眠を惹起，オピオイドの必要量を抑える
ケタミン	NMDA 受容体拮抗薬	麻酔閾下用量は 10 μg/kg/min まで
局所麻酔薬	ナトリウムチャネル遮断薬	局所または感覚神経へ直接浸潤させる

NMDA：*N*-メチル-D-アスパラギン酸，NSAID：非ステロイド性抗炎症薬，PCA：患者自己調節鎮痛法

特定の患者に対しては有効かもしれない。ケタミンは，*N*-メチル-D-アスパラギン酸 *N*-methyl-D-aspartate（NMDA）受容体拮抗薬であり，非オピオイド受容体経路を介した鎮痛および鎮静作用をもつ。麻酔閾下用量では血行動態への影響も少なく安全である。デクスメデトミジンは α_2 作動薬であり，自然睡眠を惹起し，オピオイドとの相乗作用で鎮痛効果がある。デクスメデトミジンは ICU でのせん妄発症の減少と関連している。ケタミン（麻酔閾下用量）およびデクスメデトミジンは，非挿管患者の鎮痛にも使われる場合がある。**表 12-1** に術後疼痛管理で使用できる薬物一覧を示す。

プロポフォールは連続投与後の半減期が短く，便利な鎮静薬である。しかし，高用量のプロポフォールで生じる血管拡張は，状態が不安定な患者では許容できない。ベンゾジアゼピンは，急性期の使用でも血行動態の安定が得られるが，腎不全の患者や高齢者に用いる場合は注意を要する。ベンゾジアゼピンは ICU せん妄を起こす可能性があり，長期使用する場合にも注意が必要である。ICU におけるせん妄の発症は，大きな問題である。なぜなら，せん妄を発症した患者の予後は悪化し，死亡率が上昇するからである。ICU せん妄に対する予防的薬物療法というものは存在しないといってよく，早期離床が予防には重要となる。せん妄が生じてしまったら，鎮静薬やベンゾジアゼピンの使用よりも，積極的な見当識の回復に加えて，第 2 世代の抗精神病薬を使用するのが好ましいアプローチである。

● 術後に抜管される安定した患者では，正常な呼吸ができるように十分な鎮痛を行っておくことが重要である

12章 外傷の術後管理　　*205*

　肋骨骨折のある患者や上腹部手術の患者は，痛みのために浅呼吸となり，咳嗽を控えがちである。胸部硬膜外カテーテルは，胸部や上腹部手術の術後疼痛管理と同様に肋骨骨折にも有効である（第8章参照）。片側胸部手術の患者における傍脊椎ブロックの使用は，硬膜外鎮痛と同等に有効であり，より低リスクである。重度四肢外傷の患者には，オピオイドの需要を減らす末梢神経ブロックが有益となる可能性がある。

人工呼吸管理

術後に人工呼吸を継続することは，外傷の大手術後では一般的である。

- 術後に人工呼吸を必要とする患者は，肺保護戦略で管理すべきである。患者の多くは，肺挫傷，大量輸血，穿通性外傷の細菌汚染による炎症反応といった急性呼吸促迫症候群 acute respiratory distress syndrome（ARDS）発症のリスク因子を抱えている
- 換気戦略は，許容できる最小の酸素濃度で，無気肺を防ぐために適正な呼気終末陽圧 positive end-expiratory pressure（PEEP）を用いる。1回換気量は推定体重にもとづいて 8 mL/kg までに制限する。ARDS 患者では，6 mL/kg が推奨されていることが多い

　人工呼吸器関連肺炎 ventilator-associated pneumonia（VAP）と肺障害の発生を減らすために，陽圧換気の期間を短縮し，可能な限り早く抜管する努力を怠ってはならない。換気補助の適応となる患者を適切に識別し，人工呼吸の期間を最小限にするための手段を講じることが，人工呼吸器による有害事象を減らす秘訣である。術後は人工呼吸の必要性を毎日評価しなければならないし，人工呼吸と術後の気道確保の必要性は区別しなくてはならない。場合によっては，気管切開術によって確実な気道確保がなされれば，人工呼吸が必要なくなることもある。

　外傷性脳損傷 traumatic brain injury（TBI）や頸部外傷の患者では，術後に気道確保が必要となることが多いが，そうすることで本来の気道は危険にさらされることになる。ICU の患者全般を対象とした大規模な無作為化比較試験では，早期の気管切開が有益でないことが示されている。しかし，複数回の外科手術を要するような重症の顎顔面骨折などの外傷患者では，早期の気管切開によって人工呼吸期間を減らす利点があるかもしれない。外傷の一種である重症熱傷の症例では，重度の気道浮腫を生じて長期の気管挿管や気管切開術を要する場合がある。開胸術を要する胸部外傷患者では，術後に人工呼吸が必要となる。その理由は，手術が緊急であ

206 Section 1 外傷麻酔の基本原則

表 12-2　自発呼吸トライアルの抜管基準

抜管基準	パラメータ
循環の代償	● 心拍数の増加が 20 回/min 未満 ● 収縮期血圧の上昇が 20 mmHg 未満
適切な換気	● 1 回換気量＞5 mL/kg ● 呼吸数＜35 回/min ● 動脈血ガス分析でアシドーシスがなく，$PaCO_2$＜60 mmHg
十分な咳嗽の強さ	● 吸気陰圧＜−20 cmH_2O ● 最大流量＞60 L/min
十分な酸素化	● PEEP≦5 cmH_2O ● PaO_2/FiO_2＞120 ● FiO_2≦0.5

FiO_2：吸入酸素濃度，$PaCO_2$：動脈血二酸化炭素分圧，PaO_2：動脈血酸素分圧，PEEP：呼気終末陽圧

るため先行して十分な鎮痛ができないことや，特に大量の輸液蘇生を要する場合には，肺挫傷から肺水腫や ARDS へ進行する可能性があることなどがあげられる。

　患者の血行動態が安定し，意識状態がもとに戻り，呼吸の条件を満たすならば，遅滞なく抜管すべきである。ICU における抜管のための呼吸条件は，術中の基準と同様であり，頭部または脚を 5 秒間挙上できる筋力があることに加え，神経筋機能が完全に回復していること，1 回換気量と呼吸回数の比が十分であること，−20 mmHg より低い陰圧呼吸努力があって咳嗽が十分にできること，などがあげられる。多発外傷の患者では，これらの基準を評価するのが困難となることがあるため，吹き流し酸素や，最低限のプレッシャーサポート下で 30 〜 120 分間の自発呼吸トライアルを考慮すべきである（**表 12-2**）。

脳神経系の管理

意識障害と不安定な血行動態を伴って外傷センターを受診する患者は，詳細な神経学的診察が不十分なままに手術室へと向かう場合が多い。このような患者で，グラスゴーコーマスケール Glasgow Coma Scale（GCS）スコアが中等度から重度の TBI に矛盾しない場合，術直後に脳画像検査が必要となる。頭蓋内出血がある場合には，緊急の脳外科手術が必要になることもある。術後に挿管されたままの患者は，神経学的診察ができるよう早期に鎮静を中断すべきである。軽度の TBI（GCS＞12）の患者であっても，緊急手術の後に神経機能がもとの状態と異なれば，頭部 CT が必要となる。TBI の患者では，術後早期から適正な酸素化と正常血圧を保つように支持療法を行うべきである。出血を伴う外傷患者における低血圧を許容した蘇生の有

効性が議論されているが，TBI の患者では，脳灌流と酸素運搬を保つために正常血圧を要することは明らかである。

　意識レベルが低下している患者や，注意をそらすような痛みのある大きな損傷のある患者では，脳画像検査に際し，脊椎損傷の可能性があれば脊椎の撮影も必要となる。これは特に鈍的外傷の患者で該当する。手術直後の神経学的診察は，あてにならないためである。脊椎の撮影が完了するまでは，頸椎硬性カラーを含む全脊椎保護をそのまま継続すべきである。出血の所見はないが血行動態が不安定な鈍的外傷患者では，頸髄損傷による神経原性ショックを見落としている場合がある。神経原性ショックで早期に昇圧薬や強心薬を開始する必要がある患者では，その血管拡張を代償するために十分な補液も開始する必要がある。

心血管系の管理

外傷患者のショックの原因は，出血と循環血液量減少である場合が多い。外科的検索を行っても持続する出血源が明確にならず，ショックが持続している場合，術後すぐに心原性の病態を鑑別しなくてはならない。鈍的外傷でも心筋挫傷はまれだが（発生率 5% 以下），胸部外傷の場合には胸骨骨折や前部肋骨骨折に合併して起こりやすい。心筋挫傷は細胞傷害を起こし，右心または左心の壁運動異常と心機能低下が生じる。また，損傷心筋は不整脈を生じやすくなり，電解質異常があるときは特に生じやすい〔例：急性腎障害（AKI），大量輸血，横紋筋融解〕。鈍的心損傷が疑われる患者では，入院時に心電図検査を行うべきである。入院時の心電図で新規の異常を認めれば，急性期に持続心電図モニタリングを行う。血行動態に障害をもたらすような心筋損傷がある場合には，心エコー検査で心機能低下が認められるかもしれない（第 10 章参照）。心エコー検査では，心嚢液や心腔の圧迫または虚脱といった心タンポナーデの所見も同様に検出することができる。しかし，ルーチンの心エコー検査は，心筋挫傷に対する一次スクリーニング法としてはあまり有益ではなく，むしろ原因不明の低血圧や不整脈のある患者の診断的検査のほうが効果的である。

　高齢化が進み，慢性心疾患の治療が進歩するにつれて，複数の併存症をもった高齢の外傷患者の割合は増え続けると思われる。心不全が基礎にある患者でも，出血に対する初期輸液蘇生のうちは心不全が顕在化することはないかもしれない。しかし，ダメージコントロール手術によって止血が得られ，二次蘇生に進んでから非代償性心不全を起こすことがある。このような症例では，血行動態モニタリングが患者管理において有用である（第 9 章参照）。侵襲的血行動態モニタリングには，動脈カテーテル，中心静脈カテーテル（CVC），また，限られたケースでは肺動脈（PA）

カテーテルなどが用いられる。心エコー検査は，ショックの病態を解明するのに役立ち，ショックの治療指針となる。その非侵襲的な性質と携帯性から血行動態モニタリング法として急速に好まれるようになってきている。心エコー検査によって，術後に心機能低下を呈している患者を同定できるようになり，強心薬の投与を開始して心機能と全身の灌流を適正化することが可能となった。

腎臓と酸塩基の管理

蘇生とダメージコントロール手術の後，術後急性期には代謝性アシドーシスが高頻度に存在し，合併症と死亡率上昇に関連している。適正な組織灌流を保ち，必要な血液製剤だけでなく調整電解質輸液によって血管内容量を増加させることで，体内の酸塩基平衡をもとに戻す努力をすべきである。塩基欠乏と乳酸値の測定と是正は，遅滞なく実施する。通常は最初の $12 \sim 36$ 時間以内に行うことで，決定的介入の効果があり，合併症を減少させる。初回手術の経過と外傷の重症度は，二次蘇生の内容に影響する。重要な電解質異常は常に疑って治療しなければならない。カルシウムとカリウム値は，外傷後に大量輸血を受ける患者ではモニタリングを行っておく必要がある。赤血球の溶血と組織損傷や虚血が重なると，致死的な高カリウム血症を合併することがある。これは，組織が再灌流され，赤血球輸血が継続されるにつれ，術後になってから出現することもある。低カルシウム血症は外傷後の大量輸血時によくみられ，継続的な補正とモニタリングを要する。

　急性腎障害 acute kidney injury（AKI）は外傷患者でよく問題となる。この病態は，横紋筋融解を引き起こす組織損傷からも生じるが，ショック状態に伴う腎臓の低灌流の重要性を指摘した多くのエビデンスが存在する。圧挫損傷，頭部外傷，フロセミドの使用などの複数の要因が，ICU における外傷患者の AKI に関連している。AKI を発症した外傷患者は，AKI を認めない外傷患者よりも死亡率が上昇し，入院日数が長期化する傾向がある。出血後に適正な腎灌流を迅速に回復させることが，腎障害の進行を抑止するのに有効である。AKI の患者では，中毒量の投与や腎不全の悪化を回避するために，術後期の抗菌薬などの薬物の調整をしなくてはならない。

　TBI および頭蓋内圧 intracranial pressure（ICP）が上昇した患者では，特別な配慮を要する。高浸透圧治療は，ICP を管理するために通常は術中から開始される。高張食塩液やマンニトールの使用によって，術後には体液のシフトがよく生じる。TBI 自体が抗利尿ホルモン antidiuretic hormone（ADH）の低下を引き起こし，尿崩症や水電解質の変化をきたす。マンニトールが使用されたときは，高張状態によっ

て一過性の高カリウム血症を生じることがあり，その後は徐々に尿からカリウムを喪失し，低カリウム血症になることが多い。マンニトールの高浸透圧によって，初期輸液が過剰となる懸念が生じる。しかし，腎機能が保たれていれば，マンニトールは強力な浸透圧利尿薬でもあるため，患者の循環血液量は減少してしまう可能性がある。高ナトリウム血症は，高張食塩液投与による医原性，または頭部外傷患者が尿崩症を発症することによって生じうる。後者は十分な補液とバソプレシン受容体作動薬を使って管理する。脳浮腫を悪化させないよう，補正は緩徐に行うべきである。

消化器系と栄養管理

外傷の消化器合併症は，鈍的外傷，穿通性外傷のいずれの場合にも存在する。特に，大量の輸液蘇生を要したときは注意が必要である。ダメージコントロール手術戦略では，出血と腹腔内汚染の制御を行い，腹部を開放して管理する。このような患者では，適正な輸液蘇生により絶妙な体液バランスを維持するとともに，輸液過剰を避けなくてはならない。輸液が過剰になると，推奨されている8日以内の閉腹ができなくなる。大量の輸液蘇生は必要でもダメージコントロール開腹術が不要な患者では，術後に腸管浮腫を生じることがある。大量の輸液蘇生を受けた患者のICU管理では，腹腔内圧上昇と腹部コンパートメント症候群 abdominal compartment syndrome の所見を注意深くモニタリングする必要がある。腹腔内圧の上昇を認知するために，膀胱内圧に加えて最高気道内圧および尿量を指標として用いることが可能である。

　外傷患者の術後管理における栄養は，可能な限り早く開始する必要がある。受傷から48時間以内に栄養を開始した患者では，感染性合併症が少ない。投与経路は経腸栄養が好ましく，腸閉塞，腸管不連続，穿孔，出血がない限り，血行動態が安定したら開始する。初回にダメージコントロール手術を受けた患者は，決定的手術のために手術室に戻る必要がある。よって，術後経過で栄養が何度も中断されやすい。挿管されている人工呼吸中の患者では，確実な気道確保がなされているので，手術の直前まで経腸栄養を継続しておくことも検討できる。このような患者では，誤嚥のリスクは低く，栄養を継続する利益が，誤嚥のリスクを上回る。腸管損傷のある患者や，腸管を盲端にしておかなければならない患者，または複数の吻合や瘻孔がある患者では，早期の経静脈栄養を考慮すべきである。経静脈栄養を早期に（1週間以内）に開始することは，経腸栄養ができるようになるまで栄養の開始を遅らせるよりも望ましい。状況によっては，少量の経腸栄養を同時に開始して腸管粘

膜を保護し，腸内正常細菌叢の維持をはかりつつ，一方で，必要な栄養量のほとんどを経静脈的に投与する場合もある。

術後感染と敗血症

外傷の初期を乗り切った患者は炎症系の調節不全を生じることがあり，これは多くの合併症と関連している。そのなかでも感染と敗血症は，現在でも多くの外傷患者で発生しており，合併症と死亡の重大な原因となっている。敗血症はICUでもよくみられる疾患であるが，早期に認知・治療されなければ致死的となりうる。なお，外傷患者では，感染と敗血症の発症は，外傷の重症度と相関することが多い。外傷の重症度がより高い患者ほど，ICUへ入室した後，人工呼吸やカテーテルの留置，モニター機器などに曝露されることが多くなる。外傷患者の敗血症発生率は低下してきているが，多発外傷患者では依然として約10％と高い発生率である。外傷全般の死亡率は過去数十年で低下してきたが，外傷後に敗血症を発症した患者群の死亡率は同様には低下していない。全身性の炎症反応は，感染の存在とは別に，多臓器不全を起こしうる。

　過去10年以上にわたって，輸液，赤血球輸血，昇圧薬，強心薬を用いて十分な酸素供給を確保する早期目標指向型治療 early goal-directed therapy（EGDT）が広く行われてきた。早期の認知とプロトコルに従った積極的な管理は，過去20年にわたり敗血症の死亡率を低下させてきた。しかし，近年の研究では，中心静脈圧 central venous pressure（CVP）や混合静脈血酸素飽和度 mixed venous oxygen saturation（S$\bar{\mathrm{v}}$O$_2$）を測定して指標とする一定のプロトコルに従った治療の必要性に疑義が唱えられている。しかし，患者が敗血症の診断規準を満たしたら，可能な限り早期に積極的な治療を開始しなくてはならない，という点についてはコンセンサスが得られているようである。

　また，主要な感染源として肺感染症の発生率が外傷患者では高い。肺挫傷，TBI，蘇生の継続のために長期間の人工呼吸を必要とする患者で起こりやすい。主たる病原体が Gram 陽性菌である非外傷の ICU 患者とは違い，外傷で ICU に入室している患者のおもな病原微生物は Gram 陰性菌である。そのため，ICU での外傷患者は多剤耐性菌の定着，感染が起こりやすい。支持療法だけではなく，早期の認知および抗菌薬の開始が必要不可欠である。そして，経験的に患者を治療する際には，慎重な抗菌薬の選択が求められる。最も頻度の高い病原菌を十分にカバーする一方で，多剤耐性菌の拡大を防ぐことが目標となる。

12章 外傷の術後管理 *211*

▲ **Key Point**

- 外傷患者の術後管理は，患者の入院先の決定と，手術室から麻酔後ケアユニット（PACU）または集中治療室（ICU）への搬送を開始することからはじまる。外傷麻酔医はこのプロセスに必ず関与しなくてはならない

- 外傷死の三徴である，凝固障害，アシドーシス，低体温を防ぐために，積極的な二次蘇生を迅速に開始する

- 粘弾性凝固検査は血液製剤と止血薬を用いたオーダーメイド治療を可能にする

- 術後の疼痛管理は，複数の鎮痛手段を用いて行うべきである。術後の鎮静を最小限にすることで ICU せん妄を防ぎ，合併症を減らせる可能性がある

- 重度の損傷を伴う外傷患者は急性呼吸促迫症候群（ARDS）を発症するリスクがある。人工呼吸管理に肺保護戦略を導入し，少ない1回換気量，呼気終末陽圧（PEEP），プラトー圧の制限，患者が耐えうる最小限の吸入酸素濃度（FiO_2）で管理する

- 鈍的外傷患者では，画像検査や確かな臨床所見によって脊椎損傷が除外できるまで，脊椎保護（頸椎カラーを含む）を解除しない

- 心エコー検査は有用なツールである。心損傷の同定や，十分な蘇生にもかかわらず低血圧が遷延している患者の心機能評価が可能となる

- 初期のショックにおける低灌流は急性腎障害（AKI）を引き起こす。電解質異常のモニタリングを行いながら適正な腎血流量を確保する

- ダメージコントロール開腹術や大量輸血後には，腹部コンパートメント症候群が生じうる。最高気道内圧と尿量のモニタリングが診断に役立つ

- 外傷患者では術後の早期栄養開始が必要不可欠である。経腸栄養が望ましいが，経腸投与ができない場合であっても栄養の開始を遅らせるべきではない

- 外傷の ICU 患者において，敗血症および感染症による死亡率は依然として高い。適切な広域抗菌薬と補液を含めた積極的な治療を早期から開始すべきである

参考文献 ●さらなる学習のために●

1. Curry N, Davis PW. What's new in resuscitation strategies for the patient with multiple trauma? *Injury* 2012 ; 43 : 1021-1028.

2. Dobson GP, Letson HL, Sharma R, Sheppard FR, Cap AP. Mechanisms of early trauma-induced coagulopathy : The clot thickens or not? *J Trauma Acute Care Surg* 2015 ; 79 : 301-309.

3. Eriksson M, Brattström O, Mårtensson J, Larsson E, Oldner A. Acute kidney injury following severe trauma : risk factors and long-term outcome. *J Trauma Acute Care Surg* 2015 ; 79 : 407-412.

212   Section 1   外傷麻酔の基本原則

4. Fowler MA, Spiess BD. Postanesthesia recovery. In : Barash P, Cullen B, Stoelting R, Cahalan M, Stock MC, Ortega R, eds. *Clinical Anesthesia*, 7th edition. Philadelphia, PA : Lippincott Williams & Wilkins ; 2013.

5. Ramsamy Y, Hardcastle TC, Muckart DJ. Surviving sepsis in the intensive care unit : The challenge of antimicrobial resistance and the trauma patient. *World J Surg* 2016 : doi : 10.1007/s00268-016-3531-0.

6. Schmidt GA, Hall JB. Management of the ventilated patient. In : Hall JB, Schmidt GA, Kress JP, eds. *Principles of Critical Care*, 4th edition. New York, NY : McGraw-Hill ; 2015.

7. Slutsky AS, Ranieri VM. Ventilator-induced lung injury. *N Engl J Med* 2013 ; 369 : 2126-2136.

Section 2 *部位別の外傷麻酔*

13 成人の外傷性脳損傷の麻酔

K. H. Kevin Luk, Armagan Dagal

はじめに

外傷性脳損傷 traumatic brain injury(TBI)は, 機械的な外力に起因する後天性の脳の損傷であり, 認知, 身体, 心理社会面で一時的あるいは永続的な機能障害をきたす。外傷麻酔医が関与することになるのは, 中等度から重度の TBI の治療であり, 初期評価と蘇生, 画像診断, 外科的治療, 集中治療室 intensive care unit(ICU)管理を含むさまざまな場面においてかかわっていくことになる。

疫学

- 全世界における TBI の年間発生率は, 10 万人あたり 200 人と推定されている
- 2010 年に米国では約 250 万人(TBI 全体の 87%)が TBI に関連して救急外来を受診している
- このうち 283,630 人(11%)が入院を要し, 52,844 人(2%)が死亡した
- 2001 年と比較すると, 救急外来受診者数は 70%増加し, 入院は 11%増加, 死亡は 7%減少した
- TBI は, 外傷による死亡原因の約 30%を占めている
- TBI の原因としては, 転倒・転落(40.5%)が最も多く, ほかには, 交通事故(14.3%), 衝突(15.5%), 暴行(10.7%), 不明・その他(19%)がある
- TBI による死亡のおもな原因は, 年齢によって異なる
  - ‣ 転倒・転落は, 高齢者(>65 歳)の死亡の主要な原因である
  - ‣ 交通事故は, 小児や若年成人(5 ～ 24 歳)の死亡の大多数を占める
  - ‣ 暴行は, 乳幼児(0 ～ 4 歳)の死因で最も多い
- TBI の予後に性差がある可能性がある

213

214 Section 2 部位別の外傷麻酔

- ▸ 男性は入院率が高く，死亡率も3倍高い
- ▸ 女性のほうが軽度のTBIでも受診することが多く，てんかんや自殺のリスクが高い

病態生理

TBIはその時期によって2つの損傷に区別されるが，それらは互いに関連性があり，最初の損傷を一次性損傷，その後に引き続き起こる損傷を二次性損傷という。

- ● 一次性損傷は，最初の外傷によって起こる頭蓋骨と脳組織の物理的な損傷である
  - ▸ 血管構造の破綻による頭蓋内の血腫
  - ▸ 神経組織，グリア，血管組織の剪断と圧迫による出血性脳挫傷

軸索組織は血管組織と比較してTBIに脆弱である。したがって，局所の脳損傷に伴う神経損傷の範囲は，より広範囲でびまん性である。細胞レベルでは，一次性損傷によって組織構造の破綻，血管構造の圧迫，細胞膜の破綻と透過性の亢進によるイオン恒常性の障害などが引き起こされ，最終的に細胞死に至る。

- ● 二次性損傷は，ペナンブラ領域の神経細胞の進行性の障害の結果として生じる。これはTBIの受傷直後からはじまる
  - ▸ 二次性損傷は，星状細胞（アストロサイト）と神経細胞の浮腫，相対的な組織低灌流，細胞のカルシウム恒常性の変化，フリーラジカル産生と脂質過酸化の増大，ミトコンドリア機能不全，炎症，グルタミン酸興奮毒性，細胞壊死，アポトーシス，びまん性の軸索変性などを引き起こす
  - ▸ 低血圧〔収縮期血圧 systolic blood pressure（SBP）<90 mmHg〕，低酸素血症〔動脈血酸素分圧 arterial oxygen tension（PaO_2）<60 mmHg〕，低血糖，高血糖，低二酸化炭素血症，高二酸化炭素血症などの全身性の障害が，二次性損傷の主要な誘因となる
  - ▸ TBI早期の管理は，二次性損傷を最小限に抑えることが目標となる。一般的に，脳虚血が二次性損傷の主要な機序であるが，再灌流に伴う過灌流も同様に有害である

Marshall分類は，CT所見にもとづいたTBIの分類として頻用されている（**表13-1**）。

13章 成人の外傷性脳損傷の麻酔 *215*

表 13-1 頭部外傷の Marshall 分類

分類	定義
びまん性損傷 I	CT で指摘できる頭蓋内の異常所見がない
びまん性損傷 II	脳槽が認められ正中偏位＜5 mm で，何らかの病変を有することもある 25 mL を超える高吸収・混合吸収病変はないが，骨折片や異物を認めることがある
びまん性損傷 III	脳槽が圧迫または消失し，正中偏位＜5 mm 25 mL を超える高吸収・混合吸収病変はない
びまん性損傷 IV	正中偏位＞5 mm 25 mL を超える高吸収・混合吸収病変はない
占拠性病変術後	何らかの病変が外科的に除去されている
占拠性病変	外科的に除去されていない 25mL 以上の高吸収・混合吸収病変を有する

表 13-2 グラスゴーコーマスケール(GCS)のスコア [a]

		スコア
最良開眼反応(E)	自発的に開眼する	4
	呼びかけにより開眼する	3
	痛み刺激により開眼する	2
	開眼しない	1
最良言語反応(V)	見当識あり	5
	混乱した会話	4
	不適当な発語	3
	理解不能の発声	2
	発声がみられない	1
最良運動反応(M)	命令に従う	6
	疼痛部位認識	5
	疼痛で屈曲(逃避)	4
	疼痛で屈曲 (徐皮質硬直)	3
	疼痛で伸展(除脳硬直)	2
	無反応	1

[a] 合計スコア(3～15 点)は，最良の開眼(E)＋言語(V)＋運動(M)反応の合計である。

術前の注意事項

どのような外傷患者であっても，初期治療では生命維持にかかわる全身の評価と安定化に主眼をおくべきであり，プライマリーサーベイ primary survey では特に，気道，呼吸，循環に注意を払う必要がある。TBI の神経学的評価は，グラスゴーコーマスケール Glasgow Coma Scale(GCS)スコアを指標とする(**表 13-2**)。GCS スコア ≦8 は重症に分類され，罹患率・死亡率の高さに関連する。GCS スコアが 9 ～ 12 点は中等症，13 ～ 15 点は軽症に分類される。セカンダリーサーベイ secondary survey では，その他の損傷を同定する。

　受傷機転についての情報は，合併損傷を予測するために重要であるが，予後予測にも重要である。穿通性損傷は，鈍的損傷よりも予後が悪い。穿通性損傷では，女性はさらに予後が悪い可能性がある[注1]。交通事故では，自動車乗員よりも歩行者や自転車乗員のほうが予後は悪く，車外放出は TBI のリスクを高める。

　TBI に対する外科的処置には以下のものがある。

- 硬膜外，硬膜下，脳内血腫の除去を目的とした開頭術
- 内科的治療に抵抗性の頭蓋内圧亢進 intracranial hypertension（ICH）に対する片側減圧開頭術

　麻酔を行うときは，Cushing 三徴（高血圧，徐脈，失調性呼吸）など，ICH の所見がないか注意すべきである。術前に頭蓋内圧 intracranial pressure（ICP）が上昇している患者は，頭蓋内血腫除去後の脳虚血や低血圧のリスクが高い。超緊急あるいは緊急の開頭術において必要となるのは，適切な血管確保ができること，血液製剤の在庫があること，急速輸液が施行可能なことなどである。頭部以外の損傷，循環血液量減少性ショック，神経原性ショックなどが合併すると，TBI の管理は困難で複雑なものとなる。

　TBI の麻酔に関する術前の評価項目としては，以下のものに注意を要する。

- 気道および頸椎の安定性
- 適切な酸素化と換気
- 血圧，心拍数，調律
- 受傷前の認知機能
- 頭部以外の合併損傷
- 既往歴，手術歴，麻酔歴，アレルギー（聴取できれば）
- 抗凝固薬・抗血小板薬（例：クロピドグレル，アスピリン，ワルファリン）の内服，漢方やサプリメントの使用など
- 関連する血液検査データ（例：ヘマトクリット，凝固能，血液ガス，血糖，電解質）
- 術後管理および退室先の計画（例：ICU に入室）

　典型的な TBI に対する開頭術は超緊急あるいは緊急手術であるため，内科的疾患に対して術前の詳細な評価が優先される状況はまれであり，このために手術を遅らせる必要はほとんどない。しかし，TBI は他の損傷を合併することも多く，頭部以外の手術も必要となることがある。どの手術を最初に行うべきかの判断は，TBI の重症度，合併損傷の重症度，血行動態の安定性といった多くの要因に左右

される。例えば，TBI の可能性がある多発外傷患者が，初期評価の段階で血行動態が安定しているならば，頭部以外の損傷の管理に先立って腹部および頭部 CT が施行されるかもしれない。一方，TBI の可能性があっても，血行動態が不安定で腹部に損傷がある場合は，まず緊急開腹術を行う。そして，凝固能が正常で TBI の疑いが強ければ，頭部 CT を撮影する前に ICP モニタリングが術中に行われる場合がある。この場合，頭部 CT は頭部以外の損傷の術後に撮影することになる。まれな状況〔例：血行動態が不安定，迅速簡易超音波検査法 focused assessment with sonography for trauma（FAST）陽性，神経学的異常あり〕では，緊急の開頭術と開腹術が同時に行われることもある。

　患者の併存症が，術中および術後の治療経過に影響を与える場合がある。転倒・転落により受傷した高齢者では，特に受傷前の心臓，肺，内分泌学的な状態に注意する。このような高齢者では，うっ血性心不全 congestive heart failure（CHF），高血圧，慢性閉塞性肺疾患 chronic obstructive pulmonary disease（COPD），糖尿病を合併していることが多い。併存症によって周術期に合併症をきたす可能性があり，CHF の増悪，COPD の増悪，肺水腫，高血糖などを認めることがある。

　前述のような併存症に対して術前から投与されていた薬物も，術中の合併症を引き起こす可能性がある。

- 降圧薬：利尿薬は電解質異常を引き起こし，不整脈の原因となる。術前に β 遮断薬を服用している患者は徐脈となり，急速な失血でも脈拍の増加をきたさない可能性がある。カルシウム拮抗薬，アンジオテンシン変換酵素 angiotensin converting enzyme（ACE）阻害薬，アンジオテンシン II 受容体拮抗薬 angiotensin II receptor blocker（ARB）は，特に β 遮断薬や利尿薬を併用している際に低血圧をきたしやすい

- 抗血小板薬・経口抗凝固薬：抗血小板薬や抗凝固薬を服用している患者は，出血や輸血のリスクが増加する。血小板輸血やその他の凝固製剤の投与も必要となることがある。4 因子含有プロトロンビン複合体濃縮製剤 four factor prothrombin complex concentrate（4F-PCC）は，迅速で確実性の高い有効なワルファリン中和薬である。4F-PCC が使えない状況では新鮮凍結血漿 fresh frozen plasma（FFP）が使用されるが，過剰な容量負荷や不十分な中和となるかもしれない。直接トロンビン阻害薬であるダビガトランを中和するには，特異的モノクローナル抗体であるイダルシズマブが効果的である。第 X 因子阻害薬（リバーロキサバン，

注 1：前述の「男性は 3 倍死亡率が高い」は，TBI 全体における話で，ここは穿通性損傷に限った話。

エドキサバン，アピキサバン）に対する特異的な中和薬は現時点で存在しないが，4F-PCC が有効である場合があり使用を考慮すべきである[注2]
- 漢方薬：ニンニク，チョウセンニンジン，ショウガ，イチョウは血小板機能を低下させ，特に非ステロイド性抗炎症薬 nonsteroidal anti-inflammatory drug（NSAID），ワルファリンとの併用により増悪する。また，これらは出血リスクを増加させる
- 経口血糖降下薬：経口血糖降下薬を服用している患者は，周術期に低血糖をきたしやすい

血液検査

術前検査は，周術期管理の方針決定と，その最適化のために行うものである。患者の状態と手術の緊急度を考慮して検査を選択する。しかし，検査のために外科的介入の開始を遅らせるべきではない。プロトロンビン時間，フィブリノーゲン，血小板数，ヘマトクリットは，迅速に評価するために"emergency hemorrhage panel（緊急出血セット）"として同時にオーダーする。ポイントオブケア粘弾性凝固検査[注3]は，より適切なタイミングでの輸血療法を可能にする。術前の高血糖は，術中の高血糖と予後不良の前兆となりうる。ゆえに，術前に血糖値を評価し，術中も血糖値を 1 時間ごとに評価すべきである。TBI では電解質異常を合併している可能性があり，その補正は手術が決定した時点から開始する。

術中管理

TBI の術中管理に関する公的なガイドラインは存在しない。術中管理の大部分は，生理学的徴候の最適化にもとづくものであり，2016 年の Brain Trauma Foundation の推奨事項が参考になる（**表 13-3**）。

太い内径の末梢静脈カテーテルを最低でも 2 本，できるだけ上肢に留置する。酸素化と換気を管理するために，気管挿管下での全身麻酔が必要となる（第 7 章参照）。緊急開頭術を必要とする TBI 患者は，手術室到着時にすでに気管挿管されていることもあるので，すでに挿管されている場合は，気管チューブが適切な位置にあることを必ず確認する。気管挿管が施行されていない場合，患者の状態に合わせて適切に気管挿管を施行する。気道管理が難しくなる要因としては，以下のようなものがあげられる。

13章　成人の外傷性脳損傷の麻酔　*219*

- 超緊急あるいは緊急の手術
- 誤嚥の可能性
- 頸椎の不安定が疑われる場合
- 気道の合併症（気道損傷，出血，頭蓋底骨折）
- ICP の上昇

表 13-3　重症外傷性脳損傷（TBI）に対する Brain Trauma Foundation での推奨事項

SBP	SBP≧100 mmHg（50 〜 69 歳） SBP≧110 mmHg（15 〜 49 歳もしくは 70 歳以上）
ICP	ICP＞22 mmHg を治療対象とする
ICP モニタリング	頭部 CT で異常を認める重症 TBI に適応すると，院内死亡率および 14 日死亡率の低下を認める 頭部 CT が正常な重症 TBI で，つぎの 3 項目中 2 項目以上に該当する患者が適応となる：年齢＞40 歳，異常肢位，SBP＜90 mmHg
高度な脳モニタリング	治療方針決定に必要な情報源として頸動脈球 $AVDO_2$ モニタリングを考慮してもよい。死亡率低下や予後改善の可能性がある
CPP	目標 CPP 60 〜 70 mmHg（輸液負荷や昇圧薬投与で CPP＞70 mmHg を積極的に維持することは，呼吸不全のリスクがあるため避ける）
CSF ドレナージ	初期 GCS＜6 の患者では，ICP を低下させるために脳室ドレーンを用いた持続的 CSF ドレナージを考慮してもよい
予防的低体温	予後の改善のためには推奨しない
高浸透圧療法	マンニトール（0.25 〜 1 g/kg）は ICP を低下させるのに効果的であるが，テント切痕ヘルニアや進行性の神経症状の悪化がある場合を除き，ICP のモニタリングを行うより前にマンニトールを投与することは控えるべきである
換気療法	長期の予防的過換気（$PaCO_2$≦25）は推奨されず，かつ受傷後 24 時間以内の過換気は避けるべきである。過換気は一時的に ICP を低下させるための方法としてのみ行うべきである。過換気を行う場合には，$SjvO_2$ や $BtpO_2$ の測定が推奨されている。
麻酔薬/鎮痛薬/鎮静薬	バルビツレートを用いて予防的に burst suppression を起こすことは推奨されていない。治療抵抗性の ICP 上昇の治療のために，高用量のバルビツレートを考慮してもよい。プロポフォールは ICP 管理に推奨されている（しかし，高用量の使用はときに重大な合併症を生じる）
ステロイド	ルーチンでの使用は推奨されていない（高用量のメチルプレドニゾロン投与は，死亡率の上昇と関連がある）
痙攣予防	早期てんかん（＜7 日）を予防するためにフェニトインの使用が推奨されているが，長期的な予防には推奨されていない
深部静脈血栓症予防	間欠的空気圧迫式ストッキングと低用量ヘパリンあるいは低分子ヘパリンの使用が推奨されている

$AVDO_2$：動静脈酸素含量較差，$BtpO_2$：脳組織酸素分圧，CPP：脳灌流圧，CSF：脳脊髄液，GCS：グラスゴーコーマスケール，ICP：頭蓋内圧，$PaCO_2$：動脈血二酸化炭素分圧，SBP：収縮期血圧，$SjvO_2$：内頸静脈血酸素飽和度

注2：日本では保険適応外。
注3：トロンボエラストメトリ rotational thromboelastometry（ROTEM®）などのこと。

220   Section 2   部位別の外傷麻酔

- 非協力的あるいは暴力的な患者
- 酸素化，換気，血行動態の障害

　気管挿管の手技は，緊急性，術者の経験値，利用可能な医療資源をもとに選択する（第3章参照）。用手的正中中間位固定下での迅速導入 rapid sequence induction（RSI）と気管挿管が，一般的に推奨されている。頸椎カラーが装着されている場合，カラーの前面をはずすことでより大きな開口ができるようになり，喉頭鏡操作も容易になる。頸椎カラーによる頸部の運動制限が有意であるかは証明されていないが，現実的には開口制限をきたして気管挿管が困難になる。損傷された脳は，低酸素血症，高二酸化炭素血症，ICP 上昇に対してきわめて脆弱なので，ビデオ喉頭鏡（例：GlideScope®），ガムエラスティックブジー，ラリンジアルマスク，外科的気道確保といったさまざまな緊急気道確保器具をすぐに使用できるように準備しておくことが重要である。経鼻挿管は，頭蓋底骨折，重症顔面骨骨折，出血傾向のある患者に対しては避けるべきである。

酸素化と換気

TBI 後の二次性損傷を防ぐため，低酸素血症，高二酸化炭素血症，低二酸化炭素血症を回避する。酸素化のモニタリングを行い，$PaO_2 > 60$ mmHg または末梢動脈血酸素飽和度 arterial oxygen saturation（SpO_2）> 90％を維持する。過換気は脳の血管収縮をきたし，虚血の原因となる。現在のガイドラインでは，長期の予防的過換気〔動脈血二酸化炭素分圧 arterial carbon dioxide tension（$PaCO_2$）$\leqq 25$ mmHg〕は推奨されておらず，受傷後 24 時間以内は脳血流量が危機的なレベルに低下することがあるので，過換気は避けるべきであるとされている。過換気は，上昇した ICP を低下させるための一時的な手段としてのみ行われることが推奨されており，増大する頭蓋内血腫に対する緊急手術の術中に短時間で行われる。過換気を行う場合には，内頸静脈血酸素飽和度 jugular venous oxygen saturation（$SjvO_2$）や脳組織酸素分圧 brain tissue oxygen partial pressure（$BtpO_2$）を測定し，酸素運搬のモニタリングを行うことが推奨されている。

麻酔手技

麻酔薬は，複数の機序で脳の生理機能に影響を及ぼす。気管挿管のために使用する鎮静薬もまた同様である。麻酔導入薬の選択は，患者の血行動態に依存する。チオ

ペンタールとプロポフォールは間接的な脳血管収縮作用があり，脳血流量の減少と相まって脳酸素消費量を減少させる。自動調節能と二酸化炭素に対する反応性はともに保たれる。チオペンタールとプロポフォールは心血管抑制と静脈拡張作用も有するため，特に循環血液量の減少が是正されていない場合に低血圧を引き起こす。etomidate は，脳代謝率，脳血流量，ICP を減少させる。一方，心血管系への影響が小さいため，脳灌流圧 cerebral perfusion pressure（CPP）は維持される。しかし，etomidate は副腎ホルモンの合成を阻害するため，投与後 12 〜 24 時間程度でコルチゾールの低値が持続し，昇圧薬を必要とする場合がある。単回投与量のetomidate が TBI の予後に与える影響は明らかになっていない。ケタミンは，作用の弱い非競合的 N-メチル-D-アスパラギン酸 N-methyl-D-aspartate（NMDA）拮抗薬であり，交感神経作動性を有する。その脳への影響は複雑であり，同時に投与される薬物の作用に影響される部分もある。最近の研究では，ケタミンは ICP を上昇させず，むしろ一部の症例では低下させることが報告されている。

　麻酔手技が TBI の予後に与える影響について，吸入麻酔と完全静脈麻酔のどちらがより優れているのか，明らかな結論はまだ得られていない。しかし，一般的に低用量の揮発性麻酔薬のほうが，高用量の揮発性麻酔薬よりも脳循環は維持される。吸入麻酔薬の脳への影響には，2 段階ある。低用量では，脳血流代謝カップリングが維持されるが，1 MAC（最小肺胞濃度 minimum alveolar concentration）を超える高用量では，直接的な脳血管拡張作用により脳うっ血や ICP 上昇を引き起こす。例外的にセボフルランは，臨床的に適切な投与量であれば脳の自動調節能を維持するが，他の吸入麻酔薬は用量依存性に脳の自動調節能を低下させる。亜酸化窒素は脳酸素消費量を増加させ，脳血管拡張により ICP を上昇させるため，一般的には使用されない。気脳症が存在する場合，亜酸化窒素の使用によって悪化する可能性がある。

　筋弛緩薬は，脳血流量や ICP にほとんど影響を与えない。スキサメトニウムとロクロニウムはいずれも筋弛緩薬として適切な選択肢である（第 7 章参照）。スキサメトニウムは迅速導入（RSI）で使用しても，ICP を上昇させないと考えられる。一方で，RSI では低酸素血症と高二酸化炭素血症による二次的な ICP 上昇を認めることがよくあるので，臨床的にはより重要である。気管挿管中の咳嗽およびバッキングは，ICP の著しい上昇をきたしうる。それゆえ，TBI において挿管困難が予想されるときには，スキサメトニウムの使用を躊躇すべきではない。

　一般的に，人工呼吸中の TBI 患者に対するオピオイドの使用は安全である。しかし，気道が安全に管理されず，低換気状態にある患者に対してオピオイドを投与すると，高二酸化炭素血症と ICP 上昇をきたしうる。調節換気においては，オピ

オイドによる直接的な脳血管拡張作用を示すエビデンスはない。しかし，頭蓋内コンプライアンスの低下した患者では，オピオイドによる体循環の血圧低下に対して代償性脳血管拡張が起こり，二次性に ICP が上昇する可能性がある。使用するならば，短時間作用型のオピオイドが望ましい。

術中モニタリング

米国麻酔科学会 American Society of Anesthesiologists（ASA）の標準的なモニタリングに加えて，動脈圧ラインの挿入が推奨されている。これにより，心拍ごとの血圧モニタリングと，術中の血液ガス分析，血糖値測定，電解質測定が可能となる。中心静脈カテーテルは蘇生や昇圧薬投与のために有用であるが，中心静脈カテーテル挿入のために外科的減圧術を遅らせるべきではない。末梢静脈ライン確保が困難である場合でも，大腿静脈や骨髄針を用いて輸液路を確保することができる。超音波ガイドを内頸静脈へのカテーテル挿入に用いるべきである。それにより，Trendelenburg 位にする必要性が減少し，ICP の上昇を回避できる。

　一般的に推奨されている ICP モニタリングの適応はつぎのとおり。(1)頭部 CT で異常所見（血腫，脳挫傷，脳腫脹，脳ヘルニア，大脳基底槽の圧排など）を認める重症 TBI（GCS≦8）で治療適応となるすべての症例。(2)CT 所見が正常でも，年齢＞40 歳，片側あるいは両側の異常肢位，SBP＜90 mmHg の 3 項目中 2 項目以上に該当する重症 TBI である。頭部以外の手術を受ける TBI 患者に対しては，脳の生理機能の最適化や二次性の ICP 上昇の回避のために，術中の ICP モニタリングが望ましい。ただし，術中の ICP モニター留置は，著しい凝固障害の存在下では避けたほうがよい（第 9 章参照）。プロトロンビン時間国際標準化比 prothrombin time international normalized ratio（PT-INR）≦1.6 かつ血小板数＞10 万である中等度の凝固障害ならば，ICP モニターの留置は可能であろう。

　より高度な神経モニタリング技術は，ICU での使用は増加しているが，超緊急や緊急の外科的減圧術の術中管理のモニタリングとしてはまだ普及してはいない。$SjvO_2$ 測定は，脳血流量だけでなく脳全体の酸素化を評価できるため，患者を選んで施行される。$SjvO_2$ の正常範囲は 55 ～ 75％である。虚血の閾値は，10 分以上持続する $SjvO_2$＜50％と報告されている。TBI における $SjvO_2$ は，減少した脳灌流の認識や，ICP 上昇に対する過換気療法の調節のために使用されるのが一般的である。経頭蓋超音波 Doppler と脳組織酸素モニタリングは，ともに脳血流量と脳の酸素化を最適化するために用いられている。

血行動態管理

いくつかの研究において，TBI 後に低血圧（SBP＜90 mmHg）をきたした患者は，不良な転帰をたどることが報告されている。それゆえに，血圧と脳灌流圧（CPP）の持続的なモニタリングと最適化は，TBI 管理では重要な要素となっている。Brain Trauma Foundation は現在，重症 TBI における CPP を 60 ～ 70 mmHg とすることを推奨している。注目に値するのは，術中の CPP に関するデータが不足しているため，術中の血行動態の最適な目標値は明らかになっていないことである。しかし，TBI 後には脳の自動調節能が障害されることがあるので，血圧が低値から正常範囲でも脳虚血が引き起こされる可能性がある点は重要である。一方で，血圧が正常から高値でも，脳のうっ血が生じる。このように脳の自動調節能は，脳血流量と TBI の予後を結ぶ重要な要素の 1 つであるといえる。

輸液管理

等張晶質液（例：生理食塩液や Plasma-Lyte[注4]）は，TBI における補液として望ましい。糖加輸液や膠質液の使用は避けるべきである。Saline versus Albumin Fluid Evaluation（SAFE）study によれば，アルブミンによる蘇生は，TBI での高い死亡率と予後不良に関連する。病院前での高張食塩液投与が重症 TBI の神経学的予後を改善するかを調査した多施設臨床的無作為化比較試験は，無益性が指摘されたため早期に中止されている。その試験の研究者らは，重症 TBI 患者の初期輸液蘇生として，高張食塩液とデキストランのいずれも生理食塩液と比較して 6 カ月後の神経機能予後あるいは生存率を改善させないと結論づけている。また，デンプン含有膠質液は，凝固障害や腎不全の発症と関連する。

　浸透圧療法は ICP を低下させ，脳灌流圧（CPP）を改善させることが示されている。マンニトールは高浸透圧薬として，TBI における頭蓋内圧亢進（ICH）の治療における第 1 選択薬である。マンニトールは，体重 1 kg あたり 0.25 ～ 1 g を 20 分かけて投与することが推奨されている。ICP モニタリングより先にマンニトールを投与するのは，テント切痕ヘルニアの徴候がある患者，あるいは頭蓋内病変による進行性の神経所見の悪化がある患者に限定すべきである。マンニトールの投与による浸透圧利尿によって，循環血液量減少や低血圧が起こりうる。マンニトールの過剰投与による逆浸透圧シフトは，脳浮腫の悪化や急性腎障害につながる。よって，血漿

注 4：Plasma-Lyte は日本未発売の酢酸リンゲル液である。

浸透圧のモニタリングを行うべきであり，320mOsm を超えないようにする。また，高張食塩液と比較してマンニトールは凝固障害をきたしやすい。TBI において，高張食塩液の有効性や副作用の少なさが，マンニトールよりも優れていることを示したエビデンスは少ない。しかし，高張食塩液が ICP 亢進に対するマンニトール投与後の第 2 選択薬の治療として用いられた場合，損傷された脳に対して，血圧調節性，免疫調節性，神経化学的によい影響を与え，脳組織の酸素化や血行動態（高い CPP と心拍出量）を改善することが示されている。

貧血

貧血と赤血球 red blood cells（RBC）輸血は，ともに TBI における神経学的予後不良と関連することがエビデンスから示唆されている。TBI において，貧血が院内死亡率の上昇，退院時の GCS とグラスゴーアウトカムスケール Glasgow Outcome Scale（GOS）の低スコアなどに関連している。一方で，RBC 輸血も，急性肺障害，長い ICU 滞在期間や入院期間，死亡率と関連している。

　貧血に起因する脳損傷の機序には，組織低酸素，活性酸素，血液脳関門機能の破綻，血管内血栓，貧血性脳うっ血などがある。しかし，貧血時には多数の脳保護的な生理機構が効果的に働く。大動脈の化学受容体が活性化し，交感神経作用が活性化することで，心拍数・1 回拍出量・心係数の増加，全身血管抵抗の減少，酸素消費の増大が引き起こされる。さらに，急性貧血では脳を保護する細胞機構が効果を発揮する。これらのなかには，低酸素誘導性因子，脳内の一酸化窒素合成酵素 nitric oxide synthase（NOS）および一酸化窒素（NO），エリスロポエチン，血管内皮増殖因子 vascular endothelial growth factor（VEGF）による血管新生と血管修復の増加などが含まれる。

　このように，貧血が脳に及ぼす総合的な影響は，貧血と RBC 輸血のそれぞれがもつ保護的因子と有害因子という相反する 2 つの因子のバランスに依存している。TBI における輸血のトリガーが他の重症患者と異なるべきかどうか，また損傷された脳が貧血の有害な作用により影響されやすいかどうかは明らかになっていない。TBI における最適なヘモグロビン値も明確ではない。中等度から重度の TBI における非制限輸血戦略に有益性はない。

　脳組織酸素分圧（BtpO$_2$），近赤外線分光法，頸静脈球部カテーテルサンプリングといったモニタリング法は，局所あるいは脳全体の酸素化モニタリングとして使用可能であり，輸血の必要性の判断材料になる。しかし，患者の予後に対する有益性は証明されていない。開頭術中の輸血の判断は，既存の合併症や術中の出血量にも

表13-4　International Society on Thrombosis and Haemostasis による播種性血管内凝固(DIC)の診断基準

カテゴリー	検査値	スコア
血小板数(10⁶/μL)	>100	0
	50〜100	1
	<50	2
D ダイマー(nmol/L)	<1	0
	1〜5	1
	>5	2
PT(秒)	<3	0
	3〜6	1
	>6	2
フィブリノーゲン(g/dL)	>1	0
	<1	1
DIC スコア	≧5点	DIC
	<5点	不顕性 DIC を示唆(確定ではない)

PT：プロトロンビン時間

とづいて，十分にリスクとベネフィットを考慮したうえで患者ごとに決定する。

凝固障害

凝固障害は TBI 後に頻度が高く，頭蓋内出血を悪化させて二次性損傷を引き起こし，予後を悪化させる。TBI は外因系凝固経路を活性化する組織トロンボプラスチンの放出と関連している。凝固カスケードの活性化は，血管内のフィブリン形成と凝固因子や血小板の消費につながり，結果として播種性血管内凝固 disseminated intravascular coagulation(DIC)を生じる(表13-4)。

　現在のところ，TBI における凝固障害の治療に関する標準的なガイドラインは存在しない。DIC の管理では，血小板や血液成分の補充を行うことになる。血漿，濃厚血小板，ヘパリン，アンチトロンビン III，遺伝子組換え活性化第 VII 因子 recombinant factor VIIa(rFVIIa)などの凝固促進薬，トラネキサム酸(TXA)などの抗線溶薬によって，TBI による凝固障害を是正できるかどうかは，それぞれ異なる研究プロトコルを用いて検証されてきている。ただ，すべての研究において予後に対する有益性が示されているわけではない。頭部外傷患者における rFVIIa の有益性を支持する強いエビデンスは存在しない。TXA に関する 2 つの臨床試験では，統計学的に有意な臨床的予後の改善が示されなかったが，TXA 群で頭蓋内血腫の進行が抑制された。現在，国際的な多施設無作為化比較試験(CRASH-3)が，

226　Section 2　部位別の外傷麻酔

TBI における TXA の有効性を評価中である。

血糖コントロール

高血糖は TBI に対するストレス反応であり，罹患率と死亡率の増加と関連する。糖尿病の既往がない患者であっても，麻酔中に血糖値が上昇することが知られている。TBI に対する超緊急あるいは緊急の開頭手術中の患者のうち，成人の約 15%，小児の約 23%において術中に高血糖を認める。術中の高血糖のリスク因子としては，年齢＜4 歳あるいは＞65 歳，重症 TBI（GCS＜9），CT で硬膜下血腫の存在，術前の高血糖などがある。

　術中の高血糖は，TBI 後の死亡率の増加と関連する。しかし，厳密な血糖管理の有益性は証明されていない。NICE-SUGAR trial では，重症患者での厳密な血糖管理（＜140 mg/dL）は有益性を示さず，低血糖の発生が増加している。厳密な血糖管理に対する強いエビデンスが欠如しているため，術中の血糖値は 100 ～ 180 mg/dL の範囲で維持することが推奨されている。低血糖は脳に対して有害であるため，全身麻酔中は最低でも 1 時間おきに血糖値のモニタリングを行うことが重要である。持続的あるいは頻回の血糖値モニタリング装置の発達と臨床における実用化，ならびにアルゴリズムにもとづく治療プロトコルと併用される "closed-loop" 血糖管理システムは，極端な低血糖と高血糖をともに減らすことができる。

低体温療法

低体温による脳保護のメカニズムには，脳代謝率の低下，血液脳関門の透過性低下，酸素運搬が危機的となる閾値の低下，カルシウム拮抗作用，興奮毒性機構の阻害，蛋白合成の保持，細胞内アシドーシスの減少，炎症反応の変化，浮腫の減少，フリーラジカルや抗酸化物質の抑制，アポトーシスによる細胞死の変化などがある。また，中枢温が 1℃ 低下するごとに低体温によって脳代謝率は 6 ～ 7%ずつ低下し，結果として虚血脳への酸素供給を改善させ，ICP を低下させる。しかし，多施設第 III 相試験では TBI 患者における低体温療法の有益性は示されなかった。超早期の軽度低体温療法に関する多施設無作為化比較試験（NABIS：H II）では，低体温を 48 時間維持した患者の予後と平温で治療された患者の予後に有意な差を認めなかったため，試験が早期に終了されている。現在の Brain Trauma Foundation のガイドラインは，TBI に対して低体温療法を行うことを推奨していない。また，術中の低体温は凝固障害を悪化させ，感染の発生も増加させる可能性がある。低体温の有

益性は証明されてはいないが，高体温は脳に対して明らかに有害であり，高体温の予防や治療は行うべきである。

減圧開頭術

頭蓋内圧亢進 intracranial hypertension（ICH）が制御されない状態が持続すると，結果として TBI 後の予後は不良となる。ICH を伴う重症 TBI の 15％は最大限の内科的治療に反応せず，減圧開頭術を含む第 2 選択の治療が必要となりうる。減圧開頭術は，脳コンプライアンス，脳血流量，脳の酸素化を改善しうる。オーストラリアの多施設研究である DECRA（Decompressive Craniectomy in Patients with Severe Traumatic Brain Injury）study は，びまん性脳損傷と治療抵抗性 ICH を伴う成人 155 例について報告している。この研究報告では，早期の両側前頭側頭減圧開頭術は ICP を低下させ，ICU 滞在期間を短縮させるが，予後を悪化させる。6 カ月時点での死亡率は，開頭群 19％に対して標準治療群 18％と，両群間で同等であることが示された。さらに最近発表された RESCUEicp（Randomized Evaluation of Surgery with Craniectomy for Uncontrollable Elevation of Intracranial Pressure）study では，治療抵抗性 ICH 患者に対する減圧開頭術は死亡率を低下させている（26.9％ vs. 48.9％）が，vegetative state（植物状態，8.5％ vs. 2.1％）および severe disability（重度の障害）の割合は増加した。moderate disability（中等度の障害）と good recovery（良好な回復）の割合には差がなかった。減圧開頭術群は ICP＞25 mmHg の時間が短かったが，有害事象の発生割合が高かった（16.3％ vs. 9.2％）。減圧開頭術の適応の決定は，生命予後と，現在の患者の状態からどの程度の生活の質 quality of life（QOL）回復が期待されるかを考慮して，個別に判断すべきである。

神経学的に異常がみられる頭部以外の手術

TBI の 80％が多臓器不全を合併する。よって，準緊急的な TBI に対する外科的介入よりも，優先的に ICU での全身評価と治療を要する場合もある。外傷初期診療では，ダメージコントロール手術のような一時的な安定化のための手技が，根本的な治療よりも優先される。

　重症 TBI に対する非緊急の手技も後回しにする。二次性損傷を最小限にするためにも，まずは患者を内科的に最適化することが重要である。

228　Section 2　部位別の外傷麻酔

麻酔からの覚醒

TBI 患者の麻酔からの覚醒における管理では，多数の因子が関与する。

- TBI の重症度
- 術前の意識レベル
- 合併損傷
- 手術終了時の脳の状態
- 術中合併症
- 蘇生継続の必要性

　TBI 患者の手術室での抜管は，患者ごとに判断しなければならない。高血圧や高二酸化炭素血症は有害となるので，覚醒させている間の血圧と $PaCO_2$ は重要であり，積極的にコントロールすべきである。前述の要因により抜管が見送られた患者は，ICU へ直接入室させる。さまざまなモニタリング，ICP コントロール，脳保護戦略，脳灌流圧（CPP）の最適化は，ICU チームの主要な治療目標である。適切な鎮静と鎮痛は，不安，興奮，疼痛により生じうる ICP 上昇を減少させる。一般的に用いられる鎮静薬には，プロポフォール，ミダゾラム，デクスメデトミジンがある。鎮痛には，レミフェンタニルあるいはフェンタニルのような短時間作用型オピオイドの持続静脈内投与が適している。移送の間の咳嗽，ストレス，血圧上昇は，頭蓋内出血や ICP 上昇につながるが，筋弛緩薬がこれらを防止するのに役立つ。血圧上昇（例：SBP＞160 mmHg）に対しては，ニカルジピン，ラベタロール，エスモロールなどを投与し，補助的にバルビツレートあるいはミダゾラムなどの短時間作用型のベンゾジアゼピンによる鎮静を併用する。治療可能な手術合併症を除外するため，多くの施設において術直後に頭部 CT を撮影している。重症 TBI 患者では，ICP 上昇を防ぐ目的でベッドの頭側を挙上した状態で移送することがある。

▲ Key Point

- 重症外傷性脳損傷（TBI）患者の管理における基本は，麻酔前の詳細な評価，Brain Trauma Foundation のガイドラインにもとづく生理学的な最適化，多角的な脳モニタリングである
- 麻酔手技が TBI の予後に与える影響について，吸入麻酔と完全静脈麻酔のどちらが優れているかは結論がでていない
- 予防的過換気〔動脈血二酸化炭素分圧（$PaCO_2$）≦25 mmHg〕は推奨されず，重症 TBI 受傷後 24 時間以内の過換気は避けるべきである。低血圧と高血圧は，そ

れぞれ脳虚血と脳うっ血を引き起こすため回避する。重症 TBI において脳灌流圧（CPP）を 60 〜 70 mmHg で維持することが推奨されている

- 低張液よりも等張晶質液を使用することが望ましい。膠質液の役割にはまだ議論の余地がある。TBI における最適なヘモグロビン値は不明だが，中等度から重度の TBI に対する積極的な輸血戦略に有益性はない
- 糖加輸液の使用は避けるべきである。アルゴリズムにもとづく治療プロトコルを用いて，持続的あるいは頻回に血糖値をモニタリングすることで，極端な低血糖と高血糖の両方を減少させうる
- 体温は平温を維持すべきであり，TBI に対する低体温療法の有効性はない。しかし，高体温は明らかに有害であり，その予防と治療は行うべきである
- 減圧開頭術は，頭蓋内圧（ICP），集中治療室（ICU）滞在期間，死亡率を減少させるが，重症 TBI の機能予後を改善させることは示されていない

謝辞

"Essentials of Trauma Anesthesia First Edition（2012）" の "Anesthetic considerations for adult traumatic brain injury" の章を執筆された Deepak Sharma 氏と Monica S. Vavilala 氏の貢献に深謝する。

参考文献 ●さらなる学習のために●

1. Cancelliere C, Donovan J, Cassidy JD. Is sex an indicator of prognosis after mild traumatic brain injury : A systematic analysis of the findings of the World Health Organization Collaborating Centre Task Force on mild traumatic brain injury and the International Collaboration on Mild Traumatic Brain Injury Prognosis. *Arch Phys Med Rehabil* 2016 ; 97 : S5-18.

2. Carney N, Totten AM, O'Reilly C, et al. Guidelines for the Management of Severe Traumatic Brain Injury, Fourth Edition. *Neurosurgery* 2017 ; 80 : 6-15.

3. Clifton GL, Valadka A, Zygun D, et al. Very early hypothermia induction in patients with severe brain injury（the National Acute Brain Injury Study : Hypothermia II）: a randomised trial. *Lancet Neurol* 2011 ; 10 : 131-139.

4. Cooper DJ, Rosenfeld JV, Murray L, et al ; DECRA Trial Investigators ; Australian and New Zealand Intensive Care Society Clinical Trials Group. Decompressive craniectomy in diffuse traumatic brain injury. *N Engl J Med* 2011 ; 364 : 1493-1502.

5. Faul M, Xu L, Wald MM, Coronado VG. *Traumatic Brain Injury in the United States : Emergency Department Visits, Hospitalizations, and Deaths*. Atlanta, GA : Centers for Disease Control and Prevention, National Center for Injury Prevention and Control ; 2010.

6. Frontera JA, Lewin JJ 3rd, Rabinstein AA, et al. Guideline for reversal of antithrombotics in intracranial hemorrhage : a statement for healthcare professionals from the Neurocritical Care Society and Society of Critical Care Medicine. *Neurocrit Care* 2016 ; 24 : 6-46.

7. Hutchinson PJ, Kolias AG, Timofeev IS, et al. Trial of decompressive craniectomy for traumatic intracranial hypertension. *N Engl J Med* 2016 ; 375 : 1119-1130.

8. Myburgh J, Cooper DJ, Finfer S, et al. SAFE Study Investigators ; Australian and New Zealand Intensive Care Society Clinical Trials Group ; Australian Red Cross Blood Service ; George Institute for International Health. Saline or albumin for fluid resuscitation in patients with traumatic brain injury. *N Engl J Med* 2007 ; 357 : 874-884.

9. NICE-SUGAR Study Investigators, Finfer S, Chittock DR, et al. Intensive versus conventional glucose control in critically ill patients. *N Engl J Med* 2009 ; 360 : 1283-1297.

10. Roberts I, Shakur H, Ker K, Coats T ; CRASH-2Trial collaborators. Antifibrinolytic drugs for acute traumatic injury. *Cochrane Database Syst Rev*. 2012 ; 12 : CD004896. Review. Update in : *Cochrane Database Syst Rev*. 2015 ; 5 : CD004896. PubMed PMID : 23418644.

Section 2 *部位別の外傷麻酔*

14 脊髄損傷の麻酔

K. H. Kevin Luk, Armagan Dagal

疫学

脊髄損傷 spinal cord injury の主要な原因は，交通事故や転倒である。脊椎骨折は通常，高エネルギー外傷として発生し，多発外傷に伴うことが多い。脊髄損傷は重症外傷患者の 2 ～ 5％に発生し，そのうち少なくとも 14％の症例で脊椎の不安定性が認められる。また，頭部外傷患者の 7.5 ～ 10％に脊髄損傷の合併がみられる。頸椎骨折患者の 20％では，脊椎の他の部位にも骨折のリスクがあり，脊髄損傷の 20 ～ 60％で頭部外傷を合併している。米国での発生率は人口 100 万人あたり約 54 人であり，1 年間に約 17,000 人の新たな患者が発生している。また，282,200 人（100 万人あたり 900 人）ともいわれる多くの脊髄損傷患者が米国では生活している。患者の年齢分布は，15 ～ 29 歳と 65 歳以上にピークがあり二峰性となっている。最近では，平均年齢が上昇して 42 歳となっている。**表 14-1** に米国の脊髄損傷患者の統計を示す。

　医療技術の進歩とともに脊髄損傷患者の致死率は低下している。しかし，それは介護が必要な脊髄損傷患者の有病率の増加につながっている。有病者の 1 年生存率は，年齢と損傷部位によって異なる。損傷部位が第 1 ～ 4 頸椎（C1 ～ 4）レベルで，四肢麻痺をきたしている患者の 1 年生存率は，20 歳で 36.9％，40 歳で 21％，60 歳で 8.7％である。損傷部位とは別に，人工呼吸器を使用する必要性があると，さらに生存率は低下し 20 歳では 25.3％，40 歳では 12.6％，60 歳では 4％となる。敗血症と肺炎が，脊髄損傷患者のおもな死因である。

　先進国では，脊髄損傷患者のケアに必要な経費の増大により，経済的な影響が問題となっている。米国では，その費用は年間 97 億ドル（約 1 兆円）とも推定されている。2011 年のデータによれば，最初の 1 年間に推定される医療費と生活費の平均は，不全麻痺の患者では 347,896 ドル（約 3,800 万円）で，四肢麻痺〔第 1 ～ 4 頸

232   Section 2　部位別の外傷麻酔

表 14-1　脊髄損傷の人口統計

患者の特徴	発生率(%)
男性	80
非ヒスパニック系白人	63.5
就業者	58.1
学生	15.1
独身	51.4
高校卒業者	51.5
頸椎損傷	66.3
不全四肢麻痺	45
完全四肢麻痺	21.3

椎（C1 ～ 4）〕の患者では 1,065,980 ドル（約 1 億 1,600 万円）であった。その後の費用は最初の 1 年間よりは減少すると報告されているが，医療経済の大きな負担となっている。生涯にかかる費用は，不全麻痺の患者で 1,580,148 ドル（約 1 億 7,300万円），四肢麻痺〔第 1 ～ 4 頸椎（C1 ～ 4）〕の患者で 4,729,788 ドル（約 5 億 1,800万円）とされている。

病態

脊髄損傷の病態は，外傷性と非外傷性に分類される。

外傷性

- 交通事故（38%）
- 転倒（30.5%）
- 暴力行為（13.5%）
- スポーツ外傷（9%）
- その他/不明（9%）

　高齢者では，暴力行為とスポーツ外傷が原因である脊髄損傷が少なくなる。50歳以上の脊髄損傷の原因は，転倒が最も多い。

非外傷性

- 脊柱管狭窄症/変形性関節症
- 血流障害

- 脱髄疾患
- 腫瘍
- 嚢胞
- 感染
- 医原性（例：腰部脊髄ドレナージ）

病態生理

外傷性脊髄損傷は脊椎損傷に合併することがほとんどで，骨折，脱臼，関節症，椎間板の断裂またはヘルニア，靭帯損傷，血流障害などを伴う。脊髄損傷の病態は一次損傷と，引き続いて起こる二次損傷の2つに分類され，相互に影響しあっている。

- 一次損傷：受傷直後から生じる損傷である。圧迫，挫傷，剪断，過伸展，切断，脊髄内出血などが原因となる
- 二次損傷：受傷の数分後から数時間後に生じる損傷である。境界域の神経組織は二次損傷の危険性がある。脊柱管や浮腫によって脊髄が機械的に圧迫されることが二次損傷の原因であり，受傷後4～6日目にピークとなる

重症度と分類

脊髄損傷の重症度はAmerican Spinal Injury Association(ASIA)の損傷分類impairment scale(AIS)で評価される（**図 14-1**）。

　不全麻痺をきたした脊髄損傷では，損傷部位や予後を考慮し，早期の治療が必要かどうかの判断が求められる（**表 14-2**）。

初期評価

脊椎外傷の治療で重要な原則は，損傷の早期発見と二次損傷の予防である。二次損傷の予防は，適切な酸素化の維持，輸液と循環補助による血圧管理，脊椎の固定によって行われる。頸髄は外力からの防御が最も弱い脊髄である。そして，頸髄の損傷は外傷性脊髄損傷の約半数を占め，四肢の不全麻痺や完全麻痺がみられる。頭部外傷，胸部外傷，腹部外傷，骨盤外傷などが合併している多発外傷では，脊髄損傷の存在が目立たなくなる可能性がある。そのような場合の診断の遅延は，予後に悪影響を及ぼす。顔面骨骨折患者の8%で脊髄損傷を伴い，気道管理に大きな影響を

234　Section 2　部位別の外傷麻酔

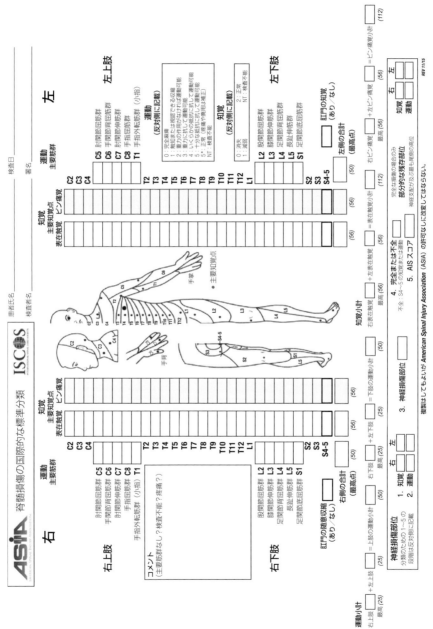

図14-1　American Spinal Injury Association (ASIA) の損傷分類 (AIS)

分類の手順

以下の順序は脊髄損傷の分類を決める際に推奨されている。

1. 両側での知覚レベルの決定
知覚レベルは、ピン痛覚と表在触覚が正常である最も尾側の皮膚分節で表す。

2. 両側での運動レベルの決定
最も尾側にある Grade 3 以上の主要筋で決定する。そのレベルより高位の主要筋は正常とされる。運動レベルは知覚レベルと同一かより高位の主要筋が存在する部位では、運動レベルより高位の運動機能は正常である。

3. 損傷部位の決定
知覚が正常で Grade 3 以上の筋力がみられる最も尾側で表現する。それより頭側では知覚と運動機能評価は上記1、2で決定される。

4. 完全麻痺か不全麻痺かの決定
(すなわち、仙髄領域の機能が存在するか消失しているか)
肛門随意収縮があり、かつ S4〜5 の知覚が存在する、かつ肛門知覚を感じれば不全麻痺とする。それに該当しなければ完全麻痺である。

5. ASIA 損傷分類 (AIS) の等級の決定

完全麻痺か？
「はい」なら A とし、部分的な残存部位を記録する（両側の最も尾下位の皮膚分節）。
または は筋分節）。
いいえ ↓

運動完全麻痺か？
「はい」なら B とする。
（いいえ：肛門の随意収縮、または運動が2レベル以上で損傷部位側の運動機能の残存）
いいえ ↓

損傷部位以下の主要筋の半分以上の筋と運動が Grade 3 以上
いいえ → AIS は C
はい → AIS は D

すべてのレベルで知覚と運動が正常なら AIS は E とする。

注：脊髄損傷から回復した場合に AIS は E とする。当初の評価で異常がなければ損傷を受けていないとし、ASIA 機能障害スケールは使用しない。

ASIA の損傷分類 (AIS)

A：完全麻痺。 S4〜5 レベルでの感覚消失、運動麻痺。

B：感覚不全麻痺。 損傷部位より下の運動麻痺は保たれているが、S4〜5 レベルでの表在触覚とピン痛覚または肛門の知覚が残る。運動機能は損傷部位より3レベル以下でいずれの側でも全麻痺している。

C：運動不全麻痺。 肛門の随意収縮が可能である。または感覚不全麻痺の患者のなかで、いずれかの側で損傷部位より3レベル以下で筋力が低下かつ損傷不全麻痺の診断には、主要筋または主要筋以下は主要筋の機能評価が必要である。損傷部位以下の主要筋のうち Grade 3 以上であるのが半分未満。

D：運動不全麻痺。 上記と同様であるが、損傷部位以下のうち Grade 3 以上であるものが半分以上。

E：正常。 知覚および運動をすべての部位で評価が正常であるもの。当初何か障害があったが回復した患者では、AIS は使用しない。AIS が検査結果より決定できない場合は不明とする。

不明：知覚、運動、損傷高位。AIS が検査結果より決定できない場合は不明とする。

筋力の評価（Grade）

0：完全麻痺
1：触知または視認できる収縮
2：重力の作用がなければ全可動域運動可能
3：重力に抗して全可動域運動可能
4：重力といくらかの抵抗に抗して全可動域運動可能
5：正常。重力と十分な抵抗に抗して全可動域運動可能。正常と思われる患者で行う
5*：正常とみなされる。重力や併用など検査を妨げる因子があれば除外して全可動域運動可能。疼痛のため収縮する
NT：検査不能。例えば、固定、疼痛。可動域の50%を超える関節拘縮など
切断後、可動域の50%を超える関節拘縮など

知覚の評価

0：消失
1：知覚異常、知覚鈍麻、知覚過敏
2：正常
NT：検査不能

主要筋でない筋の評価

AIS で B（感覚不全麻痺）である患者では、運動障害部位から3レベル下までの主要筋でない筋の評価を両側で行い、B と C（運動不全麻痺）の正確な鑑別を行う。C：勇縮。L：優位。S：仙椎

運動	神経根の部位
肩関節：屈曲、伸展、外転、内転、内外旋	C5
肘関節：回外	
肘関節：屈曲	C6
手関節：回内	
手関節：近位関節の屈曲、伸展	C7
母指：屈曲、伸展、母指面での外転	
手指：MP 関節での屈曲	C8
手指：対立、手掌に垂直面での内転と外転	T1
手指：示指の外転	
股関節：内転	L2
股関節：外旋	L3
股関節：伸展、外転、内旋	L4
膝関節：屈曲	
足関節：MP 関節と IP 関節の伸展	L5
足趾：DIP 関節と PIP 関節の屈曲と外転	
母趾、足趾：MP 関節と IP 関節の伸展	S1
母趾：内転	

ASIA
ISCOS

脊髄損傷の国際的な標準分類

図 14-1（続き）

表14-2 脊髄症候群

中心性脊髄症候群	脊髄不全損傷のなかで最も多い。下肢に比べて上肢の末梢に筋力低下がみられる。関節症のある高齢者に多く，軽微な外傷で発生する
Brown-Séquard症候群（脊髄半側症候群）	脊髄の半横断で発生し，脊髄片側の皮質脊髄路，後柱，脊髄視床路が絶たれる。同側の片麻痺と対側の温痛覚が消失する。穿通性外傷で発生することが多い
前脊髄症候群	脊髄の前2/3の血流障害によって発生する。対麻痺または四肢麻痺となり，温痛覚は消失する。しかし，触覚と位置覚は保たれる。椎間板ヘルニアや骨片による直接の圧迫が原因となることが多い。また，Adamkiewicz動脈の血流障害によっても生じ，胸腹部大動脈手術の合併症として起こることがある
後脊髄症候群	脊髄の後柱を栄養している後脊髄動脈の途絶によって発生する。限局した同側の触覚，振動覚，位置覚が消失する
馬尾症候群	馬尾の部位での圧迫が原因で発生する。腰部および上殿部の鈍痛と殿部，性器，大腿の異常知覚が特徴である。また膀胱直腸障害がみられる
脊髄ショック/一過性麻痺	弛緩性麻痺，知覚脱失，膀胱直腸麻痺，反射消失の状態で，徐脈と低血圧がみられることがある。一部の患者，特に若年の運動選手などでは完全回復も期待できる。しかし，大半の患者は痙性麻痺へ移行する

与えることもある（第3，第15章参照）。

　脊髄機能の診察はセカンダリーサーベイsecondary survey中に行われるのが一般的である（**図14-1**）。secondary surveyでは，背部正中の疼痛，圧痛，筋力低下，知覚障害，肛門括約筋の弛緩の有無を評価する。意識障害があるときは，評価ができるまで脊髄損傷があるものとみなす。頸椎損傷，脊髄損傷，またはそのような損傷を生じる可能性のある受傷機転の外傷患者では，脊椎固定が推奨されている。穿通性外傷患者では，治療遅延の可能性があるため脊椎固定は推奨されていない。病院前救護の段階では，頸椎カラーによる頸椎固定，ヘッドイモビライザー，ストラップ，バックボードによる脊椎運動制限を行うべきである。また，褥瘡を予防するためにできるだけ早く患者をバックボードから降ろす必要がある。院内では，熟練した臨床医によって脊髄脊椎外傷が否定されるまでは，頸椎固定を続行する。

気道管理

外傷性脊髄損傷が疑われる場合，院内では気道管理が必要となることが多い（第3章参照）。

　正常な脊椎では，直接喉頭鏡の使用は頸椎を伸展させる。環椎後頭関節の伸展が大きく，環軸関節の伸展は小さい。中下位頸椎〔第4〜7頸椎（C4〜7）〕の転位は小さく，頸椎胸椎移行部では屈曲を起こす。喉頭鏡のブレードから気道の軟部組織に加わる圧力は，そのまま脊椎に伝達される。後頭骨から軸椎にかけて不安定な

場合，直接喉頭鏡を使用した際に環椎の前方移動を生じ，脊柱管の狭小化につながる。

　知覚異常を認める外傷患者はフルストマックと仮定し，迅速導入 rapid sequence induction（RSI）後に気管挿管を行うのがルーチンである。しかし，スキサメトニウムの使用は受傷後3日から9カ月の間は禁忌とされている。アセチルコリン受容体の感受性亢進を伴う筋肉の脱神経が生じ，高カリウム血症の危険性があるからである。筋弛緩はロクロニウムで代用できる。下顎挙上と顎先挙上は最小限にすべきである。経口または経鼻エアウェイを早期から使用すると，気道開通維持の負担を軽減することができる。緊急で気道確保を行う際は，用手的正中中間位固定 manual in-line stabilization を行いながら直接喉頭鏡またはビデオ喉頭鏡を使用する。用手的正中中間位固定の目的は，頭部と頸椎を固定することによって気道管理を行う際の脊椎の動きを最小限にすることである。ただ，頸椎を安定させる反面，喉頭展開の際に声門をみえにくくするという側面をもつ。また，用手的正中中間位固定を行っても，声門の視野を得るために喉頭鏡のブレードに余分な力を加えてしまえば，不安定な頸椎をさらに動揺させる可能性がある。しかし，用手的正中中間位固定を行えば，気管挿管によって神経学的所見が悪化することはまれである。ガムエラスティックブジーは，直接喉頭鏡の補助として非常に有用である。声門が完全には直視できなくても気管挿管が可能で，喉頭鏡に加わる力を軽減できる。緊急時の気管挿管では，RSI 後に頸椎カラーの前方部分を除去して用手的正中中間位固定を行い，輪状軟骨圧迫下に直接喉頭鏡を愛護的に使用，またはビデオ喉頭鏡を用いて気管挿管するのが適切な手順である。輪状軟骨圧迫は麻酔導入と気管挿管の手技中に実施し，気管挿管が終了するまで継続する。もし用手的正中中間位固定と輪状軟骨圧迫が，換気，気管挿管，ラリンジアルマスク挿入の妨げになる場合は中止してもよい。

　緊急を要しない局面においては，安全な気道管理のために慎重な計画を立てることが必要である。牽引もしくはハローベスト装着は，さらなる気道管理の妨げとなる。脊椎症，関節リウマチ，Klippel-Feil 症候群，強直性脊椎炎，脊椎脊髄腫瘍，脊椎固定術後などの患者では，気道管理の難易度が高い。気道管理の選択肢は複数あるが，どの方法が最適であるかは明確でない。

- 意識下での気管支鏡下挿管：気管挿管後も神経学的所見の観察が可能である。しかし，患者の協力を必要とし，患者のストレスと不快感は大きい
- 直接喉頭鏡（Cormack-Lehane グレード III の視野ではガムエラスティックブジーを使用）：神経学的異常所見を認めるが，画像上は大きな異常がない患者に適応される

- ビデオ喉頭鏡：通常は直接喉頭鏡よりも声門をみやすい。頸髄損傷患者もしくはその疑いのある患者で使用されることが多い。しかし，その手技は頸椎の転位を生じる可能性があり，用手的正中中間位固定が必要となる。意識下または鎮静下の両方の気管挿管で使用できる

　どの方法が最も適切なのかは，麻酔医の経験と臨床状況によって異なる。筆者らの施設では，脊髄損傷患者での気管挿管時は，レミフェンタニルや短時間作用型の筋弛緩薬を併用した全身麻酔を行い，鎮静下でビデオ喉頭鏡と気管支鏡が選択されることが多い。声門上器具で補助すると，気管支鏡下での気管挿管が容易になる。

　術後の抜管を決断するには，多くの要因を考慮する必要がある。再挿管の難易度，手術侵襲の程度と手術時間，術中の合併症（反回神経損傷など）の有無，術中の腹臥位，出血量，輸液量，合併損傷や併存症などを考慮する。自発呼吸で呼気あるいは吸気時にカフリークがあっても，抜管後に気道閉塞を起こすことがある。抜管する際にチューブエクスチェンジャーを留置しておくと，気道浮腫や出血による気道閉塞時の再挿管に有用である。臨床判断が最も重要であり，不安があれば抜管は遅らせるべきである。

循環管理

外傷性脊髄損傷では低血圧を伴うことが多く，脊髄灌流圧 spinal cord perfusion pressure が低下することがある。これは虚血による二次損傷をきたす可能性があり，避けなければならない。脊髄灌流圧は，平均動脈圧 mean arterial pressure と脳脊髄液圧 cerebrospinal fluid pressure の差と定義されている（脊髄灌流圧＝平均動脈圧−脳脊髄液圧）。脊髄灌流には自動調節能があり，血圧の変動をきたしても脳灌流と同様に維持されている。しかし，外傷によってその調節能は破綻する。第2腰髄（L2）より高位の損傷では，交感神経の遮断による全身性の血管拡張によって血圧の低下を認め，重症度が高い。第6胸椎（T6）より高位の損傷では，交感神経心臓枝の途絶に伴い徐脈となる。

　循環血液量減少，出血，不整脈，交感神経遮断が，低血圧の原因となる。輸液蘇生と低血圧の原因の治療が，循環血液量の回復に不可欠である。循環血液量を正常に戻した後も低血圧が持続するときは，神経原性ショックを疑い，血管緊張を回復させるために血管収縮薬（後述）を使用する。徐脈に対して抗コリン作動薬が必要になることもある。尿量の確認と膀胱の充満を避けるため，尿道カテーテルを留置する。

14章 脊髄損傷の麻酔　*239*

　急性期脊髄損傷の治療においては，適切な輸液による蘇生が重要である。逆に，腹臥位の患者に過度の輸液を行えば，浮腫（気道浮腫も含む），心不全，電解質異常，凝固障害，術後の集中治療室 intensive care unit（ICU）の滞在期間の延長などを引き起こす。低張液は浮腫の悪化につながるため，回避すべきである。アルブミンなどの膠質液の使用は意見が分かれているが，腹臥位で行った脊椎手術後の失明の頻度を低下させるという。

　不安定な血行動態や大量出血の可能性があれば，適切な末梢静脈ライン（2 本の16 ゲージ以上の太いカテーテル）または中心静脈ライン（シースイントロデューサがよい）の確保が必要である。さらに追加して動脈カテーテルを挿入すれば，血圧の持続的なモニタリングと頻回の動脈血採血が可能となり，手術中の蘇生に有用である。動脈圧波形変動または 1 回拍出量変動のモニタリングは，患者の血管内容量の把握ができ，中心静脈圧のモニタリングよりも優れている（第 9 章参照）。

- American Association of Neurological Surgeons（AANS）のガイドラインでは，受傷後 5 〜 7 日までは平均動脈圧を 85 〜 90 mmHg 程度に維持し，収縮期血圧 90 mmHg 未満を回避することが推奨されている
- エビデンスはないが，積極的な血行動態の目標指向型治療は，脊髄の運動および体性感覚機能の改善につながり，機能予後も良好となる
- 下位胸髄損傷と腰髄損傷では，全身性に血管抵抗が減弱するため低血圧となる。フェニレフリンのような α_1 作動薬が血管緊張を回復するために使用されるが，反射性の徐脈を生じることがある
- 第 6 胸椎（T6）以上の損傷では，変時変力作用のある血管収縮薬を使用する。ドパミン，ノルアドレナリン，アドレナリンは，α_1 および β_1 受容体両方の作動薬であり，使用可能である

　バソプレシンはカテコールアミンの代用となる血管収縮薬であり，難治性低血圧時に使用できる。しかし，その抗利尿作用は血管内水分量の増加をきたし，低ナトリウム血症を生じさせ，浮腫を増悪させる可能性がある。ドブタミンは主として変力作用を有するが，血管拡張作用のため低血圧となることがある。このように脊髄損傷患者の循環動態管理におけるバソプレシンとドブタミンの使用については，明確には決まっていない。高位頸髄損傷〔第 1 〜 5 頸椎（C1 〜 5）〕では，受傷後 2 週間程度にわたって徐脈が遷延することがあり，抗コリン薬または心臓ペースメーカの適応となりうる。

早期除圧術

早期除圧術（受傷後 24 時間以内）は，ASIA の損傷分類（AIS）で 2 段階以上の神経所見の改善が得られる可能性を 2.5 ～ 2.8 倍に高める。さらに，早期手術は待期手術と比較して，入院期間の短縮，合併症の減少，医療費の削減が期待できる。

低体温療法

最近の研究によれば，脊髄損傷後に起こる急性の神経毒性による神経細胞傷害やアポトーシスが低体温によって抑制されるという。低体温療法が進行する脊髄の圧迫の予防になるかどうかは意見の分かれるところである。低体温療法は凝固機能と免疫機能に害を及ぼすことが知られており，確立された治療法となるためには，さらなる研究が必要である。

出血の予防

脊椎は血流が豊富で，外科的手術では大量出血をきたすことがある。大量出血は以下の場合に予測される。

- 複数カ所にわたる胸腰椎手術
- 術前のヘモグロビン値 12 g/dL 未満
- 年齢＞50 歳
- 椎弓根を横断する骨切り
- インストゥルメンテーションを行う手術

　成分輸血に伴うリスクは，すでによく知られていることである。術後にヘマトクリット値を 21％以上に上昇させるのは意味がないとされている。しかし，持続する出血や凝固因子の消費なども考慮しなければならず，周術期の最適な輸血戦略についてはまだ明確なものはない。

　術中の出血量を減少させるための工夫がいくつか報告されている。Jackson テーブルを使用すると，腹部の圧迫が防止され下大静脈圧を低下させることができる。

　抗線溶薬は線溶を抑制することにより，術中ならびに周術期の出血量，輸血量，輸血の頻度を減少させる。合成リシン類似体のトラネキサム酸と epsilon aminocaproic acid（EACA）が，現在最も多用されている抗線溶薬である。両方ともプラスミノーゲンのリシン結合部を可逆的にブロックすることにより，プラスミ

ンへの活性化が阻害されフィブリン複合体の分解を止める。低用量の使用なら副作用の心配はない。トラネキサム酸は，1 g を急速投与し，8 時間かけてさらに 1 g を追加投与する。EACA は，50 mg/kg を急速投与し，25 mg/kg/h で持続投与する。唯一の副作用は，トラネキサム酸を過量投与したときに痙攣を起こすことがある。

穿通性外傷では低血圧を許容した蘇生(hypotensive resuscitation)が提唱されているが，脊髄損傷を合併している場合は，二次的な虚血性損傷を悪化させる可能性があり推奨されていない。脊椎外科手術中の低血圧管理には異論があり，脊髄や他の臓器の血流の悪化が危惧されている。脊椎固定術の骨切除による出血量に影響する因子は，おもに硬膜外静脈圧と骨内圧の 2 つである。血圧とは無関係である。

遺伝子組換え活性化第 VII 因子(rFVIIa)の投与は，多椎間の後方固定術の術中出血量を減少させたが，必要な輸血量は変わらなかったという研究がある。

Cell Saver® [注1]が血液製剤の使用量を減少させる効果については，一定の見解が得られていない。Cell Saver® に関する研究は，大半がバイアスを含んだ後方視的なものである。脊椎外科の予定手術における使用は，費用対効果の面でも支持する根拠に乏しい。

脊椎外科手術では，大量輸血によって凝固障害が起こることがある。赤血球の喪失は凝固因子の喪失を伴うのが一般的である。赤血球，凝固因子，血小板の積極的な補充が必要である。術中に活動性の出血がみられる患者では，標準的な凝固検査の結果がでてからの対応では遅く，経験的な比率での輸血がしばしば必要である。しかし，最近の緊急検査〔例：ヘマトクリット値，プロトロンビン時間 prothrombin time(PT)，血小板数，フィブリノーゲン値〕とポイントオブケア粘弾性凝固検査〔例：トロンボエラストメトリ rotational thromboelastometry(ROTEM®)〕の発達により，治療介入までの時間短縮と目標指向型治療が可能となっている(第6，第 11 章参照)。

術中脊髄モニタリング

理想的な脊髄モニタリングの条件を下記に示す。

- 損傷を可逆的または最小にできるような早期の警告が可能であること
- 継続的かつリアルタイムに神経の状態を評価できること
- 偽陽性と偽陰性が少ないこと

注 1：自己血回収式の輸血。

- 解釈が容易であること
- いつでも使用可能であること
- 費用対効果が大きいこと

術中モニタリングとして使用できるもの。

- ウェイクアップテスト
- 体性感覚誘発電位(SSEP)
- 運動誘発電位(MEP)
- 筋電図

ウェイクアップテスト

Stagnara のウェイクアップテスト Wake-Up Test は 1973 年にはじめて報告されている。これは運動機能の断続的な評価しかできない。術中のウェイクアップテストでは，麻酔深度を徐々に浅くしていき，患者が下肢を自発的に動かせるようにする。下行線維の運動機能の大まかな評価が可能である。知覚機能の評価はまったくできない。脊髄損傷での使用は限定的である。外傷患者では外傷性脳損傷 traumatic brain injury(TBI)も合併していることがあり，麻酔深度を浅くするのは非現実的である。

体性感覚誘発電位

体性感覚誘発電位 somatosensory evoked potential(SSEP)は，少量の電流により末梢神経を刺激することにより誘発される。知覚伝導路と体性感覚野の部位に貼付した表面電極でモニタリングを行う。上肢は正中神経，下肢は後脛骨神経を使用する。有意な変化が認められるまで 2 ～ 5 分かかる。最初の基線からの変化を評価する。執刀開始直後に最も変化が起こり，麻酔の安定化を可能にし，温度によって影響される。

50％より大きい振幅の増大と 10％の潜時の延長があれば，異常とみなされる。受傷直後は少し感受性が高まる。SSEP の変化を有意とみなすためには，他の要因（麻酔深度，技術的エラー，低体温，低血圧）が影響していないかを確認してから判断する。

運動誘発電位

運動誘発電位 motor evoked potential(MEP)は，運動野または脊髄を刺激することで皮質脊髄路の活性のモニタリングを行い，運動系伝導路の選択的な評価ができる。

大脳皮質を刺激することで発生し，通常は経頭蓋電極を使用する。反応は硬膜外腔，脊髄内（D 波）または複合筋活動電位 compound muscle action potential（CMAP）で測定する。CMAP は皮質脊髄路の神経支配が豊富な四肢の遠位筋でのモニタリングが可能である。一般的に使用されるのは，上肢では短母指外転筋，前腕の屈筋または伸筋，下肢では短母趾外転筋，前脛骨筋である。基線から 50％を超える振幅の変化が問題となるが，潜時の変化は重要でない。

筋電図

自発的な筋電図 electromyogram のモニタリングは，神経支配領域の筋肉に挿入された電極で記録する。神経根への機械的な刺激によるモニタリングを行うのにも有用である。通常は SSEP と合わせて多角的な神経モニタリングの 1 つとして使用される。筋弛緩薬の使用を制限する必要がある。

臨床上の適応

誘発電位によるモニタリングの利点は，脊髄機能の悪化を同定し，永続的な損傷が起こる前に問題となる原因を修正する機会を得ることである。その原因とは，患者の体位（例：頸部や肩の位置），低血圧，低体温，手術手技自体などである。誘発電位のモニタリングを行わない脊椎の予定手術において，医原性神経損傷の発生率は頸椎の前方椎間板切除術で 0.46％，側弯矯正手術で 0.23 ～ 3.2％，脊髄髄内腫瘍切除術で 23.8 ～ 65.4％であると推計されている。

　持続的な神経モニタリングが脊髄手術中の神経損傷の発見に非常に有用であることには高いレベルのエビデンスが存在するにもかかわらず，周術期の神経障害の発生や悪化率の低下への寄与には，低いレベルのエビデンスしかない。神経モニタリングの警告に術中に対応することで，周術期の神経機能の悪化を減少させるというエビデンスは少ない。

- 麻酔は神経のシグナル伝達に影響を与え，用量依存的にモニタリングの質を低下させる。これは，亜酸化窒素と吸入麻酔薬で多く見受けられるが，プロポフォールやバルビツレートのような静脈麻酔薬でもみられる
- SSEP のモニタリングを行う際，吸入麻酔薬の使用は可能であるが，1 MAC（最小肺胞濃度 minimum alveolar concentration）を超えない濃度にする。筋電図を記録するときは，筋弛緩薬の使用は避ける。MEP はさらに繊細で影響を受けやすいので，筋弛緩薬を使用しない全静脈麻酔 total intravenous anesthesia（TIVA）が適切とされている。亜酸化窒素の使用は禁忌である。他の吸入麻酔薬と比較し

244 Section 2 部位別の外傷麻酔

てデスフルランの有用性は確立されてはいないが，MEP のモニタリングには影響を与えないとの報告がある
- オピオイドは誘発電位のモニタリングに影響を与えない
- ケタミンと etomidate は誘発電位を増強する
- デクスメデトミジンは TIVA に併用され，プロポフォールの使用量を減少させることができるが，誘発電位のモニタリングに有害かどうかは不明である
- 誘発電位の変化を手術手技の影響とみなすには，麻酔薬の使用量・血圧・体温に変化のない安定した麻酔が必要である

術中の神経障害の管理に関する留意事項は以下のとおりである。

- 手術と器材による要因を除外する。外科医，神経モニタリングチームとのコミュニケーションを円滑にする
- 生理的な影響を除外する。低血圧，低体温，代謝異常は補正し，高体温を回避する
- 重度の貧血は補正する
- 脊髄灌流圧上昇のため平均動脈圧は 85 mmHg を超えるように維持する
- 吸入麻酔薬を中止し，TIVA に切り替える

脊髄損傷に対する薬物治療

これまでに複数の薬物が脊髄損傷の回復を目的として使用されてきたが，残念な結果となっている。メチルプレドニゾロンは，理論的には損傷した脊髄の局所の炎症反応と浮腫を軽減し，脊髄保護機能を有する。1990 年代に報告された無作為化比較試験では，受傷後 8 時間以内に高用量のメチルプレドニゾロンを投与した急性期の脊髄損傷患者に運動機能の回復がみられている。しかし，その研究は方法論に欠点があり，その後の研究では，メチルプレドニゾロンの大量投与により，肺炎，創感染，脊髄症，消化管出血などの深刻な副作用のリスクが高くなることが明らかになっている。現在，Congress of Neurological Surgeons(CNS)は，急性期脊髄損傷の治療におけるメチルプレドニゾロンは，その効果に疑問があり，深刻な副作用の可能性もあるためルーチンで使用することを推奨していない。

リルゾールと VX-210(以前は Cethrin™)は，脊髄損傷の治療への効果と安全性

を検証する第 II 相，第 III 相試験が現在行われている。

▲ Key Point

- 脊髄損傷では他部位の損傷を合併することが多く，単独損傷として発生する頻度は低い
- 脊髄損傷の病態生理は，一次損傷と二次損傷に分けられる。二次損傷は回避可能な損傷である
- 脊髄の除圧術はできる限り早期に行うことが推奨されており，受傷から 24 時間以内が望ましい
- 鈍的外傷患者における気道管理では，頸椎の不安定性の可能性を念頭におく。用手的正中中間位固定などの標準的な脊椎保護を常に行う。従来の喉頭鏡による気管挿管は，声門の視野が不良で挿管の難易度が高くなる。ビデオ喉頭鏡と軟性気管支鏡は，従来の喉頭鏡の代替としてよく使用されている
- 上位胸髄損傷または頸髄損傷の患者では，不安定な循環動態（特に神経原性ショック）にそなえておく
- 急性期脊髄損傷患者に対して，周術期の一般的な血圧管理は不適切である。受傷後 5 ～ 7 日間は，平均動脈圧が常に 85 ～ 90 mmHg 以上となるように維持する。積極的な目標指向型の循環管理は，脊髄損傷の神経機能の回復につながり機能予後が良好となる
- 脊髄損傷の手術では大量の出血が起こることがあるので，術中の出血量を減少させる戦略が必要である。大量出血は凝固因子の喪失も伴うので，補充しなければならない。凝固，止血検査の結果を指標として治療するのが理想である
- 術中の誘発電位のモニタリングにより，頸部の位置，低血圧，手術手技自体などによる神経障害が不可逆的になる前に未然に防ぐことができる。モニタリングを行う際は，信号の質を維持するために，モニタリング様式に応じて麻酔方法を変更する必要がある
- 現時点では，急性期脊髄損傷の神経機能の改善を目的とする薬物治療は，メチルプレドニゾロンを含めて推奨されていない

謝辞

"Essentials of Trauma Anesthesia First Edition(2012)" の "Anesthetic considerations for spinal cord injury" の章を執筆された Michael J. Souter 氏の貢献に深謝する。

参考文献 ●さらなる学習のために●

1. Austin N, Krishnamoorthy V, Dagal A. Airway management in cervical spine injury. *Int J Crit Illn Inj Sci* 2014 ; 4 : 50-56.

2. Cheung V, Hoshide R, Bansal V, et al. Methylprednisolone in the management of spinal cord injuries : lessons from randomized, controlled trials. *Surg Neurol Int* 2015 ; 6 : 142.

3. El Tecle NE, Dahdaleh NS, Hitchon PW. Timing of surgery in spinal cord injury. *Spine* 2016 ; 41 : E995-E1004.

4. Fehlings MG, Vaccaro A, Wilson JR, et al. Early versus delayed decompression for traumatic cervical spinal cord injury : results of the Surgical Timing in Acute Spinal Cord Injury Study (STASCIS). *PLoS One* 2012 ; 7 : e32037.

5. Furlan JC, Verocai F, Palmares X, Fehlings MG. Electrocardiographic abnormalities in the early stage following traumatic spinal cord injury. *Spinal Cord* 2016 ; 54(10) : 872-877.

6. Hadley MN, Walters BC. Introduction to the guidelines for the management of acute cervical spine and spinal cord injuries. *Neurosurgery* 2013 ; 72(Suppl 2) : 5-16.

7. Kirshblum S, Waring W III. Updates for the international standards for neurological classification of spinal cord injury. *Phys Med Rehabil Clin N Am* 2014 ; 25 : 505-517.

8. National Spinal Cord Injury Statistical Center. Spinal cord injury (SCI) 2016 facts and figures at a glance. *J Spinal Cord Med* 2016 ; 39 : 493-494.

9. Patel MB, Humble SS, Cullinane DC, et al. Cervical spine collar clearance in the obtunded adult blunt trauma patient : a systematic review and practice management guideline from the Eastern Association for the Surgery of Trauma. *J Trauma Acute Care Surg* 2015 ; 78 : 430-441.

Section 2

15

部位別の外傷麻酔

眼外傷と顎顔面外傷の麻酔

Suneeta Gollapudy, Olga Kaslow

はじめに

眼外傷および顎顔面外傷患者の管理では，専門医による幅広いアプローチに加え，麻酔科医の参加も必要である。外傷麻酔医は，救急室における適切な気道の確保や維持，外傷に対する緊急手術あるいは待期的手術の全身麻酔に関与する。

眼外傷

眼外傷 ocular trauma は重大な後遺症を残すことが多く，失明というきわめて重篤な結果を招くこともある。麻酔医にとって眼外傷ならではの難しい点は，生理学的および薬理学的に眼外傷に特有の管理が求められることである。

受傷機転

眼外傷による失明は，裂傷・破裂・挫傷といった眼球への直接損傷や，視神経の損傷，眼球への血液低灌流，眼瞼構造の破綻などが原因となる。

　眼球への直接損傷は，開放性眼外傷と非開放性眼外傷に分類される。開放性眼外傷は，角膜と強膜からなる眼球壁の全層性損傷である。非開放性眼外傷は，挫傷などの眼球壁が維持されている損傷である。最も一般的な眼外傷は眼内異物（35%）で，以下，開放性眼外傷と挫傷（25%），熱傷と続く。

術前評価

眼外傷は他部位の外傷を合併することがよくある。外傷性脳損傷 traumatic brain injury（TBI）や頸椎損傷だけでなく，眼窩，顔面，頭部，頸部の損傷も合併する。外科的治療の優先順位を決めるために，合併するすべての外傷の重症度を把握する

247

必要がある。眼科医は，一通りの眼の診察を可能な限り速やかに実施すべきである。致死的外傷で状態が不安定な患者は，眼科手術を遅らせる必要がある。眼外傷単独の場合は，視力の予後を考慮しなければならない。失明のリスクが低いのであれば，待期的な手術が望ましく，フルストマックによる誤嚥のリスクを減らすことができる。眼周囲組織（眼瞼，結膜，角膜）への損傷の多くは，局所麻酔または表面麻酔を用いて救急室で治療することが可能である。開放性眼外傷に対する外科的根治術を行うためには，24時間以内に一次創閉鎖を行い，抗菌薬を投与して眼内炎を予防することが必要となる。

　麻酔に際しての懸念事項として以下のものがあげられる。

- 誤嚥のリスクとフルストマックへの配慮
- 咳嗽，嘔吐，号泣あるいは麻酔薬による影響で眼内圧が上昇し，眼窩内組織が脱出する危険性
- 眼球心臓反射による徐脈

　手術の緊急度や麻酔管理の方法は眼外傷の形態に応じて決定する。眼外傷に対する外科的修復術を完遂するためには，以下の項目が麻酔管理目標として重要である。

- 円滑な麻酔導入と覚醒
- 無動（眼筋麻痺）
- 鎮痛
- 眼内圧上昇の防止
- 眼球心臓反射の防止
- 最小限の出血

眼内圧

眼内圧の生理と眼内圧が変化する機序を理解することは，外傷麻酔医にとってきわめて重要である。眼内圧の正常範囲は 10 ～ 20 mmHg である。25 mmHg 以上は異常値であり最終的に失明をきたす。麻酔手技は眼内圧に悪影響をもたらしうる。麻酔管理における眼内圧のおもな規定因子を**表 15-1** に示す。

眼球心臓反射

眼外傷によって眼球心臓反射 oculocardiac reflex が引き起こされる可能性があり，眼科手術を受ける患者ではよくみられる現象である。繰り返しの刺激によって眼球心臓反射は減衰する。眼球心臓反射を引き起こす一般的な原因には，眼球の圧迫，外眼筋の牽引，球後神経ブロックや眼窩内神経ブロック，血腫や浮腫による眼球の

15 章　眼外傷と顎顔面外傷の麻酔　*249*

表 15-1　眼内圧上昇を引き起こす要因

眼内血液量 増加	● 持続する高血圧 ● 眼内の血管緊張低下（高二酸化炭素血症，低酸素血症による脈絡膜動脈の拡張）
眼房水流出 量の減少	● 静脈圧の上昇 　▸ 咳嗽 　▸ 嘔吐 　▸ Valsalva 手技 　▸ Trendelenburg 位 ● 眼房水排出の低下 　▸ α アドレナリン作動性刺激→散瞳→眼房水流出抵抗の上昇
外部からの 眼球圧迫	● 過剰な圧着によるマスク換気 ● 眼球への外科的圧迫 ● 外眼筋の収縮

圧迫などがある。

　眼球心臓反射は，三叉神経および迷走神経を介して生じる。

● 求心路：長毛様体神経と短毛様体神経→毛様体神経節→ Gasser 神経節→眼神経
　→第 4 脳室底部に存在する三叉神経主知覚核
● 遠心路：迷走神経

　眼球心臓反射は陰性変力作用や心臓伝導路に影響を及ぼし，洞徐脈，異所性調律，心ブロック，心室性二段脈，多源性心室期外収縮，心室頻拍などを引き起こし，ときに心停止を引き起こすこともある。眼球心臓反射の発生頻度を上昇させたり，反射を増強させたりする要因には，低酸素血症，高二酸化炭素血症，浅麻酔がある。

　眼球心臓反射に対する治療は，外科医に眼球圧迫をしないよう依頼することと，アトロピン 0.01 ～ 0.4 mg/kg を静脈内投与（IV）することである。反射が頻回に繰り返される場合には，外眼筋の近傍にリドカインを局所浸潤させるのが有効である。

麻酔管理

穿通性眼外傷に対する修復術では，気管挿管による全身麻酔が必要となる。非協力的な患者や薬物中毒患者，小児患者に対しても全身麻酔が適応となる。球後神経ブロックを用いた局所麻酔は，患者が協力的であることと，損傷が眼瞼や角膜に限定されている場合には使用できるが，眼窩内組織の脱出につながる眼内圧亢進が起こりうるため一般的には禁忌とされる。表面麻酔も眼球の無動化や眼窩内操作が困難なため通常は禁忌である。

　外傷患者の麻酔管理において，誤嚥の予防は優先度が高い。誤嚥予防目的で使用する薬物は，眼の生理機能には影響を与えない。これらの薬物は，胃内容排出を促

250 Section 2 部位別の外傷麻酔

し胃液酸性度を低減することで，誤嚥のリスクや眼内圧上昇を引き起こしうる嘔吐のリスクを低下させる。一般的に使用される薬物を以下にあげる。

- セロトニン拮抗薬（オンダンセトロン 0.15 mg/kg IV，最大投与量 16 mg）は嘔吐を予防する
- 非粒子制酸薬（クエン酸ナトリウム 30 mL）は速やかに胃液の酸性度を低下させる効果があり，作用持続時間が 30 〜 60 分と短い
- メトクロプラミド（来院時に 0.15 mg/kg IV，以後手術まで 2 〜 4 時間ごとに投与）は胃内容排出を促す
- ヒスタミン H_2 受容体拮抗薬（ファモチジン 20 mg IV）は手術の 1.5 〜 2 時間前に投与する。この薬物は胃酸分泌を抑制するが，すでに胃内に存在する胃液の酸性度は低下させない

　眼外傷患者に対する迅速導入 rapid sequence induction（RSI）による気管挿管は，外傷麻酔医に対して一定の困難を強いることになる（第 3，第 7 章参照）。麻酔導入における主要な目標は，眼内圧の上昇を回避することであり，そのために交感神経刺激と血行動態の変動を最小限にして，円滑で速やかに気道確保することが求められる。

- 損傷した眼と顔面を外部から圧迫しないように注意しながら，フェイスマスクで前酸素化を行う
- 輪状軟骨圧迫を行う。その際，頭部からの静脈還流を妨げないように注意する
- 有害な眼内圧上昇を回避するため，バッキングや咳嗽，号泣などをさせないようにする
- 前投薬としてリドカイン 1.5 mg/kg やオピオイド（例：レミフェンタニル 0.5 〜 1 μg/kg）を静注し，喉頭鏡や気管挿管による交感神経刺激を緩和する
- 患者を逆 Trendelenburg 位にして，頭部からの静脈還流を増加させる

導入薬

ケタミン以外のほとんどの麻酔導入薬は，眼内圧に対して保護的に作用する。プロポフォール，チオペンタールともに眼内圧を低下させる。プロポフォールには制吐作用もある。etomidate は，血行動態を安定化させるのに好まれる一方で，眼内圧上昇をきたすミオクローヌスを誘発する危険性がある。ミダゾラムやレミフェンタニルの前投薬は，この副作用を軽減するとされている。ケタミンは眼振や眼瞼痙攣を誘発するので推奨されていないが，ケタミンの使用により眼内圧が有意に上昇す

15章　眼外傷と顎顔面外傷の麻酔　*251*

るかについては，意見が分かれている。

筋弛緩薬

穿通性眼外傷に対する手術では，十分な筋弛緩がきわめて重要である。なぜなら，患者の体動，特に咳嗽などは眼内圧を劇的に上昇させるからである。スキサメトニウムは外傷患者に対する RSI の際に好んで使用され，迅速な作用発現により気管挿管のための最適な環境を作り出すことができる(第3，第7章参照)。スキサメトニウムは眼内圧を数 mmHg 上昇させる。頭蓋内圧も同様であるが，スキサメトニウムの使用よりも不十分な麻酔や筋弛緩のほうが，眼内圧上昇や硝子体液の流出を引き起こしやすい。開放性眼外傷に対しては非脱分極性筋弛緩薬の使用が好まれるが，不十分な麻酔や気道確保操作に難渋することのほうが，スキサメトニウムの使用よりも有害である。スキサメトニウムの使用が失明と関連しているという明確なエビデンスはない。スキサメトニウムによる眼内圧の上昇は，おそらく脈絡膜動脈の拡張や硝子体排液の減少と関連している。非脱分極性筋弛緩薬を使用して線維束性攣縮を回避しても，眼内圧上昇の軽減にはつながらない。前投薬としてリドカインやオピオイド(フェンタニル，sufentanil，レミフェンタニル，alfentanil)を静脈内に投与すると眼内圧の上昇が軽減されるという。非脱分極性筋弛緩薬は外眼筋を弛緩させることで眼内圧を低下させる。速やかに筋弛緩作用を発現し，投与後 60 〜 90 秒以内に気管挿管を行うために，高用量のロクロニウム 1.2 mg/kg やベクロニウム 0.2 mg/kg，cisatracurium 0.4 mg/kg が用いられる。気管挿管前に筋弛緩の程度を確認し，眼内圧亢進につながる咳嗽や嘔吐の発生を極力減らすために，末梢神経刺激装置を用いるべきである。新たに登場した選択的筋弛緩包接薬であるスガマデクスは，ロクロニウムやベクロニウムによる深い筋弛緩状態からの速やかな回復が必要な場合に使用する。スガマデクスのおもな利点は，自律神経障害を誘発する可能性のあるコリンエステラーゼ阻害薬やムスカリン拮抗薬に頼ることなく，筋弛緩状態から速やかに完全回復できることである。

麻酔維持(第7章参照)

吸入麻酔薬は麻酔深度に応じて眼内圧を低下させることがわかっている。調節呼吸で二酸化炭素を正常値に保つことも眼内圧調節のために重要である。プロポフォールとレミフェンタニル(またはデクスメデトミジン)を用いた全静脈麻酔 total intravenous anesthesia(TIVA)は，眼内圧の低下と術後悪心・嘔吐 postoperative nausea and vomiting(PONV)の予防という 2 つの面で推奨されている。網膜剥離の手術で硝子体内ガス注入を行う際には，気泡の再膨張で眼内圧が上昇する可能性

252 Section 2 部位別の外傷麻酔

があるため，亜酸化窒素の使用は避けなければならない。

麻酔からの覚醒

眼外傷患者において，円滑な覚醒と抜管を行うことはときに困難を伴う。気管チューブによる喉頭や気管への刺激で生じる咳嗽やいきみは，胸腔内圧や腹腔内圧の急激な上昇を引き起こす。麻酔からの覚醒時に生じる咳嗽やいきみは，急激に眼内圧を上昇させうる。しかし，フルストマックの外傷患者に深麻酔下で抜管を行うことは，誤嚥のリスクを考えると現実的ではない。加えて，マスク換気や経鼻エアウェイの留置は，眼や眼窩の損傷を悪化させる可能性がある。最終的な目標は，患者を覚醒させたうえで最小限の咳嗽といきみで抜管を行うことである。筋弛緩状態からは完全に回復しているという前提で，この目標を達成するために有用な方法を以下にあげる。

- 覚醒の 5 ～ 10 分前にリドカイン 1.5 ～ 2.0 mg/kg IV
- セボフルランなど揮発性麻酔薬の投与を終了した直後に，フェンタニル 2 μg/kg を静注する。自発呼吸を認め，手を握るなど患者が呼びかけに反応したらすぐに抜管する
- 短時間作用型のオピオイド(例：レミフェンタニル 0.5 ～ 0.7 μg/kg)を，手術終了時に投与する
- デクスメデトミジン 0.2 ～ 0.7 μg/kg/h を手術中から抜管終了後まで持続投与する
- 悪心・嘔吐に関連した眼内圧亢進を防ぐ目的で，最大用量の制吐薬を麻酔覚醒前に予防投与する

　なお，閉塞性睡眠時無呼吸(OSA)や喫煙歴，慢性閉塞性肺疾患(COPD)，反応性気道疾患，病的肥満といった病態は，円滑な覚醒を妨げうるので注意しなければならない。

顎顔面外傷

顎顔面外傷 maxillofacial trauma 患者の麻酔管理には特有の困難さがある。それは，外傷に起因する解剖学的な異常が気道に対して直接的に影響を及ぼすからである。

顎顔面外傷の受傷機転

顎顔面外傷の一般的な受傷機転には以下のものがある。

15 章 眼外傷と顎顔面外傷の麻酔 *253*

- 銃創や刺創などの穿通性外傷
- 交通事故，転倒・転落・墜落，暴力などによる鈍的外傷
- 化学熱傷，電撃傷，火炎熱傷(第 19 章参照)

　穿通性外傷では，骨や歯が破壊されて解剖学的ランドマークを失うことがある。出血や組織の浮腫により，気道の評価やマスク換気が困難になる。鈍的外傷は穿通性外傷と比較して顔面構造の破壊が軽度である。一方で，顔面中央部の鈍的外傷では気道確保がきわめて困難となり，頸椎損傷や頭部外傷を合併していることもある(第 13，第 14 章参照)。化学熱傷，電撃傷，火炎熱傷は，組織の浮腫や軟部組織の脆弱性により重度の気道閉塞を引き起こす可能性がある。また，持続する組織傷害や浮腫が原因となり，時間が経過するにつれて気道障害が悪化する可能性もある。よって，速やかな気道管理が必要となる(第 19 章も参照)。

顎顔面外傷の分類
顔面骨の骨折では，脆弱性のある固有の線に沿って骨折が生じ，その解剖学的な位置と骨偏位のパターンによって特徴づけられている。

　下顎骨の形状は U 字型であるため，骨折は 2 カ所以上の部位で生じることが多い。したがって，否定できるまでは 2 カ所目の骨折の存在を疑うべきである。下顎前部における両側(バケツの柄)の骨折もしくは粉砕骨折では，舌の支持が失われて後方へ偏位し，気道閉塞をきたす可能性がある。骨折した関節突起が顎関節窩の最菲薄部から中頭蓋窩内に偏位すると，開口が強く制限される。

　頬骨弓の骨折は眼外傷を合併することがあり，やはり開口が制限され，直接喉頭鏡やビデオ喉頭鏡を使用できない可能性がある。

　顔面中央部の骨折は後方の構造も損傷することがあり，気道の浮腫や狭窄を引き起こす。また，頭部外傷や頸椎損傷も合併する。大量の血液を飲み込んで胃内容が充満し，嘔吐する可能性もある。20 世紀初頭に Rene Le Fort は中顔面骨折を以下のように分類している(図 15-1)。

- Le Fort I 型：咬合部位を含む上顎骨と，その他の上顎骨とを分離する横断骨折。気管挿管に影響を与えない
- Le Fort II 型：上顎骨および鼻骨と，中顔面の外側上部および頬骨とを分ける錐体型の骨折。この型の骨折では，頭蓋底骨折の合併を疑うべきである
- Le Fort III 型：顔面中央部は分離し，しばしば後方に変位している。この型の骨折では頭蓋底骨折を合併していることが多い。経鼻挿管や経鼻胃管の留置を盲目

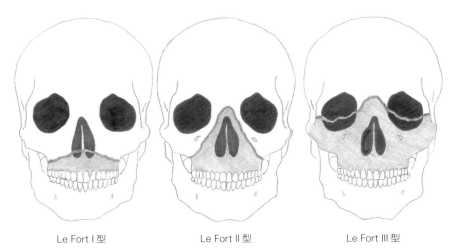

| Le Fort I 型 | Le Fort II 型 | Le Fort III 型 |

図 15-1　中顔面骨折の Le Fort 分類

的に試みると，チューブが頭蓋内に貫通する危険性がある。マスク換気が困難あるいは不可能なことがある

術前評価

外傷麻酔医は，手術室における緊急手術や待期的手術だけでなく，救急室においても顔面外傷患者の管理に携わる可能性がある。顔面外傷患者の術前評価項目として，以下のものがあげられる。

- 患者本人や病院前の救急隊などから聴取した現病歴，特に外傷の受傷機転や重症度に関する内容
- プライマリーサーベイ primary survey およびセカンダリーサーベイ secondary survey の結果（第 2 章参照）
- 胸部 X 線検査，脊椎の評価，頭部 CT などの予備的もしくは最終的な画像検査。時間が許せば，画像検査は気道周囲の構造や圧排所見に関する包括的な情報を得るのにも有用である
- 神経学的評価。特に意識状態の変化や，片側性の神経症状，麻痺，瞳孔径のほかに，高血圧や徐脈，不規則な呼吸様式といった頭蓋内圧亢進を示唆する臨床所見
- 顔面の浮腫の急速な進行によって上気道が短時間で閉塞することがあるので，気道を評価する。顔面の変形や腫脹，頸部の可動性，歯牙損傷，鼻腔の開通性，開口，Mallampati スコアを評価する。チアノーゼや発声障害，喘鳴，不穏，呼吸

15 章　眼外傷と顎顔面外傷の麻酔　　*255*

表 15-2　顎顔面外傷患者で気道閉塞が生じる要因

顔面骨骨片の偏位	● 下顎骨粉砕骨折により舌の支持が不可能 ● 顔面中央部構造が中咽頭へ後方に偏位
軟部組織の腫脹	● 受傷後数時間以内に顔面，舌，頸部組織が腫脹
頸椎骨折による咽頭 後間隙血腫	● 気道の狭窄，気管挿管時に喉頭展開が困難
異物	● 疼痛や意識障害で嚥下困難な仰臥位の患者では，血液や分泌物が咽頭へ 　貯留する ● 歯牙，義歯，食物残渣 ● フルストマック，血液誤飲，アルコールが原因で嘔吐
意識レベルの悪化	● 頭部外傷，ショック，中毒で GCS スコアが 9 点未満となり，気道防御 　反射が消失する
嚥下困難と排出不可	● 疼痛，腫脹，意識障害によって二次的に生じる
頸椎損傷の合併	● 顔面中央部や下顎の損傷に合併 ● 否定されるまでは，頸椎損傷があるものとみなす（第 14 章参照） ● 頸椎カラーや用手的正中中間位固定によって気道評価が困難となり，喉 　頭鏡による喉頭展開の視野が不良となる（第 3，14 章参照）
頸部損傷の合併	● 舌骨骨折，輪状軟骨や喉頭軟骨の損傷，気管損傷により，気道に著明な 　腫脹や偏位が生じる ● 頸静脈や頸動脈の損傷による頸部の血腫

GCS：グラスゴーコーマスケール

困難，呼吸補助筋の使用などの差し迫った呼吸不全を疑わせる徴候があれば，準
緊急あるいは緊急で気道確保が必要であることを示唆している。抗凝固療法中の
患者は制御できない出血をきたし，気道が障害されるかもしれない。新規の抗凝
固薬は拮抗が困難であり，出血，気道の狭窄や閉塞の危険性を高める
● 上半身を起こして座りたいという患者の要求や実際の動作に注意すべきである。
これは気道障害を示唆する早期の徴候である。座位で前屈みになることで口腔内
および鼻腔内にある分泌物や血液を受動的に排出しやすくなる。また，座位は下
顎骨粉砕骨折による舌の偏位で生じる気道閉塞を軽減する。座位を許容しなけれ
ばならないが，座位をとる際は頸椎の固定が維持されるように慎重な介助が必要
である。もし，頸椎や骨盤，広範囲の四肢外傷などにより座位が禁忌の場合には，
速やかに気管挿管を行うべきである
● 外傷麻酔医は気道の障害が切迫していないか常に注意しなければならず，患者の
気道を頻回に再評価する必要がある。顎顔面外傷患者における気道閉塞は，**表
15-2** のような多くの要因で発症する

顎顔面外傷患者に対する緊急気道管理（第 3 章も参照）

顎顔面外傷患者に気管挿管を試みる前に，外傷麻酔医は気道管理の明確なプランを

もっておかなければならない。「difficult airway（困難気道）」への対処の準備や，迅速な外科的気道確保を含めたバックアップの確保は，そのなかでも特に重要である。

- 十分な器具を準備し，経験豊富な医師がすぐにサポートできる体制を整える
  - ▸ 治療にあたるすべての医療従事者の防護衣
  - ▸ 酸素，換気器具，吸引器
  - ▸ 喉頭鏡，さまざまな種類のブレード，ビデオ補助挿管器具（GlideScope® など），軟性気管支鏡
  - ▸ 経口エアウェイ，気管チューブイントロデューサ（ブジー），ラリンジアルマスク laryngeal mask airway（LMA），ラリンジアルチューブ laryngeal tube airway（LTA）
  - ▸ 気管挿管が失敗した場合にそなえて，輪状甲状靱帯切開用キットをすぐに使える準備をしておく
- 意識下挿管と麻酔導入後の挿管のどちらを選択すべきか検討する
  - ▸ 麻酔による意識消失後も気道の開通が維持できるか判断する
  - ▸ 意識がある患者は通常，自分自身の気道をコントロールできるが，意識がない患者や呼びかけに反応がない患者は不可能である
  - ▸ 下顎の挙上や牽引で気道閉塞を解除できるかもしれないが，骨折した骨片を偏位させないように注意しなければならない。また，頭部を尾側から保持して頸椎が動かないように固定する必要がある
  - ▸ もし喉頭鏡による気管挿管が難しいことが予想され，患者が協力的であるならば，意識下挿管を検討すべきである。この方法の利点は，自発呼吸がある患者において換気と酸素化の維持が可能なことである。準備として気道の粘膜に局所麻酔薬と血管収縮薬を投与しておく
- 経鼻挿管と経口挿管のどちらを選択すべきか検討する
  - ▸ 中顔面骨折や頭蓋底骨折が疑われる患者に対して盲目的経鼻挿管は禁忌である。頭蓋底骨折の一般的な徴候として，眼窩周囲の斑状出血（「パンダの目 raccoon eyes」），耳介後部の斑状出血（Battle 徴候），髄液漏，顔面神経麻痺がある。軟性気管支鏡を用いた経鼻挿管は，顔面骨折が正中線を越えていない患者に限り施行することができる
  - ▸ 両側の顎関節骨折では，疼痛や咬筋の強直によって開口制限が生じる。麻酔導入や筋弛緩によって開口制限が軽減すると考えないほうがよい。関節突起骨折による偏位で生じる機械的な閉塞がある場合は，筋弛緩薬で開口の程度は改善しない

前酸素化と気管挿管

意識のない重症顔面外傷患者に対して，十分な前酸素化を行うことは難しい。バッグマスク換気を試みてもよいが，換気が困難か不可能なこともある。十分なマスクフィットが困難なうえに，顔面骨の骨片を余計に偏位させて気道閉塞を悪化させるかもしれないし，硬膜下腔，縦隔，皮下組織などに無理に送気してしまうかもしれない。

　十分に開口できる患者では，RSI と輪状軟骨圧迫を用いた気管挿管を選択する。頸椎損傷が疑われる場合は，用手的に頭部の正中固定を行う。代替手段として，ビデオ喉頭鏡，気管挿管用 LMA，光源付きスタイレット，軟性気管支鏡の使用，逆行性挿管などがある。どの方法を選択するかは，使用可能な器具と麻酔医の経験，技能による（第 3 章参照）。

- ビデオ喉頭鏡は，頸椎損傷や開口制限のある患者に用いられる。ビデオ喉頭鏡は，気道外傷の患者において咽頭の牽引を最小限に抑えることができ，軟性気管支鏡や気管チューブ交換用カテーテル（チューブエクスチェンジャー）と組み合わせて使用することもできる
- 軟性気管支鏡は経験者が使用すれば非常に有用な器具であり，協力的で自発呼吸のある患者に対し意識下挿管時に用いる。だが，大量の血液や分泌物，気道の腫脹，偏位などによって視野が不良になるという欠点がある
- LMA は difficult airway 患者に対して良好な酸素化と換気を行うことができる。また，軟性気管支鏡を用いた気管挿管を行う際に，LMA をガイドとして使用することも可能である。LMA Fastrach™（気管挿管用 LMA）は気管挿管の補助器具としても有用であり，特に緊急時に役立つ。いずれのタイプの LMA も確実な気道確保とはいえず，胃内容物の誤嚥を防ぐことはできない。しかし，上気道からの誤嚥は防ぐことができる
- 光源付きスタイレット（ライトワンド）も，慣れた医師が使用すれば開口制限のある患者に対しても有用な器具である。大きな欠点は，この器具の使用中は部屋を暗くする必要があり，外傷患者の処置中に使用しにくいことである。光源付きスタイレットを用いても気道を直接視認できるわけではないので，喉頭に損傷がある患者では使用しないほうがよい
- 逆行性挿管は，直接気道を視認できない場合に盲目的に気道確保する方法である。しかし，喉頭の損傷を悪化させる可能性がある

　外科的気道確保が確実な気道管理の第 1 選択となることがある。また，その他の手段による気管挿管や換気が困難あるいは不可能であった場合にも適応となる。

- 輪状甲状靱帯切開，気管切開ともに熟達した外科的技術が必要であり，著明な浮腫や解剖学的な異常を認める患者への施行は難しいことがある
- 局所麻酔による覚醒下気管切開は，協力的で呼吸不全がない患者に対して適応となる
- 患者が安定化したら，緊急輪状甲状靱帯切開から，より確実な気道確保である気管切開に移行すべきである
- 経気管的ジェット換気は，輪状甲状靱帯から気管へカニューレを挿入した後にジェット換気を行う。difficult airway における救命処置となるが，圧外傷をきたさないよう十分に注意して管理する必要がある

顎顔面外傷による出血

顎顔面外傷が単独で出血性ショックの原因となることは少ない。多くの症例で鼻や口からの緩徐な静脈性の出血を認めるが，容易に止血可能である。しかし，活動性の動脈性出血を認める場合はさらに治療が必要となる。疼痛や知覚異常が原因で口腔内の液体を排出できないために，出血が顕在しないことがある。中咽頭に貯留した血液や唾液によって気道が閉塞したり，挿管時に声門の視認が困難となったり，意識障害のある患者では誤嚥の原因にもなる。仰臥位では血液を飲み込みやすく，嘔吐やそれに伴って誤嚥を生じる。

　顔面骨骨折による出血を制御することで気道の開通が改善する。止血を達成するためには，迅速な徒手整復，偏位した骨片の固定，経鼻もしくは経口ガーゼパッキング，経鼻バルーンや Foley カテーテルによる閉塞といった「ダメージコントロール」手技が施行される。

　口腔顎顔面領域は複雑に血管が分布しており，顔面多発骨折による大量出血はときに止血困難となる。パッキングや骨折の整復で止血が不十分な場合には，血管造影による塞栓術や外科的治療が必要になる。

待期的手術の麻酔管理
外科手術に関する注意事項

顔面外傷に対する外科的修復術の実施時期は，その他の合併する損傷の範囲と重症度により決定する。多発外傷の治療で優先されるのは，生命，視力，四肢の予後に影響する外傷の治療である。患者の全身状態が安定し，適切な臨床評価と画像検査が完了し，顔面の浮腫が軽快して骨折や軟部組織に対する処置が容易になるまで，根治的修復手術を待期することがある。

　下顎骨折の修復術の多くは受傷 24 〜 48 時間以内に，その他の骨折は 7 〜 10 日

以内に施行される。10 〜 14 日経過してしまうと，骨折の正確な整復が難しくなる。

適切な咬合の再建が最初に行われることが多く，その後に他の骨折に対する整復を行う。外科的修復術の最終目標は，鼻の機能，咀嚼，眼窩の形状，眼球の位置や運動機能を回復することである。

気道に関する注意事項

気道は外科医と麻酔医が共有するものなので，気管チューブの適切な留置に関する判断と決定も両者で行うべきである。

不正咬合を伴う顔面骨骨折に対する治療として顎間固定が行われるが，これにより通常は経口気管挿管が不可能となる（大臼歯領域の歯牙欠損のある患者を除く）。下顎骨折および中顔面骨折の患者に対しては経鼻挿管が必要となることが多い。Le Fort II/III 型骨折のうち，骨折線が正中を越えず，画像検査で篩板[注1]に損傷がない場合には，軟性気管支鏡を用いた経鼻挿管を行うことができる。盲目的経鼻挿管は，Le Fort II/III 型骨折では頭蓋内に迷入する可能性があるので推奨されていない。経鼻挿管は鼻出血や副鼻腔炎のリスクもある。

複雑な顔面多発骨折に対する修復術では，経鼻と経口の両方の手術アプローチが必要となる。挿管の経路として経鼻・経口がともに手術に不適切な場合には，定型的気管切開かオトガイ下引き抜き法による気管挿管が行われる。オトガイ下引き抜き法による気管挿管とは，まず通常の経口挿管を行った後に，気管チューブのスリップジョイントをはずし，オトガイ下の切開部位からチューブの断端を引き抜くという方法である。

- オトガイ下引き抜き法による気管挿管は外科医が施行する。術中あるいは術後の顎間固定のための気管切開を回避するのが目的である
- 経口気管挿管を行った後に，気管チューブの近位端を口腔底の外科的切開部位からオトガイ下に向けて引き抜く
- 長期間の人工呼吸が必要でない患者に推奨されている
- オトガイ下引き抜き法による気管挿管は，気管切開術と比較して技術的に容易で美容的にも優れ，合併症も少なく，出血や気管への損傷，感染症の発生頻度も少ない

麻酔に関する注意事項

全身麻酔に際しては，顔面再建術の範囲や所要時間，気道の問題，出血の可能性，

注1：前頭蓋窩を構成する篩骨の一部で，頭蓋底骨折の好発部位の1つ。

循環動態，術後の人工呼吸の必要性の有無にもとづいて麻酔を計画する。

　麻酔導入と気管挿管は円滑に行わなければならない。血圧の変動が大きいと，出血の助長や重要臓器の低灌流をもたらす可能性がある。頭蓋内圧亢進を伴う閉鎖性の頭部外傷患者では特に注意が必要である。薬物を選択する際には，顎顔面外傷以外の外傷への影響も考慮すべきである。

　麻酔維持は揮発性麻酔薬でもよいし，プロポフォールやレミフェンタニル，場合によりデクスメデトミジンを併用した全静脈麻酔（TIVA）で行ってもよい。TIVAの利点として，咳嗽を伴うことなく円滑に患者を覚醒させることができ，PONVを起こしにくいことがあげられる。

　顎顔面外傷の手術では動脈圧測定と尿道カテーテル留置を行うことが多い（第5，第9章参照）。術中に低血圧での管理を行うことで，術野が良好になり出血量も減少する。一部の手術では神経麻痺の有無を術中に評価しなければならないため，筋弛緩薬を使用せずに麻酔深度を適切に維持しておく必要がある。輸液管理では，血液製剤と輸液の投与量を適正にすることを目標とし，血行動態を正常に維持しなければならない。特に長時間にわたる皮弁再建術で重要となる。

　覚醒と抜管は慎重に行う。浮腫，出血，気道の障害，他の外傷による意識障害などの禁忌事項がなければ，抜管は可能である。

　気道の吸引を行い，気道浮腫の程度を評価する。抜管前には気道反射と意識状態の回復も確認する必要がある。鼻腔内にパッキングしている場合は，留置した部位を確認し，逸脱や気道閉塞を回避しなければならない。

　顎間固定中の患者は，嘔吐や気道の問題が発生した場合にそなえてベッドサイドにワイヤーカッターを準備しておく。浮腫や出血が増悪する可能性がある患者（すべての Le Fort II/III 型骨折の患者）では，術後 12 ～ 24 時間は集中治療室 intensive care unit（ICU）で観察する必要がある。

▲ **Key Point**

- 眼外傷患者に対する麻酔管理の目標は，眼内圧上昇を回避することである。外傷麻酔医は，眼内圧のおもな規定因子と眼内圧が変化する機序を十分に理解しておくべきである

- 特に咳嗽などの体動では眼内圧が著明に上昇するので，穿通性眼外傷に対する手術では十分な筋弛緩が必要となる

- 開放性眼外傷患者には，非脱分極性筋弛緩薬が好まれる。しかし，スキサメトニウムを使用することよりも，不十分な麻酔や気道確保操作に難渋することのほうが有害である。スキサメトニウムの使用が失明と関連するという明確なエビデン

スは示されていない

- 顎顔面外傷患者の場合，早期に状態を評価し，気道確保を安全に行う方法も考えながら計画を立てる
- 重度の顔面外傷ではバッグマスク換気の難易度が高く，ときに不可能なこともある
- 顔面外傷患者への気管挿管を試みる前に，外傷麻酔医は明確な計画を立てておく。difficult airway に対する準備や不成功時の代替手段はきわめて重要である
- Le Fort II/III 型骨折の患者に対する軟性気管支鏡を用いた経鼻挿管が適応となるのは，骨折が正中線を越えていない場合，または画像検査により篩板に損傷がない場合である
- 顎顔面外傷患者の麻酔計画を考える際には，併存する他の外傷や大量出血の可能性を常に想定していなければならない

参考文献 ●さらなる学習のために●

1. Chesshire NJ, Knight D. The anesthetic management of facial trauma and fractures. *Br J Anaesth* 2001 ; 1 : 108-112.
2. Curran JE. Anaesthesia for facial trauma. *Anaesth Intens Care Med* 2008 ; 9 : 338-343.
3. Dauber M, Roth S. Eye trauma and anesthesia. In : Smith CE, ed. *Trauma Anesthesia*, 2nd edition. New York, NY : Cambridge University Press ; 2015.
4. Guglielmi M, Shaikh R, Parekh KP, Ash CS. Oral and maxillofacial trauma. In : Smith CE, ed. *Trauma Anesthesia*, 2nd edition. New York, NY : Cambridge University Press ; 2015.
5. Jain U, McCunn M, Smith CE, Pittet JF. Management of the traumatized airway. *Anesthesiology* 2016 ; 124 : 199-206.
6. Kaslow O, Holak EJ. Anesthesia for oral and maxillofacial trauma. In : Smith CE, ed. *Trauma Anesthesia*, 2nd edition. New York, NY : Cambridge University Press ; 2015.
7. Kohli R, Ramsingh H, Makkad B. The anesthetic management of ocular trauma. *Int Anesthesiol Clin* 2007 ; 45 : 83-98.
8. Mcgoldrick KE, Gayer SI. Anesthesia for ophthalmologic surgery. In : Barash PG, Cullen BF, Stoelting RK, Cahalan MK, Stock MC, Ortega R, eds. *Clinical Anesthesia*, 7th ed. Philadelphia : Lippincott Williams & Wilkins ; 2013.
9. Perry M, Dancey A, Mireskandari K, et al. Emergency care in facial trauma—a maxillofacial and ophthalmic perspective. *Injury* 2005 ; 36 : 875-896.
10. Sinha AC, Baumann B. Anesthesia for ocular trauma. *Curr Anaesth Crit Care* 2010 ; 21 : 184-188.
11. Vachon CA, Warner DO, Bacon DR. Succinylcholine and the open globe. Tracing the teaching. *Anesthesiology* 2003 ; 99 : 220-223.

Section 2 *部位別の外傷麻酔*

16 胸部外傷の麻酔

John M. Albert, Charles E. Smith

はじめに

胸部外傷 chest trauma は頭部外傷についで2番目に多い死因であり，米国の全外傷死亡者数の約25%が胸部外傷によるものとされている。

- 現場における即死は，心臓，大血管，肺の重度の損傷が原因である
- 受傷後30分から3時間以内の早期死亡は，気道閉塞，低酸素血症，出血，心タンポナーデ，血気胸，誤嚥が原因である二次的な死亡である
- 腹部外傷を合併する頻度が高い
- 鈍的胸部外傷は，頭部，顔面，脊椎，腹部，四肢の外傷を伴う多発外傷であることが多い

　ほとんどの胸部外傷は，気道確保や胸腔ドレーン挿入などの保存的治療のみでよいのが一般的である。しかし，外科的介入を要する場合はその多くが非常に侵襲的な手技となる（**表 16-1**）。危機的状況にある胸部外傷の麻酔を担当する麻酔指導医は，その臨床所見，鑑別診断，検査，治療の選択肢をあらかじめ認識しておかなくてはならない。二次外傷救命処置 Advanced Trauma Life Support（ATLS）[注1]の原則にもとづき，受傷機転や現病歴の聴取，身体診察，生理学的異常に対する蘇生などの初期評価を行う。手術室における優先事項は，確実な気道確保，血行動態のモニタリング，バイタルサインや臓器灌流の補助，他の外傷が合併している可能性を常に念頭におくこと，関連する血液検査，全身麻酔，そして損傷の治療である。出血性ショックの治療は加温した輸液による蘇生であり，急速加温輸液装置と内径の太い静脈ラインを用いる。もし患者が輸液や輸血に反応しなければ，昇圧薬や強心薬を併用して血圧を維持することを考慮する。さらに，緊張性気胸，鈍的心損傷，心タンポナーデなどを見落としていないかも検索すべきである。本章では胸部外傷

262

16章　胸部外傷の麻酔　　**263**

表 16-1　胸部外傷の手術適応

緊急	準緊急
● 心タンポナーデ	● 外傷性横隔膜ヘルニア
● 外傷センターでの急激な血行動態の悪化，心停止	● 心室中隔あるいは弁の損傷
● 体幹部穿通性外傷	● 凝血したドレナージ不良の血胸
● 上行三分枝（胸郭出口）の血管損傷	● 慢性期の胸部大動脈仮性動脈瘤
● 胸郭構造の欠損	● 外傷後の膿胸
● 胸腔ドレーンからの大量のエアリーク	● 肺膿瘍
● 気管・気管支裂傷	● 気管食道瘻
● 大血管損傷	● 見落とした気管・気管支損傷
● 穿通性異物による縦隔の横断性損傷	● 腕頭動脈気管瘻
● 銃弾による心腔内あるいは肺動脈での塞栓	● 外傷性動静脈瘻
● 肝損傷に対する心房下大静脈シャントの留置	

Wall MJ, Storey JH, Mattox KL. Indications for thoracotomy. In : Mattox KL, Feliciano DV, Moore EE, eds. *Trauma*, 4th edition. New York, NY : McGraw-Hill ; 2000 より改変。

患者の周術期管理に焦点をあてる。胸部外傷における心エコーを含めた超音波検査の役割については第 10 章で述べてある。

受傷機転

胸部外傷は穿通性外傷と鈍的外傷に分類される。

● 銃創や刺創などの穿通性胸部外傷では，その銃弾や成傷器の軌道にあるすべての臓器が直接的に損傷される可能性があり，肋骨骨折，気胸，血胸，肺損傷，心損傷，大血管損傷などをきたす

● 銃創や爆弾による損傷は 2 種類ある。飛散物による直接の損傷と，衝撃波によって生じる鈍的外傷のような二次的損傷である。体内の損傷の程度は，体表の皮膚所見のみからは判断できない。組織損傷の範囲は，手術室における最初の直視下の検索だけでは評価が不十分なこともあり，ときに再検索を含めた計画的な段階的手術を要する

● 胸壁の鈍的外傷は，急減速，直接的な衝撃，挟圧などの外力によって生じる。急減速は，高速走行中の車両衝突や高所からの墜落などの受傷機転で生じる外力である。高エネルギーの減速外傷 decelerating trauma では，特に肺，心臓，大血管の損傷を強く疑う必要がある

重症鈍的外傷において，心損傷と大血管損傷は 4 つの "anchor point（支点）" の

注 1：日本の Japan Advanced Trauma Evaluation and Care（JATEC™）と内容は類似している。

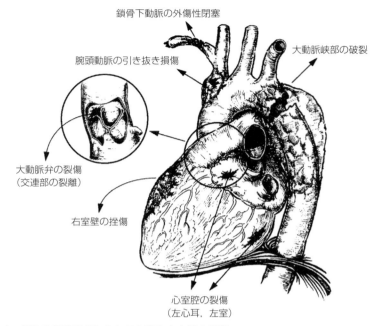

図 16-1　鈍的心損傷患者に生じる心臓と大血管の損傷
Pretre RM, Chilcott M. Blunt trauma to the heart and great vessels. *N Engl J Med* 1997 ; 336 : 626-632 より許可を得て転載。

1つに生じることが多い。4つの支点とは，大動脈基部，左房後壁，右房の大静脈右房合流部，胸部下行大動脈中枢側である（図16-1）。鈍器による直接的な衝撃では，骨性胸郭の局所的骨折とその内側の肺実質損傷，心損傷，気胸，血胸をきたす。重量物による胸部の挟圧では，換気が阻害され胸郭上部の静脈圧の著明な上昇をきたして外傷性窒息 traumatic asphyxia へと至る。また，胸部の挟圧は骨性胸郭の重度の骨折を伴うことがある。

- 中心静脈カテーテルやペースメーカ挿入の際，あるいはリードの抜去時などに医原性の胸部外傷が生じることもある

病態生理

- 胸部外傷は，低酸素血症，高二酸化炭素血症，アシドーシスを伴う呼吸不全を引き起こす
- 呼吸不全は，胸郭損傷〔特に，フレイルチェスト（動揺胸郭）を伴う多発肋骨骨折〕，

気胸，肺挫傷，誤嚥，気管・気管支損傷，血胸の結果として生じる
- 胸部外傷では，大量血胸などの出血性ショック，心原性ショック，心タンポナーデ，緊張性気胸によって循環不全へと至る
- 気管挿管，人工呼吸，胸腔ドレナージ，ショックに対する蘇生が麻酔管理の重要な要素となる

肺挫傷

肺挫傷 pulmonary contusion は肺実質の損傷と定義されている。損傷が重度の場合は低酸素血症をきたす。重症胸部外傷患者の 25 ～ 75％に肺挫傷を認める。挫傷の程度や他の外傷の重症度にもよるが，その死亡率は 40％とされることもある。ほとんどの肺挫傷は後遺症を特に残すこともなく 5 日以内に改善する。肺挫傷の約 50％において急性呼吸促迫症候群 acute respiratory distress syndrome（ARDS）への増悪が認められる。肺野の 20％以上の範囲に挫傷を認める場合，ARDS に進行する可能性は 80％まで上昇する。

肺挫傷は，挫傷が広範囲であれば通常は胸部単純 X 線検査で診断が可能である。特に多発肋骨骨折やフレイルチェスト（後述）を認める場合は，挫傷が広範囲となりやすく，診断しやすい。小児は肋骨が完全に骨化していないため，肋骨骨折を伴わなくても肺挫傷を生じることがある。単純 X 線検査所見では，挫傷は透過性が低下して白く写り，肺野に広がる透過性低下の範囲は挫傷の重症度に関係する。単純 X 線検査で挫傷が淡い透過性低下を呈することで，誤嚥性肺炎と見間違えることがある。肺挫傷の診断は CT でも可能であり，小さな肺挫傷を診断するうえでは CT の感度は単純 X 線検査よりも高い。しかし，画像上小範囲の肺挫傷があったとしても，その診断が臨床上は大きな問題とならないことが多い。身体所見としては，受傷部位の軟部組織損傷，多発肋骨骨折，フレイルチェスト，肺損傷の部位に一致した肺雑音を認める。しかし，肺雑音の聴取は非特異的であり，受傷後 48 時間ほど経過しないと聴取できないこともある。肺挫傷は進行しない限り低酸素血症や呼吸不全が現れないこともあるが，損傷が重度であると，肺炎，ARDS，無気肺，呼吸不全へと至る。

治療は対症療法となる。状況に応じて，酸素投与，気管挿管，人工呼吸管理を行う（**表 16-2**）。気道分泌物は吸引などで積極的に対処すべきである。小さな肺挫傷が存在しても，受傷初期には酸素化やガス交換能に特に影響がないかもしれない。しかし，2 ～ 3 日して肺のコンプライアンスが悪くなってくると，肺挫傷の呼吸管理はときに非常に困難となる。もし経過中に患者が手術室に搬送しなくてはならな

266   Section 2   部位別の外傷麻酔

表 16-2   フレイルチェスト（動揺胸郭）と肺挫傷に対する気管挿管・人工呼吸管理の適応

呼吸条件	適応
動脈血酸素分圧（PaO_2）	リザーバー付きマスク使用下で＜70 mmHg
動脈血二酸化炭素分圧（$PaCO_2$）	＞50 mmHg
呼吸数	＞35 回/min　あるいは　＜8 回/min
肺活量	＜15 mL/kg
最大吸気力	＜20 cmH_2O
PaO_2/FiO_2 比	≦200
死腔換気率	＞0.6
1 秒量（FEV 1.0）	≦10 mL/kg
静脈血混合比（Qs/Qt）	＞0.2

FiO_2：吸入酸素濃度
Cogbill TH, Landercasper J. Injury to the chest wall. In : Mattox KL, Feliciano DV, Moore EE, eds. *Trauma*, 4th edition. New York, NY : McGraw-Hill ; 2000 より改変。

い状況であれば，外傷麻酔医は気管挿管を含めた確実な気道確保の閾値を下げなければならない。肺損傷の人工呼吸管理では，最高気道内圧とプラトー圧を管理しつつ，1 回換気量を調整して肺の過膨張を回避することが重要である。

- ARDS に対する肺保護戦略の原則は以下のとおりである
  - ‣ 1 回換気量：予測体重計算で 4 〜 6 mL/kg
  - ‣ 呼気終末陽圧 positive end-expiratory pressure（PEEP）：PEEP≧5 cmH_2O とし，動脈血酸素分圧 arterial oxygen tension（PaO_2）55 〜 80 mmHg，末梢動脈血酸素飽和度 arterial oxygen saturation（SpO_2）88 〜 95％を維持
  - ‣ 気道内圧：プラトー圧＜30 cmH_2O
  - ‣ 呼吸数：理想的には≦35 回/min（pH≧7.30 を維持）
- 従圧式換気 pressure controlled ventilation（PCV）は最高気道内圧およびプラトー圧を最小限とし，人工呼吸管理による肺の圧傷害を回避するのに有用かもしれない。頭蓋内圧が亢進している外傷患者以外では，ある程度までの高二酸化炭素血症なら許容できる
- 輸液管理の目標は，患者の体液量を正常範囲に保つことである。動脈圧ラインによる収縮期血圧，脈圧変動の動的モニタリングは，輸液反応性を評価するのに有用である
- 循環血液量の減少や輸液の制限は患者ストレスを増大させ，末梢循環不全につながる。これは，ARDS や多臓器障害を誘発する
- 一方，循環血液量過多は肺水腫をきたし，患者の臨床経過をさらに悪化させる

16章　胸部外傷の麻酔　　*267*

表16-3　緊急手術のために手術室に入室した外傷患者における鈍的胸部外傷の種類と発生率

外傷の種類	発生率(%)
肋骨骨折	67
肺挫傷	65
気胸	30
血胸	26
フレイルチェスト	23
横隔膜損傷	9
心筋挫傷	5.7
大動脈損傷	4.8
気管・気管支損傷	0.8
喉頭損傷	0.3

Devitt JH, McLean RF, Koch JP. Anesthetic management of acute blunt thoracic trauma. *Can J Anesth* 1991 ; 38 : 506-510 より改変。

肋骨骨折，フレイルチェスト（動揺胸郭）

　肋骨骨折 rib fracture は胸部外傷において最も多く認められる損傷である（**表16-3**）。フレイルチェスト（動揺胸郭）flail chest は，2本以上の肋骨が2カ所以上で骨折している場合に生じる。これによって，他の健全な骨性胸郭との連続性が分断されることで，呼吸に合わせて奇異性運動を呈することになる。胸部単純 X 線検査で診断可能なこともあるが，できないこともある。下位胸郭の肋骨骨折やフレイルチェストでは，横隔膜損傷，肝臓や脾臓の裂傷を合併する可能性がある。上位胸郭での損傷の場合には，心臓，肺，大血管の損傷も想定しておかなければならない。気胸，血胸はともに緊急で処置が必要になる可能性があり，注意して観察する。

　呼吸不全はおもに肺挫傷によって生じる。損傷した肺が治癒する過程において，肺実質のコンプライアンスが低下し，弾性収縮力が増加する。これが患者の呼吸仕事量の増加と低酸素血症に関連している（**図16-2**）。この時期には疼痛管理が非常に重要な役割を果たす。もし硬膜外麻酔が禁忌でなければ，疼痛と呼吸機能の改善を目的として硬膜外鎮痛を施行するのが賢明であろう（第8章参照）。

- 硬膜外あるいは傍脊椎カテーテルの留置は，外傷初期診療では現実的でないかもしれない。しかし，生命の危機を脱し，凝固障害が改善する段階に達したのであれば，疼痛管理のために絶対に考慮すべきである
- 2009 年の1つのシステマティックレビューと8つの無作為化比較試験のメタ分

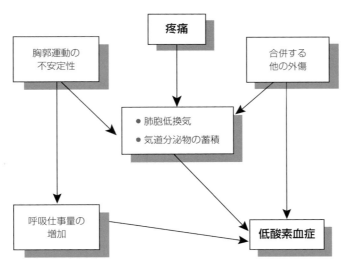

図 16-2　胸部外傷後の疼痛
疼痛は咳嗽や深呼吸を抑制する。特に高齢者や肺機能の予備能が低い患者では，肋骨骨折やフレイルチェスト（動揺胸郭）の受傷後に低酸素血症や呼吸不全になりやすい。
Orliaguet G, Carli P. Thoracic blocks. In : Rosenberg AD, Grande CM, Bernstein RL, eds. *Pain Management and Regional Anesthesia in Trauma*. London : Saunders ; 2000. より許可を得て転載。

析では，硬膜外麻酔の有無は，人工呼吸管理の必要性，集中治療室 intensive care unit（ICU）在室日数，死亡率に有意な差を認めなかった。しかし，人工呼吸器の装着日数は硬膜外麻酔を使用した患者群において少ない結果となった。また，別の複数の研究で硬膜外麻酔の疼痛管理における有効性が示されている。さらに，2014 年の後ろ向きコホート研究において，硬膜外麻酔を用いて治療された患者の受傷 1 年後の死亡率は，硬膜外麻酔を用いなかった患者に比べて減少していることが示された

気胸と血胸（後述）も肋骨骨折によって生じる。その程度によって，空気や血液のドレナージのために胸腔ドレーンの挿入を要する。

人工呼吸管理の必要性は，身体所見，胸部単純 X 線検査や胸部 CT 検査などの画像所見，動脈血ガス分析の結果などから総合的に判断する。ガス交換能の悪化が認められる場合，状況に応じて吸入酸素濃度（FiO_2）の上昇，体液バランスの補正，非侵襲的あるいは侵襲的な陽圧換気の導入などで対処する。手術室において緊急で外科的介入を要する致死的な胸部外傷では，気管挿管されていることがほとんどだが，呼吸状態や血行動態が改善し，潜在する合併損傷が同定され問題が解決されるまでは，挿管管理を継続すべきである。第 1 肋骨の骨折を認めた場合に特記すべき

事項として，この骨折には非常に大きな外力が影響している可能性があるため，大動脈などその他の臓器損傷の存在にも注意を払う必要がある。同様に，肩甲骨の骨折では心損傷や肺損傷にも注意しなければならず，さらなる画像検査が必要となるであろう。肋骨骨折に対する外科的整復が必要となることもある。大きく転位して肺に刺さっている骨片や，皮膚を貫いて外部に露出している骨片は切除あるいは整復すべきである。

気管・気管支損傷

気管・気管支損傷 tracheobronchial injury は多くの場合，穿通性外傷である。しかし，高エネルギーの鈍的外傷でも生じ，多くは気管分岐部から 2 ～ 3cm 以内の部位に生じる。損傷部位は右主気管支が最も多く，ついで左主気管支が多い。
臨床症状と身体所見は以下のとおりである。

- 皮下気腫
- 喀血
- 呼吸苦
- 嗄声
- 胸腔ドレーンの挿入後も持続するエアリークと肺の虚脱

　胸部単純 X 線検査で確認できる皮下気腫は，気管・気管支の瘻孔の存在を示唆している可能性があり，CT では実際の裂傷部を同定できることがある。軟性気管支鏡による診断が標準的ではあるが，損傷部位はときに粘膜層の可視範囲外に存在し，軟性気管支鏡では損傷を同定できないこともある。
　気管支鏡における所見は以下のとおりである。

- 裂傷
- 浮腫
- 血腫
- 気道の圧排や歪曲

　CT 画像における所見は以下のとおりである。

- 気道や周囲組織の圧排や歪曲
- 骨折
- 裂傷

270　Section 2　部位別の外傷麻酔

- 浮腫
- 血腫
- 異常な気腫像(例：気胸，縦隔気腫，頸部から胸部にかけての皮下気腫)

　気管・気管支損傷に対する根本的治療は，気管再建，肺葉切除，非区域肺切除術などの外科的治療である。しかし，初期治療としては，エアリーク部位より奥に気管チューブを留置するか，もし損傷部がさらに末梢であればダブルルーメンチューブ double-lumen tube(DLT)や気管支ブロッカーカテーテルの挿入(「片肺換気」の項を参照)による肺分離を行う。この処置の後で，必要であれば根本的な外科的修復を検討する。観血的動脈圧測定や中心静脈圧測定などの侵襲的なモニタリングが求められ，適切な末梢静脈ラインも必要である。外科的に気管を修復した後は，この修復部位より末梢で陽圧換気を施行するか，あるいは陽圧換気をまったく施行しないのが理想的である。損傷修復部位に陽圧をかけることによって損傷を悪化させないように注意する。

気胸

気胸 pneumothorax は，臓側胸膜の外側の胸郭内に空気が存在することと定義されている。気胸は胸部外傷では 2 番目に多い。一次性気胸は既存の肺病変のない患者に外傷などによって生じる気胸であり，二次性気胸は既存の肺病変に関連して生じる気胸である。心臓や大血管などの重要臓器を圧排するくらい圧が高くなると，気胸の容積によっては肺機能や心機能に影響を与えうる。

　気胸は鈍的外傷でも穿通性外傷でも生じる。通常，臨床所見と胸部単純 X 線検査により気胸は診断される。症状と臨床所見は以下のとおりである。

- 1 肺野以上での呼吸音減弱
- 気管の偏位
- 呼吸苦
- 頻脈
- 頸静脈の怒張
- チアノーゼ

　胸部 X 線写真での典型的な気胸の所見として，肺紋理の消失がある。肺紋理は肺門部から末梢まで認められるべき所見であるが，肺紋理が欠損している箇所があれば，小さな気胸が存在している可能性がある。緊張性気胸など広範な気胸が存在

している場合には，気管の偏位を認める。なお，CT はごく小さな気胸でも診断が可能である。ただ，小さな気胸でも消失するまでに数日かかることがあり，増悪することもあるので，特に陽圧換気が蘇生中に必要な場合は注意を要する。また，外傷では小さな気胸に対しても胸腔ドレーンの挿入を推奨する意見もあり，これは特に全身麻酔や陽圧換気を要する患者において問題となる。

　一般的な胸腔ドレーン挿入の適応は，血行動態や呼吸機能に影響をきたしている患者や，広範囲の気胸である。血行動態が変化しはじめたら，緊張性気胸の可能性が非常に高い。

　緊張性気胸では単純性気胸の所見に加えて，以下のような重篤な徴候を示す。

- 血圧低下
- 低酸素血症
- 意識障害

　胸腔ドレーンが直ちに挿入できない環境か，施行者が能力的に挿入不可能な場合，胸腔穿刺による脱気を施行すべきである。これは患側の第 2 肋間鎖骨中線上に 14 ゲージの長針を穿刺するものである。ただ，肥満，胸部の銃創，中心静脈ポートや植え込み型除細動器，ペースメーカ挿入後の患者などでは，状況に応じて穿刺部位を他の部位に変更する。このような患者では，第 4，5 肋間前腋窩線上を代替穿刺部位とするのがよい。胸腔穿刺は，胸腔ドレーン留置までの一時的な補助手技にすぎない。しかし，患者の血行動態や呼吸状態を迅速に改善させることができる。

血胸

血胸 hemothorax は，胸壁と肺の間の胸腔に血液が貯留した状態と定義されている。通常，血液貯留は肋骨骨折に伴って損傷した肋間動静脈からの出血によって生じる。他の原因として，肺実質の損傷，大血管損傷があげられる。

- 血胸は超音波検査で的確に診断できる
- 立位の胸部単純 X 線検査で血胸を診断するためには，少なくとも 300 mL の貯留を要する。胸部単純 X 線所見で "white out(真っ白)" であれば，大量血胸が示唆される
- 胸部単純 X 線検査で確認できる他の所見として，白く透過性が低下した肺野の対側に縦隔の偏位を認めることがある
- 身体診察では，患側の呼吸音減弱と呼吸苦を認める

- もし大量の出血があれば，血行動態や呼吸状態に大きく影響し，バイタルサインに異変を生じる

　胸腔内の出血量が少ない（＜200 mL/h）場合は，胸腔ドレーン挿入が根本的治療となりうる。胸腔ドレーン挿入直後に 20 mL/kg（約 1,500 mL）以上の排液が一気に認められた場合は，開胸止血の適応を考慮しなければならない。ショック状態の遷延や 3 mL/kg/h（200 mL/h）以上の出血が持続する場合も外科的止血の適応となる。片肺換気は開胸手術を補助し，特に胸腔鏡手術において有用である。

胸部外傷後の空気塞栓

全身性の空気塞栓 air embolism は比較的まれで，多くの場合は見落とされがちな胸部外傷の合併症であり，死亡率が高い。原因は外傷に伴う肺血管と気道との交通（外傷性肺胞肺静脈瘻）と考えられ，気管挿管と陽圧換気の直後に心血管系の虚脱をきたす。肺リクルートメント手技によって発生し，遅発性に所見を認めることもある。治療戦略としては気道系と肺静脈循環系の圧較差を最小限に保つことである。例えば，1 回換気量の減量，陽圧換気の回避，損傷肺の分離，高頻度振動換気 high frequency oscillatory ventilation（HFOV）などがあげられる。緊急開胸して肺門を遮断するのも 1 つの選択肢である。高気圧酸素療法は，続発する臓器障害を軽減する可能性がある。

片肺換気

多くの場合，片肺換気 one-lung ventilation（OLV）は開胸手術や胸腔鏡手術において外科手技を補助するために導入される。OLV によって患側肺から健側肺への血液の混入や汚染を回避することができ，気管支瘻や空気塞栓などを合併している場合は換気分布を調節することも可能である。OLV や肺分離の手段としては，DLT，UNIVENT® チューブ，気管支ブロッカーがあげられる（**表 16-4**）。左用 DLT は適切な位置に迅速に留置でき，良好な肺分離を得やすい。また，陽圧換気を維持したまま分離側肺の気管支鏡や吸引も可能であるため，筆者らは好んで使用している。不利な点として，術後の両肺換気には不適切な点である。気管支ブロッカーがおもに使用されるのは，解剖学的に difficult airway（困難気道）であることが判明していて，すでに気管挿管されている患者である。通常のシングルルーメンチューブ single lumen tube（SLT）から DLT へ交換することも選択肢の 1 つである。

表 16-4 胸部外傷患者に対する片肺換気（OLV）

選択肢	利点	欠点
ダブルルーメンチューブ 1. 直接喉頭鏡 2. 気管チューブ交換用カテーテル 3. ビデオ喉頭鏡, 軟性気管支鏡	● 最も迅速に留置が可能 ● 位置変更の必要はまれ ● 分離肺への気管支鏡の使用が可能 ● 分離肺の吸引が可能 ● CPAP が適応可 ● 片肺換気から両肺換気への交互換気が容易 ● 気管支鏡がなくても留置が可能	● サイズの選択がより困難 ● difficult airway（困難気道）や異常気管症例への留置はより困難 ● 術後の両肺換気には不適 ● 喉頭損傷 ● 気管支損傷
気管支ブロッカー 1. Arndt 2. Cohen 3. Fuji 4. EZ blocker®	● サイズ選択が問題となることはまれ ● 通常の気管チューブに容易に適合可 ● 留置中も換気可 ● difficult airway の症例や小児への留置も容易 ● ブロッカーを抜去すれば術後の両肺換気が容易 ● 選択的な肺葉区域の分離が可能 ● 分離肺への陽圧換気が可能	● 留置位置の調整に時間を要する ● 留置位置の変更が多い ● 基本的に留置に気管支鏡が必要 ● 右上肺の解剖学的構造のため右肺の分離が困難 ● 分離肺への気管支鏡は不可 ● 分離肺への吸引は最小限 ● 片肺換気から両肺換気への交互変更は困難
UNIVENT® チューブ	● 気管支ブロッカーと同じ ● 気管支ブロッカーに比して位置変更が少ない	● 気管支ブロッカーと同じ ● 通常の気管チューブに比して高い空気流量抵抗 ● 通常の気管チューブに比して太い外径
気管チューブを気管分岐部以遠に先進させる	● difficult airway や気道緊急の患者では留置が最も簡単	● 分離肺への気管支鏡, 吸引, CPAP は不可能 ● カフが分離換気用に設計されていない ● 右上肺が閉塞しやすく右片肺換気には不適

CPAP：持続気道陽圧呼吸

Kanellakos GW, Slinger P. Intraoperative one-lung ventilation for trauma anesthesia. In：Smith CE, ed. *Trauma Anesthesia*. New York, NY：Cambridge University Press；2015 より改変。

　軟性気管支鏡は DLT の留置位置の決定に必須である。頸椎保護を要する患者では，ビデオ喉頭鏡（例：GlideScope®）が DLT の留置に有用である。GlideScope® を用いることで，DLT は同じ弯曲に沿って口腔内を通過して留置することが可能になる。チューブが声帯を通過したら，軟性気管支鏡を用いて気管チューブと主気管支との位置関係を調整すればよい。

　もし術後も人工呼吸管理が必要ならば，すでに留置された DLT を気管支カフが中部気管内に留置されるところまでもとの位置から抜いておく。そうすれば，気管支ルーメンを SLT と同様に使用することができ，気管ルーメンはクランプしておけばよい。この方法は，リスクが高くて SLT への交換が容認できない場合などに

274　Section 2　部位別の外傷麻酔

必要な手段となる。それ以外は，気管チューブ交換用カテーテル(チューブエクスチェンジャー)などを用いて SLT へ交換するのが一般的である。チューブの交換の手順を**表 16-5** に示す。十分に筋弛緩薬を使用すれば，チューブを安全に交換できるようになる。チューブの交換の際には，気道確保が不可能になるリスクが常にある。したがって，外科的気道確保などを含めたバックアップ体制が不可欠となる。

心損傷

穿通性心損傷 penetrating cardiac injury では，心膜，心筋，心室中隔，弁，腱索，乳頭筋，冠血管などに損傷をきたす。鈍的心損傷 blunt cardiac injury では，臨床的に範囲や重症度もさまざまな損傷が認められる。以下にその例を示す。

- 中隔穿孔
- 自由壁破裂
- 冠動脈塞栓
- 心不全
- 腱索あるいは乳頭筋断裂
- 重度弁逆流
- 壁運動異常
- 不整脈

穿通性心損傷では，心房損傷より心室損傷のほうが頻度が高い。ある研究報告を参考に穿通性心損傷の部位別の頻度を以下に示す。

- 右室：43%
- 左室：34%
- 右房：16%
- 左房：7%

心筋挫傷 myocardial contusion や心筋壁運動異常を認める患者のほとんどは，体表面上にも胸部外傷の所見を伴い，打撲擦過傷，肋骨骨折，胸骨骨折，血胸，気胸などを認める(**表 16-6**)。心損傷による心筋細胞の傷害は，電気生理学的な不安定性から上室性や心室性の不整脈をきたす(**表 16-7**)。解剖学的に右室は左室より腹側にあるため，左室に比して右室の損傷の頻度が高い。心筋逸脱酵素(特にトロポニン I)が上昇することがあるが，急性冠症候群の際とは診断的価値が異なる。心エコー検査は正確な診断のために非常に重要である。

16章 胸部外傷の麻酔 **275**

表16-5 気管チューブ交換の手順

ステップ	注釈
A. チューブ交換の適応があるか？	● 気道確保を損なう危険性がある。交換の適応をよく検討する
B. 必要な器具の準備	● 喉頭鏡，軟性気管支鏡 ● 気管チューブ（少なくとも2サイズ） ● 気管チューブ交換用カテーテル（エクスチェンジャー） ● 潤滑剤 ● 乾いたガーゼやスポンジ（下記のステップ I でチューブを回転させる際に滑りを減らすため） ● 酸素供給源 ● 吸引器具 ● 交換時の操作補助器具
C. 器具の確認	● カテーテルや気管チューブ，気管支鏡に潤滑剤を塗布 ● エクスチェンジャーや気管支鏡がDLTや気管チューブ内を滑らかに通過するかを確認 ● 通過をより容易にするために事前に気管チューブやエクスチェンジャーのコネクタをとりはずす ● 吸引が可能か確認する ● 気管支鏡の接続を確認する
D. 100%酸素での換気	● 気道に関する手技はすべて処置前に酸素化を図る
E. 完全な筋弛緩状態の確立	● 気道関連処置中の患者の咳嗽はチューブ交換の成功率を低下させる
F. 喉頭鏡を挿入し，チューブ交換操作中の良好な視野を確保	● 舌の位置をずらしてチューブ交換の進路を確保する ● 喉頭の視野を確保 ● 必要に応じ吸引する
G. 気管チューブ交換用カテーテルのDLT（あるいは気管チューブ）への挿入	● 本手技は介助が必要 ● エクスチェンジャーのマーキングをみて挿入の深さを考慮する（必要に応じて事前に測定しておく） ● カテーテルは非常に硬く，深く挿入しすぎると重度の損傷をきたす。先端が軟らかく，たわみやすい最新のモデルの使用を考慮 ● エクスチェンジャーが十分に深く挿入されていないと交換の途中で抜けて，気道を失う危険性がある
H. チューブの抜去	● エクスチェンジャーが気管チューブと一緒に抜けてしまわないよう注意する
I. 気管チューブ交換用カテーテルをとおして新しい気管チューブを気管内へ挿入。交換の間，良好な視野の確保を維持する（最も難易度が高い段階）	● 気管損傷に注意し，エクスチェンジャーの深さを再度確認する ● 患者の歯でチューブのカフを損傷しないように留意する ● チューブが喉頭を通過する際は抵抗を感じる。過度な力をかけても余計にチューブが先へ進まなくなり，損傷をきたすだけである。ゆっくりとチューブを回転させながら愛護的に挿入する。これによりチューブ先端のベベル自体による引っかかりは解除されて前進する。チューブを進めようと力が入りすぎるとチューブの先端はうまく回転せず，チューブが捻れるだけである。必要であればガーゼなどを利用してチューブを握りやすくする ● チューブの引っかかりは通常は喉頭鏡で視認でき，チューブの回転操作を補助できる ● 引っかかりの解除にはチューブの360°回転が必要になることもある
J. チューブエクスチェンジャーの抜去	● 気管支鏡やEtCO$_2$モニタリング，聴診で留置位置が適切かを迅速に確認する

DLT：ダブルルーメンチューブ，EtCO$_2$：呼気終末二酸化炭素
Kanellakos GW, Slinger P. Intraoperative one-lung ventilation for trauma anesthesia. In : Smith CE, ed. *Trauma Anesthesia*. New York, NY : Cambridge University Press ; 2015 より改変。

表16-6 心筋挫傷の臨床症状	表16-7 心筋挫傷に合併する不整脈
不整脈 心機能低下 トロポニン値上昇 右心不全	洞頻脈 洞徐脈 1度房室ブロック 右脚ブロック 完全房室ブロック 心房細動 心室期外収縮 心室頻拍 心室細動
Gerhardt MA, Gravlee GP. Anesthesia considerations for cardiothoracic trauma. In : Smith CE, ed. *Trauma Anesthesia*. New York, NY : Cambridge University Press ; 2015 より改変。	Canale L, Gill I, Smith C. Cardiac and great vessel trauma. In : Smith CE, ed. *Trauma Anesthesia*. New York, NY : Cambridge University Press ; 2015 より改変

　右室心筋挫傷は右心収縮不全をきたし，結果的に左室充満の減少から全身性の血圧低下に至る。右室心筋挫傷は，多くの場合に肺挫傷も合併しており，相乗的に右心不全を増悪させる。肺挫傷による肺の間質性浮腫や出血，拡散障害，低酸素症などはすべて肺血管抵抗を増大させて急性肺高血圧となり，右心機能障害，右心不全へと進行する。

心タンポナーデ

外傷における心タンポナーデ cardiac tamponade は，鈍的あるいは穿通性心損傷によって心囊内に急速に貯留した血液によって生じる。心囊内の急速な血液貯留を認めるのは，特に穿通性心損傷や大動脈損傷の場合で，心タンポナーデ，血圧低下などをきたす。心タンポナーデの生理学的な発生機序としては，貯留した血液によって心囊内の圧が高まり，心腔内の拡張期充満を妨げ，収縮期心拍出量が低下する。代償的に内因性カテコールアミンが増加して心拍数が増加し，右心系の内圧が上昇することで心室中隔を左心側へ圧排して，さらに左室駆出量を低下させる（図16-3）。これは生命の危機に瀕した状態であるが，可逆的な状態でもある。心タンポナーデは，わずか60〜100 mL 程度の心囊内への血液貯留でも生じうる。経胸壁心エコー検査 transthoracic echocardiography（TTE）あるいは経食道心エコー検査 transesophageal echocardiography（TEE）でも診断が可能であり，心電図で全誘導における低電位所見や電気的交互脈が認められれば心タンポナーデが疑える。心損傷患者において，ショックと頸静脈怒張の両方が認められる場合も，心タンポナーデを疑う。しかし，その他の鑑別診断として，緊張性気胸，右心不全，三尖弁損傷なども考慮しておく。心タンポナーデに出血性ショックを伴っている場合は，頸静脈怒

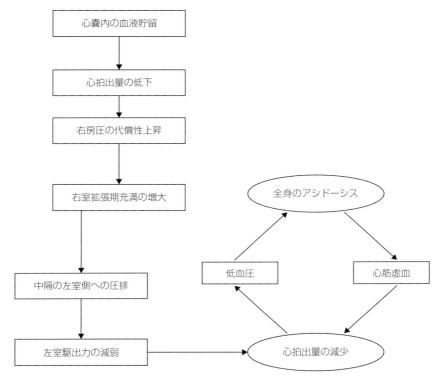

図 16-3 心タンポナーデの病態生理
心嚢内の圧上昇によって心腔内の拡張期充満や心拍出量が阻害される。心エコーでは，心嚢液貯留，心房の収縮期虚脱，心室の拡張期虚脱，両心室の拡張期充満の呼吸性変動，下大静脈の拡張などの所見を認める。
Brach P. Perioperative anesthetic management of patients with cardiac trauma. *Anesth Clin North Am* 1999 ; 17 : 197-209 より．

張は認めない。Beckの三徴（頸静脈怒張，血圧低下，心音減弱）は，心タンポナーデと診断された患者のうち実際には10〜30％にしか認められなかったとする報告もある。

　外傷でも血液がすぐに凝固してしまうことは多いので，心嚢穿刺によるドレナージが困難となることは多い。もし血行動態が悪化しはじめている状況であれば，手術室の準備を迅速に決断すべきである。手術室では心タンポナーデ解除のために心嚢開窓術をまず行い，続けて出血部位の検索のために慎重に心臓を観察する。すでに血行動態が虚脱して心停止が切迫していれば，タンポナーデ解除のための緊急心嚢穿刺は選択肢の1つであるが，根本的な止血や修復は手術室で行うべきである。迅速な診断と手術加療が心タンポナーデ患者の予後を決定する。患者を安定化させ

278　Section 2　部位別の外傷麻酔

るために，手術室移動の待機時間に心囊開窓術を局所麻酔下で行うことも可能である。心損傷の重症度や形態によっては，人工心肺を使用しなくても損傷の修復が可能である。特に裂傷修復時などの外科的止血のために心静止時間が必要であれば，アデノシン 6 ～ 12 mg の急速静注が非常に有用であることがある。これにより，15 ～ 20 秒程度の心静止を得ることができる。弁やその支持組織，心房中隔や心室中隔，冠動静脈などの複雑な心損傷の修復のために人工心肺が必要であれば，全身ヘパリン化，心臓血管外科チーム，人工心肺管理のために臨床工学技士の手配が必要である。外傷性心損傷の診断や術中モニタリングには TEE が一般的であり，資格を有する者によって正確に評価されるべきである。心タンポナーデに関連する TEE の所見は，心囊液貯留，心腔の虚脱，静脈還流異常，心腔内や静脈還流の過剰な呼吸性変動である。

　心臓の銃創における麻酔管理では，特別な注意が必要である。心臓の銃創では，大血管や食道などの他の縦隔臓器も当然損傷している可能性がある。外傷による食道穿孔があれば，TEE のプローブ挿入が損傷を悪化させる可能性があるため禁忌となる。心臓の銃創では銃弾による塞栓症を生じる可能性もある。これは，銃弾や爆発物の破片が血管内に迷入し，血流に乗って遠隔臓器の動脈を閉塞して血流を遮断することで末梢臓器に虚血をきたしてしまうというものである。外傷外科チームは穿通性心損傷に気をとられて，術前に銃弾による塞栓症を評価していないこともあるため注意する。銃弾による塞栓症の評価は手術室を退室する前に行っておくべきであり，塞栓を除去するために術後すぐに手術室に再び戻ってくることのないようにする。

初療室における緊急開胸

初療室における緊急開胸は，劇的かつ究極の救命処置である。開胸の目的は，心タンポナーデの解除，冠動脈血流を維持するための開胸心マッサージと大動脈遮断，空気塞栓の回避，適応があれば心臓への直接除細動である（**図 16-4**）。開胸の最もよい適応は，心タンポナーデである。その適応の決定は，患者に救命の可能性があるものの，外科的介入にいかなる遅延も許されないという臨床判断にもとづく。蘇生的開胸の適応について，米国外科学会外傷委員会 American College of Surgeons Committee on Trauma（ACS COT）の推奨では，病院までの搬送時間が短く，生命徴候を有した状態で初療室に搬入された穿通性心損傷の患者を最もよい適応としている。また，鈍的外傷患者に対する開胸術の適応としては，初療室のスタッフにより心停止が目撃されている症例のみを推奨している。すでに病院前で心停止が確認

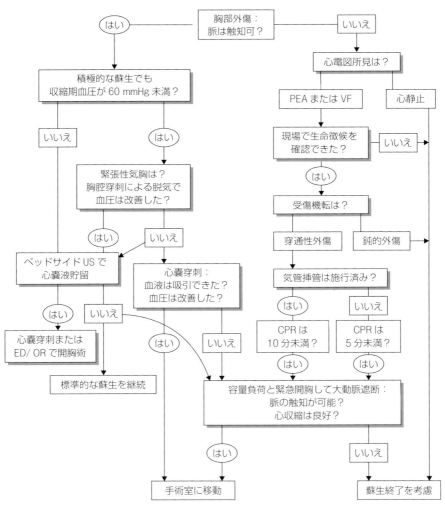

図16-4 胸部外傷に対するアプローチのアルゴリズム

ベッドサイドにおける心エコー検査を可能な限り迅速に行い，心タンポナーデをきたす心嚢液貯留を診断できれば，その後の速やかな心嚢開窓や損傷部修復へとつながる．手技の実施場所（手術室あるいは初療室）や時期（緊急あるいは準緊急）は，患者の臨床状況に依存する．
CPR：心肺蘇生，ED：救急外来，OR：手術室，PEA：無脈性電気活動，US：超音波検査，VF：心室細動
Boczar ME, Rivers E. Resuscitative thoracotomy. In : Roberts JR, Hedges JR. *Clinical Procedures in Emergency Medicine*, 4th edition. Philadelphia, PA : Saunders ; 2004 より．

されている鈍的外傷患者など，良好な神経学的予後が現実的に期待できない患者に
対しては，開胸術を施行しないことも重要である。初療室における開胸術の適応を
判断するための情報としては，受傷時間，搬送時間，バイタルサインや心臓の電気
的活動が失われた時間などを参考にする。もしその場にいる穿通性外傷患者に生命
徴候があった場合，たとえ心臓が電気的活動のみであろうが，あるいは死戦期呼吸
の状態であろうが，搬送時間がおよそ10分以内であれば積極的な開胸術の対象と
なりうる。

外傷性大動脈損傷

外傷性の大動脈損傷 aortic injury は，鈍的外傷あるいは穿通性外傷のいずれでも
起こりうる。損傷には裂傷や破裂などがある。大動脈断裂の好発部位は，近位下行
大動脈に存在する動脈管索（弓部大動脈と下行大動脈あるいは大動脈峡部との接合
部）である。急速な出血をきたし死亡率は高い。裂傷が非全層性であれば，外膜や
壁側胸膜の損傷から仮性動脈瘤，壁内血腫に進行する可能性がある。

　大動脈損傷の疑いは常に念頭におかなければならない。高速走行中の事故や急激
な減速などの受傷機転では，臨床的に疑うべきである。大動脈損傷はほかにも外傷
を合併するのが一般的である。胸部単純X線検査では，縦隔拡大，第1肋骨骨折，
鎖骨骨折，肺挫傷などの所見を呈する。確定診断は胸部CT検査で行うが，大動脈
造影，TEE，MRIでも診断は可能であり，利用の可否や経験値などに応じて選択
すればよい。大動脈損傷は以下のように分類される。

- Type I：内膜損傷
- Type II：壁内血腫
- Type III：仮性動脈瘤
- Type IV：破裂（大動脈周囲血腫，自由壁破裂など）

　Type III と IV は常に外科的治療が推奨され，Type II でも多くの場合は外科的
治療が行われる。鈍的大動脈損傷は多発外傷（脳，脊椎，腹部，骨盤，四肢など）で
あるのが典型的である。

　かつての大動脈損傷は手術室において左開胸下での血管修復・人工血管置換術が
緊急で行われていたが，死亡率と合併症発生率が非常に高かった。近年，胸部大動
脈ステントグラフトの進化により，ほとんどの胸部大動脈損傷は血管内治療による
修復が可能となった。この手術は，他の臓器損傷が安定し，人工呼吸管理や酸素化，
凝固障害，合併症なども落ち着いてから行われる。ステントグラフト内挿術の成功

にはいくつかの解剖学的要素が関係する。そのなかでも，十分なランディングゾーン[注2]の確保と，アクセスに必要な大腿動脈や総腸骨動脈の性状とサイズは特に重要である。術前には β 遮断薬（エスモロールなど）の静脈内投与によって心拍数と左心収縮力を低下させるのが有用であり，これは結果的に破裂，裂傷部位の血流による剪断応力の減弱につながる。この場合の治療の目標は，血管内治療のために手術室へ入室するまでに患者を最適な状態に整えることである。術中の麻酔管理の目標としては以下があげられる。

- 大動脈壁への剪断応力軽減のための血圧と心拍数の厳密な管理
- 気道確保における交感神経反応の確実な抑制と円滑な麻酔導入
- エスモロールなどの短時間作用型 β 遮断薬を適切に使用した血圧管理
- 心拍数＜100 回/min，収縮期血圧＜120 mmHg を目標にする。損傷部位への圧負荷を最小限としつつ，脳や脊髄など他臓器への至適な灌流圧を維持する

　大動脈損傷に対する胸部大動脈ステントグラフト内挿術 thoracic endovascular aortic repair（TEVAR）の利点として以下があげられる。

- 開胸の回避
- 片肺換気（OLV）の回避
- 大動脈遮断の回避
- 部分体外循環の回避

　開胸を回避することで術後の疼痛を最小限に抑え，呼吸器合併症のリスクを減少させる。また，TEVAR では，術中の血圧変動，出血，主要臓器や脊髄の虚血時間も低減される。抗凝固薬の使用も最小限となるため，頭部，脊椎，腹部，筋骨格系などの他部位の損傷の管理にとっても有用である。TEVAR の短所としては，ステントグラフト内挿後のエンドリークによる合併症や，長期的な成績のデータがない点があげられる。TEVAR の挿入のためのアクセスルートとして，大径のデリバリーシステムの挿入に適合する大腿動脈の外科的確保が必要である。また，対側の大腿動脈あるいは左上腕動脈からは血管内造影用カテーテル挿入のためのシースの留置が必要となる。手技は仰臥位で完遂可能である。

　開胸または血管内治療後の対麻痺の合併を回避するためには，脊髄灌流圧の維持（平均動脈圧と脳脊髄液圧の差）が非常に重要となる。低血圧，出血，脳脊髄液圧上昇によって脊髄灌流圧が低下し，対麻痺発症のリスクを上昇させる可能性がある。

注2：ステントグラフト内挿に必要な健常血管範囲。

282　Section 2　部位別の外傷麻酔

解剖学的な要因や外科医の希望によっては，髄腔内カテーテルの挿入による脳脊髄液圧の測定が必要となることもある。髄腔内カテーテルで脳脊髄液がドレナージされることで脳脊髄液圧が低下し，脊髄灌流圧の改善にもつながる可能性がある。正常な脳脊髄液圧は 10 〜 15 mmHg 以下である。短時間で脳脊髄液を過度にドレナージすると，硬膜下出血のリスクになることが判明している。個人差はあるが，10 〜 20 mL/h の速度のドレナージであれば一般的に安全とされている。周術期管理の目標は脊髄灌流圧を 70 mmHg 以上とすることであり，通常そのためには平均動脈圧 90 mmHg 以上，脳脊髄液圧 15 mmHg 以下，ヘモグロビン値を 10 g/dL 程度に維持する必要がある。脊髄中枢への器具の留置は，凝固障害のある患者には禁忌である。

　観血的動脈圧測定はルーチンで行う。胸部下行大動脈損傷に対する手術の場合は，左鎖骨下動脈も損傷している可能性があるため，右橈骨動脈あるいは右上腕動脈でのカニュレーションが望ましい。上行あるいは弓部大動脈の損傷で，右腕頭動脈の遮断を行う可能性があるならば，左橈骨動脈あるいは左上腕動脈でのカニュレーションがよい。施設によっては，静脈麻酔で鎮静してモニタリング下に局所麻酔で TEVAR を行うこともある。上行あるいは弓部大動脈の修復では，体外循環を利用した超低体温循環停止 deep hypothermic circulatory arrest を要する可能性がある。このような手術の際には心臓麻酔チームが動員されるべきであり，基本的には肺動脈カテーテルの挿入も要する。複雑な心大血管手術の際には，TEE によるモニタリングも行われる。

▲ Key Point

- 鈍的胸部外傷は，頭部，顔面，脊椎，腹部，四肢外傷などを伴う多発外傷であることが多い
- 胸部外傷では，肺挫傷，多発肋骨骨折，気胸，誤嚥，気管損傷，血胸などにより呼吸不全を生じる可能性がある
- 胸部外傷では，出血性ショック，心原性ショック，心タンポナーデ，緊張性気胸などにより循環不全をきたす可能性がある
- 胸部外傷に対する麻酔管理の特徴として，気管挿管，人工呼吸，胸腔ドレナージ，ショックに対する蘇生が重要である
- 最大気道内圧，プラトー圧，1 回換気量を制限し，肺の過膨張を回避する人工呼吸管理は，肺損傷の重要な治療戦略である
- 硬膜外カテーテルまたは傍脊椎カテーテルの留置は，外傷初期診療では現実的でないかもしれないが，状況が落ち着いた段階では，多発肋骨骨折に対する疼痛管

理として強く考慮すべきである

- 肺分離のために気管チューブ交換用カテーテル（エクスチェンジャー）を必要とすることがある。チューブ交換中には，気道が確保できなくなる可能性を常に肝に銘じておく

- 鈍的胸部外傷は心筋挫傷をきたす可能性がある。解剖学的に右室前壁の挫傷が多く，心不全や不整脈などを所見として認める。経過中に鈍的心損傷による不整脈の出現や血圧の低値を認めた際には，術後の慎重な経過観察とモニタリングが重要である

- 穿通性心損傷は心タンポナーデを呈することがある。この場合，心嚢開窓術が救命処置となる

- 胸部下行大動脈損傷に対する外科的手術や麻酔管理は日々進展し，開胸術や大動脈遮断を回避できる血管内治療が好まれるようになっている

謝辞

"Essentials of Trauma Anesthesia First Edition(2012)" の "Anesthetic considerations for chest trauma" の章を執筆された Brendan Astley 氏の貢献に深謝する。

参考文献 ●さらなる学習のために●

1. Barach P. Perioperative anesthetic management of patients with cardiac trauma. *Anesth Clin North Am* 1999 ; 17 : 197-209.
2. Brown J, Grover FL. Trauma to the heart. *Chest Surg Clin N Am* 1997 ; 7 : 325-341.
3. Canale L, Gill I, Smith C. Cardiac and great vessel trauma. In : Smith CE, ed. *Trauma Anesthesia*. New York, NY : Cambridge University Press ; 2015.
4. Carrier FM, Turgeon AF, et al. Effect of epidural analgesia in patients with traumatic rib fractures : a systematic review and meta-analysis of randomized controlled trials. *Can J Anesth* 2009 ; 56 : 230-510.
5. Cogbill TH, Landercasper J. Injury to the chest wall. In : Mattox KL, Feliciano DV, Moore EE, eds. *Trauma*, 4th edition. New York, NY : McGraw-Hill ; 2000.
6. Devitt JH, McLean RF, Koch JP. Anaesthetic management of acute blunt thoracic trauma. *Can J Anaesth* 1991 ; 38 : 506-510.
7. Duan Y, Smith CE, Como JJ. Anesthesia for major cardiothoracic trauma. In : Wilson WC, Grande CM, Hoyt DB, eds. *Trauma : Resuscitation, Anesthesia, and Critical Care*. New York, NY : Informa Healthcare ; 2007.
8. Gage A, Rivara F, et al. The effect of epidural placement in patients after blunt thoracic trauma. *J Trauma Acute Care Surg* 2014 ; 76 : 39-45.
9. Galvagno SM, Smith CE, Varon AJ, et al. Pain management for blunt thoracic trauma : A joint practice management guideline from the Eastern Association for the Surgery of Trauma and Trauma Anesthesiology Society. *J Trauma Acute Care Surg* 2016 ; 81 : 936-951.
10. Gerhardt MA, Gravlee GP. Anesthesia considerations for cardiothoracic trauma. In :

Smith CE, ed. *Trauma Anesthesia*. New York, NY : Cambridge University Press ; 2015.

11. Inaba K, Ives C, McClure K, et al. Radiologic evaluation of alternative sites for needle decompression of tension pneumothorax. *Arch Surg* 2012 ; 147 : 813-818.

12. Jain U, McCunn M, Smith CE, Pittet JF. Management of the traumatized airway. *Anesthesiology* 2016 ; 124 : 199-206.

13. Kanellakos GW, Slinger P. Intraoperative one-lung ventilation for trauma anesthesia. In : Smith CE, ed. *Trauma Anesthesia*. New York, NY : Cambridge University Press ; 2015.

14. Orliaguet G, Carli P. Thoracic blocks. In : Rosenberg AD, Grande CM, Bernstein RL, eds. *Pain Management and Regional Anesthesia in Trauma*. London : Saunders ; 2000.

15. Pretre RM, Chilcott M. Blunt trauma to the heart and great vessels. *N Engl J Med* 1997 ; 336 : 626-632.

16. Smith CE, Marciniak D. Comprehensive management of patients with traumatic aortic injury. In : Subramaniam K, Park KW, Subramaniam B, eds. *Anesthesia and Perioperative Care for Aortic Surgery*. New York : Springer ; 2011.

17. Wall MJ, Storey JH, Mattox KL. Indications for thoracotomy. In : Mattox KL, Feliciano DV, Moore EE, eds. *Trauma*, 4th edition. New York, NY : McGraw-Hill ; 2000.

Section 2 *部位別の外傷麻酔*

17 腹部外傷の麻酔

Olga Kaslow

はじめに

腹部外傷 abdominal trauma の管理は非常に精力的で，変化に富んでいる。外傷や治療介入に対する患者の生体反応への迅速な対応が外傷麻酔医に要求される。本章では腹部外傷に関連する解剖，術前評価，周術期管理だけでなく，特定の手術における麻酔管理の留意事項についても言及する。

腹部の解剖

腹腔の境界の目安となるのは以下の部位である。

- 頭側：横隔膜
- 尾側：鼠径靱帯，恥骨結合
- 外側：前腋窩線

側腹部とは，前腋窩線と後腋窩線の間で，第6肋間と腸骨稜の間の領域を指す。腹部の領域と臓器の一覧を**表 17-1** に示す。

呼気の際に横隔膜は第4肋間レベルまで挙上することがわかっている。このことは，胸部の外傷でも腹部臓器が損傷される可能性があることを示唆している。

受傷機転

外傷の受傷機転に関する情報により，腹腔内の臓器や血管の損傷パターンと重症度の予測が可能となる。

鈍的外傷において頻度の高い受傷機転を以下に示す。

285

286   Section 2   部位別の外傷麻酔

表17-1　腹部の解剖：腹部の4コンパートメントとその構成因子

胸腹部	横隔膜 肝臓 脾臓 胃 横行結腸
腹腔内	小腸 上行/下行結腸の一部 S状結腸 大網 妊婦の子宮 拡張した膀胱頂部
後腹膜	腹部大動脈 下大静脈(IVC) 十二指腸第2部(下行部)〜第3部(水平部) 膵臓 腎臓，尿管
骨盤腔	膀胱，尿道 直腸 子宮，付属器 腸骨動静脈

- 固定された物体あるいは動く物体(例：乗用車のハンドル，野球のバットなど)からの直達外力により生じる実質臓器(肝臓，脾臓など)の挫滅と出血
- 直達外力による管腔臓器の損傷。消化管内腔の圧が急激に上昇し，破裂によって腹腔内汚染をきたす
- 急激な減速によって，臓器の固定された部位と可動性のある部位との境界に剪断力が生じることによる損傷。肝臓や脾臓の裂傷，腸間膜損傷，大血管損傷などがある

　一方，穿通性外傷において頻度の高い受傷機転は以下になる。

- 刺創(低速損傷)
  ‣ 裂傷による直接的な損傷。肝臓，横隔膜，小腸，大腸で損傷の頻度が高い
- 銃創(高速損傷)
  ‣ 銃弾とその破片による直接の穿通創に加えて，弾道のキャビテーション(空洞)効果による損傷や，爆発損傷による挫滅を認める
  ‣ 肝臓，脾臓，腎臓などの実質臓器はキャビテーション効果による損傷を受けやすい

▶ 胃，腸，膀胱などの管腔臓器は，内腔が空の場合は損傷を受けにくいが，内腔に液体が貯留した状態で受傷すると損傷が大きくなる

術前の評価と管理 （第2章参照）

早期介入

患者が病院に到着次第，外傷麻酔医は可能な限り早く治療に介入すべきである。外傷診療における外傷麻酔医の役割は，多職種から構成される外傷チームの一員として二次外傷救命処置 Advanced Trauma Life Support（ATLS）[注1]の理念にもとづき適切な外傷初期診療と蘇生を実践することである。さらに気道管理の専門家として，また外傷治療における幅広い横断的な管理のエキスパートとして，詳細な術前評価を行う役割も求められる。麻酔計画を立案し実行するためには，外科的介入の緊急性，制御されていない腹腔内出血の存在，損傷の範囲や重症度などの要因を念頭におく。

病院前情報

救急隊もしくは病院前医療チームによる情報はきわめて重要である。このなかには，受傷機転，生理学的徴候であるバイタルサイン，グラスゴーコーマスケール Glasgow Coma Scale（GCS）スコア（第2章の図2-3参照）や，現場もしくは搬送途上で行った処置の詳細も含まれている。具体的には，気道確保，換気補助，静脈ライン確保，輸液や薬物の投与，胸骨圧迫や除細動などの蘇生処置，胸腔ドレナージ，止血帯（ターニケット），脊椎運動制限，骨盤固定などがある。

腹部の身体診察

腹部所見の評価は，セカンダリーサーベイ secondary survey の一環として行われる。頭部外傷，ショック，酩酊などによる意識障害や，他部位の損傷による疼痛に気をとられてしまうなどの理由で，腹部所見の評価が困難になったり，正確に行えなくなることがある。

身体診察では，以下のような異常所見を認めることがある。

● 体表の損傷（擦過傷や斑状出血など）や特徴的な挫傷の痕跡（シートベルト痕やハンドル痕など）は，腹腔内臓器損傷を示唆する

注1：日本では Japan Advanced Trauma Evaluation and Care （JATEC™）。

- 腹部の膨隆があれば，腹腔内出血を疑う
- 筋性防御，反跳痛などの腹膜炎の所見は，消化管の穿孔や破裂などの損傷を示唆する
- Cullen 徴候（臍周囲の斑状皮下出血），Grey Turner 徴候（側腹部の皮下出血）は，致死的な後腹膜出血を示唆する危険な徴候である
- 腹壁や胸壁の手術痕は，過去の手術歴や既往症の存在を示している。腹腔内の正常解剖を逸脱する可能性があるため，外傷手術の難易度が高いと考える
- 骨盤の触診で骨盤骨折の有無が判明することもある。骨盤骨折は動静脈の破綻を伴うことが多く，大量出血の原因となる。ただし，骨折した骨盤に圧迫操作を加えることは，骨片によって血管損傷や出血が増悪する危険を伴うため，慎重に行わねばならない
- 直腸，会陰，腟の診察は，隠れた損傷や出血を除外するために必要である。肛門括約筋のトーヌスが消失している場合は脊髄損傷を疑う。外尿道口からの出血，前立腺の高位浮動は，尿道損傷を疑う所見である

診断的検査

外傷患者のプライマリーサーベイ primary survey と蘇生における補助的な検査として，検体検査，胸部・骨盤ポータブル X 線検査，迅速簡易超音波検査法 focused assessment with sonography for trauma（FAST）を行う。また，一部の症例では診断的腹腔洗浄法 diagnostic peritoneal lavage（DPL）を考慮する。secondary survey では，CT などの詳細な診断的検査を行っていく。

- 検体検査は，全血球計算 complete blood count（CBC），基本的な生化学検査，凝固検査にとどめておく。血行動態が不安定であれば，組織灌流の指標として動脈血ガス分析を行い，血液型判定と交差適合試験を提出し，赤血球濃厚液 packed red cell 4 〜 6 単位[注2)]をオーダーしておく。中毒の合併が疑わしい場合には，薬物分析用に尿と血液も採取しておく
- 腹部外傷に関係する胸部 X 線異常所見には以下のものがある
  - 消化管穿孔に起因する横隔膜下の遊離ガス像 free air
  - 肋骨骨折があれば，肝臓や脾臓の損傷が示唆される
  - 横隔膜損傷や横隔膜ヘルニアの所見として，経鼻胃管の位置異常や，胃泡や消化管ガスを胸腔内に認めることがある
- 腹部 X 線検査は穿通性外傷の患者で役に立つ。弾道の同定や，銃弾の遺残の有無やその位置を確認することができる

17章　腹部外傷の麻酔　*289*

- 骨盤 X 線検査は，骨盤の前方・後方の要素や寛骨臼の骨折の診断だけでなく，後腹膜出血と泌尿器外傷の診断の補助にもなる
- FAST は，迅速で非侵襲的な検査であり，場所を選ばずに施行できる。心嚢，肝周囲，脾周囲，骨盤腹腔内の出血を示唆する液体貯留の検出が可能である。しかし，病的肥満患者において技術的に描出しにくいことや，出血部位までは特定できないこと，後腹膜出血を描出しにくいこと，腹腔内出血と腹水の鑑別が難しいことなどの限界がある
- DPL は，腹腔内出血や消化管損傷を検出するために行う
- 腹部 CT では，腹腔内出血に加えて，腹腔内，後腹膜，骨盤内の臓器損傷を診断することも可能である。CT は非常に感度が高いうえに，合併する損傷の分類や重症度の評価もできる。CT の欠点として，費用，造影剤の使用，放射線被曝があげられる。血行動態が不安定な患者，もしくは緊急で外科手術を要する患者には CT 撮影を行うべきでない

術前の不安定な血行動態

低血圧，頻脈を呈している患者において，胸部 X 線検査が正常で，頭皮に大きな裂傷を認めず，重症四肢外傷も認めず，他部位に活動性出血をきたす外傷が同定できないにもかかわらず，2 L 以内の急速輸液投与によっても蘇生にまったく反応がない，もしくは一時的な反応しか認めない場合は，腹腔内か後腹膜に活動性出血の存在を考えるべきである。なお，迅速に止血操作を行うことが最も重要である。赤血球濃厚液の交差適合試験や新鮮凍結血漿 fresh flozen plasma（FFP）の投与を待つ間に，輸血をすぐに開始し，妊娠可能年齢の女性には O 型 Rh（−），男性には O 型 Rh（＋）の輸血を行う[注3]。脳損傷を示唆するような頭部・顔面の損傷がなければ，止血が得られるまで，低血圧を許容した循環管理 permissive hypotension が施行されることがある。そして，一刻も早く手術室や血管撮影室へ移動し，出血を制御する。

注2：日本の約 10 単位に相当する。
注3：日本では Rh（−）が米国に比較して少ないため，性別に関係なく基本的に O 型 Rh（＋）を使用している。

術中の麻酔管理

気道

外傷患者は誤嚥のリスクが高い（第3，第7章参照）ため，迅速導入 rapid sequence induction(RSI)が推奨されている。外傷患者の多くは，術前に絶食管理がなされていることはないので，外傷による高ストレス下で内因性カテコールアミンが増加し，胃内容物の排泄が遅延している。また，腹腔内出血による腹腔内圧の上昇も嘔吐のリスクとなる。

呼吸

血行動態が正常な患者においては，聴診器，カプノグラフィ，パルスオキシメータがあれば，換気と酸素化のモニタリングとしては十分である（第9章参照）。血行動態が不安定な患者では動脈血ガス分析を必ず行う。

循環

腹部外傷では大量の輸液蘇生を要する大量出血は珍しくない。それに見合った適切な静脈ライン確保が絶対に必要である（第5章参照）。最低限でも2ルートの十分に太い内径の末梢静脈ラインを確保すべきである。静脈ラインとしては上大静脈に還流する静脈が適している。下大静脈 inferior vena cava(IVC)に還流する静脈は，損傷を受けて漏洩したり，手術操作で遮断されたりする可能性がある。シースイントロデューサなどを用いて太い内径の中心静脈ラインを内頸静脈や鎖骨下静脈に留置できれば，輸液負荷には有用である。しかし，中心静脈ラインの確保に固執して緊急手術を遅らせてはならない。緊急開腹術中に中心静脈ライン確保を行う場合は，正確な留置位置の確認や確実な滅菌操作が困難なことがあり，気胸，頸部の血腫，感染などの合併症のリスクが高い。静脈ライン確保が困難な場合には，15ゲージの骨髄内輸液針による上腕骨頭への骨髄輸液路の確保や，超音波ガイド下穿刺が有用である。輸液回路もなるべく内径の太いものを使い，ルアーロックや三方活栓の数を最小限にすることで，容量負荷の際の回路抵抗を最小限にすることができる。ほかに，急速輸液装置，加圧バッグ，輸液加温装置，自己血回収装置なども有用である。血液製剤の備蓄状況を確認し，事前に取り決めた大量輸血プロトコル massive transfusion protocol(MTP)を必要に応じて発動する。

モニタリング（第9章参照）

米国麻酔科学会 American Society of Anesthesiologists(ASA)の標準的モニタリン

グに加えて，大量出血患者では侵襲的なモニタリングも必要となる。動脈圧ライン
のモニタリングは，動脈圧波形分析(収縮期血圧や脈圧の変動の評価)の併用も一般
的である。心エコーを用いてもよい(第10章参照)。トロンボエラストグラフィ
thromboelastography(TEG)，トロンボエラストメトリ rotational thromboelastometry
(ROTEM®)などのポイントオブケア粘弾性凝固検査は，凝固障害をリアルタイム
で評価することができ，止血戦略の指標の1つとなる。

薬物
導入薬
血圧が正常範囲であれば，少量のミダゾラムが前投薬として使用可能である。出血
性ショックを呈している患者では，導入薬やオピオイドは以下のような機序で重度
の低血圧を惹起することがある。

- 循環血液量が少ないので，血中で希釈された麻酔薬は通常より高い血中濃度で作
  用する
- 心拍出量に対して脳や心臓への血流が占める割合が相対的に増加するため，脳や
  心臓への薬物の作用が増強する
- 薬物自体に直接的な心筋抑制作用と血管拡張作用がある
- 内因性カテコールアミンの分泌が薬物により遮断される

　重度のショック状態の患者に対しては，etomidate(0.1 ～ 0.2 mg/g)やケタミン
(0.25 ～ 1 mg/kg)の投与が推奨されている。プロポフォールとチオペンタールを
使用してもよいが，用量を減らすか，少しずつ分割して投与するのがよい。

筋弛緩薬
スキサメトニウム(1.0 ～ 1.5 mg/kg)は，RSIにおいて最も早く筋弛緩作用が得ら
れる(30 ～ 60秒)。ただし，悪性高熱症と脱髄性神経疾患には禁忌である(第3，第
7章参照)。脊髄損傷や熱傷を合併した患者においては，受傷48時間以降は致死的
な高カリウム血症を発症する危険性がある。ロクロニウム(1.0 ～ 1.2 mg/kg)は
RSIにおいて使用される非脱分極性筋弛緩薬である。効果の発現は少し遅いが，短
い効果発現時間(1 ～ 1.5分)で，長い作用時間(45 ～ 60分)を得ることができる。

麻酔の維持
全身麻酔の維持には揮発性麻酔薬と静脈麻酔薬を使用する。

- 揮発性麻酔薬 volatile anesthetic
  - すべての揮発性麻酔薬は用量依存性の心筋抑制効果があるものの，腹部外傷においてはこの麻酔薬の絶対禁忌は存在しない。呼気終末濃度のモニタリングを行い，患者の血圧をみながら微調節する。最小肺胞濃度 minimum alveolar concentration(MAC)-awake の範囲内(0.3 ～ 0.5 MAC)で麻酔維持していれば，患者が術中覚醒することはほとんどない
  - 大量出血の患者では，低体温，低酸素血症，重度の貧血，低血圧により MAC が低下する
  - 亜酸化窒素は腸管の拡張を起こすため，腹部外傷手術では使用しない。また，多発外傷患者においては，気胸や気脳症を増悪させることがある
- 静脈麻酔薬 intravenous anesthetic
  - オピオイドやケタミンの漸増投与による使用が最も多い
  - 確実な健忘を得るためにベンゾジアゼピンやスコポラミンを追加投与してもよい(現在，米国で静注用スコポラミンは使用不可)
  - プロポフォールを用いた全静脈麻酔 total intravenous anesthesia(TIVA)も用いられる
- 脊髄くも膜下麻酔・硬膜外麻酔と区域麻酔
  - 脊髄くも膜下麻酔と硬膜外麻酔はいずれも腹部外傷においては現実的ではない。理由としては，穿刺体位の保持が困難であり，穿刺やカテーテル留置に時間を要するためである。さらに最も重要な理由は，循環血液量が減少している外傷患者では，交感神経の遮断によって著しい低血圧や心停止をきたしかねないからである

審査腹腔鏡

鈍的あるいは穿通性の外傷患者において腹部所見がはっきりしない場合，審査腹腔鏡が有用である。これにより正確な診断が得られ，多くの場合は腹腔内臓器や横隔膜の損傷の修復も可能となる。審査腹腔鏡は不要な開腹手術を減らすことができ，状態が安定した患者においては安全に行うことができる。麻酔に関する留意事項は，おもに気腹に起因する以下のような合併症(増悪も含む)となる。

- 横隔膜損傷による気胸
- 皮下気腫
- 静脈損傷や実質臓器損傷における空気塞栓

17章　腹部外傷の麻酔　　*293*

● 静脈還流の低下と低血圧

外傷緊急開腹

手術アプローチ

下顎から膝までを術野として手術の準備をする。広い術野を得るため，剣状突起から恥骨上までの大腹部正中切開とし，レトラクターをかける。手術完遂には以下の過程が含まれる。

● 出血のコントロール，凝血塊や血液の除去，迅速な4点[注4]パッキング，出血している血管の同定と止血処置
● 消化管穿孔の修復による汚染のコントロール
● 腹腔内全体の損傷を系統的に検索
● 同定された臓器損傷の確実な修復
● 閉腹

麻酔管理

麻酔の計画は，患者の損傷状態，年齢，併存症と現在の全身状態，初期蘇生に対する反応，予定される術式などの情報にもとづく。外科医との良好なコミュニケーションは，手術の進行を把握するために重要である。外傷麻酔医がすべきことは以下のとおりである。

● 損傷形態と患者の血行動態をもとにダメージコントロール手術を予測してそなえておく
● 外科的なディシジョン・メイキング（方針の決定）に関与し，ダメージコントロール手術の決断や，根治的手術からダメージコントロール手術への方針変更をファシリテートする。不安定な血圧，低体温，凝固障害，アシドーシスなどの麻酔管理における重要な情報は，外科医にも情報伝達して共有する必要がある

麻酔管理の目標を以下に示す。

● 正常体温を維持する（第7章参照）
　▸ 中枢温を測定，モニタリングし，手術室の室温を上げておく。加温パッドを患者の背部に敷く。加温ブランケットで被覆し，空気対流式加温装置を適用する。

注4：日本では5点ということが多い。

輸液や輸血も加温したものを投与する

- 十分な筋弛緩のうえ，経鼻（経口）胃管による胃内減圧を行い，亜酸化窒素を使用せずに消化管の膨張を回避し，十分な術野を確保する
- 患者の状態に至適な血行動態の維持と循環血液量の確保
  ‣ 血圧，心拍数が至適範囲になるように麻酔深度を調整する。また，低血圧に対して輸液が過剰に投与されないように慎重に管理する
  ‣ 動的指標（脈圧変動，収縮期血圧変動，1回拍出量変動など），塩基欠乏，乳酸値などを輸液蘇生の指標として用いる（第9章参照）。昇圧薬の過剰投与は避けるべきである
  ‣ 主要血管の遮断・塞栓による突然の血行動態の変化に留意する
- 出血の補正（第4，第6章参照）
  ‣ 腹部外傷の手術においては，正確な出血量測定は困難である。排液には血液以外にも体液（尿や消化管内容など）や腹腔内洗浄用の生理食塩液が混入し，ドレープやパッキングガーゼにも血液が吸収される
  ‣ 胃管から血液が吸引された場合や，肉眼的血尿を認めた場合は，外科医に知らせる
  ‣ 血液製剤（赤血球濃厚液，FFP，血小板，クリオプレピシテート），フィブリノーゲン製剤，プロトロンビン複合体濃縮製剤 prothrombin complex concentrate（PCC）などの投与には，ヘマトクリット値，イオン化カルシウム，血液凝固パラメータの測定が不可欠である
  ‣ 外科的止血が達成された後にも少量持続する術野の出血に対しては，ポイントオブケア血液凝固検査〔トロンボエラストグラフィ（TEG），トロンボエラストメトリ（ROTEM®）〕を指標にして，凝固障害の積極的な治療が必要となる
  ‣ 肝臓，脾臓，後腹膜などからの出血で汚染がない場合には，多くの外傷センターで自己血回収装置（Cell Saver®）が用いられている。Cell Saver® は多くの細菌を除去可能であるが，嫌気性菌は除去できない。汚染源と汚染の程度（小腸＜大腸）を考慮し，やむをえず自己血を返血せざるをえない大量出血患者においては，灌流液中にポビドンヨードや抗菌薬を添加することを検討する

ダメージコントロール開腹術

ダメージコントロール開腹術 damage control laparotomy は，患者の状態が不安定であり，長時間を要する根治的手術に耐えられないことが予測される場合に適応となる（第7章参照）。

手術戦略

ダメージコントロール開腹術は以下のような場合に適応となる。

- 血行動態が不安定で，蘇生への反応が不十分
- 凝固障害が大量出血の一因となっている
- 低体温と高度のアシドーシスを認める
- 予定手術時間が 90 分を超える
- 腹部臓器の損傷の評価や修復のために，複数回の手術が必要となる
- 腹部臓器以外にも外科的手術が必要な合併損傷がある

ダメージコントロール開腹術の目標は以下のとおりである。

- パッキング，血管の遮断，結紮などによる一次的止血
- 根治的な修復を行わず，脾摘出，腎摘出，尿管結紮などのシンプルな手技を選択し，腹腔内の損傷の検索を終える
- 消化管内容を除去して汚染を制御したうえで，消化管を自動縫合器で閉鎖する。端々吻合や人工肛門造設などの根治的手術は避け，後日行う
- 一時的閉腹法を用いて終了する

麻酔管理

術野のドレーピングが完了し，外科医がガウンと手袋を装着し，執刀準備が完了した段階で RSI を行うのが理想である。腹腔内出血の貯留によるタンポナーデ効果が開腹によって解除されると，致死的な血圧低下を起こすことがある。

外傷麻酔医はダメージコントロール手技について十分な知識を持ち合わせるべきであり，双方向性のコミュニケーションが不可欠である。胸部大動脈遮断や他の血管遮断，一時的なパッキングなどの手技により，麻酔医が血管内容量を補正して"catch up（追いつく）"するわずかな時間の猶予が生まれる。損傷肝の展開や肝内血管制御においては，Pringle 法（肝門遮断）が用いられている。Pringle 法によって静脈還流が減少するため，循環血液量が減少している患者では致死的低血圧や心停止をきたすことがある。

ダメージコントロール手術における蘇生の原則と目標（第 4，第 6，第 7 章参照）は以下のとおりである。

- 低血圧を許容した蘇生（hypotensive resuscitation）
  - 加温した輸液，血液製剤を少量ずつ急速投与しながら，出血の速度を注意深く観察する

296   Section 2   部位別の外傷麻酔

- ▸ 頭部外傷がない患者においては，活動性出血が制御されるまで収縮期血圧 80 ～ 90 mmHg を許容し，低めの血圧で管理する。脳損傷や脊髄損傷が判明している，もしくは疑われている患者においては，平均動脈圧 80 mmHg 以上を目標とする
- 輸血蘇生と酸塩基平衡維持
  - ▸ 赤血球(RBC)：FFP：血小板が 1：1：1 に近い投与比率となるよう，大量輸血プロトコルを立ち上げる
  - ▸ 晶質液，特に低張液の投与を制限する。膠質液は使用しない
  - ▸ 目標ヘモグロビン値 7 ～ 9 g/dL，血小板数＞$50 \times 10^6/\mu L$
  - ▸ 受傷後 3 時間以内にトラネキサム酸を投与する
  - ▸ 凝固障害が制御困難である場合には，クリオプレピシテート，フィブリノーゲン製剤，プロトロンビン複合体濃縮製剤 prothrombin complex concentrate (PCC)の使用を考慮する
- 生理的恒常性の維持
  - ▸ 臓器灌流の回復：pH＞7.25，動脈血二酸化炭素分圧 arterial partial pressure of carbon dioxide($PaCO_2$)＜50 mmHg，乳酸値の低下
  - ▸ 手術室の室温を上げ，輸液や腹腔内洗浄液を加温し，ブランケット，輻射ヒーター，加温パッドなどを用いて積極的に加温し，正常体温の維持につとめる
- 血行動態が不安定でも鎮痛・鎮静の継続を図る
  - ▸ 鎮痛はフェンタニルの漸増投与で調節可能である
  - ▸ ケタミン，ミダゾラムの少量ボーラス投与も考慮する
  - ▸ 手術終了時に抜管する必要はない

再開腹手術

腹部外傷に対する初回手術後の合併症に対して行われる緊急手術である。

腹部コンパートメント症候群の解除

腹部コンパートメント症候群 abdominal compartment syndrome は，大量の輸液蘇生による腸管浮腫および持続する腹腔内出血に起因する腹腔内圧上昇の結果として起こる。

腹腔内圧の正常値は 0 ～ 5 mmHg である。腹腔内圧が 20 ～ 25 mmHg を超えると，循環障害や組織灌流の障害を引き起こし，臓器障害が進行する。呼吸不全の徴候としては，気道内圧の上昇，1 回換気量の減少，無気肺の悪化，高二酸化炭素血

症などが認められる。胸部の静脈還流が減少し，心拍出量が低下すると循環不全をきたす。腎血流量の低下によって腎機能が悪化し，乏尿となる。

麻酔管理の注意事項

開腹によって腹腔内圧が急激に開放されると，再灌流症候群を急速に引き起こして乳酸が放出され，低血圧や不整脈を生じ，ときに心停止することもある。

　開腹して腹腔内圧を減圧する前に輸液負荷を開始しておかなければならない。フェニレフリン，ノルアドレナリン，バソプレシンなどの昇圧薬の補助が血圧を維持するために必要になることがある。アシドーシスに対しては分時換気量を増加させることで対応し，炭酸水素ナトリウムの投与も考慮する。虚血臓器や組織再灌流に起因する高カリウム血症の治療として塩化カルシウムを投与する。

他の適応による緊急再開腹手術

再開腹を要する後期合併症として最も多いのは，損傷の見落しである。大腸，横隔膜，胸壁などの後出血，消化管縫合不全による腹膜炎，膿瘍や消化管瘻形成，腸閉塞や腸管虚血，創部の癒合不全や感染などがある。肺炎，急性呼吸促迫症候群 acute respiratory distress syndrome（ARDS），敗血症などの重篤な合併症もよく生じる。

根治的な修復手術

根治的修復手術は，蘇生の目標が達成された後，たいていは受傷後 24 〜 72 時間の間に行われる。腹腔内パッキングの除去，消化管損傷の根治的修復，他の損傷の確認，十分な腹腔内洗浄，腸管浮腫の改善に合わせた段階的閉腹などが行われる。

各損傷の手術と麻酔

腹腔内臓器損傷

鈍的肝損傷の単独損傷で血行動態が正常である場合は，非手術療法 non-operative management（NOM）の成功率が高いが，大出血を伴う肝損傷は止血が難しい。Pringle 法は術中に門脈と肝動脈からの血液の流入を遮断する目的で行われる。胸部大動脈もしくは横隔膜直下の腹部大動脈遮断も必要となることがある。このような症例には大量輸血が必要である。場合によっては外科医が肝下部 IVC と右房との間にシャントをおくかもしれない。このとき麻酔医は輸血をシャントから投与で

きるよう回路を接続しておく。

　血行動態に破綻のない脾臓単独損傷も NOM が選択される。脾摘出術を施行した場合は，免疫応答の低下による肺炎球菌感染および脾摘出後敗血症を予防するために，術後に肺炎球菌ワクチンを投与する。

　胃，小腸，大腸の全層性損傷においては，消化管内容物の腹腔内への漏出により細菌性腹膜炎を呈し重症化する。もちろん臓器からの出血も考えなければならない。

　横隔膜は鈍的外傷と穿通性外傷のどちらでも受傷しうる。右横隔膜は肝右葉によって物理的に支持，固定されているため，左横隔膜に比べて受傷の頻度は低い。横隔膜損傷部で腹腔と胸腔との交通を生じるため，気胸を引き起こす可能性がある。同様にして脾損傷からの出血が，左横隔膜損傷があるために左大量血胸として現れてくることもある。腹腔内臓器が横隔膜損傷部から胸腔へ脱出しヘルニアとなると，これら臓器の絞扼や呼吸困難を生じ，誤嚥のリスクも増加する。人工呼吸の陽圧によってヘルニア内容を腹腔内のほぼ正常な位置に押し戻してしまうことがあるため，胸部 X 線検査では横隔膜損傷を同定できないことがある。

後腹膜臓器損傷

鈍的膵損傷は診断が困難な損傷の 1 つである。膵損傷では，消化管瘻，膿瘍，膵仮性嚢胞，後出血などの合併症により複数回の手術が必要になることが多い。膵管損傷によって膵酵素が周囲の組織へ漏出すると，重度の膵炎を合併する。

　重度の十二指腸損傷と膵頭部の損傷では Whipple 手術（膵頭十二指腸切除術）が必要となることがあるが，ダメージコントロール手術を要するような不安定な状態においては，この手術は複雑で長時間を要するため適切とはいいがたい。

　腎外傷においては，挫傷，裂傷，被膜下血腫，破裂，動脈閉塞，静脈血栓症などが起こる。これらは広範な後腹膜出血だけでなく，尿漏を引き起こすこともある。

大血管損傷

大血管損傷は重篤な出血性ショックを呈する。来院から手術室に入室，もしくは手術開始までの時間を最短にすることが最も重要である。そのためには，外傷チームの全メンバー（外科医，麻酔科医，救急医，看護師，コメディカルなど）の良好なコミュニケーションと統制されたチームアプローチが必要である。

- 動脈損傷は急速な失血の原因となる。静脈損傷の出血は低圧であるが，大量の出血の原因となり，しばしば制御困難になる
- 大量輸血プロトコルの発動と，迅速な輸血開始が必要である

17章　腹部外傷の麻酔　　**299**

- 適切な静脈ライン確保が重要である。静脈ラインは，上肢，鎖骨下静脈，内頸静脈を選択すべきである。術中手技で下大静脈(IVC)の遮断を要するような状況では，伏在静脈や大腿静脈に静脈ラインを確保しても機能しない
- 心臓や脳循環の維持を目的に，腹部大動脈を一時的に遮断することがある
- IVC の遮断は静脈還流の著しい減少をもたらし，循環動態の虚脱を増悪させうる

緊急動脈塞栓術と麻酔

最新の血管造影技術によって，動脈性出血の詳細な診断と臓器機能を温存した低侵襲な治療が可能となった。このような複雑で専門性の高い治療を成功させるには，外傷外科医，救急医，放射線科医，外傷麻酔医など多分野からなる専門チームが24時間体制で対応できなければならない。現在では，多くの外傷センターでの血管内治療は，患者の血行動態にかかわらず，腹部外傷患者に対して日常的に行われるようになっている。

　血管内治療は，血管撮影室もしくはハイブリッド手術室にて行われる。画像下治療 interventional radiology(IVR)の手技は，腹部外傷手術の術前にも術後にも行うことがある。よって，重症外傷患者では外傷麻酔医が蘇生に介入できるよう外傷手術室に準じた資器材一式を治療室に準備しておかねばならない。

　鈍的外傷と穿通性外傷の両方のさまざまな腹部外傷が動脈塞栓術の適応となりうる。

- 脾動脈塞栓術は，脾摘出術の代替手段として行われることがある。脾臓を温存することによって免疫学的，血液学的な機能が温存される。これは脾摘出後敗血症のリスクを軽減するために重要である
- 血行動態が不安定な肝動脈損傷に対し，以前は開腹術が行われていたが，早期の動脈塞栓術によって治療が成功する症例が増加している
- 腎血管損傷の治療の第1選択として，塞栓術や血管内ステント留置が行われるようになり，高い成功率をおさめている
- 骨盤骨折による致死的な動脈出血の制御についても血管造影と経カテーテル塞栓術は有効であり，輸血の需要を減らすことができる(第18章参照)

　後腹膜血腫に対する手術は大量の出血をきたすため，基本的に手術は損傷臓器の修復のみにとどめるべきである。不安定な骨盤輪骨折と寛骨臼骨折においては，止血のために整形外科的な固定も必要である(第18章参照)。

動脈塞栓術の利点

腹腔内や後腹膜を開放することがないので，血腫によるタンポナーデ効果が維持され，血行動態の破綻を回避できる。血管造影では出血部位を早期に診断することが可能であり，複数部位からの出血を同時に治療することもできる。また，外科的にはアプローチが困難な部位の出血に対しても治療が可能である。動脈塞栓術によって実質臓器の NOM が可能となる。

画像下治療 interventional radiology（IVR）の手技

コイルやゼラチンスポンジによる塞栓が，実質臓器の出血の治療において最もよく用いられる。動脈損傷においてはステントやステントグラフトが用いられ，止血と同時に臓器血流の維持を可能にする。一時的な止血を目的として，主要な内臓血管，内腸骨動脈，腹部大動脈などに選択的に閉塞バルーンを留置することもある。

合併症

造影剤アレルギーや造影剤腎症が生じることがあり，急性または慢性腎不全の患者で特に起こりやすい。ほかにコイルの逸脱，実質臓器の梗塞，膿瘍形成などの合併症がある。

蘇生目的の大動脈内バルーン遮断（REBOA）

新しい手技である蘇生目的の大動脈内バルーン遮断 resuscitative endovascular balloon occlusion of the aorta（REBOA）は，致死的出血患者の蘇生において利用頻度が増加している。バルーンは大腿動脈からワイヤーを介して大動脈内に留置される。血管内のバルーンを拡張することにより，左開胸下大動脈遮断と同等の効果を得ることができる。バルーン上流の後負荷が増加し，臓器灌流が維持されるが，特に重要なのは脳循環と冠循環が維持されることである。これにより循環動態の一時的な改善を得ることができ，外科的止血や動脈塞栓術による止血へ迅速に進むための時間的猶予ができる。バルーンは止血が達成された後に収縮させる。左開胸下大動脈遮断と比較して REBOA は低侵襲である。

REBOA を解剖学的に理解するには大動脈を 3 つの Zone に分ける必要がある。

- Zone I：左鎖骨下動脈起始部〜腹腔動脈根部まで（若年成人男性では約 20 cm の範囲）
- Zone II：腹腔動脈根部〜腎動脈尾側まで（約 3 cm の範囲）

- Zone III：腎動脈尾側〜左右総腸骨動脈分岐部(約 10 cm の範囲)

　バルーンは，出血が疑われる部位に応じて Zone I または Zone III に留置されることが多い。REBOA を用いるのは以下のような状況である。

- 横隔膜下の大量出血で収縮期血圧＜70 mmHg
- 鈍的外傷，穿通性体幹部損傷による大量の腹腔内出血(Zone I REBOA)
- 鈍的外傷患者で骨盤骨折が疑われ，出血源が骨盤単独と思われるもの(Zone III REBOA)
- 骨盤部や鼠径部の穿通性外傷患者で，腸骨動脈や大腿動脈からの制御不可能な出血(Zone III REBOA)

　外傷麻酔医は蘇生における REBOA の意義をよく理解したうえで，全身麻酔，筋弛緩，蘇生を担わねばならない。大量輸血プロトコルの発動やダメージコントロールの原則は全例に必ず適応する。大動脈損傷が診断されている，あるいは疑われている患者に REBOA は禁忌である。

▲ Key Point

- 腹部外傷手術は，非常に精力的で変化に富んでおり，外傷麻酔医は迅速な治療介入と綿密な管理を要求される
- 腹部外傷の治療は大きく進歩し，1 人の腹部外傷患者が受ける治療は多様化し，さまざまな場所で，多くの専門医によって，複数の治療を受けるようになった。麻酔科医のかかわりも多様化しており，これらの治療をサポートすることが求められる
- 治療に関係するすべてのチームメンバーの良好なコミュニケーションが最も重要である。これは周術期において重要なことだが，血管内治療ならびに手術室以外でなされる他の緊急処置においても同じくらい重要である
- CT では，腹腔内出血，腹部・後腹膜・骨盤内臓器損傷の正確な診断が可能である。しかし，血行動態が不安定な患者，超緊急で外科手術が必要と判断された患者には CT を行うべきではない
- 腹部外傷では誤嚥のリスクが高いため，迅速導入(RSI)が強く推奨されている
- 腹部外傷の麻酔管理の目標は，正常体温の維持，十分な術野の提供，状態に応じた適切な血行動態の維持，昇圧薬の過剰投与の回避である
- 適切な静脈ラインを確保することが重要である。静脈ラインは，上肢，鎖骨下静脈，内頸静脈などに留置する。手術中に下大静脈(IVC)を遮断する可能性がある

302　Section 2　部位別の外傷麻酔

　　場合には，伏在静脈，大腿静脈への静脈ライン確保は適切ではない
- 脊髄くも膜下麻酔，硬膜外麻酔は腹部外傷の手術では基本的に行わない
- 腹部コンパートメント症候群に対して行う緊急減圧開腹術は，急速な再灌流症候群と乳酸の放出を生じ，低血圧や心停止に至る危険性がある。十分な準備をして臨まねばならない
- 血管造影と治療技術の進歩により，動脈出血の正確な診断および臓器機能を温存しながら低侵襲に止血を得ることが可能になった

謝辞

"Essentials of Trauma Anesthesia First Edition(2012)" の "Anesthetic considerations for abdominal trauma" の章を執筆された Robert Kettler 氏の貢献に深謝する。

参考文献　●さらなる学習のために●

1. American College of Surgeons, Committee on Trauma. *Advanced Trauma Life Support for Doctors : ATLS® Student Course Manual*, 9th edition. Chicago, IL : American College of Surgeons ; 2012.
2. Brenner ML, Moore LJ, Dubose JJ, et al. A clinical series of resuscitative endovascular balloon occlusion of the aorta for hemorrhage control and resuscitation. *J Trauma Acute Care Surg* 2013 ; 75 : 505-511.
3. Chou HG, Wilson CW. Anesthetic consideration for abdominal trauma. In : Smith CE, ed. *Trauma Anesthesia*, 2nd edition. New York, NY : Cambridge University Press ; 2015.
4. Dutton R. Damage control anesthesia. *TraumaCare* 2005 ; 15 : 197-201.
5. Moeng MS, Loveland JA, Boffars KD. Damage control : beyond the limits of the abdominal cavity. A review. *TraumaCare* 2005 ; 15 : 189-196.
6. Rossaint R, Bouillon B, Cerny V, et al. The European guideline on management of major bleeding and coagulopathy following trauma : fourth edition. *Crit Care* 2016 ; 20 : 100.
7. Varon AJ. Trauma anesthesia. *ASA Refresher Courses Lectures in Anesthesiology* 2014 ; 42 : 154-162.
8. Wallis A, Kelly MD, Jones L. Angiography and embolization for solid abdominal organ injury in adults—a current perspective. *World J Emerg Surg* 2010 ; 5 : 18.

Section 2 *部位別の外傷麻酔*

18 筋骨格外傷の麻酔

Jessica A. Lovich-Sapola, Charles E. Smith

はじめに

Miller は,「筋骨格外傷 musculoskeletal trauma は,外傷センターにおいて手術治療の頻度が最も高い」と述べている(章末の文献参照)。多発外傷患者では,骨折部の固定とアライメントの整復を早期に達成することが大切である。

- 骨折部の整復固定により,疼痛の軽減,蘇生の補助,機能の回復が得られ,離床が可能となる
- 筋骨格損傷を安定化しなければ,合併症の増加,入院期間の長期化,呼吸器合併症の悪化をまねく
- 多発外傷患者に対する骨折治療のタイミングは難しい問題であり,コミュニケーションをとりながらのチームアプローチを要する
- 早期の骨折整復固定は,外傷患者の治療における重要なパラダイムシフトの1つである。それによって,合併症の軽減や急性呼吸促迫症候群 acute respiratory distress syndrome(ARDS),敗血症の発症率を減少させる(**表 18-1**)
- 致死的な筋骨格損傷と四肢切断のおそれのある筋骨格損傷は,緊急に対処する必要がある(**表 18-2**)

麻酔法の選択

筋骨格外傷に対する区域麻酔(第 8 章参照)

区域麻酔の利点には以下のものがある。

- オピオイドの減量:悪心を軽減し,免疫抑制も低減する

303

304 Section 2　部位別の外傷麻酔

表 18-1　緊急手術を要する筋骨格損傷

6〜8 時間以内の手術を推奨	24 時間以内の手術を推奨
開放骨折	不安定型骨盤輪骨折/寛骨臼骨折
外傷による関節切開	不安定型大腿骨折
関節脱臼	高齢者の大腿骨近位部骨折
若年者の転位型大腿骨頸部骨折	

表 18-2　致死的損傷と四肢切断のおそれのある損傷

致死的損傷	四肢切断のおそれのある損傷
出血を伴う骨盤輪損傷	外傷性切断
出血を伴う長管骨骨折	血管損傷
	コンパートメント症候群

- 患者の意識状態を評価できる
- 四肢の血流を増加させる
- 術中出血量が減少する
- 深部静脈血栓症と肺塞栓症の発生頻度が低下する
- 気道管理や人工呼吸管理が不要である
- 術後の疼痛コントロールが良好で，早期の離床が可能となる
- 幻肢痛が減少する

　区域麻酔の欠点には以下のものがある。

- 鎮静が必要である
- 脊髄くも膜下麻酔または硬膜外麻酔では血行動態が不安定になる
- 体の複数部位へは適応できない
- 抗凝固療法中の患者では不適切である
- 必要以上に効果が持続することがある
- 末梢神経機能を評価することが難しい

　脊髄くも膜下麻酔・硬膜外麻酔や区域麻酔を行う前に，コンパートメント症候群のリスクやそのほかに配慮すべきことがないかを外科医に確認し，情報を共有する必要がある。

筋骨格外傷に対する全身麻酔（第 7 章参照）

全身麻酔の利点には以下のものがある。

- 効果発現が速い
- 麻酔の持続時間をより調整しやすい
- 複数部位の手術に適応可能
- 患者の忍容性が高い

全身麻酔の欠点には以下のものがある。

- 意識状態を継続して評価できない
- 気道管理を要する
- 血行動態の管理がより複雑となる
- 肺の圧傷害のリスクが増加する

周術期管理

手術室へ入室する前に，病歴聴取と身体診察を必ず行う。どの程度まで詳細に評価する必要があるかは，手術の種類やその緊急性次第である。麻酔医が最低限再評価すべき項目として，二次外傷救命処置 Advanced Trauma Life Support（ATLS）[注1] におけるプライマリーサーベイ primary survey とセカンダリーサーベイ secondary survey の結果や，必要な外科的治療の内容，血液検査や，胸部・骨盤・脊椎・頭部・腹部を含めた画像検査の結果などがある。整形外科外傷に対する麻酔管理のうえで配慮すべき事項を**表 18-3** に示す。特定の骨折や脱臼には，それぞれ

表 18-3　整形外科外傷に対する麻酔管理の注意事項

- 緊急度と時間によっては，併存症の評価や術前の病状の安定化が不十分となる
- フルストマックと誤嚥のリスク
- 頸椎外傷が否定されていない場合は，気管挿管のための適切な頭頸部の位置が保持できず，気道管理の難易度が高い
- 薬物中毒，薬物乱用（アルコール，コカイン，覚醒剤，カンナビノイド，オピオイドなど）
- 手術体位による障害
- 低体温
- 大量出血と凝固障害
- ターニケットの長時間使用による神経・筋・血管損傷
- 遅発性に発症する脂肪塞栓症候群（FES）と急性呼吸促迫症候群（ARDS）
- 深部静脈血栓症（DVT）
- コンパートメント症候群
- 術後疼痛

注1：日本では Japan Advanced Trauma Evaluation and Care（JATEC™）。

表 18-4 神経・血管の損傷を合併しやすい骨折と脱臼

骨折または脱臼	損傷される神経や血管
鎖骨骨折または第 1 肋骨骨折	鎖骨下動脈
肩関節脱臼	腋窩神経または腋窩動脈
上腕骨骨幹部骨折	橈骨神経
上腕骨顆上骨折	上腕動脈
股関節脱臼	坐骨神経
大腿骨骨幹部骨折	浅大腿動脈
大腿骨顆上骨折	膝窩動脈
膝関節脱臼	総腓骨神経，膝窩動脈
脛骨近位骨折または腓骨近位骨折	総腓骨神経

(Vallier HA. Musculoskeletal trauma. In：Smith CE, ed. *Trauma Anesthesia*, 2nd edition. New York, NY：Cambridge University Press；2015 より，許可を得て転載)

合併しやすい神経損傷や血管損傷があることを覚えておく（**表 18-4**）。

　詳細な術前評価は，特に高齢者の整形外科外傷において大切である。高齢者は併存症をもっている頻度が高く，予備力に乏しい（第 21 章参照）。多くの整形外科外傷では出血を伴い体液の移動が生じるため，頻脈，低血圧となり酸素需要量が増加して，心筋梗塞や脳卒中などの合併症のリスクが高くなる。麻酔に伴う副作用の既往，現在の内服薬，ペースメーカまたは植え込み型除細動器（ICD）の有無，閉塞性睡眠時無呼吸（OSA）の既往，薬物乱用歴の有無などを確認しておかなければならない。

　以下の術前検査が推奨されている。

- 全血球計算 complete blood count（CBC）
- 血液型・不規則抗体判定
- 凝固機能検査
- 病歴から必要であれば基本的な生化学検査
- 病歴から必要であれば心電図検査
- 特定の患者や予定する手術内容によっては，より詳細な検査を要する

　整形外科外傷では，米国麻酔科学会 American Society of Anesthesiologists（ASA）の標準的モニタリング（第 9 章参照）を行う。患者の全身状態次第では，特殊なモニタリングも追加で施行することがあるが，特に酸素化，換気，循環，体温については常にモニタリングを行うべきである。

18章　筋骨格外傷の麻酔　　*307*

- 酸素化：パルスオキシメータ，皮膚色の観察，吸気・呼気ガス分析，血液ガス分析
- 換気：呼気終末二酸化炭素 end-tidal carbon dioxide($EtCO_2$)濃度,呼吸音の聴診，動脈血ガス，人工呼吸器の設定〔1 回換気量，最高気道内圧，プラトー圧，吸気時間(I)：呼気時間(E)比など〕
- 循環：心電図，血圧(非観血的測定または動脈内留置カテーテルを用いた観血的測定)，動脈圧波形分析，心エコー，中心静脈圧，尿量
- 体温：食道温，鼻腔温，膀胱温，直腸温

輸液療法は患者の個別の状況に応じて行うべきである(第 4 章参照)。
輸液療法の選択肢には以下のものがある。

- 晶質液
  - 乳酸リンゲル液(外傷患者では標準使用)
  - 乳酸リンゲル液はカルシウムを 3 mEq/L 含有しているので，赤血球濃厚液と混ぜたり希釈したりして使用することはできない
  - 0.9%生理食塩液(赤血球濃厚液の希釈に使用する)
  - グルコースを含有した輸液は高血糖のリスクがあるため，一般的には使用しない
- 膠質液
  - 晶質液よりも血漿増加作用がある
- 血液製剤
  - 赤血球濃厚液
  - 新鮮凍結血漿 fresh frozen plasma(FFP)
  - 濃厚血小板製剤
  - クリオプレシピテート

疼痛管理

整形外科外傷患者に対する急性期の疼痛管理は難しいことが多く，多部位に損傷が及ぶ場合は特に難渋する。疼痛管理としては，まず作用発現の速い静脈内投与で薬物を少量ずつ頻回に用いることからはじめ，痛みが改善するまで繰り返す。いったん痛みが改善したらその用量を基本として，長時間作用型の薬物や患者自己調節鎮痛法 patient-controlled analgesia(PCA)を開始する。鎮痛を開始して血圧が低下した場合は通常，循環血液量が減少していることを意味するので，速やかにその対処

308　Section 2　部位別の外傷麻酔

を行うべきである。患者の回復にしたがって理学療法が行われるようになるが，その頃には鎮痛薬の投与量も適切に増量していくことが必要になる。

　外傷の受傷機転そのものが負の感情や精神的な側面に関係していることがあるので，疼痛管理に合わせて包括的な精神的サポートとカウンセリングを行うこともある。心的外傷後ストレス障害 post-traumatic stress disorder（PTSD）の治療のために精神科医へのコンサルトを行うことが適切な場合もある。

　整形外科領域の疼痛は，神経障害性疼痛を伴うことが多い。この疼痛は，焼けるような痛みとか，「電気ショック」のような痛みと表現され，オピオイド単独ではほとんど効果がない。そのため，ガバペンチンの投与や選択的区域麻酔の併用も考慮し，「痛みの悪循環を断ち切る」べきである。

区域麻酔（第 8 章参照）

区域麻酔 regional anesthesia は，すべての整形外科外傷に対して考慮すべきである（表 18-5, 18-6）。単回投与によるブロックで短時間の鎮痛を得ることができるが，長時間の鎮痛にはカテーテル留置が必要になる。単回投与あるいはカテーテル留置にかかわらず，すべての末梢神経ブロックでは超音波ガイド下での施行が推奨されている。区域麻酔法は患者の満足度が高く，呼吸機能の改善がみられ，患肢の運動が早期に可能になるなどの利点もある。

　区域麻酔の施行時に考慮する事項には以下のものがある。

表 18-5　外傷に対する上肢ブロックと注意事項

斜角筋間ブロック ▸ 肺損傷を合併した患者では，同側の横隔神経麻痺のリスクが増加	● 上肢や肩関節 ● 上腕骨骨折 ● 肩関節脱臼 ● 鎖骨骨折（浅頸神経叢ブロックを追加する）
鎖骨上ブロック	● 上肢 ● 肘関節 ● 前腕 ● 手
鎖骨下ブロック ▸ カテーテルの留置・固定に適している ▸ 頸椎を動かす必要がないため，頸椎損傷の合併例に適している	● 上肢 ● 肘関節 ● 前腕 ● 手
腋窩ブロック ▸ 圧迫止血が可能なため，軽度の凝固障害でも安全に施行できる	● 前腕 ● 手

- インフォームドコンセントの取得
- 血行動態
- 凝固能
- 外傷性神経損傷の有無
- 感染を合併するリスク
- コンパートメント症候群のリスク

　神経叢損傷がある患者では，神経ブロックは避けたほうがよい。区域麻酔がコンパートメント症候群 compartment syndrome の痛みをマスクしてしまい，診断が遅れてしまう懸念がある。その懸念については，ブロックを行う前に外科医と協議しておくとよい。

大腿骨骨折の管理

両側の大腿骨骨折 femoral fracture や多発長管骨骨折では，致死的な大量出血が起こることがあり，その死亡率は 25% にもなる。大腿骨骨幹部骨折による出血は平均 1,500 mL と推定されている。内径の太い静脈ライン 2 本または中心静脈ラインの確保を要する（第 5 章参照）。

　骨折に対する早期の内固定（受傷から 24 時間以内）は，ほとんどの患者において安全に施行可能であることが示されている。重症胸部外傷，腹部外傷，頭部外傷を伴った多発外傷患者においても，術前に適切な蘇生が行われて全身状態が安定して

表 18-6　外傷に対する下肢ブロックと注意事項

大腿神経ブロック ▸ 圧迫止血が可能なため，軽度の凝固障害でも安全に施行できる	● 大腿前面 ● 大腿骨骨折 ● 前十字靱帯再建 ● 脛骨プラトー骨 ● 大腿からの採皮 ● 膝関節手術
腸骨筋膜ブロック	● 大腿神経ブロックと同様 ● 大腿骨近位部骨折
伏在神経ブロック	● 足部の内側
坐骨神経ブロック	● 大腿後面 ● 下腿の大部分
足関節ブロック	● 足と足趾 ● 軟部組織損傷 ● 切断

310 Section 2 部位別の外傷麻酔

いれば，同様に内固定を行うことができる．不安定な長管骨骨折に対する early
appropriate definitive surgery protocol が MetroHealth Medical Center で開発さ
れた（**表 18-7**）．長期臥床に伴う合併症よりも，手術に伴うリスクのほうが少ないこ
とが広く認識されている．全身状態の安定化には，晶質液，膠質液による輸液蘇生
を行い，必要があれば血液製剤も使用する．経時的に動脈血ガス分析を測定して，
乳酸値，pH，塩基欠乏の経過をみることで適正な蘇生の指標とする．他の損傷や合
併症に対処するために，他科への早期のコンサルテーションがしばしば必要となる．

　大腿骨骨折に対する早期内固定の有用性には以下のものがある．

- 呼吸器合併症の減少
- 人工呼吸器装着期間の短縮
- 深部静脈血栓症（DVT）の減少
- 入院期間の短縮
- 医療費の削減
- 尿道カテーテルに関連した尿路感染症の減少

骨盤骨折の管理

骨盤輪の骨折（骨盤骨折 pelvic fracture）による死亡率は 5 ～ 20％である．重度の
ショック状態で搬送となった場合には，死亡率は 50％に増加する．通常，骨盤骨
折による出血は閉鎖腔に広がるため，受傷早期には明らかにならない．後腹膜腔に
大量出血を合併することがある．迅速な蘇生と早期の骨盤固定により，合併症と死
亡率を最小限にすることができる．受傷機転の情報は重要である．骨盤輪が骨折す
るには大きな外力を要するため，多臓器の損傷を合併することが多く，例えば，泌
尿器損傷，神経損傷，婦人科的な損傷などを合併することがある．

　不安定型骨盤輪骨折に対する早期（受傷から 24 時間以内）の骨盤固定または整復
内固定の利点には以下のものがある．

- 出血の制御と蘇生の補助
- 疼痛の軽減
- 患者の体位変換が可能
- 骨折の整復が容易
- 骨折の整復がより正確に可能
- 牽引・仰臥位安静が不要

18 章　筋骨格外傷の麻酔　*311*

表 18-7　early appropriate care：MetroHealth Medical Center における不安定な長管骨骨折に対するプロトコル

適応基準	不安定な骨折（大腿骨近位部骨折，大腿部骨幹部骨折，骨盤輪骨折，寛骨臼骨折），手術を要する胸腰椎骨折 上記かつ以下の項目のうち少なくとも 1 つ ● 他部位に 1 つ以上の重症外傷の合併 ● 来院時に低血圧，頻脈など血行動態が不安定，または輸血を要する状態 ● 上記の骨折が 1 カ所以上 ● ISS≧16
除外基準	● 重症頭部外傷（AIS 4 または 5） ● 再建が必要な血管損傷を伴った骨折 ● 切断指または切断肢の再接着を行う患者 ● 妊婦 ● 高齢者（＞80 歳） ● 重度の認知症 ● 軽微な受傷機転（立位からの転倒など） ● 骨格が未熟な小児 ● 腫瘍に続発した骨折 ● 悪性腫瘍の診断 ● 化学療法中，ステロイドの使用（prednisone＞10 mg/日を内服中または過去 1 年以内に内服） ● 予測される余命が 1 年未満
プロトコル	● 入院時に血液ガス分析，乳酸値，CBC，血小板数，PT-INR，生化学検査項目を測定する ● 上記の値が正常化するまで 8 時間ごとに測定を繰り返す ● 36 時間以内に以下の条件を満たせば骨折の内固定が可能 　▸ pH≧7.25 　▸ 塩基欠乏≧−5.5 　▸ 乳酸値＜4.0 mmol/L 　上記に合わせて 　かつ 　▸ 蘇生に反応し，昇圧薬の必要がない状態（持続する出血や低血圧を認める場合は，続けて再検査が必要になることもある） ● 8 時間以内に上記の条件を満たすことができなければ，ダメージコントロールの原則に則った治療を行う（大腿骨骨折と骨盤骨折に対して創外固定を行う）。上記の内固定基準を満たすまで，患者の再評価を繰り返す ● 8 時間以内に上記の条件を満たすことができず，さらに患者の状態が悪化した場合，骨折を固定することで活動性出血を止血できると外科医が判断するなら，内固定を考慮する ● 術後管理 　▸ CBC，血小板数，動脈血ガス分析，乳酸値，PT-INR を，基準値になるまで 8 時間ごとに測定する 　▸ 標準的な抗菌薬の使用 　▸ 外傷プロトコルに準じた DVT 予防

(Heather A. Vallier, MD, Department of Orthopaedic Surgery, MetroHealth Medical Center, Cleveland, OH の厚意による)
AIS：簡易損傷スコア，CBC：全血球計算，DVT：深部静脈血栓症，ISS：損傷重症度スコア，PT-INR：プロトロンビン時間国際標準化比

312　Section 2　部位別の外傷麻酔

- 呼吸器合併症，敗血症，血栓塞栓症のリスクの減少
- 臓器不全の発生が減少
- 合併症と死亡率の低下
- 集中治療室 intensive care unit(ICU)滞在期間の短縮
- 入院期間の短縮

　出血は，骨盤骨折における重大な問題である。出血源としては，骨自体，腸骨動静脈，仙腸関節や仙骨静脈叢の近傍の動静脈などがある。仙骨静脈叢からの出血は，著しい失血をもたらすことがある。タンポナーデ効果を生じるまでに4Lもの血液が後腹膜腔に貯留することがある。輸液による蘇生後も血行動態が不安定な患者には，骨盤の整復と緊急血管造影を行うべきである。血管造影により出血部位を特定でき，塞栓術による治療が可能となる（図18-1）。骨盤骨折患者では，受傷後24時間で赤血球濃厚液20単位[注2]もの大量輸血が必要になることがある。蘇生の目標は，臓器灌流と血行動態の安定化である。輸液が後腹膜腔に直接注入されてしまう可能性があるため，下肢に静脈ラインを確保することは避ける。

　骨盤骨折からの出血を制御する手段は，骨盤の固定または血管塞栓術である。血管塞栓術が通常は治療の第1選択として行われることが多く，侵襲的な固定より先に行われる。骨盤からの動脈性出血によって血行動態が不安定な患者に対し，血管撮影室で治療を行うことはリスクがないわけではない。患者の安全な移送には，外科医，放射線科医，麻酔医，ICUスタッフの協力が必要である。経カテーテル塞栓術に引き続き外科手術がさらに必要であれば，患者は手術室へ移送されるかもしれない。または，循環と呼吸の最適化，アシドーシスや循環血液量の補正，凝固障害の治療のためにICUに移送されるかもしれない。画像下治療 interventional radiology において使用する麻酔器およびモニター機器は，手術室と同等のものでなければならない。必要な場合には麻酔医の応援を呼べるようにしておく。

　骨盤骨折に対する疼痛管理は難しい。骨盤骨折手術に伴う医原性損傷のうち最も一般的なものは，坐骨神経損傷である。そのため，下肢の運動と知覚が正常であることが確認されるまでは，硬膜外カテーテルの使用は推奨されていない。

2カ所以上に骨折を認める場合

多発外傷患者における他部位の損傷の修復と，骨折固定の治療順序の決定は，外科チームと協議して決定する。外傷外科医がこの調整役を担うことが多い。手術を安全に進めるためには，良好なコミュニケーションと，患者の状態を頻回に再評価す

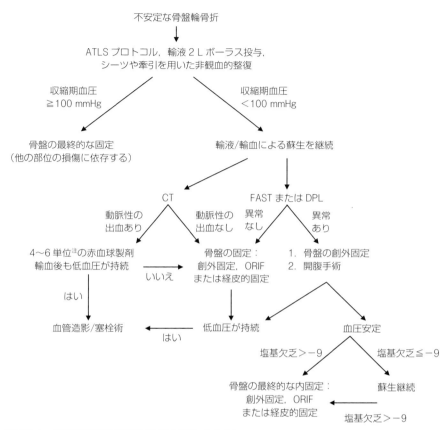

図 18-1　骨盤輪損傷の評価と治療のアルゴリズム
ATLS：二次外傷救命処置，DPL：診断的腹腔洗浄法，FAST：迅速簡易超音波検査法，ORIF：観血的整復内固定
(Vallier HA, Jenkins MD. Musculoskeletal trauma. In : Smith CE, ed. *Trauma Anesthesia*. New York, NY : Cambridge University Press ; 2008 より，許可を得て転載)
注：4〜6 単位は日本の赤血球製剤の約 10 単位に相当。

ることが必要となる．治療方針の決定のために，間隔をおいて繰り返し血液検査を評価する．予想される手術時間や出血量，手術体位も考慮しなければならない．

股関節脱臼

股関節脱臼 hip dislocation は，高エネルギー外傷により生じることが多く，神経損

注 2：日本の約 40 単位に相当する。

314   Section 2   部位別の外傷麻酔

傷や血管損傷を伴うことがある。しばしば寛骨臼の骨折を合併することもある。骨
折の治療は待期的に行うことが多いが，脱臼は緊急に治療すべき病態であり，その
治療も 6 時間以内に行うべきである。もし脱臼が見落とされて治療がなされなけれ
ば，大腿骨頭壊死のリスクが非常に高くなる。股関節の脱臼整復には深い鎮静が必
要で，ときには筋弛緩薬も投与することがある。ほかにも必要な手術がある場合に
は，脱臼整復を容易にしつつ，その他の手術も可能とするために，気管挿管にて筋
弛緩薬を投与することが推奨されている。また，外傷患者では常に誤嚥のリスクが
あることを忘れないことが大切である。人工股関節の脱臼では，大腿骨頭壊死のリ
スクがないので緊急性はない。

開放骨折

開放骨折 open fracture，すなわち皮膚が破れた骨折は，緊急手術の適応と考えら
れており，治療が 6 ～ 8 時間以上遅れると感染率が増加する。手術室での洗浄・デ
ブリードマンと，骨折に対する仮固定または確定的固定を，安全に施行できる範囲
でなるべく早く行うことが推奨されている。

　感染を予防するために抗菌薬を早期に使用し（例：第 1 世代セファロスポリン系
のセファゾリンを，成人では 2 g を初回負荷投与する），適切な間隔で反復投与す
ることが推奨されている。セファロスポリン系やペニシリンにアレルギーがある場
合は，クリンダマイシン 900 mg（成人）を静脈内投与する。開放創が明らかに汚染
されている場合は，ゲンタマイシン 4 ～ 5 mg/kg を 24 時間ごとに静脈内投与して，
Gram 陰性菌をカバーすることが有効である。土壌汚染がある場合は，嫌気性菌を
カバーするためにペニシリン 400 万単位を 4 時間ごとに静脈内投与する。

　米国疾病管理センター Centers for Disease Control and Prevention（CDC）は，
破傷風ワクチンを 10 年ごとに接種することを推奨している。しかし，ほとんどの
患者は直近のワクチン接種日を覚えていないので，外傷診療の現場でもワクチン接
種が行われてしまうことが多い。破傷風ワクチンの接種は，受傷後すぐに行うべき
であるが，数日後または数週間後に行うこともできる。破傷風ワクチンを接種した
後，抗体の形成には最大で 2 週間を要する。よって，最近のワクチン接種がない場
合には，ワクチンを接種してもその後に破傷風を発症する場合がある。外傷患者の
破傷風に対する免疫が不十分であるときは，抗破傷風免疫グロブリン tetanus
immune globulin（TIG）を投与すべきである。1 回の TIG の投与によって，受動的
抗体が少なくとも 4 週間は維持される。TIG と破傷風トキソイドは同時に投与す
ることができるが，別の部位に接種する必要がある。

外傷性切断

外傷性切断の治療では，迅速な圧迫止血，早期の抗菌薬投与，破傷風予防を行う必要がある。出血コントロールと外科的デブリドマンのために，しばしば緊急手術が必要になる。

血管損傷

四肢の主幹動脈損傷は緊急手術の適応である。穿通性外傷でみられることが多いが，鈍的外傷でも生じる。外傷性膝関節脱臼は，鈍的外傷における血管損傷の原因として最も多い。四肢の蒼白や冷感を認め，脈拍の触知が微弱である場合は，主幹動脈損傷を疑うべきである。増大する血腫や大量出血を認めることがあり，患者の救命のためには輸血，輸液が非常に重要である。

脂肪塞栓症

長管骨骨折に対する手術患者の多くで，術中に経食道心エコー検査 transesophageal echocardiography（TEE）を行うと，脂肪および骨髄の微小塞栓が確認されるという。ほとんどの患者は臨床的に問題となる症状を示すことはないが，一部の患者は急性炎症反応を生じる。臨床的に有意である脂肪塞栓症候群 fat embolism syndrome（FES）は，長管骨骨折患者の $3 \sim 10\%$ にみられ，多発長管骨骨折患者ではより高頻度にみられる。症状の発現は急性または亜急性（$12 \sim 72$ 時間以上経過してから）であり，急性呼吸不全や心停止で発症することがある（**表 18-8**）。治療は支持療法であり，早期の認識，酸素投与と呼気終末陽圧 positive end-expiratory

表 18-8　脂肪塞栓症候群（FES）の臨床像

- 低酸素血症（約 75% の患者に認める）
- 頻脈
- 意識障害：傾眠，混乱，半昏睡，昏睡 [a]
- 上半身の点状発疹：結膜，口腔粘膜，頸部，腋窩
- 肺動脈圧の上昇
- 心拍出量の低下
- 検査結果：脂肪性ミクログロブリン血症，貧血，血小板減少，赤血球沈降速度亢進，尿中脂肪滴
- 胸部 X 線検査：両側の肺胞性浸潤影

[a] 脂肪塞栓症候群（FES）は，全身麻酔後の覚醒遅延の原因になりうる。
(Smith CE, et al. *Trauma Anesthesia*, 2nd edition. New York, NY : Cambridge University Press ; 2015 より，許可を得て転載)

pressure（PEEP）を用いた適切な呼吸管理，輸液管理が必要となる。

コンパートメント症候群

急性のコンパートメント症候群 compartment syndrome は，限られた筋区画内の圧が上昇し，同部位の組織の循環と機能を障害することで発症する。組織損傷，虚血をきたし，最終的に組織壊死をもたらす。コンパートメント症候群を最も発症しやすいのは，下腿と前腕掌側である。

コンパートメント症候群を生じる可能性がある病態や条件には以下のものがある。

- 骨折
  - 脛骨骨幹部
  - 橈骨
  - 尺骨
- 銃創
- 打撲傷
- 出血
- 熱傷
- 虚血後の腫脹
- 再灌流傷害
- 薬物過量摂取による長時間の無動状態
- 長時間の四肢圧迫
- 医原性の要因（点滴漏れや，カルシウム，マンニトール，カリウム，フェニトイン，メチレンブルーなどの起壊死性薬物の血管外漏出）

コンパートメント症候群はおもに臨床症状で診断する。初発症状は，外傷の程度に不釣り合いな疼痛，他動運動による疼痛，傷害領域の腫脹である。つぎに，末梢の知覚低下と固有感覚消失を認め，その後に完全な知覚消失と筋力低下が出現する。脈拍の消失，蒼白，運動麻痺，異常感覚などの遅発性の症状は，不可逆的な機能障害に進行するまで認められないことが多い。

診断にはコンパートメント内圧測定を要する。正常コンパートメント内圧は 0 〜 15 mmHg である。コンパートメント内圧が 30 〜 50 mmHg 以上になると，筋虚血を生じる可能性がある。正常な筋肉の虚血閾値は，コンパートメント内圧と拡張期血圧との差が 20 mmHg 以下，またはコンパートメント内圧と平均動脈圧との差

表 18-9　虚血時間と筋骨格損傷の程度

虚血時間(h)	筋骨格損傷の程度
<2	永続的な組織損傷なし
2〜4	不可逆的な解剖学的・機能的変化
6	筋壊死が生じる
24	虚血再灌流による組織学的変化が最大となる

(Malinoski DJ, Slater MS, Mullins RJ. Crush injury and rhabdomyolysis. *Crit Care Clin* 2004 ; 20 : 171-192 より)

が 30 mmHg 以下である。

　全身麻酔と区域麻酔は，自覚症状としての強い疼痛をマスクしてしまうため，コンパートメント症候群の診断の遅れに影響することがあると報告されている。意識障害患者，深い鎮静や麻酔，大量の鎮痛薬を使用している状態では，コンパートメント症候群を見逃さないために，疑いをもって身体診察を継続することが求められる。コンパートメント症候群の治療は，関与しているすべてのコンパートメントに対する筋膜切開である。効果的な治療のためには，できるだけ早期に筋膜切開を行い，不可逆的な虚血性損傷を回避しなければならない(**表 18-9**)。

圧挫損傷

圧挫症候群(クラッシュ症候群)crush syndrome は，圧挫損傷 crush injury に伴う循環血液量減少と毒素曝露に続発する横紋筋融解と定義されている。筋肉の圧迫や血流の遮断が解除されると，損傷した筋肉の細胞成分が血流に放出される。さらに，血管透過性が亢進するため，血管内の水分が移動して患肢に貯留する。

　横紋筋融解を生じる圧挫損傷(すなわち骨格筋への圧迫)の一般的な受傷機転には以下のものがある。

- アルコール中毒による転倒，無動状態，意識障害
- 手術中の不適切な体位
  - ‣ 長時間の砕石位
  - ‣ 側臥位
- 鈍的外傷
- 電撃傷(感電，落雷)
- 自動車の急減速
- 地震，地滑り，建物の崩落

- 血管の障害（動脈血栓症，塞栓症，外傷による途絶，外部からの圧迫）
- 軟部組織の感染症
- 長時間の止血帯使用

圧挫損傷の臨床症状には以下のものがある。

- ショック
- 患肢の腫脹
- 横紋筋融解
- ミオグロビンによる暗色尿
- 急性腎不全
- 電解質異常

損傷を受けた骨格筋の成分が血流に入ることで横紋筋融解が発症し，圧迫によって虚血が生じた筋肉に再灌流が起きる。例えば，自然災害や人為的な災害（例：爆発，地震，建物の崩落）による重篤な圧挫損傷の後，筋肉の圧迫が解除されると損傷した筋肉の成分が血流に入り，横紋筋融解を発症することが知られている。過還流とコンパートメント症候群も起こりうる。血清クレアチンキナーゼ creatinine kinase（CK）値は，筋肉の損傷の程度と相関する。横紋筋融解の 4 ～ 33％に急性腎不全が合併し，その死亡率は 3 ～ 50％である。

横紋筋融解から急性腎不全に至る機序には以下のものがある。

- 腎血流量の減少
  - 循環血液量の減少
  - 交感神経系の刺激
  - レニン–アンジオテンシン–アルドステロン系
  - 血中ミオグロビンの影響による腎血管収縮
- ミオグロビン円柱による尿細管閉塞
- 尿細管に対するミオグロビンの直接的な毒性

横紋筋融解による電解質異常と検査値異常には以下のものがある。

- 低カルシウム血症
- 高カリウム血症
- 酸血症
- 高リン酸血症

18 章　筋骨格外傷の麻酔　*319*

- 組織因子が増加し，播種性血管内凝固 disseminated intravascular coagulation（DIC）を発症する。
- 血小板減少
- ミオグロビン増加

圧挫損傷における腎不全の治療と予防には以下のものがある。

- 大量の輸液負荷を迅速に行い，循環血液量減少性ショックと高カリウム血症を治療する
  ‣ 晶質液（輸液の必要量は最大で 15 L になることもある）
- マンニトールによる強制利尿と尿のアルカリ化を行う前に尿量を確認する
  ‣ マンニトール
  ‣ 炭酸水素ナトリウムによる尿のアルカリ化
- 尿量と電解質に注意して観察する
- 研究的治療
  ‣ フリーラジカルスカベンジャー：グルタチオンとビタミン E
  ‣ desferrioxamine（鉄キレート剤）
  ‣ 血小板活性化因子受容体拮抗薬
  ‣ エンドセリン受容体拮抗薬
- 連日の血液透析または持続的血液透析/血液濾過

▲ Key Point

- 早期に大腿骨骨折や骨盤骨折を固定することで，外傷患者の合併症や死亡率は低下する
- 整形外科外傷に対する全身麻酔の利点は，導入の速さ，作用時間が調節可能，複数部位の処置が可能，患者の忍容性がよいことである
- 筋骨格外傷に対する区域麻酔の利点は，継続して意識状態の評価が可能，気道管理が不要，血行動態の複雑な管理が不要，肺の圧傷害のリスクの低減，四肢の血流増加，出血量の減少，深部静脈血栓症（DVT）の頻度低下，術後疼痛の改善，早期離床が可能なことである
- 骨盤骨折と大腿骨骨折は大量出血をきたす。確実な静脈ライン確保と厳重なモニタリングが必須である
- 脂肪塞栓症候群（FES）は遅発性に症状が出現し，心血管系合併症や急性呼吸促迫症候群（ARDS）を合併することがある。治療は支持療法である。早期の認識，酸

320　Section 2　部位別の外傷麻酔

素投与と呼気終末陽圧(PEEP)を用いた適切な呼吸管理，輸液管理が必要である

● コンパートメント症候群は，限られた筋区画内の圧が上昇することで，組織の血流と機能が障害される状態である。コンパートメント症候群を最も発症しやすいのは，下腿と前腕掌側である。区域麻酔と脊髄くも膜下麻酔・硬膜外麻酔はコンパートメント症候群の診断が遅延する要因となりうる。ブロックを行う前に外科チームに相談することが賢明である

● 圧挫損傷による症状は，ショック，患肢の腫脹，横紋筋融解，ミオグロビンによる暗色尿，急性腎不全，電解質異常である

参考文献 ●さらなる学習のために●

1. Dhir S, Sharma R, Ganapathy S. Regional anesthesia In : Smith CE, ed. *Trauma Anesthesia*, 2nd edition. New York, NY : Cambridge University Press ; 2015.

2. Lovich-Sapola JA, Smith CE. Anesthesia for orthopedic trauma. In : Al-Aubaidi Z, *Orthopedic Surgery*. 2012. InTech : www.intechopen.com/books/orthopedicsurgery/anesthesia-considerations-fororthopedic-trauma-surgery. Last accessed January 10, 2016.

3. Lovich-Sapola J, Smith CE, Brandt CP. Postoperative pain control. *Surg Clin North Am* 2015 ; 95 : 301-318.

4. Malinoski DJ, Slater MS, Mullins RJ. Crush injury and rhabdomyolysis. *Crit Care Clin* 2004 ; 20 : 171-192.

5. Marx J, Hockberger R, Walls R. *Rosen's Emergency Medicine*, 8th edition. Philadelphia, PA : Mosby Elsevier Saunders ; 2014.

6. Miller RD, Eriksson LI, Fleisher LA, et al. *Miller's Anesthesia*, 8th edition. New York, NY : Churchill Livingstone ; 2015.

7. Nahm NJ, Como JJ, Wilber JH, Vallier HA. Early appropriate care : definite stabilization of femoral fractures within 24 hours of injury is safe in most patients with multiple injuries. *J Trauma* 2011 ; 71 : 175-185.

8. Olson SA, Glasgow RR. Acute compartment syndrome in lower extremity musculoskeletal trauma. *J Am Acad Orthop Surg* 2005 ; 13 : 436-444.

9. The New York School of Regional Anesthesia. www.NYSORA.com. Accessed September 28, 2016.

10. Vallier HA, Cureton BA, Ekstein C, Oldenburg FP, Wilber JH. Early definitive stabilization of unstable pelvis and acetabulum fractures reduces morbidity. *J Trauma* 2010 ; 69 : 677-684.

11. Vallier HA. Musculoskeletal trauma. In : Smith CE, ed. *Trauma Anesthesia*, 2nd edition. New York, NY : Cambridge University Press ; 2015.

Section 3 *特殊な外傷麻酔*

19

熱傷患者の麻酔

Hernando Olivar, Sam R. Sharar

はじめに

重症熱傷 severe burn は，治療困難な外傷が複合的に合併した独特な病態であり，その治療は非常に難しい。熱傷 burn の範囲とそれに伴う生理学的異常を理解することが最も重要であり，それが生存率を高め，機能・整容面の恒久的な後遺症の減少につながる。

急性期熱傷の初期診療は，熱傷の範囲と深度の評価（**図 19-1**，**表 19-1**），輸液蘇生の開始からなり，高度な気道管理もときに必要となる。さらに，煤煙吸入や治療に影響を及ぼしうる合併症の有無をみきわめることも不可欠である。すべての治療は，受傷現場で患者に最初に接触したときからはじまり，救急室，集中治療室 intensive care unit（ICU），手術室へとつながっていく（**図 19-2**）。

現代の熱傷の外科的治療では，感染の拡大を防ぎ，機能・整容面を改善するために，深達性熱傷に対して早期の創部デブリードマンと植皮が推奨されている。熱傷の死亡率，生存率は，**表 19-2** に示した Abbreviated Burn Severity Index（ABSI）を用いて予測することができる。米国熱傷学会 American Burn Association（ABA）は，全体表面積 total body surface area（TBSA）の 70％を超える熱傷では死亡率が 50％と推定している。

熱傷治療は長期にわたり費用も高額となる。他の外傷と比較して熱傷は症例数が少なく，治療の質と費用対効果の高い医療を提供するための専門性と効率性をすべての医療機関が構築することは困難である。そのため，熱傷治療に特化した熱傷センターが世界中で設立されている。米国外科学会 American College of Surgeons の協力のもとで ABA は熱傷センター認定プログラムを推進し，地域の重症熱傷患者を包括的な熱傷治療ができる熱傷センターへ搬送することを後押ししている。熱傷センターへの搬送基準を**表 19-3** に記載する。

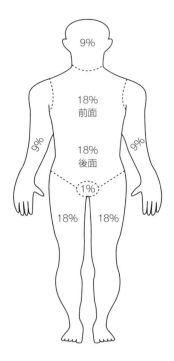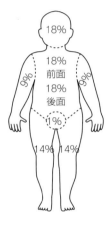

成人
頭部前面 4.5%
頭部後面 4.5%
体幹前面 18%
体幹後面 18%
下肢前面,それぞれ 9%
下肢後面,それぞれ 9%
上肢前面,それぞれ 4.5%
上肢後面,それぞれ 4.5%
生殖器/会陰 1%

小児
頭部前面 9%
頭部後面 9%
体幹前面 18%
体幹後面 18%
下肢前面,それぞれ 7%
下肢後面,それぞれ 7%
上肢前面,それぞれ 4.5%
上肢後面,それぞれ 4.5%
生殖器/会陰 1%

図 19-1 9 の法則による熱傷面積の算定[注]
全体表面積に占めるパーセンテージ(% TBSA)による熱傷面積の分類
注:日本では,小児は 5 の法則を用いるのが一般的である。

疫学

2013 年の 1 年間に米国疾病管理センター Centers for Disease Control and Prevention(CDC)に報告された米国内の熱傷は,非死亡例が 405,327 症例で,死亡例は 3,196 症例(死亡率 0.8%)であった。気道熱傷は,死亡・非死亡合わせて 59,444 症例(15%)であった。

　National Burn Repository(NBR)は,ABA によって運営されているデータベー

表 19-1 熱傷深度の分類

分類	深度	損傷組織	外見	自然治癒期間
I度	表皮内	表皮	乾燥，発赤，圧迫で消退	3〜6日
II度	浅達性	真皮浅層	浸潤，滲出，水疱，圧迫で消退	7〜20日
II度	深達性	真皮深層	浸潤もしくは乾燥した蝋状，容易に破れる水疱，圧迫で消退しない	>21日
III度	皮膚全層	真皮全体	乾燥，蝋状，炭化，硬い	なし
IV度		筋肉，腱，骨を含む	乾燥，蝋状，炭化，硬い	なし

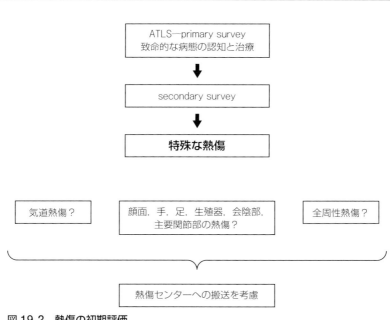

図 19-2 熱傷の初期評価
ATLS：二次外傷救命処置

スで，熱傷センターに入院となった患者の受傷原因，年齢，性別，生存の有無などが層別化されている。このデータベースには，米国から 91 施設，カナダから 4 施設，スウェーデンから 2 施設が参加している。NBR によると，2012 年には熱傷センターに約 10,000 人の熱傷患者が入院となり，平均入院日数は 8.5 日であった。大半が男性（69％）であり，平均年齢は 32 歳であった。5 歳以下の小児は 20％を占め，60 歳以上の高齢者は 12％であった。熱湯による受傷が小児で最も多い原因であったのに対し，他の年齢層では火炎による受傷が最も多かった。肺炎と呼吸不全が最多の合併症であり，人工呼吸管理の延長（4 日以上）と関連していた。

324 Section 3 特殊な外傷麻酔

表19-2 Abbreviated Burn Severity Index（ABSI）

熱傷重症度指数	
項目	スコア
女性	1
男性	0
年齢（歳）	
≦20	1
21〜40	2
41〜60	3
61〜80	4
＞80	5
気道熱傷	1
全層熱傷	1
TBSA（%）	
≦10	1
11〜20	2
21〜30	3
31〜40	4
41〜50	5
51〜60	6
61〜70	7
71〜80	8
81〜90	9
≧90	10

結果		
合計スコア	重症度	生存確率（%）
2〜3	軽度	99
4〜5	中等度	98
6〜7	中等度	80〜90
8〜9	重度	50〜70
10〜11	超重度	20〜40
12〜13	即死	＜10

TBSA：全体表面積
ABSIは5つの評価指標により，重症度と生存確率を予測するものである。評価項目は，性別，年齢，気道熱傷の有無，全層熱傷（III度熱傷）の有無，熱傷面積（% TBSA）である。合計スコアは，この各項目のスコアを合算したものである。

熱傷の病態生理

熱傷では局所と全身の生体反応が起こり，それらは相互に関連性をもっている。局所における組織の凝固と，周囲の真皮層の微小血管反応により，熱傷創は拡大する。

19章　熱傷患者の麻酔　*325*

表 19-3　熱傷センターへの搬送基準

- 10％ TBSA 以上の II 度熱傷
- 顔面, 手, 足, 生殖器, 会陰部, 主要関節に及ぶ熱傷
- 全年齢層における III 度熱傷
- 電撃傷（雷撃傷含む）
- 化学熱傷
- 気道熱傷
- 複雑な治療, 治療期間の延長, 死亡率の上昇をきたす可能性のある併存症
- 熱傷と外傷を合併している患者で, 熱傷のほうが合併症や死亡にかかわる大きな問題となっている場合。外傷のほうが緊急性が高い場合は, 熱傷センターより先に外傷センターに搬送されることもある
- 専門医不在あるいは小児用資器材がない病院の小児熱傷
- 社会的・精神的な介入やリハビリテーションなど, 特別な対応を必要とする熱傷患者

TBSA：全体表面積

約 20％ TBSA 以上の広範囲の熱傷では, 炎症および血管作動性因子が放出され全身性の反応が出現する。

　重症熱傷受傷後の最初の 48 時間は, 血管透過性が亢進し, 血管内蛋白や血漿量の減少による循環血液量減少と血液濃縮が引き起こされる。外傷や疼痛に対する生理学的反応としてカテコールアミンが分泌されることで, 心筋の収縮力が減弱し, 全身の血管抵抗が亢進する。これらすべての変化が組み合わされることで, 心拍出量は安静時と比べて約 50 ～ 60％にまで低下する。最終的には「熱傷ショック burn shock」と呼ばれる低血圧と組織低灌流に陥ることがある。浮腫は重症熱傷患者で頻度の高い所見であり, 全周性熱傷における局所の浮腫は, 組織内圧の上昇とコンパートメント症候群 compartment syndrome のリスクを高める。末梢の軟部組織, 腸管, 筋肉, 肺といった臓器では, 間質に液体が貯留し, 組織が低酸素状態になることがある。

　受傷から 48 ～ 72 時間後には, 心拍出量の増加, 頻脈, 全身血管抵抗の減少に伴って高心拍出状態に移行する。そして, 代謝率が上昇することで, 酸素消費量の増加, 異化亢進による著明な蛋白喪失, 免疫能低下, 創治癒の遅延が引き起こされる。機能的・整容的な後遺症が, 生存後の熱傷患者とって, 適切なリハビリテーションや精神面の回復の妨げとなることがある。熱傷から救命できても, 患者は慢性的な痛みを訴えたり, 精神症状の合併率が増加したりする。したがって, 慢性疼痛の管理や熱傷後の精神的ケアは早期に開始すべきであり, 長期のリハビリテーションに対してよい影響を与えるであろう。

電撃傷と化学熱傷

高電圧（1,000 V 以上）による電撃傷 electrical burn の患者では，脊椎損傷を合併する危険性があり，神経障害が否定されるまでは脊椎の固定が必要である。さらに，直接的な筋損傷はミオグロビン尿を生じ，腎不全のリスクが高まる。電撃傷は，他の軟部組織や臓器にも損傷が及ぶことがあり，組織に浮腫をきたし蘇生に必要な輸液量を増加させる。心電図異常は約 30％の症例で認められる。心筋損傷に関連したマーカー〔例：クレアチニンキナーゼ MB 分画（CK-MB）〕が上昇するという報告はあるが，広範な筋損傷がある場合は，心筋損傷に特異的なものではない。同様に，より特異的な心筋損傷のマーカーであるトロポニン I も熱傷患者では上昇することが多いので，電撃傷による心筋損傷に特異的な所見とはいえない。

　化学熱傷 chemical burn は全熱傷の 3％を占め，大半（55％）は外科的治療を要する。化学物質の皮膚への傷害作用はその物質が皮膚から除去されるまで続くため，化学物質への曝露が長時間に及ぶと熱傷深度の評価は難しくなる。化学熱傷の重症度は，曝露した化学物質の種類，濃度，量のほか，その曝露時間や皮膚への浸透度も影響してくる。初期治療では，原因物質の除去（乾燥している物質ではブラッシング），希釈（洗浄），全身の中毒症状の評価のほか，潜在的な眼合併症，エアロゾル粒子の吸入などによる気道の合併症の評価も行う。

煤煙吸入（気道熱傷と一酸化炭素中毒）

煤煙吸入 smoke inhalation の合併は，呼吸器合併症や熱傷蘇生に必要な輸液量を増加させることが多く，熱傷患者の死亡率も上昇させる。

　もし閉鎖空間で火炎に巻かれて熱傷となれば，かなり高い確率で気道熱傷を合併する。顔面の焦げや鼻毛焼失，鼻腔咽頭の煤の付着，血中一酸化炭素ヘモグロビン（COHb）濃度が 10％以上という所見は，気管支鏡による気道熱傷の診断と関連性がある。煤煙に含まれる化学物質は，気管支攣縮を誘発し，線毛機能を障害する炎症反応を引き起こす。上皮の壊死，浮腫，分泌物の堆積は，末梢気道を閉塞して無気肺を形成する。血管内から血管外への体液漏出によって気管・気管支に浮腫が生じる。このような病態生理学的な変化は，低換気と低酸素性肺血管攣縮の消失，肺シャントの増加，換気血流不均等をきたす。

　煤煙に含まれる成分がもつ全身性作用が，熱傷患者の治療をより複雑にすることがある。ヘモグロビンの一酸化炭素に対する親和性は，酸素より 250 倍高く，結果として生じる COHb によってヘモグロビンの酸素運搬能力が低下し，酸素解離曲

線が左方移動して組織への酸素運搬が障害され，組織の低酸素状態を引き起こす。細胞内蛋白（心筋ミオグロビン）との結合や，脳内脂質過酸化反応（脱髄）によって，一酸化炭素は心筋細胞と脳神経細胞に直接的な毒性を示す。

　一酸化炭素中毒の症状は，一酸化炭素濃度によって変化し，中等症から重症までさまざまである。

- 中等症の中毒（<20% COHb）：頭痛（拍動性），悪心，錯乱
- 20〜50%の濃度では神経症状が進行し，ときに昏睡をきたす
- 50%を超えると重度の不整脈と脳損傷が生じる

　一酸化炭素中毒の患者は，通常のパルスオキシメータではヘモグロビンの酸素飽和度が正常値を示し，動脈血の酸素分圧も正常値を示すため，チアノーゼは認められない。このため，動脈血中の酸素化ヘモグロビン濃度とCOHb濃度をCOオキシメトリで測定することが重要である。治療は100％酸素を投与し，一酸化炭素をヘモグロビンから引き離すことである。

　シアン化物中毒では，ミトコンドリアの酸素消費を障害し，細胞内シトクロムカスケードと好気性代謝を妨げ，重度の乳酸アシドーシスを生じる。酸素投与で改善しないアニオンギャップ開大性代謝性アシドーシスでは，シアン化物中毒を疑う。

- 50 parts per million（ppm）の濃度のシアン化物では，頭痛，めまい，頻脈，頻呼吸を呈することがある
- 100 ppm以上では，昏睡，痙攣，呼吸不全が生じる

重症熱傷患者の薬理学

重症熱傷における生理学的変化は，熱傷治療や処置時の鎮静，麻酔などで一般的に使用される薬物の薬理学的な動態に影響を与えることがある。例えば，経腸，皮下，あるいは筋肉内投与された薬物の吸収は，熱傷による組織灌流の減少によって障害される。また，薬物の体内移行も影響を受け，薬物の臨床的な効果の発現が遷延する。一方で，高心拍出状態へと移行する時期には，薬物の組織移行率や排泄率は上昇する。

　低アルブミン血症により，アルブミン結合型薬物では血中での遊離型薬物が増加する。そのため，アルブミン結合型薬物（ベンゾジアゼピン，抗てんかん薬など）の組織移行率，排泄率は上昇する。熱傷患者では $\alpha 1$-糖蛋白が増加しており，筋弛緩薬などの薬物では血中の遊離型薬物が減少する。

328   Section 3   特殊な外傷麻酔

　熱傷患者では血中カテコールアミンが高値を示すため，アドレナリン作動薬の心血管系への作用が影響を受ける。例えば，β 遮断薬は，アドレナリン作用を抑えるための必要量が通常より増加する。

　熱傷では，筋細胞膜上のニコチン性アセチルコリン受容体 nicotinic acetylcholine receptor（nACHR）の性質と量が変化し，結果として脱分極性，非脱分極性筋弛緩薬の双方の作用にさまざまな変化を及ぼす。

- 20% TBSA 以上の広範囲熱傷の場合，受傷後 48 ～ 72 時間に未熟型の nACHR の上向き調節（アップレギュレーション）が起こる
- そのため，スキサメトニウムの投与により細胞内から多量のカリウムが放出され，致死性不整脈が起こりやすくなる
- スキサメトニウム投与による高カリウム血症の可能性は，熱傷創部が治癒して蛋白異化亢進が落ち着き，患者が離床できるようになるまで遷延する
- 一方で，熱傷患者では，非脱分極性筋弛緩薬に対する耐性が生じ，目的とする臨床的効果を得るための必要量は増加する

熱傷患者の初期治療

熱傷の治療は受傷現場からはじまる。米国病院前外傷処置訓練教育プログラム Prehospital Trauma Life Support（PHTLS），二次外傷救命処置 Advanced Trauma Life Support（ATLS）ガイドラインに従って治療を開始する。セカンダリーサーベイ secondary survey では，熱傷面積，深度，重症度を評価し，輸液，気道，呼吸管理を含めた蘇生の治療内容に反映させる（**図 19-2**）。

　輸液蘇生は熱傷治療の重要な柱の 1 つである。複数の輸液量計算式が利用されているが，Baxter と Shires によるパークランドの公式が最も多く用いられている。この計算式での推奨は以下のとおりである。

- 受傷後初期 24 時間は晶質液を 4 mL/kg/% TBSA で投与する
- 受傷後初期 8 時間で輸液量の 1/2 を投与し，次の 16 時間に残りの 1/2 を投与する
- 上記の初期輸液後の次の 24 時間では，晶質液の維持投与に加えて膠質液のボーラス投与を行い，尿量 0.5 ～ 1.0 mL/kg/h 以上の維持などの治療評価指標を達成する

　計算式から算出された輸液量を大幅に超える蘇生輸液を受けた熱傷患者では，組

織の浮腫と腫脹，肺水腫，腹部コンパートメント症候群などの合併症が生じやすくなる。この現象は"fluid creep"と呼ばれる。

　熱傷患者における蘇生輸液が適正かどうかは，バイタルサインと尿量によってまず評価する。観血的血行動態モニタリングは，難治性のショックや心肺予備能が低下している患者に限定して適応すべきであるとABAは推奨している。熱傷患者の蘇生における新たな指標として血清乳酸値などが提唱されているが，大規模対照研究ではまだ検証されていない。

　気道浮腫の急激な増大は致死的な気道閉塞を起こしうるため，気道と呼吸の状態を頻繁に評価することは非常に重要である。

　気道熱傷は，吸入した気体の種類によって異なる。

- 乾燥した気体の比熱容量は低く，熱は急速に失われるため，声門上気道の損傷は限定的である。気道熱傷が上気道までにとどまるのには，外鼻孔と咽頭による気体の熱調節と，声門による下気道の防御が一定の役割を果たしている
- 一方で，湿った気体(蒸気)の比熱容量は高く，熱は伝わりやすく逃がしにくい。これが，下気道熱傷を起こしやすくする特徴である
- 急速に進行する気道閉塞は，中等度から重度の顔面熱傷，鼻唇の全層熱傷，口腔咽頭部の熱傷が存在する場合に起こりやすい

　急速に進行する気道閉塞の典型的症状は以下のとおりである。

- 吸気性喘鳴(stridor)
- 嗄声
- 嚥下困難

　広範囲熱傷患者における緊急気管挿管の適応は以下のとおりである。

- 呼吸困難，呼吸不全
- 切迫した呼吸障害
- TBSA＞40%
- 気道熱傷の所見
- 長い搬送時間

　重症熱傷患者では，皮膚バリアによる保護機能の消失，環境曝露，冷却された蘇生輸液の投与などによって，温度調節機能が障害されている。熱傷患者を低体温から守ることが最も重要であり，保温性の高い毛布や加温輸液を使用するとともに，環境温度を上昇させる。

330　Section 3　特殊な外傷麻酔

　致死的損傷の診断と初期治療が行われた後，熱傷センターへの搬送を考慮すべきである(**表 19-3**)。

熱傷患者の院内搬送における注意事項

救急室に患者が到着したら，蘇生を開始あるいは継続するうえで，輸液と気道，呼吸状態に主眼をおくことが重要である。専門的な熱傷ユニットに患者をなるべく早く移動させることで，根本的な治療を開始するとともに，患者の低体温を防ぎ，感染のリスクを軽減させなければならない。

　重症熱傷患者は，診断と治療における複数の検査や処置のために，院内での搬送を要することがある。他のあらゆる重症患者と同様に，搬送している間の熱傷患者の合併症と死亡の危険性は高まる。有効かつ安全な熱傷患者の搬送には，念入りな計画と適切な人員，機材，モニタリングが必須である。移動を開始する前に血行動態を最適化しておくことに特に注意を払うとともに，呼吸不全の評価にもとづいて搬送中の換気補助の程度(人工呼吸器の使用も考慮)を決めておく必要がある。今にも気道閉塞を起こしそうな危険がある場合や，意識が変容している場合では，移動前に確実な気道確保をしておくべきである。また，移動中は加温器具などを使用して体温管理を継続しなければならない。昇圧薬や経腸栄養など持続投与中の薬物や，生体情報モニタリングは，病院の中を移動中も中断することなく確実に継続する。集中治療中の患者の院内搬送に関して，American College of Critical Care Medicineは詳細なガイドラインを発行している(Kaiser et al. 2013)。

麻酔管理

入院後の熱傷患者は，治療の各段階でさまざまな外科的処置が行われるのが典型である。ぞれぞれの段階ごとに特徴的な麻酔管理上の問題点があり，個別に対処する必要がある。

モニタリング

広範囲熱傷 major burn 患者においては，その熱傷部位や分布ゆえに，標準的な術中モニタリングの実施が困難な場合がある。

- 心電図モニター機器の電極のシールは，滑りやすい熱傷部位の皮膚に貼りにくいことがある。シール型から針型の電極に変更したり，電極をサージカルテープで

19章 熱傷患者の麻酔　*331*

補強したりする

- 血圧計のカフは熱傷部位や植皮後の四肢に装着することが可能であるが，適切な位置に装着され，ぴったりと合っているかを十分に確認し，その下の組織が引き裂かれないようしなければならない
- パルスオキシメトリは，指先にプローブを取り付けられない場合，他の部位（耳，鼻，口唇，舌など）に装着することも考慮する。低体温，脱水，心拍出量低下，血管収縮などが原因で，示される数値が不正確となることがある。COHb 存在下では，従来型パルスオキシメトリは実際よりも高値を示すなどして，正確に測定することはできない。そのような場合，CO オキシメータを用いた動脈血ガス測定が必要となる。パルス CO オキシメータ（Masimo 社製）は，血中の一酸化炭素濃度を持続的に測定することができる

　動脈圧波形分析は低侵襲で経済的な手法であり，多量出血が予測される手術患者の血行動態のモニタリングに有用である。しかし，熱傷患者においてこの手法を検証した大規模な前向き無作為化比較試験はまだ行われていない。その他の血行動態モニタリングの方法としては，経食道 Doppler や経食道心エコー検査 trans-esophageal echocardiography（TEE）などがある。

　温度のモニタリングは，熱傷患者の麻酔管理を行ううえで不可欠である。広範囲熱傷患者では熱含量が減少しやすく，適切な加温がなされなかった場合は，中枢温は 15 分ごとに最大 1℃ も低下してしまう。熱傷創部を切除する際，低体温は出血の危険性を高め，合併症と死亡率を上げかねない。よって，術中の体温低下を最小限にするために，手術室の室温を 26 ～ 37℃ とし，空気対流式加温装置や加温輸液を使用し，皮膚の露出を最小限にとどめ，非術野の四肢を不浸透性のビニールなどで覆って気化熱による体温低下を防ぐなどの工夫が必要である。

気道管理

換気と気道確保は，熱傷患者の麻酔管理のきわめて重要な要素である。気道熱傷によって口腔内外や舌の浮腫が生じると，マスク換気と気管挿管のどちらも不可能となる。また，頸椎の可動性や顎下組織が硬直して伸展制限が熱傷によって生じうるため，評価すべきである。胸部の広範囲熱傷，特に全周性焼痂では，胸壁コンプライアンスが著しく低下して拘束性肺障害をきたし，換気が障害される。気道の診察は，気管挿管を意識下あるいは鎮静・無意識下で行うかといった気道管理方法の選択の一助となる。マスク換気も気管挿管も問題なければ，もちろん麻酔の導入後に気管挿管を実施してもよい（図 19-3）。

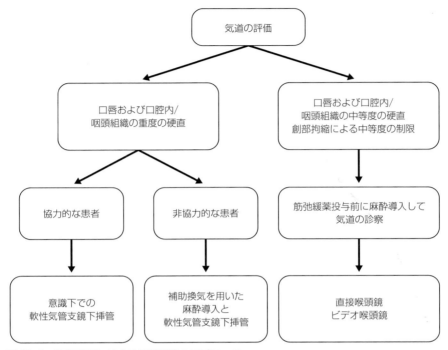

図 19-3　熱傷患者に対する気道管理のアプローチ

麻酔薬

前述のように薬物動態は変化するので，過剰投与や効果の減弱を避けるために麻酔薬の投与量は通常範囲を逸脱せざるをえないことがある。

- プロポフォール：蘇生の段階では，プロポフォールの導入量は減らし，循環抑制や全身血管抵抗の減少による血圧低下を回避する．回復期では，クリアランスや分布容積の増加に伴い，目的とする臨床効果を得るためにはプロポフォールのボーラス量および持続投与量が通常より多く必要となることもある
- etomidate：心血管機能の低下を認める患者では，etomidate による麻酔導入はプロポフォールと比較して血行動態の変化が少ない．しかし，広範囲熱傷や気道熱傷を伴う重症患者では，一過性急性副腎不全によって死亡率が上昇する可能性が否定できない．そのため，これらの患者では他の麻酔導入薬の使用を検討すべきである
- ケタミン：熱傷患者に対するケタミンの効果は，強力な鎮痛，気管支拡張，血行動態の安定性の維持や気道反射の温存などの利点がある．また，ケタミンは手術

室の外でも創部処置時の鎮静，鎮痛に使用することができ，熱傷の慢性疼痛の管理における補助的役割も果たす

- 筋弛緩薬：スキサメトニウムは熱傷受傷後 48 時間までは安全に使用することができる。それ以降では，高カリウム血症や致死性不整脈の危険性があることは，すでに述べたとおりである。熱傷患者では，血清コリンエステラーゼが最大50％減少するため，スキサメトニウムに対する感受性の上昇や作用時間の延長を認めることがある。非脱分極性筋弛緩薬への耐性は，一般的に 20％ TBSA 以上の広範囲熱傷で認められ，耐性の獲得に数日程度かかる場合がある。このように，受容体の上向き調節に加えて血中遊離型の非脱分極性筋弛緩薬の濃度が減少することで，目的とする臨床効果を得るための薬物必要量が増加する。しかし，重症熱傷患者では，肝機能，腎機能に変化が生じることがあるため，結果としてステロイド性筋弛緩薬の反復投与からの回復が遷延する

- オピオイド：受傷後初期の循環血液量が減少している段階では，薬物クリアランスが低下しているためにオピオイドの必要投与量は少ない。しかし，心拍出量が回復する段階になると，おもに分布容積が増加するためオピオイドの必要量は増える。加えて，オピオイド耐性が原因で，通常の使用量では鎮痛が不十分となることは珍しくなく，熱傷患者の疼痛管理に難渋することになる。また，治療開始時の非常に強い疼痛感受性に対して投与したオピオイドが過剰となる可能性にも注意しなければならず，熱傷患者の疼痛管理はかなり複雑なものとなっている

　一般的に麻酔の維持は，揮発性麻酔薬とオピオイドのボーラスや持続投与の組み合わせによるバランス麻酔で行う。吸入麻酔では用量依存性に心機能低下と血管拡張をきたし，血圧が低下する可能性があるので，十分な注意が必要である。これらの薬物は低酸素性肺血管攣縮を抑制する性質もあるので，換気血流不均等やガス交換能の悪化をきたす可能性がある。

局所麻酔

熱傷患者の局所麻酔には潜在的利点があるものの，熱傷の解剖学的パターンおよび採皮部が熱傷創部から離れている必要があることから，局所麻酔が主たる麻酔法として選択されることは少なく，複数の麻酔法と組み合わせて施行することが多い。穿刺部位周囲の感染，凝固障害，敗血症が認められる場合は，局所麻酔は相対的に禁忌である。小範囲もしくは限局した熱傷に対して手術中に使用するなど，一部の熱傷管理に限定すれば，局所麻酔にも利点があることが証明されている。

術中の輸液管理

術中に用いる晶質液は，過小投与と過剰投与のどちらも避けなければならない。熱傷創部の切除，植皮時の出血量を計測することは困難ではあるが，1% TBSA あたり約 120 mL 出血することがわかっている。術中の出血を最小限にするための方法には，ターニケットの使用，段階的な処置，血管収縮薬（アドレナリン，バソプレシンアナログ，フェニレフリン）の局所もしくは皮下投与などがある。血圧上昇や頻脈といった血管収縮薬の全身性作用の発現は，予測が困難である。麻酔担当医は不適切な術中の疼痛管理による徴候と鑑別しなければならない。術中の出血を減らすために多くの対策を講じても，熱傷の手術では輸血は不可避である。一般的に輸血の適応となるヘモグロビン値は 8 g/dL であるが，普遍的な輸血の閾値について言及することはできない。むしろ，輸血開始の判断は患者ごとに考えるべきである。

抜管

熱傷創部の切除と植皮術の全身麻酔後に気管チューブを抜管する場合，血行動態のパラメータ，手術範囲と手術時間，術中に投与された蘇生輸液量，既存の気道病変の有無などにもとづいて判断すべきである。術後の人工呼吸管理は，術前から人工呼吸管理を行っていた患者ではおおむね継続することになる。それ以外にも，顔面や頸部に緻密なシート植皮を施行した患者では，術後初期の体動と植皮のズレを最小にする目的で，術後も人工呼吸管理を継続することがある。

術後管理

熱傷創部の非手術的処置時の鎮痛と鎮静には，患者ごとに適切にオピオイドを使用するとともに，末梢神経ブロック，ケタミン，非薬物療法（イメージ誘導，音楽，瞑想など）といった補助的鎮痛法を用いることが求められる。血栓塞栓症の予防，栄養管理，体温管理などの治療的介入は術後もすべて継続する。

▲ Key Point

- 熱傷治療に特化した熱傷センターは，重症熱傷患者に対して包括的な熱傷治療を提供する。重症熱傷患者の熱傷センターへの早期搬送が推奨されている
- 重症熱傷は，内分泌，代謝，免疫を障害し，結果として 2 相性の血行動態の生体応答をもたらす
- 煤煙吸入によって熱傷患者の死亡率は上昇する。呼吸器合併症や熱傷蘇生に必要な輸液量の増加は，気道熱傷と関連している
- 熱傷患者の輸液蘇生におけるモニタリングでは，尿量（成人 0.5 mL/kg/h，小児

1 mL/kg/h）を適正な蘇生の臨床的指標として用いるべきである

● 気道浮腫の急激な増悪は致死的な気道閉塞を起こしうるため，気道と呼吸状態の頻繁な評価が非常に重要である

● 急速に進行する気道閉塞は，中等度から重度の顔面熱傷，鼻唇の全層熱傷，口腔咽頭部の熱傷が存在する場合に起こりやすい

● 吸気性喘鳴（stridor），嗄声，嚥下困難は，急速に進行する気道閉塞の典型的症状である

● 熱傷患者は，院内の搬送中にも状態が急変する可能性があり，合併症や死亡の危険性が高まる。重症熱傷患者の安全な搬送には，事前の計画，十分な人員，適切な機材・モニタリングが不可欠である

● 熱傷患者では薬物動態が変化するので，過剰投与や効果の減弱を避けるために麻酔薬の必要量が通常範囲を逸脱することもある

● 正常体温を維持することが重要であるが，熱傷患者の麻酔管理中は困難な場合がある

● 熱傷創部の切除，植皮時の出血量を計測することは困難である

● 血管収縮薬の局所投与もしくは皮下投与といった止血法によって，全身症状が出現する可能性がある

● 疼痛管理，循環と呼吸補助，血栓塞栓症の予防，栄養管理，体温管理といった治療的介入は術後も継続する必要がある

参考文献　●さらなる学習のために●

1. Dai NT, Chen TM, Cheng TY, et al. The comparison of early fluid therapy in extensive flame burns between inhalation and noninhalation injuries. *Burns* 1998 ; 24 : 671-675.

2. Hettiaratchy S, Dziewulski P. ABC of burns : pathophysiology and types of burns. *BMJ* 2004 ; 328 : 1427-1429.

3. Hussain A, Choukairi F, Dunn K. Predicting survival in thermal injury : a systematic review of methodology of composite prediction models. *Burns* 2013 ; 39 : 835-850.

4. Jeevendra Martyn JA, Fukushima Y, Chon JY, Yang HS. Muscle relaxants in burns, trauma, and critical illness. *Int Anesthesiol Clin* 2006 ; 44 : 123-143.

5. Kaiser HE, Kim, CM, Sharar, SR, Olivar, H. Advances in perioperative and critical care of the burn patient. *Adv Anesth* 2013 ; 31 : 137-161.

6. Latenser BA. Critical care of the burn patient : the first 48 hours. *Crit Care Med* 2009 ; 37 : 2819-2826.

7. Marko P, Layon AJ, Caruso L, Mozingo DW, Gabrielli A. Burn injuries. *Curr Opin Anaesthesiol* 2003 ; 16 : 183-191.

8. Warren J, Fromm RE, Jr., Orr RA, Rotello LC, Horst HM, American College of Critical Care Medicine. Guidelines for the inter- and intrahospital transport of critically ill patients. *Crit Care Med* 2004 ; 32 : 256-262.

9. Weiss SM, Lakshminarayan S. Acute inhalation injury. *Clin Chest Med* 1994 ; 15 : 103-116.

Section 3 特殊な外傷麻酔

20 小児外傷の麻酔

Ramesh Ramaiah, Sam R. Sharar

はじめに

教育や事故予防の向上にもかかわらず，米国の 1 歳以上の小児の最大の死因は外傷であり，年間約 15,000 人が外傷で死亡している。外傷のおもな原因は，学齢期の小児では自動車事故と自転車事故である。乳児では児童虐待，幼児では高所からの墜落が多い。小児は体格が小さく解剖学的に未熟なため，小児外傷の損傷形態は成人とは異なる。頭部単独外傷が最多であり，入院した小児外傷の患児 80％で頭部外傷を合併している。小児外傷の死因の第 1 位は頭部外傷(70％)で，第 2 位は胸部外傷である。幼少期の小児では，肋骨の石灰化が不十分で，胸郭の柔軟性も高いため，明らかな外表損傷や肋骨骨折を伴わない重症胸部外傷が起こりうる。医療システムによっても異なるが，麻酔科医は，病院前，救急室，手術室，集中治療室 intensive care unit(ICU) における小児外傷の管理に携わることが可能である。Pediatric Trauma Society は，小児外傷にかかわる多領域の専門家が集う学術団体であり，最適な診療ガイドライン，事故予防，教育，研究，アドボカシー(権利擁護) を通じて小児外傷の転帰を改善することを目的として設立された。そして，麻酔科医は Pediatric Trauma Society の中核を担っている。小児の診療に従事する麻酔科医は，小児の年齢ごとの解剖学的・生理学的変化を理解するとともに，小児外傷における病態生理も十分に理解しておかなければならない。

初期評価と蘇生

primary survey

小児の初期評価および蘇生では，呼吸不全や循環不全を伴う致死的な外傷を救命することを重視する。小児の外傷初期治療において優先されるのは，低酸素の回避，

循環血液量減少の認知と蘇生，重大な神経損傷の同定である。小児の気道（A）・呼吸（B）・循環（C）・中枢神経系障害（D）を迅速かつ的確に評価できるかどうかが，小児外傷診療の成否を大きく左右する。小児外傷の急性期診療において，身長の実測値から体重を迅速に算出できる Broselow™ Pediatric Emergency Tape などのデバイスは有用である。このデバイスの使用により，小児の体重に応じた適正な医療資機材のサイズを選択し，薬物の投与量を決定することができる（表 20-1）。

気道と呼吸

成人の救急患者と同様に，小児外傷診療においても気道の確保が最優先事項である。以下に示すように，小児の気道には成人とは異なる解剖学的な特性が存在するため，気道確保には慎重な対応が求められる。

- 口腔内の容積に比して相対的に舌・アデノイド・扁桃腺が大きいため，特に意識障害や昏睡の小児では，気道狭窄に陥りやすい
- 後頭部が突出しているために仰臥位で前屈位になりやすく，不安定性のある頸髄損傷の増悪や気道閉塞のリスクが高い
- アデノイド組織が大きいため，経鼻挿管の難易度が高く，出血をきたすことがある
- 喉頭〔第 2 ～ 5 頸椎（C2 ～ 5）レベル〕が頭側かつ腹側に位置しており，声門の目視が難しい場合がある
- 喉頭蓋が U 字型で柔軟なため，直接喉頭鏡で挿管する場合は直型ブレードを用いることが望ましい
- 気道の最狭窄部位は成人では声門であるが，小児では輪状軟骨部なので，気管チューブのサイズが限定される
- 気管径や気管輪間が狭小なため，輪状甲状靭帯穿刺の難易度は高い
- 気管が短いため（幼児では 5 cm ほど），右側の片肺挿管に陥りやすい

　小児は低酸素に対する予備能が低く（成人と比べて機能的残気量が少なく，酸素消費量が多いため），低酸素から徐脈に陥りやすいので，小児外傷の患児では低酸素血症を回避することの優先度が高い。呼吸困難に陥っている患児には，100％酸素を投与しつつ，末梢動脈血酸素飽和度 arterial oxygen saturation（SpO₂）を継続して測定する。その後も呼吸状態が安定化しない場合は気道管理が必要であり，バッグバルブマスクを用いて換気し，気管挿管を施行する。

表20-1 レベル1の小児外傷センターである Harborview Medical Center(ワシントン州シアトル)で使用されている改訂版 Broselow™ patient length-based system

年齢ごとのバイタルサインの正常値。気道確保や呼吸管理などに必要な医療資機材の適正なサイズ、蘇生に必要な輸液・輸血・鎮静薬・鎮痛薬の適正な投与量を評価できる。

Harborview Medical Center：小児資機材および薬物投与量の基本ガイド

Broselow™の色 分類	灰色			桃色	赤色	紫色	黄色	白色	青色	橙色	緑色		
推定体重(kg)	3	4	5	6	8	10	13	16	20	26	32	40	45
推定年齢	新生児	新生児	2カ月	4カ月	8カ月	1歳	2歳	4歳	5~6歳	7~8歳	9~10歳	12歳	13歳
心拍数	100~160	100~160	100~160	100~160	100~160	90~150	90~150	80~140	70~120	70~120	70~120	60~100	60~100
呼吸数	30~60	30~60	30~60	30~60	30~60	24~40	24~40	22~34	18~30	18~30	18~30	12~24	12~20
収縮期血圧の最低値	40	40	50	60	60	70	70	80	80	80	90	90	90
気管チューブ(カフなし/カフあり[>1歳])	3.0/2.5	3.0/2.5	3.5/3.0	3.5/3.0	3.5/3.0	4.0/3.5	4.5/4.0	5.0/4.5	5.5/5.0	6.0/5.5	6.5/6.0	6.5/6.0	7.0/6.5
胃管/Foley カテーテル	5 Fr	5 Fr	5 Fr	5~8 Fr	8 Fr	8~10 Fr	10 Fr	10 Fr	12 Fr	14 Fr	14 Fr	14 Fr	16 Fr
胸腔ドレーン	10~12 Fr	10~12 Fr	10~12 Fr	10~12 Fr	10~12 Fr	16~20 Fr	20~24 Fr	20~24 Fr	24~32 Fr	28~32 Fr	32~36 Fr	36~40 Fr	36~40 Fr
中心静脈カテーテル	3.5~5 Fr	UVC	3 Fr	3~4 Fr	3~4 Fr	3~4 Fr	3~4 Fr	4 Fr	4 Fr	4~5 Fr	4~5 Fr	5+ Fr	5+ Fr
人工呼吸器設定[VT(mL)]	24~36	32~48	40~60	48~72	64~96	80~120	104~156	128~192	160~240	208~312	256~384	320~480	360~540
人工呼吸器設定[回数(BPM)]	24~30	24~30	24~30	20~25	20~25	15~25	15~25	15~25	12~20	12~20	12~20	12~16	12~16

20章 小児外傷の麻酔

Broselow™の色 分類	灰色			桃色	赤色	紫色	黄色	白色	青色	橙色	緑色		
推定体重（kg）	3	4	5	6	8	10	13	16	20	26	32	40	45
推定年齢	新生児	新生児	2カ月	4カ月	8カ月	1歳	2歳	4歳	5～6歳	7～8歳	9～10歳	12歳	13歳
頸椎カラー（Jerome 社製サイズ注1）	P-0	P-0	P-0	P-0	P-1	P-1	P-2	P-2	P-2	P-2	P-3	成人と同じ	成人と同じ
急速輸液投与量（mL）	60	80	100	120	160	200	260	320	400	520	640	800	900
維持輸液投与量（mL/h）	12	16	20	28	35	40	45	55	65	70	75	100	115
PRC（mL）（1単位=350 mL）	30～45**	40～60**	50～75**	60～90	80～120	100～150	130～195	160～240	200～300	260～390	320～480	400～600	450～675
FFP（mL）	30～45	40～60	50～75	60～90	80～120	100～150	130～195	160～240	200～300	260～390	320～480	400～600	450～675
血小板製剤（mL）	15～30	20～40	25～50	30～60	40～80	50～100	65～130	80～160	100～200	130～260	160～320	200～400	225～450
クリオプレシピテート	5～9 mL	6～12 mL	8～15 mL	9～18 mL	12～24 mL	15～30 mL	20～39 mL	24～32 mL	30～60 mL	39～78 mL	6単位	6単位	6単位
				桃色	赤色	紫色	黄色	白色	青色	橙色	緑色		
アセトアミノフェン経口/注腸（mg）	40	40	60	80	80～120	120	160	160～240	240	320	320～400	650	650
フェンタニル 静注（µg）	6～9	8～12	10～15	12～18	16～24	20～30	26～39	16～32	20～40	26～52	32～64	20～40	22～45
フルマゼニル 静注（mg）	0.03	0.04	0.05	0.06	0.08	0.1	0.13	0.16	0.2	0.2	0.2	0.2	0.2

**血液バンクの連絡先(292-6525)：小児用バッグを考慮

（つづく）

表 20-1(つづき)

Broselow™ の色分類	灰色	灰色		桃色	赤色	紫色	黄色	白色	青色	橙色	緑色		
推定体重(kg)	3	4	5	6	8	10	13	16	20	26	32	40	45
推定年齢	新生児	新生児	2カ月	4カ月	8カ月	1歳	2歳	4歳	5~6歳	7~8歳	9~10歳	12歳	13歳
グルコース輸液静注(50%溶液でのmL)	6 (D_{10})	8 (D_{10})	10 (D_{10})	3~6	4~8	5~10	6~13	8~16	10~20	13~26	16~32	20~40	22~45
ロラゼパム静注(mg)	0.15~0.3	0.2~0.4	0.25~0.5	0.3~0.6	0.4~0.8	0.5~1	0.65~1.3	0.8~1.6	1~2	1.3~2.6	1.6~3.2	2~4	2~4
マンニトール静注(g)	3	4	5	6	8	10	13	16	20	26	32	40	45
メトクロプラミド静注(mg)	0.3	0.4	0.5	0.6	0.8	1	1.3	1.6	2	2.6	3.2	4	4.5
ミダゾラム静注(mg)	0.15~0.3	0.2~0.4	0.25~0.5	0.3~0.6	0.4~0.8	0.5~1	0.65~1.3	0.8~1.6	0.5~1	0.65~1.3	0.8~1.6	0.5~2	0.5~2
モルヒネ静注(mg)	0.15	0.2	0.25	0.3	0.4~0.8	0.5~1	0.65~1.3	0.8~1.6	1~2	1.3~2.6	1.6~3.2	2~4	2.2~4.5
ナロキソン静注(mg)	0.03	0.04	0.05	0.06	0.08	0.1	0.13	0.16	0.2	0.26	0.32	0.4	0.45
オキシコドン経口(mg)	0.15~0.45	0.2~0.6	0.25~0.75	0.3~0.9	0.4~1.2	0.5~1.5	0.65~1.9	0.8~2.4	1~3	1.3~3.9	1.6~4.8	2~6	3~8
pancuronium/vecuronium(mg)	0.3	0.4	0.5	0.6	0.8	1	1.3	1.6	2	2.6	3.2	4	4.5
フェノバルビタール静注[初回投与量(mg)]	60	80	100	120	160	200	260	320	400	520	640	800	900
フェニトイン静注[初回投与量(mg)]	45	60	75	90	120	150	195	240	300	390	480	600	675

BPM：回/min，FFP：新鮮凍結血漿，PRC：赤血球濃厚液，UVC：臍帯静脈カテーテル，VT：1回換気量
注：日本では流通していない。

表 20-2　小児用修正版グラスゴーコーマスケール（GCS）

徴候	評価項目	スコア
開眼反応（E）	自発的に開眼している	4
	呼びかけにより開眼する	3
	痛み刺激により開眼する	2
	開眼しない	1
言語音声反応（V）	年齢相応な会話や笑い	5
	あやすと泣きやむ	4
	泣きやまない	3
	落ち着かない，興奮（うめき声のみ）	2
	発声なし	1
最良の運動反応（M）	指示に従う	6
	痛み刺激に対して払いのける	5
	痛み刺激から逃避	4
	異常な屈曲	3
	異常な伸展	2
	動かない	1

小児外傷の患児における気管挿管の適応を以下に示す。

- バッグバルブマスクによる換気が困難，または人工呼吸管理が継続的に必要な場合
- グラスゴーコーマスケール Glasgow Coma Scale（GCS）スコアが 8 点以下（**表20-2**）の意識障害があり，気道の確保，誤嚥の予防，および場合によっては過換気が必要な場合
- 胸部外傷などの原因による二次的な呼吸不全
- 初期輸液療法に反応しない非代償性ショック
- 頭部外傷または薬物中毒により気道防御反射が消失している場合

　バッグバルブマスクによる換気は，病院前救護プロバイダーが熟練している場合に限り，気管挿管と同等の効果があり代替手段となりうる。しかしながら，救急室における小児重症外傷患者の気道確保に関しては，気管挿管が標準である。小児では一般的に経口挿管を選択する。経鼻挿管において懸念される合併症として，アデノイドからの出血や，頭蓋底骨折や顔面骨骨折を認める場合は気管チューブが頭蓋内に迷入する可能性がある。頸髄損傷と診断されている場合または頸髄損傷を否定できない場合は，喉頭展開や気管挿管を実施する際に正中中間位で頸椎を保持し，頸髄損傷を増悪させないように細心の注意をはらう必要がある。

　議論の余地はあるが，手術室や ICU では，小児に対してカフつき気管チューブを用いることが多くなってきている。2010 年の International Consensus on Cardiopulmonary Resuscitation と 2015 年の American Heart Association（AHA）の小児二次救命処置ガイドラインでは，幼児や小児に対して緊急で気管挿管を実施する際には「カフつき」「カフなし」のどちらの気管チューブを用いてもよいとされている。気道抵抗が高く肺コンプライアンスが低い場合や，声門からのエアリークが多い場合には，カフつき気管チューブが有用である。カフつき気管チューブを使用する際は，チューブのサイズ，カフの位置，およびカフ圧に注意を払う必要がある。陽圧換気中にエアリークが生じるのを避けるためのカフつき気管チューブは，大きなサイズの気管チューブへの入れ替えを未然に防ぐことこともなる。それにより，頭部・頸部・顔面外傷の患児で気管チューブ入れ替えに伴うリスクを軽減できる可能性がある。気管チューブのサイズ決定方法としては，**表 20-1** で示すような身長にもとづく決定法や，以下のような年齢にもとづく決定法などもある。

- カフなし気管チューブサイズ（mm 内径）＝4＋（年齢）/4
- カフつき気管チューブサイズ（mm 内径）＝3.5＋（年齢）/4

　小児の気管長は短いため，気管支挿管（右主気管支）のリスクは非常に高い。経口挿管時の気管チューブ挿入長を決定する方法がいくつかある。
　1 歳以上の小児では，以下の方法がある。

- 気管チューブ挿入長（cm）＝気管チューブの内径（mm）×3
- 気管チューブ挿入長（cm）＝年齢＋10

　1 歳未満の小児では，体重にもとづいて，体重 1, 2, 3, 4 kg の場合の挿入長を 7, 8, 9, 10 cm とする方法がある。気管チューブが正しい位置にあるかどうかは，呼気終末二酸化炭素 end-tidal carbon dioxide（$EtCO_2$）の波形描出，両側肺野の呼吸音聴取，胸部 X 線検査で確認する。

循環

循環血液量減少性ショック hypovolemic shock を早期に認識できるかどうかが，小児重症外傷の蘇生の成否を左右する。小児では，年齢によってバイタルサインの正常範囲が異なる（**表 20-1**）。循環血液量減少の早期には，頻脈を認めることが多い。その後，意識変容，呼吸困難，毛細血管再充満時間の延長，皮膚蒼白，低体温が出現する。小児は心予備能が優れているため，軽度から中等度の循環血液量減少（循環血液量の 30%未満の血液喪失）では血圧が維持されていることが多い。したがって，循環血液量を血圧だけで評価すると，ショックの認知が遅れる可能性がある。小児では，循環血液量の 30%以上の血液を喪失しない限り，血圧や尿量は低下し

ない。そのため，これらの所見を認めたときは，重篤な循環血液量減少性ショックであると判断すべきである。

　重症外傷では，輸液ラインを1本以上確保することが推奨されているが，小児の血管確保は難しい場合が多い。小児は，循環血液量が少なく循環血液量減少性ショックが急速に進行しやすいため，静脈ラインの確保が遅延することは致命的となりうる。年少の小児では，穿刺を3回実施しても末梢静脈ラインが確保できない場合や90秒以内に確保できない場合は，骨髄路(**図 20-1**)の確保を考慮する。静脈ラインの他の選択肢としては，伏在静脈のカットダウンや中心静脈(内頸静脈，鎖骨下静脈，大腿静脈)がある。頸椎固定が必要な小児で，横隔膜より頭側の中心静脈に静脈ラインを確保することが難しい場合は，大腿静脈を選択する。

　受傷後早期に低灌流や低酸素に陥ると，細胞の嫌気性代謝が促進し，炎症性メディエータが惹起され全身状態が増悪するという悪循環が生じる。この悪循環を回避するためには，急速輸液が不可欠である。外傷の初期輸液療法において，晶質液と膠質液のどちらが有用かを示す明確な根拠はない。小児の初期輸液療法では，加温した等張晶質液(乳酸リンゲル液など)を 20 mL/kg でボーラス投与する。初回のボーラス投与で循環の安定が得られない場合や出血が持続している場合は，20 mL/kgで2回目のボーラス投与を行う。初期の晶質液による急速輸液の目標は，血行動態指標を年齢相応の正常範囲に早期に復帰させ，組織灌流を十分に回復させることである。初期輸液療法に反応しない出血性ショックの患児では，緊急の外科的止血処置を考慮しつつ，10 mL/kg の輸血を実施すべきである。成人では，頭部外傷を合併していない穿通性外傷患者などの一部の外傷患者に対し，低血圧を許容した循環管理 permissive hypotension が提唱されているが，小児外傷の患児に対する有用性は不明で一般的には実施されていない。特に小児の外傷性脳損傷 traumatic brain injury(TBI)では，高血糖のリスクを回避するためにグルコースを含む輸液は使用しない。しかし，乳児や幼少児は低血糖に陥りやすいため，グルコースを含む輸液が必要となる場合がある。

　小児の対表面積-質量比は成人より大きいため，偶発性低体温に陥りやすい。低体温は，血管収縮，低灌流，アシドーシス，凝固障害の原因となりうる。低体温の予防には，加温した輸液，温かい毛布，空気対流式加温，加温加湿した人工呼吸が有用である。手術室の室温を 24℃ 以上に維持することも，単純だが効果的な方法である。また，これらの方法で効果がなかった場合は，加温した生理食塩液を用いた腹膜還流も考慮する。

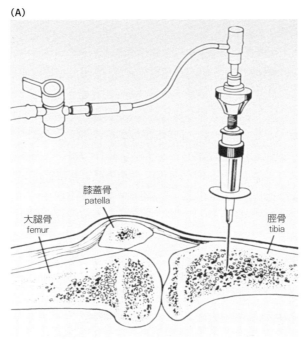
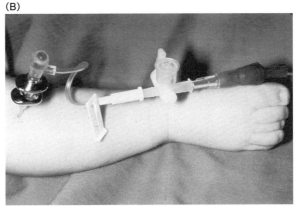

図 20-1 骨髄針の穿刺（A）と幼少児における使用例（B）
一般的に，骨髄針は脛骨近位部の脛骨粗面から 1 ～ 2 cm 遠位を穿刺する。大腿骨遠位や脛骨遠位でも穿刺可能である。

神経学的所見

気道，呼吸，循環の安定化を図りながら，神経学的所見（中枢神経系障害）を迅速に評価する。神経学的所見は AVPU（Alert：覚醒して見当識あり，Voice：言葉に反応するが見当識なし，Pain：痛みにのみ反応する，Unresponsive：言葉にも痛み

にも反応しない)と覚えておくと，簡潔かつ迅速に評価できる。小児の神経学的所見の評価方法として，小児用修正版GCS(**表20-2**)を用いることが多い。

　小児では，TBIが死亡や重篤な後遺症のおもな原因とされている。米国疾病管理センターCenters for Disease Control and Prevention(CDC)の報告によると，米国の小児TBIの患者数は年間170万人に及ぶという。"Guidelines for the Acute Medical Management of Severe Traumatic Brain Injury in Infants, Children, and Adolescents"は2003年に初版が発行され，2012年に改訂されており，改訂版の第2版では，高浸透圧療法，体温管理，過換気療法，副腎皮質ステロイド治療と血糖管理，痙攣予防に関する内容が盛り込まれている。小児のTBIの場合，通常のX線撮影では明らかにならない頸椎損傷が存在することがある。そのため，確実に頸椎損傷の存在が否定できるまでは，損傷を増悪させないように頸椎固定を確実に実施すべきである。特に，気道管理を実施する場合には慎重な対応が求められる。

secondary survey

プライマリーサーベイ primary surveyの完了と全身状態の安定を確認してから，セカンダリーサーベイ secondary surveyを開始する。secondary surveyでは，致死的ではない外傷も含めたすべての外傷を早期に認識して治療を開始することを重視し，漏れのない病歴聴取と，頭部からつま先までの全身診察を行う。既往歴や受傷機転などの情報を，漏れなく迅速に聴取するために，以下の"AMPLE"に従って病歴を聴取する。

Allergy：アレルギー歴(麻酔薬を含む薬物アレルギー)
Medication：服用中の治療薬(ステロイド薬の使用も含む)
Past medical history：既往歴や治療歴(最近のウイルス感染症の治療歴も含む)
Last meal：最後の食事や経口摂取(確認できない場合は，フルストマックであると
　　　　　想定する)
Event/Environment：受傷機転や受傷現場の状況

　小児では，年齢によってコミュニケーションに限界がある。そのため，患児から十分な情報が得られない場合は，保護者，受傷時にそばにいた人，受傷現場の状況や搬送から病院到着までの経過を把握している救急隊員などから病歴を聴取する。治療や診断のための検査(画像検査や血液検査など)の優先順位は，専門医への相談や手術室での手術の必要性に応じて決定する。患児がsecondary surveyにおいて不安定な状態に陥った場合は，primary surveyと蘇生を再度やり直すべきである。

隠れた損傷をもれなく同定するために，全身の衣服をすべて脱がせて secondary survey を行う。脱衣時は，低体温の回避につとめる必要がある。小児外傷の身体診察で確認すべき重要な点を以下に示す。

- 頭部や顔面を触診し，痛みや変形の有無を評価する
- 身体診察や画像検査により頸椎損傷が完全に否定できるまでは，頸椎固定を維持し愛護的かつ慎重に頸椎を評価する。年少児は頸椎の支持組織が脆弱なため，成人よりも SCIWORA〔spinal cord injury without radiographic abnormality（非骨傷性頸髄損傷）〕の発生頻度が高い。そのため，頸髄損傷を強く疑う場合は，単純 X 線検査よりも CT または MRI を実施する
- 胸部の診察では，聴診により呼吸音の減弱や左右差，心雑音の有無を評価する。また，フレイルチェスト（動揺胸郭）や胸壁の圧痛，および捻髪音の有無も確認する
- 腹部の診察では，腹腔内損傷を示唆するシートベルト痕などの外表所見，腹部膨満の有無，圧痛，開放創，および腸蠕動音を評価する。小児は啼泣により腹部が膨満するほど大量に呑気（空気嚥下）することがある。大量に呑気した状態の患児は，触診による診断が難しく，嘔吐や誤嚥の危険も高いため注意が必要である
- 直腸診では，肛門括約筋の緊張や血便の有無を評価する。完全脊髄損傷では肛門括約筋の緊張は消失する
- 会陰部の診察では，外尿道口付近の血腫や出血（尿道損傷で出現する）を評価する
- 四肢の診察では，変形，開放創，創の遠位側での脈拍の触知，運動神経・感覚神経の機能を評価する

　病歴聴取と身体診察の後に，血液検査でヘモグロビン値と電解質を評価する。重症外傷では，血液凝固検査，血液型と交差適合試験，動脈血ガス分析も実施する。年長児では，薬物中毒やアルコール中毒の可能性があれば，血中や尿中の薬物・アルコールも検査すべきである。特に緊急で外科的介入や全身麻酔が必要な場合は重要である。受傷直後には，晶質液の急速輸液による血液の希釈はまだ生じていないため，ヘモグロビン値は循環血液量減少性ショックの出血量の指標としての感度は必ずしも高くない。

　鈍的外傷患者の初期評価や全身状態の安定化の段階で推奨されている X 線検査は，胸部・骨盤部および頸椎である。腹腔内臓器損傷が疑われる患児で，全身状態が安定している場合は，確定診断のために腹部 CT を早期に実施してもよい。腹腔内損傷の診断には，診断的腹腔洗浄法 diagnostic peritoneal lavage（DPL）や迅速簡易超音波検査法 focused assessment with sonography for trauma（FAST）も用いられる。しかし，これらの検査を小児に対して適切に実施するためには経験と訓練が

必要であり，結果を正しく解釈できる熟達者が実施すべきである。その他の四肢単純X線などの画像検査は，身体診察の結果にもとづいて実施する。児童虐待が疑われる2歳未満の外傷患児は，頭蓋骨，胸部，腹部，長管骨の画像検査を実施し，全身の骨を精査する必要がある。

麻酔管理

初期蘇生の後に，出血のコントロールや外傷性脳損傷（TBI）の治療を目的として，緊急で外科的介入が必要な場合がある。また，小児では全身状態が安定していても，救急室での診断，外科的処置，画像検査を実施するために鎮静が必要となる場合がある。さらに損傷によっては待期的（非緊急）手術が必要なこともある。

術前の評価と準備

重症外傷に対して緊急手術を実施する際には，術前評価を十分に実施できない場合がある。このような状況では，緊急手術の麻酔を安全に実施するために必要な最低限の情報をAMPLE（前述）に従って入手する。例えば，減速性外傷では，頸髄損傷の可能性を考慮する。幼児や学齢期の小児は，比較的脆弱な組織構造をもつ脊柱で相対的に大きな頭蓋骨を支えているため，減速性外傷により第2〜3頸椎（C2〜3）レベルでの頸髄に屈曲伸展損傷が発生しやすい。成人と比べて，この年齢層では骨傷を伴わない脊柱靱帯の損傷の発生頻度は高く，SCIWORAと診断される頻度は高い。SCIWORAは小児の脊髄損傷の約50％を占めるとされる。そのため，たとえ頸椎側面のX線検査で異常所見を認めなくても，周術期の気道管理における喉頭展開の際には，正中中間位で頸椎を保持するよう細心の注意をはらうべきである。

超緊急で手術が必要な場合を除き，麻酔医は気道・呼吸・循環に焦点を絞った身体診察を実施し，損傷程度の把握や麻酔への影響を考慮すべきである。すでに気管挿管された状態で手術室へ入室した場合は，片肺挿管を避けるために気管チューブの先端が正しい位置にあるかどうかを確認する。血行動態が不安定な場合や，頭蓋内圧intracranial pressure（ICP）の亢進が疑われる場合には，もし気管挿管がまだ実施されていないのであれば麻酔前投薬は行わないほうがよい。一方で，全身状態が安定している患児に対しては，少量のミダゾラムなどの抗不安薬や，意識と気道防御反射が維持できる程度の鎮静薬を用いることで，両親と離れたり，麻酔導入に際してモニター機器を装着したりするのが容易になる。

手術室では，スタッフを適切に配置し，全年齢層の小児に対応できる体制を整えるべきである。医療資機材としては，年齢に応じた適正なサイズの気道管理物品や，

348　Section 3　特殊な外傷麻酔

希釈量を明示した薬物シリンジなどを準備する。循環血液量減少性ショックに対応するためには，静脈ラインや骨髄輸液路の確保，輸液や輸血の加温回路，急速輸血システム，小児に対応した輸液ポンプなどが必要である。また，小児用除細動器のパドルは，体内式と体外式の両方を準備しておく。乳児や年少児が入室する際には，手術室の室温を 26℃ に暖めておく。手術室内では，以下に示す各種モニター機器を用いて生体情報を監視できるようにする。

- 心電図（ECG）：小児は成人と比べて徐脈になりやすい。低酸素，虚血，アシドーシス，心挫傷，低体温などが徐脈の原因となりうる
- 血圧：非観血的血圧測定を行う際は，年齢ごとに適正なサイズのカフを選択する。観血的動脈圧測定が適応となるのは，血行動態が不安定な場合や，大量の出血が予測される場合，外傷性脳損傷（TBI）の場合などである。動脈ラインを留置する血管は，橈骨動脈・大腿動脈・足背動脈・腋窩動脈から受傷部位に応じて選択する
- パルスオキシメータ：循環血液量減少性ショックや低体温の患児では，測定が困難な場合がある。複数のプローブを用いて異なる部位で測定してみるとよい
- 呼気終末二酸化炭素（EtCO$_2$）モニター：年少児や循環血液量減少性ショックの患児では，EtCO$_2$ を正確に測定できない場合がある。それは成人と比べて 1 回換気量に占める死腔の割合が高いためである
- 中心静脈ライン：年少児で，特に頸椎固定が必要な患児では，横隔膜より頭側で中心静脈ラインを確保することが難しいことがある。このような場合は，大腿静脈で確保するのがよい。中心静脈ラインは，輸液投与だけでなく，循環血液量を評価するためにも用いられる。また，広範囲熱傷の患児など末梢静脈ラインが確保できない場合にも有用である
- 体温：小児では体温のモニタリングが重要である。低体温と高体温の両方に注意する。中枢温を測定する部位としては，咽頭，食道，直腸，膀胱が一般的である
- 尿量：尿量のモニタリングは，蘇生における循環血液量の指標として有用である。0.5 〜 1.0 mL/kg/h 以上の尿量の維持が目標となる
- 頭蓋内圧（ICP）：ICP モニタリングの適応は，GCS スコア 8 点以下の頭部外傷患者である。手術室や ICU における適切な呼吸・循環管理のために重要である

麻酔導入と挿管

挿管手技
成人と同様に，外傷の急性期は小児もフルストマックとして対応すべきである。そ

のため，直接喉頭鏡による経口挿管に支障がないと術前に判断した場合は，迅速導入 rapid sequence induction（RSI）による気管挿管が適応となる。RSI に必要な資機材や，気道確保が困難な場合にも対応可能な体制をすべて整えたうえで，麻酔導入薬と筋弛緩薬を投与する。術前に SCIWORA が疑われる場合や，臨床所見および画像所見の両方で頸髄損傷が完全に否定できない場合は，気道確保に際して頸椎を正中位で保持し，頸髄損傷を増悪させないよう注意する。前述のように，小児の気道は解剖学的に成人と異なる点があり，小児の気道確保は難しいことがある。100％酸素で十分に前酸素化してから，古典的な RSI あるいは修正法（必要に応じて陽圧換気を用いる RSI）による気管挿管を行う。挿管手技を実施している間，輪状軟骨圧迫をしてもよい。挿管には適正なサイズの気管チューブを用いる。数回の換気後で $EtCO_2$ モニター機器を観察し，両側の呼吸音を聴診して，気管チューブが正しい位置にあることを確認する。気管や喉頭の損傷が疑われる場合は，輪状軟骨圧迫は施行すべきではない。

麻酔導入薬

小児外傷で患児に安全に使用できる麻酔導入薬は複数あるが，最終的には患児の状態に応じて使い慣れた薬物を選択する。外傷患者の麻酔導入時には，etomidate 0.1 ～ 0.2 mg/kg の静脈内投与（IV）が最適である。etomidate は，作用発現は速いが循環への影響が少なく，脳酸素代謝率を減少させる（一方で，脳血流や ICP を減少させる）といった作用があるため，TBI や循環血液量が減少した外傷患者で選択されることが多い。etomidate の長期使用が見込まれる場合，一過性に副腎機能が抑制される可能性が示唆されているが，事実かどうかははっきりしていない。しかし，多くの麻酔科医は，その不確かな長期投与による危険性よりも，明らかな短期的効果を重視して etomidate を使用している。血行動態への影響が少ない麻酔導入薬として，ケタミン 1 ～ 2 mg/kg IV も選択される。議論の余地はあるが，小児 TBI にケタミンを使用しても ICP は上昇しないと報告されている。また，プロポフォールも使用できるが，血圧低下が懸念されるため，循環血液量減少性ショックの患者に投与する場合は通常の投与量より減量する。

筋弛緩薬

筋弛緩薬を使用することで直接喉頭鏡による気管挿管は容易になり，これは RSI を成功させる鍵となる。小児では，スキサメトニウム 1.5 ～ 2 mg/kg の投与後，60 秒で気管挿管に必要な筋弛緩作用が得られ，その作用は 5 ～ 8 分間維持される。禁忌は，筋ジストロフィ，圧挫症候群，高カリウム血症，熱傷，受傷 48 時間以上

経過した急性上位運動ニューロン損傷，悪性高熱の家族歴をもつ患児とされている。これ以外の小児外傷患児に対しては，第1選択の筋弛緩薬として多くの麻酔科医にいまも支持されている。しかし，米国食品医薬品局（FDA）のブラックボックス警告が発表され，診断されていない筋疾患に対してスキサメトニウムを使用することで高カリウム血症や心血管イベントをきたす懸念が示されたため，年少児へスキサメトニウムを投与することに反対する意見も少なからずある。幼児や年少児にスキサメトニウムを投与した場合，副交感神経が優位となることで徐脈になりやすい。そのため，この年齢層ではスキサメトニウムの投与前にアトロピンの投与を考慮する。スキサメトニウムには，一時的にICPを上昇させる作用があるが，TBIの転帰に悪影響を及ぼす可能性はないとされている。ロクロニウムは，スキサメトニウムのような潜在的な副作用がない非脱分極性筋弛緩薬であり，RSIの際に頻繁に使用されている。ロクロニウム1.0 〜 1.5 mg/kgを投与し，60 〜 90秒後には気管挿管に必要な筋弛緩作用が得られるが，その作用時間はスキサメトニウムより長い。最近では，ロクロニウムの選択的拮抗薬であるスガマデクスが臨床で使用できるようになった。スガマデクスの大量投与により，ロクロニウムの作用時間をスキサメトニウムより短縮することができる。しかし，予期せず「挿管不能・換気不能 can't intubate, can't ventilate（CICV）」に陥った場合に，スガマデクスによる「緊急拮抗（rescue reversal）」をあてにしてはならない。

麻酔の維持

小児外傷で患児に対する緊急手術や待期的手術において，単独で全身麻酔に必要な条件を満たす麻酔薬は存在しない。オピオイド，酸素（血行動態の安定性や，肺損傷，胸郭損傷の有無により酸素濃度の調整は必要），筋弛緩薬，セボフルランやイソフルランなどの吸入麻酔薬をバランスよく組み合わせた全身麻酔を実施することが一般的である。また，このような麻酔法を選択することで，術中の血行動態の安定化が得やすく，術後の鎮痛効果も得ることができる。この麻酔方法で一般的に用いられるオピオイドは，フェンタニル（一定量の単回投与，あるいは単回投与と持続投与を併用），ヒドロモルフォン（単回投与），レミフェンタニル（麻酔中は持続投与し，手術後に長時間作用型のオピオイドを追加投与する）である。亜酸化窒素は，体内の閉鎖腔に拡散して気胸や気脳症をきたす危険があるため，小児外傷の患児には使用しない。血行動態が不安定な外傷患児では，麻酔深度を浅めに管理することが多いが，逆に交感神経の活性による全身状態の悪化をもたらすこともある。また，重症外傷で血行動態が不安定な場合に，静脈麻酔や吸入麻酔を用いることができない

場合がある。このような場合には，酸素と筋弛緩薬のみで麻酔をせざるをえないので，スコポラミンや少量のベンゾジアゼピンのような血行動態への影響が少ない鎮静薬の併用が好まれる。その際，麻酔深度の評価では呼気終末揮発性麻酔薬濃度測定や脳機能モニターによる測定などが有用とされているが，いずれも他のモニタリングと比べて優れているという証明はなされていない。術中検査として，動脈血ガス分析，ヘモグロビン値，電解質，凝固能，血糖値を評価し，術中管理の指標とすべきである。成人と同様に小児外傷の患児でも，超音波ガイド下神経ブロックが普及してきている。ブロックによる疼痛管理に際しては，術中あるいは術後のいずれであっても超音波装置を使用すべきであり，小児への手技に習熟した麻酔医が実施する。また最近では，発達段階にある脳への全身麻酔薬の神経毒性が指摘されるようになっており，鎮静を併用した区域麻酔の有効性が注目されている。

術中の輸液管理

小児外傷の患児の緊急手術における輸液管理では，術中の出血量，麻酔や手術侵襲に由来する体液喪失量，小児特有の維持輸液量の評価などが問題となる。さらに，外傷麻酔医は病院前や救急室における蘇生治療を手術室へと引き継ぎ，外傷による出血を止血する外科医と協力して，積極的に治療に携わらなければならない。小児では頭部外傷の頻度が高いため，TBI を合併していることも多い。このような場合には，脳浮腫を回避しつつ輸液負荷を実施するといった厳密な輸液管理が必要となる。頭部外傷合併患児の術中輸液管理における一般的な目標は，バイタルサインを年齢相応の正常範囲内に補正し，適正な脳灌流圧の維持(最低でも 50 ～ 60 mmHg)，尿量の確保(少なくとも 0.5 mL/kg/h)，そしてヘモグロビンや凝固因子を適切に維持することである。

　術中に必要な輸液量を算出する際には，術前の水分欠乏量(絶食の時間，術前の出血量など)，麻酔や手術侵襲に由来する体液の喪失量，術中の出血量を考慮する。目標とする輸液量をボーラスで投与し，血行動態を改善させる。血管内容量を増加させる必要がある場合は，まず等張晶質液を投与し，血管内容量の維持に追加投与が必要なときは，膠質液か血液製剤を投与してもよい。晶質液と比べて，膠質液や血液製剤は血管内に長くとどまるため，総輸液量を減らすことができる。その結果，理論的には組織や脳の浮腫が軽減することにはなる。頭蓋内圧(ICP)の低下と脳灌流の改善を目的に，小児重症頭部外傷の初期輸液に高張食塩液(3%生理食塩液など)を用いることがある。血行動態が不安定な場合やヘモグロビン値が 7 g/dL 未満の場合には，血液製剤(赤血球濃厚液や全血製剤)を 10 mL/kg で投与し，組織への酸

素供給を適正に維持する。もし時間的に余裕があれば，未交差適合試験のO型Rh（−）血液よりも，同型輸血の投与を優先する。出血が持続している急性期には，同型輸血を準備する時間がないこともある。未交差適合試験のO型Rh（−）の血液製剤を少しでも投与した後に，続けて同型輸血に変更して投与する場合は，未交差適合試験の血液に含まれる抗体によって血液凝集や溶血が起こる可能性がある。追加の輸血に際しては，同型輸血とO型Rh（−）輸血のどちらが最適かを判断するため，改めて別の血液サンプルを輸血検査に送る必要がある。大量輸血を行う症例では，血小板や凝固因子を測定し，適応があれば補正する。成人の重症外傷を対象とした研究では，赤血球濃厚液の投与を優先し，凝固因子検査の結果にもとづいて新鮮凍結血漿 fresh frozen plasma（FFP）を投与する従来の方法に比べ，最初からFFPと赤血球濃厚液と血小板濃厚液を一定の比率（1：1：1の比率）で投与する方法のほうが有効であったと報告している。しかし，この輸血法の有効性は小児外傷ではまだ十分に研究されていない。輸血後の血液検査で低カルシウム血症を認めた場合は，塩化カルシウム 10 mg/kg またはグルコン酸カルシウム 30 mg/kg を投与し，血液検査結果を指標にしながら補正する。

　循環血液量減少性ショックは，容量負荷のみで通常は改善することが多い。しかし，適正な量の輸液負荷を行っても低血圧が改善しない場合は，血管作動薬の投与も考慮する。フェニレフリンは，一時的に血圧を上昇させるためには有効であるが，選択的α受容体作用によって血管が収縮するため，組織灌流や酸素供給が破綻している患児では使用しないほうがよい。このような患児には，ノルアドレナリン，ドパミン，ドブタミンなどのほうが臓器灌流の維持に有効なことがある。アドレナリンはα受容体とβ受容体の両方に作用するため，心筋収縮力を増強させて血圧を上昇させたい重症患児に対して適応となる。

術後の管理

多発外傷や重症外傷で緊急手術が必要な患児の多くは術後ICUへ入室する。ICUでは，輸液蘇生，呼吸・循環管理，適切な鎮静・鎮痛，神経モニタリングなどを含む高度な監視システムの下で集中治療を継続する。手術室からICUへの搬送開始前には，酸素化，換気，血行動態，体温が適切に管理できているかを確認しておく。頸髄損傷がまだ完全に否定できていない患児では，頸椎カラーによる固定やログロールなどによる頸椎保護を搬送中も含めて術後は常に継続すべきである。搬送中はバイタルサインのモニタリングを継続的に行う。蘇生や気道管理に必要な薬物や医療資機材は，年齢相応の投与量やサイズを準備しておき，搬送中いつでも使用で

きるようにしておく。ICU へ搬入した後は，受傷機転，病院前や救急室で実施した治療の内容，手術と術中イベントについて総合的な患児情報を集中治療チームと共有する。麻酔医は，受傷から ICU へ入室するまでのさまざまな局面における外傷診療をシームレスにつなぐうえで重要な役割を果たす。これは特に小児専門ではない一般の病院で重要である。ほとんどの小児外傷が搬送されるのは小児専門病院ではない。小児専門病院と比べ，専門院以外の施設では小児診療の機会が乏しく，集中治療チームが小児診療に慣れていない可能性がある。

▲ Key Point

- 1 歳以上の小児における主要な死因は外傷である。外傷患児の初期蘇生では，低酸素の回避，循環血液量の補正を最優先に行うことが重要である
- 入院した外傷患児の多くは外傷性脳損傷(TBI)を合併しており，小児外傷の主要な死因にもなっている
- 急激に状況が変化するなかで，気道管理，静脈ライン確保，輸液管理，体温管理を含め，小児外傷の麻酔では困難な対応を求められる
- 外傷患児に対し，急性期や周術期での適切な麻酔管理を実施するためには，成人とは異なる小児の年齢ごとの解剖学的・生理学的特性を十分に理解しておくことが不可欠である

参考文献 ●さらなる学習のために●

1. Hardcastle N, Benzon HA, Vavilala MS. Update on the 2012 guidelines for the management of pediatric traumatic brain injury—information for the anesthesiologist. *Paediatr Anaesth* 2014 ; 24 : 703-710.
2. Kleinman MD, de Caen AR, Chameides L, et al. Pediatric basic and advanced life support : 2010 international consensus on cardiopulmonary resuscitation and emergency cardiovascular care science with treatment recommendations. *Circulation* 2010 ; 122 : S466-S515.
3. Lam WH, MacKersie A. Paediatric head injury : incidence, aetiology and management. *Paediatr Anaesth* 1999 ; 9 : 377-385.
4. Roberts I, Alderson P, Bunn F, et al. Colloids versus crystalloids for fluid resuscitation in critically ill patients. *Cochrane Database Syst Rev* 2004 ; 4 : CD000567.
5. Sharar SR. The ongoing and worldwide challenge of pediatric trauma. *Int J Crit Illn Inj Sci* 2012 ; 2 : 111-113.
6. Tobias JD, Ross AK. Intraosseous infusions : a review for the anesthesiologist with a focus on pediatric use. *Anesth Analg* 2010 ; 110 : 391-401.

Section 3 *特殊な外傷麻酔*

21 高齢者外傷の麻酔

Olga Kaslow, Rachel Budithi

はじめに

米国では過去にないほど高齢者数が増加し，人口に占める高齢者の割合も上昇している。米国では 2050 年までに 65 歳以上の高齢者数が 2010 年の 2 倍以上の約 8,900万人に達すると予測されている。米国における高齢化は以下の 2 つの要因によりもたらされている。

- 現在では 70 歳，80 歳を超える人もいるように長寿命化している
- ベビーブーム世代の高齢化

高齢者外傷の要因

米国疾病管理センター Centers for Disease Control and Prevention(CDC)によれば，米国では 65 歳以上の高齢者の負傷の要因は以下の 3 つであると報告している。

- 転倒(最も一般的な受傷機転)
- 交通事故
- 銃器による自殺

　毎年，65 歳以上の高齢者の 3 人に 1 人が転倒する。また，転倒する割合も年齢とともに上昇する。85 歳以上の高齢者が転倒する割合は，65 ～ 84 歳の高齢者と比較して 4 倍にも増加する。

　歩行中の事故を含む交通事故による受傷も高齢者では非常に多い。1 日あたり平均して 586 人もの高齢者が交通事故によって負傷している計算になる。米国では2012 年の時点で，65 歳以上の高齢者のうち約 3,600 万人が運転免許を所持している。

354

交通事故で死傷する危険性は，年齢とともに高くなることが示されている。

　高齢者にとっても高エネルギー外傷が最も重篤な外傷をきたす脅威であることに変わりはないが，転倒のような比較的エネルギーの小さな外傷であっても，高齢者では容易に重症外傷，多発外傷を伴う可能性がある。

加齢に伴う生理学的変化

年齢とともにすべての臓器の機能は低下する。しかし，併存する臓器不全や既往症などの影響によって，機能低下の程度には個人差があり予測不可能である。予備能（健常時の機能と，外傷や重篤な病気になった際に必要とされる機能の差）の低下により，急激に代償不全や多臓器不全をきたし，最終的には死に至る。何歳以上からを高齢者と定義すべきかは明確ではないが，85歳以上を超高齢者と定義することには異論がないようである。多くの高齢者はまだ元気であるという事実を考えると，初期評価の際に高齢者の機能的な予備能を把握しておくのは重要なことである。

　以下の加齢に伴う生理学的変化は，外傷にも影響を与える重要な因子である。

- 視力障害
  - 白内障は視界を悪化させ，より明るい光を必要とする
  - 瞳孔の反応が低下し，明暗に対する適応力に影響する
  - 周辺視野の狭小化
- 認知機能低下
  - 記憶力の低下，思考プロセスの障害
  - うつ病や認知症の罹患率が高くなる
- 不安定な平衡機能と歩行
  - 視覚，前庭機能，深部知覚の退行性変化
- 反応時間の遅延
  - 危険を認識してから回避行動に至るまでの時間が長くなる
- 失神
  - 失神の原因で最も一般的なものは，心不全，脳血管障害，起立性低血圧である

心血管機能

心血管機能は年齢とともに低下して，心臓の予備能低下をきたし，うっ血性心不全を生じやすくなる。動脈硬化は正常な加齢性変化の1つであり，大血管のエラスチンの減少やカルシウム沈着により血管を硬化させる。

- 収縮期高血圧は2つの機序で生じる
  - 硬化した大動脈は拍出された血流の圧を緩衝できず，若年者の柔軟な大動脈と比較して収縮期血圧が上昇する
  - 動脈圧脈波は末梢までより速く到達し，引き続く反射波が心臓に向けてより急速に返る。若年の患者では反射波が拡張早期に大動脈本幹に戻り，拡張期血圧および冠動脈血流を増加させる。一方，高齢者では，反射波は心拍出が終了する間際に大動脈本幹に戻ってくる。これは，収縮期血圧の上昇，拡張期血圧の低下，心筋の後負荷増大につながる
- 後負荷増大に伴う心室壁の負荷の増加は，左室壁を肥厚させる
- 収縮期血圧の上昇や左室壁の肥厚は，心筋の収縮遅延や拡張期弛緩能の悪化をもたらす
- 拡張期弛緩能が低下すると，1回拍出量を同等に維持するために左室拡張末期圧が上昇する。さらに，心臓は左室充満の後期を心房収縮に依存するようになる
- 心臓の刺激伝導系に脂肪やコラーゲンが沈着することで，安静時心拍数の低下や伝導障害を生じる可能性がある。また，心房拡大によって1回拍出量に対する心房の寄与が増加し，心房細動を起こしやすくなる
- 加齢に伴ってβ受容体の反応が鈍くなるため，心拍出量の増加が1回拍出量に依存するようになる

■ 麻酔管理の注意事項

- 高齢者では急性の出血が生じても，心拍出量の低下を心拍数の増加によって十分に代償できない。拡張不全と不整脈を伴って硬化した心臓に対し急速に輸液を行うことは，高齢の外傷患者においては心不全を合併する危険性がある
- 麻酔薬は交感神経の活動を抑制する。高齢者では，心血管系の機能が低下し，交感神経に依存している部分が大きいので，麻酔薬の投与によって心血管系の機能障害が増悪する可能性がある
- 麻酔薬は心血管機能を直接的に抑制し，陰性変力作用と血管拡張を引き起こす
- 高齢者の心筋は，カテコールアミンに対する反応性が乏しくなる

呼吸機能

呼吸機能障害は換気血流不均等につながり，上気道の構造変化と防御反射の低下は誤嚥のリスクを増加させる。気管支の拡張と肺の弾性収縮力の低下も高齢者には一般的で，気腔拡大と死腔増大をきたす。

21 章　高齢者外傷の麻酔　　*357*

- 胸壁のコンプライアンスは，胸郭の筋肉の線維化と肋軟骨の石灰化により年齢とともに低下する。胸壁はより樽状になり，横隔膜は平坦化する。その結果，若年の患者に比べ通常は呼吸仕事量が増加する
- 肺活量は減少するが，機能的残気量やクロージングキャパシティは増加する
- 肺毛細管血液量と肺上皮透過性は年齢とともに減少する。肺胞・毛細管膜の肥厚は，肺胞表面積を 20 ～ 30%減少させるだけでなく，酸素拡散能力も低下させる
- ベースラインの末梢動脈血酸素飽和度 arterial oxygen saturation（SpO_2）が低くなると，急速に低酸素血症に至る危険性が高くなる
- 低酸素血症と高二酸化炭素血症への反応が低下する

▌麻酔管理の注意事項

- 誤嚥のリスクが増加する
- 麻酔導入前に深呼吸を 4 回行って前酸素化をすることがあるが，高齢者では肺活量の減少と残気量の増加を認めるため，この方法による前酸素化が不十分な場合がある
- 腹部や胸部の手術では，疼痛コントロールのためにオピオイドが必要となるが，高齢者は呼吸仕事量が増大しており，早期に呼吸不全が進行する可能性がある
- オピオイドやベンゾジアゼピンに加え，吸入麻酔薬が少量でも残存していると，上気道抵抗が増加し，低酸素血症と高二酸化炭素血症に対する呼吸の生理的応答が低下する。これにより上気道閉塞や無呼吸，低酸素血症をきたす可能性がある

腎機能

加齢に伴うネフロンの減少によって腎機能は低下する。

- 糸球体濾過量 glomerular filtration rate（GFR）は 80 歳になると 50%に減少する
- 口渇反応が低下する
- 体液量や血圧の変化に適応するレニン–アンジオテンシン–アルドステロン系の機能が低下する
- 尿濃縮能が低下する

▌麻酔管理の注意事項

- 尿量は腎血流量の指標としての信頼性に乏しい
- 水分や電解質の排泄と保持の異常は，溢水と脱水，高血圧と低血圧の原因となる。

0.9%生理食塩液による蘇生は，高クロール性代謝性アシドーシスを生じる
- 術後の腎障害の原因には，循環血液量減少と薬剤性腎障害の可能性がある
- 急性腎障害 acute kidney injury(AKI)と正常血圧性虚血性腎症の危険性が増加する

中枢神経系機能

中枢神経系の機能は年齢とともに変化する。ニューロンの質量は徐々に減少し，体温調節機能は低下する。高齢の患者は，術後の神経学的異常やせん妄の原因となる認知機能障害を術前からすでに有している可能性がある。

麻酔管理の注意事項

- 術後せん妄は高齢者の 5 〜 50％で発生し，一過性の意識変容として現れ，術後まもなく発症することが多い。罹患率は重症患者の 80％にのぼる。術後せん妄の病態としては，吸入麻酔薬による神経細胞の変化，中枢性コリン活性の低下，潜在的な認知症の合併，感染症，電解質異常，貧血，疼痛，睡眠不足などが関与していると考えられる(表 21-1)
- 早期の酸素投与，輸液，栄養療法などを含む包括的な治療介入を行い，重要な生理学的変化のモニタリング，適切な除痛，せん妄のスクリーニング，そしてポリファーマシー(多剤併用処方)を回避することで，せん妄の発生率は下がる可能性がある
- 術後せん妄は，術後の認知機能低下と混同すべきではない。術後の認知機能低下は，軽度の人格変化や情緒不安定，記憶力や注意力の低下といった症状を含む高齢者の認知機能の恒常的な変化である。その原因は多面的なものであり，年齢，学校教育年数，麻酔時間，術後感染，再手術などがリスク因子となる。術後の認知機能低下は，入院期間延長や医療費増加につながる重要な問題である

薬理学的変化

加齢に伴う薬理学的変化では，麻酔薬の薬力学的作用と薬物動態の両方が関連しており，以下の項目に変化を生じる。

- 除脂肪体重と体内総水分量 total body water(TBW)の減少
- 薬物代謝と排泄の低下
- 血清アルブミンの減少
- 薬物作用の感受性の増加

表 21-1　高齢者でのせん妄の一般的な原因

術前の因子	● 高齢（70 歳以上）
	● 慢性疾患，感染症
	● 栄養不良
	● 聴覚障害，視覚障害
	● 精神状態
	  ▸ 認知症
	  ▸ 脳梗塞の既往
	  ▸ 器質的脳障害
	  ▸ うつ病
	  ▸ せん妄の既往
	● 代謝性の要素
	  ▸ 脱水，アルブミン低下，ヘマトクリット低下
	  ▸ 電解質異常
	● 内服薬
	  ▸ 抗コリン薬
	  ▸ 抗うつ薬，抗コリン作用のある抗精神病薬（アミトリプチリン，ドキサプラム，イミプラミン，ノルトリプチリン）
	  ▸ レセルピン
	  ▸ ヒドロクロロチアジド
	  ▸ プロプラノロール
	● 薬物やアルコールの乱用や離脱症状

外傷，手術，麻酔に関する因子	● 頭部外傷
	● 低酸素血症や低灌流による脳虚血
	● ショック，低血圧，低換気，低酸素血症，貧血
	● 麻酔薬
	  ▸ ケタミン
	  ▸ 血液脳関門を通過する抗コリン薬（アトロピンやスコポラミン）
	  ▸ オピオイド，ベンゾジアゼピン
	  ▸ メトクロプラミド
	● 手術：胸部手術，開心術，整形外科手術
	● 不十分な鎮痛

術後や蘇生に関する因子	● 睡眠障害，術後の疲労
	● 言葉の困難
	● 無動・臥床，身体抑制
	● 心不全，呼吸不全，腎不全，肝不全
	● 内分泌系の障害や電解質異常
	  ▸ 血糖やアルブミンの異常
	  ▸ Na^+，K^+，PO_4，Ca^{2+}，Mg^{2+} などの電解質異常
	● 薬物中毒や離脱症状

360　Section 3　特殊な外傷麻酔

● 体脂肪量の増加

■麻酔管理の注意事項

● 外傷による損傷やショックは麻酔薬への応答を変化させる
● 蛋白結合率の高い薬物は，アルブミンの減少に伴って作用する遊離型の薬物量が多くなるため，効果が増強される
● 水溶性の薬物は，分布容積が減少するため，投与後すぐに強い効果が出現する
● 脂溶性の薬物は，分布容積が増加するため，効果が長時間持続する
● 服用中の薬物の種類が増加すると，薬物相互作用が発現しやすくなる

　したがって，必要となる麻酔薬の用量は著しく減少する。

● 揮発性麻酔薬の最小肺胞濃度 minimum alveolar concentration（MAC）は，若年患者に比べて 30％低下する。そのため麻酔の導入と覚醒が遅くなる
● 静注導入薬とオピオイドは 50％減量する
● ベンゾジアゼピンは麻酔からの回復を遅延させる可能性があり，その使用は最小限にするか，回避する必要がある
● 加齢によってスキサメトニウムとベクロニウムの作用発現が遅くなる。スキサメトニウムの作用発現時間は 2 分まで延長する。血中濃度上昇と排泄遅延のため，高齢患者では筋弛緩薬の作用持続時間は有意に遷延する。腎機能と肝機能に障害があると，さらに作用時間は延長する。しかし，atracurium と cisatracurium の代謝は変化しない

術前評価

外傷患者が高齢の場合，重症度の判断は複雑で難しくなる。高齢者の外傷では，外傷チーム召集のための血行動態に関する基準は存在しないのが一般的である。そのため，損傷の程度と重症度は頻繁に過小評価されてしまう。

● 一見して軽微な受傷機転であっても，ほかに合併する損傷がないか常に強く疑わなければならない。何らかの併存症がある場合，高齢者の臨床症状は変化し，転帰を悪化させる危険性が増大する。平時から高血圧症の患者にとって，一般的な正常血圧は低血圧を意味することがある
● 高齢患者はときに非常に衰弱していて，既往歴やアドバンス・デイレクティブ[注1]

21 章　高齢者外傷の麻酔　*361*

表 21-2　高齢者における一般的な服用薬と麻酔管理の注意事項

薬物	麻酔における留意事項
β 遮断薬	● 外傷，出血による循環血液量減少性ショックに対する患者の生理学的反応を阻害し，頻脈になりにくい ● 患者の血行動態の評価を誤る可能性あり
カルシウム拮抗薬	● 循環血液量減少に対して頻脈になりにくい
血管拡張薬	● 低血圧の悪化
ビタミン K 依存性経口抗凝固薬（ワルファリン）	● 出血の悪化 ● 外傷性頭蓋内出血を合併 ● PCC やビタミン K，FFP などで凝固障害を積極的に治療し，慎重に観察する必要がある
抗血小板薬（クロピドグレル）	● 出血の悪化 ● 頭蓋内出血の重症化 ● 凝固障害の治療に抵抗
DOAC：トロンビン阻害薬（ダビガトラン），第 Xa 因子阻害薬（リバーロキサバン，アピキサバン，エドキサバン）	● 出血の悪化 ● 血中濃度の測定がしばしば困難 ● ダビガトランは拮抗薬（イダルシズマブ）が使用可能 ● 第 Xa 因子阻害薬の拮抗薬（andexanet alfa）は現在第 III 相臨床試験中であり使用不可
スタチン	● 免疫系に影響を与える可能性があり，外傷後の多臓器不全の危険性が上昇
利尿薬	● 循環血液量減少と低血圧の悪化
ACE 阻害薬と ARB	● 低血圧の悪化

ACE：アンジオテンシン変換酵素，ARB：アンジオテンシン受容体拮抗薬，DOAC：直接経口抗凝固薬，FFP：新鮮凍結血漿，PCC：プロトロンビン複合体濃縮製剤

に関する情報を患者自身から聴取できないこともある。そのような場合は身体診察の所見が重要であり，例えば胸骨正中切開などの手術痕があれば，過去の手術歴をある程度は洞察することができるかもしれない

● 外傷患者の内服薬に関する詳細な情報は，非常に重要である。内服薬は蘇生治療への反応や，入院後の治療経過にも大きな影響を与える。高齢者が服用している一般的な薬物として，降圧薬（β 遮断薬，血管拡張薬など），経口血糖降下薬，インスリン，スタチン，甲状腺ホルモン薬，ステロイド，抗凝固薬などがある（**表21-2**）

● 身体機能の乏しい患者では，術後せん妄，感染および死亡の危険性が上昇する。これらの危険性を評価するうえで，受傷前の身体機能を把握しておくことは有用である

注 1：医療行為に対する事前指示。

- 年齢だけをもって，高齢外傷患者の治療方針の決定根拠とすべきではない。高齢患者の院内合併症の独立した予測因子であるフレイル frailty による評価が有用な場合がある。フレイルは，現在の疾患の状態と重症度，日常生活動作 activity of daily living（ADL）の状態，身体的・神経学的徴候などの 70 項目から評価する

術中管理

気道

高齢者では，立位から転倒しただけでも環椎（C1）・軸椎（C2）や歯突起の骨折のような頸椎損傷が起こりうるため，常に損傷の存在を疑っておかなければならない。適切な前酸素化を行い，用手的に頭部を正中位で保持しながら行う迅速導入 rapid sequence induction（RSI）は，高齢者外傷の麻酔ではよく行われる（第 3 章参照）。etomidate，ケタミン，プロポフォールなどの導入薬の用量は，高齢者では 20％ほど減量する必要がある。循環血液量減少や出血が持続している状態では，導入薬の用量はさらに減量する。

高齢者の気道管理は，麻酔医にとっても困難なことがある。

- 歯がない患者では，効果的にマスクの密着ができず，マスク換気が困難である。経口エアウェイを用いた二人法によるバッグバルブマスク換気などが必要になることがある
- 咽頭組織は年齢とともに軟化し，容易に上気道を閉塞し，気道の開通を妨げる
- 既存の顎関節炎と喉頭構造の加齢性変化は，開口と喉頭展開の妨げになる。変形性関節症，頸椎や環椎後頭関節レベルでの加齢性変化は，直接喉頭鏡の使用時に頸部可動域制限をきたしうる。気管挿管の手技中に，もとの損傷とは無関係に頸椎が脱臼してしまうことがある
- 加齢に伴い気道防御反射が低下するため，高齢者では誤嚥の危険性がより高くなる

呼吸

高齢外傷患者における換気と酸素化の管理では，加齢による生理学的変化を考慮する必要がある。

- 高齢者は酸素飽和度の急速な低下をきたしやすいので，適切な前酸素化が重要であり，十分に長い時間をかけて行う
- 骨粗鬆症によって胸郭はより脆弱になる。高齢の患者では，肋骨骨折，血胸，気

胸，フレイルチェスト(動揺胸郭)，肺挫傷を罹患しやすくなる。肺挫傷は鈍的胸部外傷の最も一般的な合併症の 1 つで，時間の経過とともに悪化する可能性があり，特に初期蘇生での過剰輸液による悪化に注意する(第 16 章参照)

- 全身麻酔と仰臥位はともに術後の無気肺の発生率を増加させる。高齢患者では有効な咳嗽が減少することも影響して，呼吸不全，人工呼吸器の装着率，人工呼吸器関連肺炎 ventilator-associated pneumonia(VAP)の罹患，および集中治療室 intensive care unit(ICU)の滞在期間が延長する危険性が高くなる

循環

同じような損傷であったとしても，若年者よりも高齢の外傷患者のほうがショック状態に陥りやすい。しかし，重篤な全身の低灌流をきたしても，安定しているかのように高齢者ではみえることがあるため，ショックを認識するのは難しいことがある。また，高齢者の軽度の循環血液量減少は認知できないこともある。皮膚ツルゴール，口渇，尿量といった症候の信頼性は高くない。それに加え，高齢者は水分の摂取不足や利尿薬の使用などにより慢性的な脱水状態にある。外傷では，出血，無動状態，不適切な栄養が，組織の灌流不全と機能不全の原因となり，急速に進行して完全な臓器不全となってしまう。

　高齢者では出血に伴う血圧と心拍の反応があてにならないため，ショックを早期に認識することが難しい。高血圧の既往がある患者では，血圧は高いまま変化しないこともあり，ショックの認識を妨げる原因にもなる。大量出血を疑うためには，意識の変容，脈圧の狭小化，毛細血管再充満時間の延長のようなわずかな徴候に注目する。β遮断薬を使用していると，心拍数の変化が鈍くなる。

　高齢者の循環管理においては，以下の点に注意する必要がある。

- 来院時の動脈血ガス分析における塩基欠乏(－ 6 mEq/L 以下)は，重症外傷の存在や高い死亡率を示唆し，ICU 入室適応の指標となる。乳酸値の上昇(＞2 mmol/L)は，乳酸クリアランスの悪化とともに，潜在的な低灌流の存在を示唆し，死亡率の増加に関連がある

- 冠動脈血流の減少と続発する心筋梗塞は，冠動脈疾患がない高齢者でも発生する可能性がある。したがって，循環血液量減少性ショックと心原性ショックには強い相関関係があると考えられている

- ワルファリン，クロピドグレルまたは直接経口抗凝固薬 direct oral anticoagulant(DOAC)を服用している患者は，軽傷であっても止血に難渋することがある。新鮮凍結血漿 fresh frozen plasma(FFP)やプロトロンビン複合体濃縮製剤 prothrombin complex concentrate(PCC)による凝固障害の早期補正は，ビタミンK依存性経口抗凝固薬(ワルファリン)を緊急に拮抗する手段として推奨されている。抗血小板薬(クロピドグレル)服用中の患者の出血に対しては，血小板製剤を投与すべきである

- DOAC服用中の外傷患者に生じる血液凝固障害の補正方法については，ほとんどよくわかっていない。ダビガトランによる抗凝固作用はプロトロンビン時間prothrombin time(PT)の延長として測定されるが，第Xa因子阻害薬の効果を緊急で測定することは不可能である。致死的な出血が発生した場合，第Xa因子阻害薬(例：リバーロキサバン，アピキサバン)服用中の患者では，トラネキサム酸，4因子含有PCC(4F-PCC)または活性化PCCの投与を考慮すべきである。トロンビン阻害薬(例：ダビガトラン)を服用中の患者における致死的な出血は，特定の拮抗薬(例：イダルシズマブ)を投与すべきである(第6章参照)

- 現在のガイドラインでは，出血により血圧が低下している外傷患者に対して，等張晶質液の使用を優先するとともに，膠質液の使用を制限することを年齢に関係なく推奨している。また，酸素運搬能を改善するために早期の輸血開始が提唱されている

- 高齢者に対して，制限された輸血戦略(ヘモグロビン<8 g/dLで輸血)と比較して，積極的な輸血戦略(ヘモグロビン<10 g/dLで輸血)を用いることに臨床上の優位性は示されていない

- 出血している高齢患者に適切な静脈ラインを確保することはときに困難である。少なくとも2本の静脈ラインを太い留置針で確保することが必要である。中心静脈カテーテル留置は，緩徐に投与するのであれば，薬物などの投与経路として有用である。しかし，緊急手術中に中心静脈ラインを確保することは実用的ではなく，安全性に欠ける。不十分な清潔操作と不適切な体位は，気胸，感染症，頸部血腫などの合併症の危険性を上昇させる

術中モニタリング

高齢患者は若年者に比べて前負荷により依存している。それと同時に過剰な輸液による影響も出現しやすいため，特に既存の心血管疾患や腎疾患がある場合には注意を要する。外傷に対する緊急手術中の体液管理のために，肺動脈(PA)カテーテルや特別なモニタリングの必要性を支持する最近の知見は存在しない。術前の患者の血行動態，既往症，外傷の程度などにもとづいて，侵襲的または非侵襲的なモニタリングの選択を行う必要がある(第9章参照)。

体温管理

- 体温調節障害により急速に低体温になる。低体温は，凝固障害の原因となり，創傷治癒を阻害し，薬物の作用時間を遷延させ，酸素消費量の増大により不整脈と心筋虚血をきたす。高齢患者が手術室に入る前から室温を上昇させておき，外科用ドレープで覆うまで室温を高く維持しておく必要がある
- 高齢患者は特に低体温になりやすく，体温の維持に必要な脂肪と皮下組織が少なく，振戦熱産生や非振戦熱産生の減少がみられる（第7章参照）。全身麻酔は薬物の血管拡張作用によって，二次的に体温調節に大きな影響を与える。外傷，ショック，および大量の蘇生輸液への曝露は，低体温とその合併症（代謝性アシドーシス，凝固障害，血小板機能不全）を悪化させる

　手術室では積極的な加温を開始しなければならない。

- 室温を上げる
- 輻射熱ヒーターや空気対流式加温装置を使用する
- すべての輸液と血液製剤を加温する

高齢者に多い外傷の麻酔

整形外科外傷

高齢者の整形外科外傷は，多発外傷の一部，または単独の四肢骨折として生じる（第18章参照）。

　現在のエビデンスにもとづいたアプローチでは，重度の整形外科外傷を負った高齢患者の管理には，重症度評価，積極的な凝固障害の補正，専門的な外傷センターでの治療，ICU での高度で専門的な治療が必要であるとされている。また，長期予後が不良である可能性が非常に高い高齢患者では，治療の制限の妥当性についても言及されている。

■外科的な注意事項

骨盤と長管骨の骨折部固定を施行する迅速な整形外科手術は，早期の離床を可能とし，長期臥床による合併症を減少させる。外科的修復の時期とそれによる罹患率と死亡率への影響に関しては，まだ議論の余地がある。全身状態に問題のない高齢患者では可能な限り早急に手術を行うべきであるが，複数の併存疾患をもつ患者では，術前に全身状態が適切になるよう加療する必要がある。48時間以上の手術の遅延

は，入院期間の延長，合併症〔深部静脈血栓症 deep vein thrombosis（DVT），褥瘡など〕の増加，および死亡率の上昇に関連してくる。離床を進めることで，呼吸器合併症が減少する。

■麻酔管理の注意事項

一通りの術前評価を行うのは受傷後 24 〜 48 時間の時期がよい。内科的な治療と検査，すべての損傷の診断，術前の循環血液量の補正，血行動態の安定化，呼吸状態などを確認する。また，貧血，低酸素血症，電解質異常，不整脈などを術前に認識し，可能なら是正しておくことも重要である。

　高齢者の整形外科手術では，全身麻酔と区域麻酔のどちらも安全に行える。特に手術中に鎮静薬を使用しなければ，区域麻酔が認知機能に与える影響は非常に少ない。したがって，整形外科外傷単独の場合の麻酔法として区域麻酔が推奨されている（第 8 章参照）。無鎮静またはごくわずかな鎮静を要する場合も，区域麻酔であれば患者の意識と自発呼吸は保たれる。だが，脊髄くも膜下麻酔と胸部硬膜外麻酔では，局所麻酔薬の用量が少なくても結果的に高位での神経遮断をきたしうる。また，区域麻酔が術後せん妄の発生率を減少させることを明確に示している研究はない。これは，麻酔と術後のせん妄の病態の詳細が不明で，多元的（**表 21-1**）であるためである。その機序の仮説として，神経伝達障害，炎症，ストレスなどの可能性が指摘されている。

- 区域麻酔の禁忌は，非協力的な患者と抗凝固薬や抗血小板薬を使用中の患者である
- 整形外科外傷単独の患者において，区域麻酔を開始する前に循環血液量を最適な状態に補正すべきである。高齢患者では，経口摂取の減少や既存の体液量減少がみられ，閉鎖骨折の場合には大量の出血があっても筋区画内に密閉されてしまうため，必要な補液量をしばしば過小評価してしまう
- 全身麻酔の適応は，多発骨折や多発外傷患者，区域麻酔が禁忌の患者である（第 7 章参照）

大腿骨近位部骨折

高齢者において最も頻度の高い整形外科外傷は，転倒に起因する単独の大腿骨近位部骨折 hip fracture である。米国では，毎年少なくとも 25 万人もの高齢者が大腿骨近位部骨折で入院している。リスク因子としては，骨粗鬆症や骨密度低下，女性，喫煙歴，低体重，身体活動の減少などがあげられる。大腿骨近位部骨折は，高齢者の死亡の原因ならびに介護が必要となる原因として重要である。

　大腿骨近位部骨折は 3 つの解剖学的部位で発生する。

- 大腿骨頸部骨折 femoral neck fracture（関節包内）は，一般的に活動的な高齢者に多く，しばしば血流途絶により大腿骨頭壊死をきたす
  - 転位のない大腿骨頸部骨折に対しては，スクリュー固定を行う。15 〜 30 分間の手術で治療が可能で，ほとんど出血をきたすことはない
  - 転位のある大腿骨頸部骨折の治療は，人工骨頭置換術である。スクリュー固定と比較して手術時間が長く，出血量も多くなる。さらに，術中に骨セメントの使用が必要で，低血圧の原因となる
- 転子間骨折 intertrochanteric fracture（関節包外）は，ADL が自立していない高齢女性に典型的な骨折である。骨折部位の良好な血管新生によって，大腿骨頸部への血流は維持される
- 転子下骨折 subtrochanteric fracture は，大腿骨近位部骨折のわずか 5 〜 10% と少なく，あまり一般的な骨折ではない

▌外科的な注意事項

大腿骨近位部骨折に対する現在の治療戦略は，早期の整復と固定である。これによって罹患率と死亡率が低下し，主要な合併症を減少させ，全身状態が安定している高齢患者では入院期間の短縮にもつながる。

▌麻酔管理の注意事項

大腿骨近位部骨折の高齢患者では，迅速な術前評価と併存疾患の最適化が不可欠である。精査や治療を行うことによって手術を遅延させる可能性があるが，潜在的な利点もあるので，手術が遅延することによる転帰の悪化とを天秤にかけて考えるべきである。さまざまな専門家による多職種チームアプローチが，転帰の向上のための重要な要素である。救急室から早期に注意喚起し，術前に麻酔医へ相談したうえで，迅速に手術を行い，術後は高齢者専用病棟へ移送して管理する。

　高齢者の大腿骨近位部骨折手術の麻酔方法は，どれが優れているかを示したデータは存在せず，全身麻酔，脊髄くも膜下麻酔，硬膜外麻酔，末梢神経ブロックのどれもが同様の成績である。腰椎神経叢ブロックを併用した脊髄くも膜下麻酔と硬膜外麻酔では，カテーテルを留置して単回投与あるいは持続投与で麻酔を行うことで，術中だけでなく術後も適切な鎮痛が得られる。

　閉鎖神経ブロックと外側大腿皮神経ブロックの両者を併用する術後の疼痛管理が有効であることが報告されている。腸骨筋膜下ブロックの使用により，鎮痛薬の使用量や術後せん妄の発生が減少することが報告されている（第 8 章参照）。

脾損傷

非手術療法は，血行動態の安定した脾損傷 splenic injury に対する標準治療となっている。年齢だけを基準にして，非手術療法の適応から高齢者を除外すべきではない。

胸部外傷と肋骨骨折

4本以上の肋骨骨折 rib fracture があると，高齢外傷患者の転帰は悪化する。呼吸仕事量が過大となり，高齢患者では呼吸不全を合併する可能性が高い。一部の患者では，早期の胸部硬膜外麻酔または傍脊椎ブロックによる鎮痛で，呼吸機能と肺の衛生状態が改善し，人工呼吸管理の必要性を減少させることができる。しかし，システマティックレビューや無作為化比較試験のメタ分析では，外傷性肋骨骨折患者の死亡率，ICU 滞在期間，入院期間について，他の鎮痛処置と比較して硬膜外鎮痛の優位性は示されなかった。

閉鎖性頭部外傷

- 75 歳以上の高齢者では，外傷性脳損傷 traumatic brain injury（TBI）に関連した入院や死亡が最も多かった（第 13 章参照）
- 転倒や明らかに軽傷な頭部外傷であっても，抗凝固薬を使用している患者では脳神経外科的な介入が 20%増加する。したがって，このような患者では非常に軽微な頭部外傷であっても頭部 CT をすぐに撮影すべきである
- 外傷によって障害された脳機能の回復力は，年齢とともに大幅に低下する。そのため軽度の損傷でも重篤な転帰につながることがある。高齢者の TBI の転帰は，若年者に比べて有意に悪い

　患者は頭部単独の外傷のこともあるが，頸椎骨折，長管骨骨折，他の臓器損傷といった，麻酔管理が困難となりうる他の損傷を合併することもある。閉鎖性頭部外傷には，頭蓋骨骨折，脳震盪，脳挫傷，硬膜下血腫，硬膜外血腫，外傷性血管損傷，びまん性軸索損傷などがある。

　硬膜下血腫や脳内血腫のような頭蓋内出血は，高齢者の頭部外傷では一般的な合併症であり，以下のような種々の要因によって生じる。

- 脳血管の脆弱化
- 外傷後の架橋静脈の伸張
- 脳実質の萎縮

● 抗凝固療法と抗血小板療法

　高齢患者では硬膜と頭蓋骨の間が強固に癒着しているため，硬膜外血腫を発症することはまれである。頭蓋内圧 intracranial pressure（ICP）が上昇したときに認める典型的な所見としては，意識状態の変化，頭痛，非局所的な神経症状などがあるが，高齢患者では脳が萎縮しているため所見が現れにくい。

- 頭蓋骨陥没骨折，硬膜外血腫，硬膜下血腫，脳内血腫は，緊急の外科的介入の適応となる
- 高齢の頭部外傷患者では，抗凝固薬の作用の拮抗は必須である。抗凝固薬に対する迅速な拮抗（前述）は，外傷性頭蓋内出血による死亡率を低下させるために重要である

■ 麻酔管理の注意事項

高齢者の外傷性脳損傷（TBI）では，以下の問題点を考慮すべきである。

- 頭蓋内圧（ICP）が上昇している可能性がある患者では，ベンゾジアゼピンやオピオイドによる麻酔前投薬は，さらに意識状態を悪化させ，低換気と低酸素の要因になるので，避けるべきである
- 迅速導入（RSI）による気道管理と用手的頭部正中中間位固定を円滑に実施し，低換気，高二酸化炭素血症，低酸素血症の合併を最小限にする必要がある
- 高齢者の頭部外傷における麻酔管理の主要な目標は，脳への酸素供給を最大化し，ICP を制御することである。したがって，特に ICP 高値の状態では十分な脳灌流圧 cerebral perfusion pressure（CPP）の維持が，脳への十分な酸素供給のために重要である
- 重症 TBI 患者〔グラスゴーコーマスケール Glasgow Coma Scale（GCS）スコア 8 点以下〕では，平均動脈圧 mean arterial pressure（MAP）を 80 mmHg 以上に維持することが推奨されている。高齢者は慢性的に高血圧であることが多く，MAP は受傷前の数値より高く維持しておく必要がある

高齢外傷患者の転帰

高齢外傷患者では，慢性疾患の有病率の上昇や生理学的予備能の低下のために転帰は一般的に悪くなる。

- 高齢者の鈍的外傷は，死亡率が 2 倍に上昇する
- 衝撃の少ない受傷機転であっても，高齢者では重度の損傷を引き起こす可能性があるため，受傷機転のみで重症度を判断するのは困難である
- せん妄と認知機能低下の予防は，早期に開始する必要がある。多角的なアプローチが提唱されており，以下の点を検討する必要がある
  - 併存症の最適化と感染の制御
  - 十分な酸素化と脳灌流の維持
  - 脱水と電解質異常の補正
  - 術前からの強力な鎮痛と精神的な支援
  - 早期離床と栄養管理

▲ Key Point

- 高齢者は最も増加が著しい人口層であり，ますます活動的なライフスタイルを長く維持するようになっているので，外傷の危険性はより高まっている
- 高齢患者は，ショックが顕在化しない可能性が高い
- 加齢によって臓器機能や生理学的予備能が低下し，1 つまたは複数の慢性疾患が併存するため，高齢者では外傷によるストレスに対する抵抗力が低下している
- 高齢者，なかでも特に超高齢者では，実年齢よりも生理学的年齢のほうが予後を予測するうえで重要である

謝辞

"Essentials of Trauma Anesthesia First Edition (2012)" の "Anesthetic management of the geriatric trauma patient" の章を執筆された Sylvia Y. Dolinski 氏の貢献に深謝する。

参考文献 ●さらなる学習のために●

1. Calland JF, Ingraham AM, Martin N, et al. Evaluation and management of geriatric trauma : an Eastern Association for the Surgery of Trauma practice management guideline. *J Trauma Acute Care Surg* 2012 ; 73 : S346-S350.
2. Deiner S, Silverstein JH, Abrams KJ. Management of trauma in the geriatric patient. *Curr Opin Anaesthesiol* 2004 ; 17 : 165-170.
3. Galvagno SM, Smith CE, Varon AJ, et al. Pain management for blunt thoracic trauma : a joint practice management guideline from the Eastern Association for the Surgery of Trauma and Trauma Anesthesiology Society. *J Trauma Acute Care Surg* 2016 ; 81 : 936-951.
4. Jaberi M. Geriatric trauma. In : Sieber F, ed. *Geriatric Anesthesia*. New York, NY :

McGraw-Hill ; 2007.

5. Joseph B, Pandit V, Zangbar B, et al. Superiority of frailty over age in predicting outcomes among geriatric trauma patients : a prospective analysis. *JAMA Surg* 2014 ; 149 : 766-772.

6. Levy JH, Albaladejo P, Samama CM, et al. Perioperative management of the new anticoagulants : novel drugs and concepts. *Anesthesia Patient Safety Foundation Newsletter* 2017 ; 32 : 1-28.

7. Lewis MC, Abouelenin K, Paniagua M. Geriatric trauma : special considerations in the anesthetic management of the injured elderly patient. *Anesthesiol Clin* 2007 ; 25 : 75-90.

8. Rashiq S, Vandermeer B, Abou-Setta AM, et al. Efficacy of supplemental peripheral nerve blockade for hip fracture surgery : multiple treatment comparison. *Can J Anaesth* 2013 ; 60 : 230-243.

9. Rossaint R, Bouillon B, Cerny V, et al. The European guideline on management of major bleeding and coagulopathy following trauma : fourth edition. *Crit Care* 2016 ; 20 : 100.

10. Silverstein J. Trauma in the elderly. In : Smith CE, ed. *Trauma Anesthesia*, 2nd edition. New York, NY : Cambridge University Press ; 2015.

11. Web-based Injury Statistics Query and Reporting System by the Centers for Disease Control and Prevention. www.cdc.gov/ncipc/wisqars/ ; www.cdc.gov/nchs/data/ahcd/agingtrends/. Accessed July 28, 2016.

12. Williams J, Johnson C, Ashley S, et al. Geriatric trauma. In : Wilson W, Grande C, Hoyt D, eds. *Trauma*, Volume 1. New York, NY : Informa Healthcare ; 2007.

Section 3　特殊な外傷麻酔

22 妊婦外傷の麻酔

Daria M. Moaveni, Albert J. Varon

はじめに

妊婦の 12 人に 1 人の割合で外傷は発生し，非産科的な妊産婦死亡の主要な原因となっている。妊婦外傷患者の約 20％が緊急手術を要し，外傷に関連する妊産婦死亡のおもな原因は，交通事故(49 ～ 70％)，家庭内暴力(11 ～ 25％)，転倒・転落(9 ～ 23％)である。妊娠可能年齢の女性では，すべての患者に対して妊娠検査を行い，適切な周術期管理に加え，産婦人科的な管理も行うべきである。

受傷機転

鈍的外傷

鈍的外傷は妊婦外傷のなかで最も一般的な受傷機転であり，母体死亡率は 2％，胎児死亡率は 10％と推計されている。

妊婦外傷に伴う合併症として以下のものがある。

- 切迫早産
- 胎児母体間輸血症候群
- 胎児への直接外傷

子宮(伸縮性に富む)と胎盤組織(伸縮性がない)の伸縮性の違いにより，剪断力が発生し胎盤早期剥離をきたしうる。この疾患は，緊急に帝王切開を行わなければ，母体の出血や胎児死亡に至る。

穿通性外傷

穿通性外傷とは，銃創と刺創である。

372

- 穿通性腹部外傷の 60 〜 70%は胎児の外傷を引き起こす
- 全体的な胎児死亡率は 75%であり，（胎児への）直接外傷，子宮胎盤循環の破綻，母体のショックが原因である

　母体死亡率は 7%と推計されている。腸管は妊娠子宮により上腹部に移動するため，損傷を受けにくい。胸腔ドレーンが必要な患者では，腹腔内挿入を避けるために，第 5 肋間ではなく，第 3 または 4 肋間からアプローチすることが推奨される。

熱傷

非妊婦と同様に，妊婦においても積極的な輸液蘇生，呼吸補助，創傷治療が適応となる（第 19 章参照）。妊娠第 2 三半期〜第 3 三半期の熱傷患者では，全体表面積 total body surface area（TBSA）の 50%以上の広範囲熱傷の場合，死亡率が高いため胎児の娩出の適応となりうる。敗血症は胎児に悪影響を及ぼす。

合併症

外傷による死因の多くは出血性ショックや脳損傷だが，妊娠時特有の合併症として以下のようなものがある。

- 常位胎盤早期剥離
- 子宮破裂
- 前期破水
- 切迫早産
- 胎児への直接外傷

産科的問題点

外傷を受けた妊娠女性では，前期破水，切迫早産，自然流産，常位胎盤早期剥離，子宮破裂，死産，帝王切開の頻度が増加する。

常位胎盤早期剥離

常位胎盤早期剥離（子宮内膜からの胎盤の剥離）は，鈍的外傷による胎児死亡原因の第 1 位である。これは母体と胎児の両方にとって緊急事態である。

- 母体の症状・徴候としては，腹痛，性器出血，子宮収縮などがある
- 身体所見では，子宮の圧痛がみられることがある

- 常位胎盤早期剥離に対する超音波診断の特異度は96%だが，感度はわずか24%である。したがって，超音波検査により常位胎盤早期剥離の診断を除外するのは適切ではない
- 常位胎盤早期剥離の患者は凝固障害をきたしやすい

　外出血を伴わない常位胎盤早期剥離（潜伏出血）の場合は，症状や徴候が明らかではないことがある。しかし，母体は大量出血している可能性がある。迅速な診断，急速遂娩，血液製剤〔赤血球濃厚液，新鮮凍結血漿 fresh frozen plasma（FFP），クリオプレシピテート，血小板製剤〕を用いた早期の母体蘇生が，母体と胎児の転帰の改善に不可欠である。

子宮破裂
妊婦外傷において子宮破裂を生じるのは0.6%程度しかなく，非常にまれな合併症である。しかし，子宮破裂を生じると，母体と胎児の緊急事態となる。子宮破裂による母体死亡率は10%だが，胎児死亡率は100%に近い。症状は腹痛があることもないこともある。母体の身体所見では，ショック状態を呈することもある。腹部は膨隆し，胎児の体の一部が触知できるかもしれない。腹部診察では，圧痛や筋硬直，筋性防御を認めることがある。胎児心拍数は一般的に低下するが，心拍数パターンが急激に変化することがある。緊急帝王切開の適応であり，母体蘇生のために輸血の準備をしなければならない。

胎児の予後
妊婦外傷による胎児死亡のリスク因子は，車外放出，低血圧，骨盤骨折，母体死亡などである。胎児の転帰に影響する母体の産科的リスク因子としては，子宮圧痛，子宮破裂，常位胎盤早期剥離，性器出血，内診での羊水流出などがある。

primary survey

妊婦外傷の診療における最優先事項は，母体の安定化である。なぜなら，早期の積極的な母体の蘇生が，母体だけでなく胎児の予後も改善させるからである。初期評価として，気道（A）・呼吸（B）・循環（C）を評価する。妊婦の評価では，妊娠に伴う正常な生理学的変化を理解しておく必要があり，この変化は妊婦外傷患者の管理に影響してくる（**表22-1**）。

22章 妊婦外傷の麻酔 **375**

表 22-1 妊娠中の生理学的変化の一覧

臓器系	妊娠中の生理学的変化	妊婦の正常所見	妊婦外傷患者における注意点
気道			
胃腸	プロゲステロン↑ 妊娠子宮による胃腸の圧迫	下部食道括約筋の緊張度↓ 胃への物理的圧力	誤嚥を防ぐ RSI 経口胃管(組織が脆いため経鼻胃管は挿入しない)
呼吸	エストロゲン↑ プロゲステロン↑	気道の浮腫	内径 6.0 〜 6.5 mm の気管チューブ準備
呼吸	妊娠子宮による横隔膜挙上 胎児と胎盤の存在	機能的残気量↓ 酸素消費量↑	導入前に必ず前酸素化
呼吸			
呼吸	1 回換気量↑↑ 呼吸回数↑	呼吸性アルカローシス(部分的代償): pH 7.42 〜 7.46 $PaCO_2$ 28 〜 32 mmHg 塩基欠乏 2 〜 3 mEq/L PaO_2 100 〜 107 mmHg	$EtCO_2$ を 30 〜 35 mmHg に保つ(肺機能正常の場合) 酸塩基平衡を妊娠中の正常値に保つ
呼吸	妊娠子宮	横隔膜の挙上	胸腔ドレーンは第 5 肋間より 1 〜 2 肋間分頭側に挿入
循環			
血液	赤血球量↑ 血漿量↑↑	生理的貧血, Hb 正常値 10 〜 12 g/dL	
血液	血管内容量 40 〜 50%↑		患者が低血圧になる前にすでに大量に出血している可能性
心臓	心拍数 15 〜 25%↑		
心臓	心拍出量 40 〜 50%↑		
心臓	SBP 5 〜 15 mmHg↓ DBP 5 〜 15 mmHg↓		
心臓, 生殖器	胎児の成長により大動脈と下大静脈を圧迫	妊娠 20 週以降の仰臥位低血圧症候群:大動静脈の圧迫により母体の前負荷が減る→心拍出量が減る	妊婦を仰臥位にしない。背中をもち上げるか,または右の腰の下に楔になるものをおく。ACLS 中は子宮を左方に用手的に移動する
生殖器	子宮血流量が増える	子宮血流量が 50 〜 100 mL/min から 700 〜 900 mL/min に増える	子宮損傷や, 帝王切開後の弛緩出血により, 大量出血となる可能性
心臓, 腎臓	循環血液量増加 心拍出量増加	腎血流量増加 クレアチニン正常値 0.3 〜 0.6 mg/dL	健常成人のクレアチニン正常値は, 妊娠女性にとっては異常高値である

(つづく)

376 Section 3 特殊な外傷麻酔

表22-1(つづき)

血液	Ⅰ, Ⅶ, Ⅷ, Ⅸ, Ⅹ, Ⅻ 因子↑ ⅩⅠ, ⅩⅢ 因子↓ Ⅱ, Ⅴ 因子は不変 血小板数は不変または↓ フィブリノーゲン↑ FDP↑ プラスミノーゲン↑	PT, APTT↓ フィブリノーゲン正常値 400～600 mg/dL 血小板数は最大20%↓	凝固亢進＋線溶→DICに進行 しやすい。大量輸血時のフィ ブリノーゲン＞250 mg/dLを 維持

ACLS：二次救命処置, APTT：活性化部分トロンボプラスチン時間, DBP：拡張期血圧, DIC：播種性血管内凝固, Etco$_2$：呼気終末二酸化炭素, FDP：フィブリン分解産物, Hb：ヘモグロビン, PaCO$_2$：動脈血二酸化炭素分圧, PaO$_2$：動脈血酸素分圧, PT：プロトロンビン時間, RSI：迅速導入, SBP：収縮期血圧

表22-2 胎児放射線被曝量

検査の種類	胎児の放射線被曝量(mGy)
X線検査	
胸部X線	0.0005～0.01
頸椎X線	＜0.001
四肢のX線	＜0.001
腹部X線	0.1～3.0
静脈腎盂造影	5～10
CT	
胸部または肺血管造影	0.01～0.66
制限的な骨盤撮影(大腿骨までの水平断面の単回撮影)	＜1
頭部または頸部	1.0～10
腹部	1.3～35
骨盤	10～50

放射線量＜50 mGy(5rad)では，胎児奇形，胎児発育不全，流産・死産のリスクは上昇しない。

画像診断

胎児への放射線被曝を懸念して，放射線検査を不必要に控えたり，遅らせたり，延期したりしてはならない。母体の外傷の診断と治療は，直接的に母体の利益となるばかりか，結果的に胎児の利益ともなる。妊婦にとって，超音波，CT，MRIはすべて許容できる検査である。可能ならば，母体の腹部に放射線防護服をおいて胎児を被曝から守る。放射線量が50 mGy(5 rad)未満であれば，胎児奇形，胎児発育不全，流産や死産の危険性は上昇しない。X線診断による胎児の放射線被曝線量はこのレベルを十分に下回っている(**表22-2**)。妊娠第1三半期でガドリニウムを使用する検査は，胎児の理論上の催奇形性の危険性よりも母体の利益が明らかに上回るときに考慮してもよい。

術前・術中の麻酔管理

病歴

受傷機転，既往歴，手術歴，妊娠歴と経過を患者から聴取する。妊娠中の経過として重要なのは，妊娠週数，妊婦健診，妊娠中の何らかの問題点（例：妊娠高血圧，妊娠高血圧腎症）である。

身体所見

母体の心拍数と血圧は重要なバイタルサインであり，血行動態の不安定性を診断するために必要である。妊娠中は心拍数が微増し，収縮期と拡張期の血圧がわずかに低下する。しかし，妊婦外傷患者に認める頻脈と低血圧を，これらのわずかな生理学的変化だけで説明してはならない。妊娠子宮によって心臓の位置が変わるため，心電図では左軸偏位を呈することがある。非特異的な ST 変化も，妊婦においては正常所見であることもある。良性の不整脈として心房期外収縮や心室期外収縮の増加がみられる。

麻酔方法

母体の状態が安定していれば，全身麻酔よりも区域麻酔，脊髄くも膜下麻酔，硬膜外麻酔が望ましい。麻酔薬の胎児への移行は最小限である。これらの麻酔法は，上下肢の整形外科外傷にも用いることができる。全身麻酔が適応となるのは，不安定な状態の患者，緊急手術が必要な患者，凝固障害を合併している患者，または凝固障害を合併することが予測される患者などである。

前投薬

すべての妊婦は誤嚥の危険性がある。なぜならプロゲステロンの増加により食道括約筋の緊張が低下し，胃食道逆流をきたすためである。妊娠子宮は胃も上方に圧排しており，分娩中の妊婦では胃内容排出時間が遅延する。麻酔法にかかわらず，手術前に非粒子状の制酸薬（クエン酸ナトリウム）や，ヒスタミン H_2 受容体拮抗薬の投与を考慮してもよい。これには，胃内 pH を上昇させて誤嚥が起きた際に肺炎の重症化を防ぐ目的がある。

患者体位

麻酔導入前に適切な母体の体位をとることは重要である。妊娠子宮や腫大した乳房により，喉頭鏡が挿入しにくいこともある。

- 患者の上背部と肩を挙上して，外耳道が胸骨レベルになるような体位をとることで，喉頭展開が容易になる
- 右殿部を30度挙上して子宮を左方に移動させることで，大動静脈の圧迫が解除され，前負荷を維持することができる

麻酔導入

妊婦では，下部食道括約筋の緊張が低下し，妊娠子宮によって胃が上方へ圧迫されているので，誤嚥の危険性が高い。気管挿管を要する妊娠患者では，迅速導入 rapid sequence induction(RSI)を選択する。

気道管理

どんな妊婦においても，difficult airway(困難気道)にそなえておくのが無難である。気道管理をはじめる前の準備として，必要な器具をすべてそろえ，人員を集めておく(例：ビデオ喉頭鏡，高度な気道確保器具，熟練した麻酔科医の追加応援など)。頸椎損傷を認める，あるいは疑われる患者では，軟性気管支鏡を用いた意識下挿管，または用手的頭部正中中間位固定をしながらの直接喉頭鏡を用いた気管挿管を行う(第3章参照)。

全身麻酔下の帝王切開にて予期せぬ difficult airway に遭遇した場合のアルゴリズムの一例を図22-1に示す。このアルゴリズムは，帝王切開の同時施行に関係なく，産科以外の適応で緊急手術を受ける妊婦外傷患者にとっても有用である。

蘇生と輸血

蘇生

晶質液と血液製剤を必要に応じて投与し，血管内容量を回復させ，十分な子宮胎盤血流を維持する。赤血球濃厚液の輸血では交差適合試験が基本ではあるが，妊婦に未交差適合試験の血液を輸血しなければならない場合には，O型Rh(−)の血液がRh感作を防ぐのに最も適している。右殿部を30度傾けて大動静脈の圧迫を防ぎ，前負荷と心拍出量を維持する。必要ならば昇圧薬として，エフェドリンとα作動薬のどちらも妊娠患者に使用してよい。

血液製剤の投与比率

外傷領域では，赤血球濃厚液と新鮮凍結血漿 fresh frozen plasma(FFP)の比率を2：1または1：1とすることで転帰が改善したとの論文報告が多数あるものの，妊娠

22章 妊婦外傷の麻酔 379

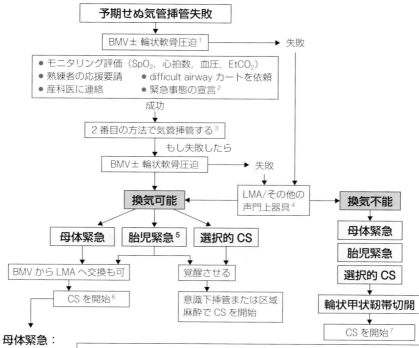

図22-1 妊産婦における予期せぬdifficult airway(困難気道)のアルゴリズム
状態が不安定な母体に対し，気道管理の代替手段を確保するために母体を麻酔から覚醒させる際には，胎児の状態は考慮しない。ただし，妊婦外傷患者の手術の緊急性が低ければ，胎児の状態を考慮する。
BMV：バッグバルブマスク換気，CS：帝王切開術，EtCO$_2$：呼気終末二酸化炭素，LMA：ラリンジアルマスク，SpO$_2$：末梢動脈血酸素飽和度
(Balki M, Cooke ME, Dunington S, et al. Unanticipated difficult airway in obstetric patients. *Anesthesiology* 2012；117：883-897 より，許可を得て転載)。

中や産後女性の大量輸血において，凝固障害を防ぎ，転帰を改善させる最適な投与比率はわかっていない。目標指向型治療，すなわちトロンボエラストグラフィ thromboelastography（TEG）またはトロンボエラストメトリ rotational thromboelastometry（ROTEM®）によるポイントオブケア粘弾性凝固検査や血液検査の結果を指標として正常化する管理のほうが，決められたプロトコルに従う治療（大量輸血プロトコルなど，決められた比率で血液製剤を輸血する）よりも治療効果が高い可能性がある。

播種性血管内凝固 disseminated intravascular coagulation（DIC）

妊婦は止血の微妙なバランスが破綻することにより播種性血管内凝固（DIC）を発症しやすい。凝固カスケードの活性化により広範な血栓症をきたし，結果として血小板と凝固因子が枯渇し，過度の線溶亢進，出血，血栓症，そして多臓器不全をきたす。常位胎盤早期剥離は DIC のリスク因子であり，外傷や産科的出血に対する大量輸血もまた DIC を誘発する。妊娠中や産後の患者における DIC 治療では，クリオプレシピテート（高濃度フィブリノーゲン）と血小板が重要な血液製剤である。遺伝子組換え活性化第 VII 因子 recombinant factor VIIa（rFVIIa）とフィブリノーゲン製剤の有効性と血栓塞栓症の危険性についてのデータは乏しい。

抗線溶薬

大量輸血を受けている妊婦でのトラネキサム酸の有効性と血栓塞栓症の危険性についてのデータは少ない[注1]。

検査による評価

動脈血ガス分析，血小板数，プロトロンビン時間 prothrombin time（PT），部分トロンボプラスチン時間 partial thromboplastin time（PTT），フィブリノーゲン値にもとづき輸血療法を行う。

トロンボエラストグラフィ thromboelastography（TEG），トロンボエラストメトリ rotational thromboelastometry（ROTEM®）によって，血液凝固の状態をより迅速に評価できる場合がある（第 11 章参照）。正期産妊婦におけるこれらの検査の正常値が報告されており，凝固亢進と線溶抑制が認められている〔TEG では R 時間[注2]と K 時間[注3]が短縮し，α 角と最大振幅（MA）が増加する。ROTEM® では凝固時間と血餅形成時間が減り，最大血餅硬度が増す〕。しかし標準的な参考値の範囲は確立されていない。妊娠週数が進むにつれて凝固は亢進していくため，妊娠週数によって検査の正常値が変わることも考慮する必要がある。

分娩後出血においては，出血していない妊婦と比較して TEG の MA の減少と，ROTEM® の血餅の MA 減少を認め，フィブリノーゲン低値に相関することが示されている。したがって，クリオプレシピテートまたはフィブリノーゲン製剤の投与が必要である。

妊婦外傷患者に特化したポイントオブケア粘弾性凝固検査の使用は報告されていない。

Rh(D)－母体における Rh 感作

妊婦外傷患者では，母体が胎児赤血球に曝露される胎児母体間輸血症候群が生じることがある。胎児の赤血球が Rh 蛋白複合体〔Rh(＋)〕の D 抗原を有し〔Rh(D)＋〕，母体が Rh(D)－であると，母体は抗 D IgM(抗体)を産生する。抗 D IgM 抗体は胎盤を通過しないため，現在の胎児には影響しない。しかし，もしその女性がまた妊娠して，つぎの胎児が Rh(D)＋である場合は，母体の抗 D IgG 抗体が胎盤を通過して胎児の赤血球を破壊し，胎児貧血と高拍出性心不全(胎児水腫)をきたすことになる。

- 抗 D ヒト免疫グロブリン製剤を投与することにより，母体の免疫系が抗体産生をはじめる前に胎児の赤血球を破壊することができる
- 抗 D ヒト免疫グロブリン製剤を，外傷後 72 時間以内にすべての Rh(D)－妊婦に投与する

Rh(D)－妊婦全員に Kleihauer-Betke 試験を行い，母体血中の胎児赤血球量を測定する。胎児赤血球量が 30mL を超える場合は，抗 D ヒト免疫グロブリン製剤追加投与の適応となる。

二次救命処置（ACLS）

American Heart Association(AHA)は，妊婦の二次救命処置 advanced cardiovascular life support(ACLS)ガイドラインの改訂を 2015 年に実施した。一般に，母体を蘇生することが，母体・胎児・新生児の予後を最善とすることにつながる。妊婦の ACLS の大部分は非妊婦と同様だが，1 つだけ重大な違いが推奨されている。

注 1 : 2018 年の WOMAN trial にて，分娩後出血に対するトラネキサム酸 1g の早期投与の有効性と血栓塞栓症が増加しないことが示されたが，異論もある。
注 2 : 凝固開始までの時間。
注 3 : 凝固開始から振幅が 20 mm に達するまでの時間。

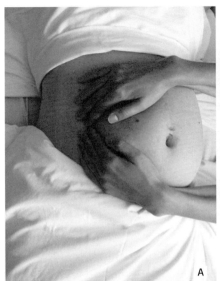 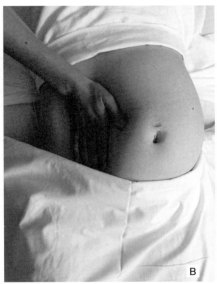

図 22-2 用手的子宮左方移動
二次救命処置（ACLS）における用手的子宮左方移動は，妊娠 20 週以降のすべての妊婦に実施する．妊娠週数が不明の患者においては，子宮底がおよそ臍高に一致すれば妊娠 20 週であると考える．下記のいずれの方法においても，下大静脈を圧迫しないように，下向きの重力方向には力を加えないようにする．A：両手法（推奨）．子宮を左方・上方に引く．B：片手法．子宮を左方・上方に押す．

- 体位：母体の子宮左方移動は，母体の効果的な心肺蘇生のために必要不可欠である．妊娠 20 週以降は，母体が仰臥位をとると妊娠子宮が下大静脈を圧迫する．したがって，前負荷と心拍出量が減少する．子宮左方移動によりその圧迫が解除され，前負荷を改善させる（図 22-2）．身体のその他の部分は，効果的な胸骨圧迫のために仰臥位のままにする．背板の下に毛布を楔になるように敷いて体全体を 30 度傾けることも可能であるが，胸骨圧迫を行いにくくなる．なお，妊娠週数が不明の場合は，身体診察において子宮底がおよそ臍高にあれば，妊娠 20 週であると考える

心停止中の緊急帝王切開術

ACLS を開始して 4 分が経過しても自己心拍が再開せず，蘇生が成功しなかったならば，妊娠 20 週またはそれ以降の心停止妊婦には緊急の帝王切開術 cesarean section が推奨されている．無酸素による胎児の脳損傷は，母体心停止の 5 分後からはじまる．よって，迅速な児娩出のために心停止 4 分後に皮膚切開を開始するこ

とが推奨されている。胎児が生存可能なのは妊娠23〜24週だが，臨床的に有意な大動静脈の圧迫は妊娠20週から認めるため，児娩出により母体の前負荷と心拍出量が改善する。37分間の心停止でも母体の生存が報告されており，47分間の心停止でも新生児の生存が報告されている。しかし，母体と新生児の予後を最善とするためには，心停止から帝王切開開始までの時間は4分以内とすることが推奨されている。胸骨圧迫と気管挿管は（初回の挿管に失敗しても），胎児の娩出後のほうが容易かもしれない。

妊婦外傷の胎児心拍数モニタリング

妊婦の外傷では，胎児心拍数と子宮収縮のモニタリングを約2〜6時間行う。胎児心拍数パターンに不安がある場合や，頻回な子宮収縮を認める場合，そして母体の状態によっては，さらに長時間モニタリングを行うこともある。モニタリングの目的は，切迫早産，常位胎盤早期剥離（子宮収縮増強，基線細変動消失，胎児徐脈），胎児への血流低下と低酸素（遅発一過性徐脈），胎児死亡を管理することである。

手術が必要な患者は，胎児心拍数モニタリングを手術の前後に行う。術中モニタリングの適応は，胎児が子宮外生存可能な週数で，非産科手術中に帝王切開を行う可能性がある場合である。この判断は産科医が行い，妊娠週数や個々の状況で帝王切開が可能かを検討する。術中の胎児モニタリングには，胎児心拍数パターンの解釈に習熟した医療者が行い，通常は分娩看護師が携わることが多い。

妊婦外傷の麻酔管理におけるチェックリストを表22-3に示した。

多職種連携による管理

妊婦の外傷と胎児の周術期管理を効果的に行うためには，多職種連携による管理が重要である。表22-4に多職種チームの役割をチェックリストとしてまとめた。

▲ Key Point

- 積極的な母体の蘇生が，母体，胎児，新生児の転帰を改善させる
- 妊娠を理由にして，放射線画像診断を含む母体の診断と治療を控えたり，遅らせたりしてはならない
- 子宮左方移動は前負荷と心拍出量を維持するために重要である
- 妊婦外傷は播種性血管内凝固（DIC）を合併しやすい
- 大量輸血中は，プロトロンビン時間国際標準化比（PT-INR），部分トロンボプラ

384　Section 3　特殊な外傷麻酔

表 22-3　妊婦外傷患者の麻酔管理チェックリスト

前投薬
- クエン酸ナトリウムまたはヒスタミン H_2 受容体拮抗薬

体位
- スニッフィングポジション
- 必要ならば背中や肩を挙上し，外耳道が胸骨と同じ高さになるようにする
- 子宮左方移動：右殿部の下に楔として腰枕を挟む

導入と気道管理
- 応援を呼ぶ。difficult airway（困難気道）が予測される場合は手術室内で待機
- ビデオ喉頭鏡を準備
- 高度な気道管理器具を準備（軟性気管支鏡，LMA など）
- 迅速導入
- 輪状軟骨圧迫
- 内径 6.0 mm と 6.5 mm の気管チューブを準備

麻酔維持
- 揮発性麻酔薬，脱分極性または非脱分極性筋弛緩薬，フェンタニル，モルヒネはすべて妊娠中安全である

末梢静脈ライン
- 太い径（少なくとも 16 ゲージ）1 ～ 2 本
- 横隔膜よりも頭側に確保

術中母体モニタリング
- 母体の状態に応じて動脈ライン
- 子宮胎盤血流維持のため，SBP＞100 mmHg を維持
- 昇圧薬エフェドリン，フェニレフリンは妊娠中も使用可能

術中胎児モニタリング
- 産科医が適応を判断
- モニタリングの適応があれば，分娩看護師がモニタリングを行う

帝王切開術の準備
- 胎児心拍数のモニタリング施行中であれば（帝王切開を行う可能性もあり），晶質液 1 L にオキシトシン 20 ～ 40 単位を入れて準備（子宮収縮薬の第 1 選択薬）し，帝王切開時に使用する。ついで，メチルエルゴメトリン 0.2 mg 筋注と carboprost[注1] 0.25 mg 筋注（子宮収縮薬の第 2 選択薬）を使用する

覚醒（誤嚥を防ぐ）
- 非脱分極性筋弛緩薬が完全に拮抗されていることを確認する
- 抜管前に患者が完全覚醒して反応があること

術後病床
- 母体の状態により PACU または ICU 入室
- 分娩看護師または産科医により，胎児心拍数のモニタリングを間欠的に行う[注2]

ICU：集中治療室，LMA：ラリンジアルマスク，PACU：麻酔後ケアユニット，SBP：収縮期血圧

注 1：carboprost は 15-メチル-プロスタグランジン $F_{2\alpha}$（$PGF_{2\alpha}$）であり，日本未承認。日本の $PGF_{2\alpha}$ 製剤は，天然型プロスタグランジン $F_{2\alpha}$ 製剤であるジノプロスト。

注 2：子宮収縮も同時にモニタリングを行うべきであり，CTG（胎児心拍陣痛図）モニタリングが望ましい。

表 22-4　妊婦外傷患者の多職種の初期管理チェックリスト

麻酔チーム
- 病歴聴取と身体診察
- 受傷機転の詳細
- 母体のバイタルサイン，以下は重症：
    血圧＜80/40 mmHg
    心拍数＜50 回/min または＞140 回/min
    呼吸数＜10 回/min または＞24 回/min
- 母体に酸素投与
- 太い静脈ライン(1 ～ 2 本，少なくとも 16 ゲージ)
- ビデオ喉頭鏡，バックアップの気道管理器具を準備

看護師(外傷)
- 検査データ：CBC，PT-INR，APTT，フィブリノーゲン，血液型と交差適合試験，KB 試験，電解質，BUN，クレアチニン，血糖，肝機能検査，乳酸値，動脈血ガス分析，薬物中毒のスクリーニング検査，尿検査
- 大量輸血プロトコル発動(赤血球濃厚液，FFP，クリオプレシピテート，血小板製剤)

外傷チーム
- ATLS
- FAST(液体貯留を検出する感度と特異度は，妊婦外傷患者と非妊婦外傷患者で同程度)
- DPL を行うことあり(穿刺ではなく開腹で)

産科医
- 胎児心拍数モニタリング(＜110 回/min，＞160 回/min または遅発一過性徐脈は問題)
- 子宮収縮モニタリング(頻度，強度)
- 超音波検査(妊娠週数，子宮外生存可能性，胎盤位置，胎位)

看護師(産科)
- 分娩になれば参加
- ラジアントウォーマーと新生児蘇生機器がすぐに準備できる

小児科医，新生児科医
- 分娩になれば参加

成人外傷 ICU
- 母体が危機的状況の場合に利用

新生児 ICU
- 分娩になれば利用

APTT：活性化部分トロンボプラスチン時間，ATLS：二次外傷救命処置，BUN：血中尿素窒素，CBC：全血球計算，DPL：診断的腹腔洗浄法，FAST：迅速簡易超音波検査法，FFP：新鮮凍結血漿，ICU：集中治療室，KB：Kleihauer-Betke，PT-INR：プロトロンビン時間国際標準化比

スチン時間(PTT)，フィブリノーゲン値をフォローし輸血療法を行う。もし使用可能ならばポイントオブケア粘弾性凝固検査も有用である
- 二次救命処置(ACLS)は，妊娠 20 週以降の妊婦では子宮左方移動することを除き，妊婦も非妊婦も同じである
- 妊娠 20 週以降の妊婦では，母体心停止から 4 分以内に自己心拍再開がなければ緊急帝王切開術が適応となる

- 患者到着後すぐに，産科医や小児科医（または新生児科医）にも外傷診療に参加してもらう

参考文献 ●さらなる学習のために●

1. American College of Obstetricians and Gynecologists' Committee on Obstetric Practice. Committee Opinion No. 656 : Guidelines for Diagnostic Imaging During Pregnancy and Lactation. *Obstet Gynecol* 2016 ; 127 : e75-80.

2. American College of Surgeons, Committee on Trauma. *Advanced Trauma Life Support for Doctors : ATLS® Student Course Manual*, 9th edition. Chicago, IL : American College of Surgeons ; 2012.

3. Balki M, Cooke ME, Dunington S, et al. Unanticipated difficult airway in obstetric patients : development of a new algorithm for formative assessment in high-fidelity simulation. *Anesthesiology* 2012 ; 117 : 883-897.

4. Ducloy-Bouthors AS, Susen S, Wong CA, et al. Medical advances in the treatment of postpartum hemorrhage. *Anesth Analg* 2014 ; 119 : 1140-1147.

5. Jain V, Chari R, Maslovitz S, et al. Guidelines for the management of a pregnant trauma patient. *J Obstet Gynaecol Can* 2015 ; 37 : 553-574.

6. Jeejeebhoy FM, Zelop CM, Lipman S, et al. Cardiac Arrest in Pregnancy : A Scientific Statement from the American Heart Association. *Circulation* 2015 ; 132 : 1747-1773.

7. Lipman S, Cohen S, Einav S, et al. The Society for Obstetric Anesthesia and Perinatology consensus statement on the management of cardiac arrest in pregnancy. *Anesth Analg* 2014 ; 118 : 1003-1016.

8. Mendez-Figueroa H, Dahlke JD, Vrees RA, et al. Trauma in pregnancy : an updated systematic review. *Am J Obstet Gynecol* 2013 ; 209 : 1-10.

9. Pacheco L, Howell P, Sherwood ER. Trauma and critical care. In : Chestnut DH, Wong CA, Tsen LC, Ngan Kee WD, Beilin Y, Mhyre JM, eds. *Chestnut's Obstetric Anesthesia : Principles and Practice*, 5th edition. Philadelphia, PA : Elsevier Saunders ; 2014, online version.

10. Shaylor R, Weiniger CF, Austin N. National and International Guidelines for Patient Blood Management in Obstetrics : A Qualitative Review. *Anesth Analg* 2017 ; 124 : 216-232.

索引

太字は詳述ページ，tは表，fは図を示す。

数詞・欧文索引

3因子含有PCC（3F-PCC）　98
4因子含有PCC（4F-PCC）　98
9の法則　322f

● A

Abbreviated Burn Severity Index　324t
ABCDEアプローチ　**23**, 24t
　　グラスゴーコーマスケール　27t
　　初期診療　**25**
abdominal compartment syndrome　**296**
abdominal trauma　**285**
Accidental Death and Disability　12
ACLS
　　妊婦外傷　**381**
　　用手的子宮左方移動　382f
acute kidney injury（AKI）　**208**
acute traumatic coagulopathy（ATC）　**88**
adductor canal block　**140**
Advanced Cardiac Life Support → ACLS
Advanced Trauma Life Support → ATLS
Aintree気管挿管用カテーテル　**45, 47**
air embolism　**272**
AMPLE，病歴の聴取　**28**, 345
angiography　**30**
aortic injury　**280**
arterial partial pressure of carbon dioxide
　（PaCO₂）　152
AS1　89
ATLS　**23**, 24t, 35, 59t, 61, 262, 287
atrial septal defect（ASD）　**182**
AVPU，意識状態の評価　14, 344
axillary artery　**83**
axillary block　**135**

● B

balanced crystalloid　60
balanced resuscitation　202

BART，Dopplerモード　128
base deficit　**165**
Beckの三徴　**277**
bispectral index　155
blunt aortic injury　**176**
blunt cardiac injury　274
brachial artery　**84**
Broselow™ patient length-based system，
　改訂版——　338t ～ 340t
burn　**321**

● C

cardiac output　**158**
cardiac tamponade　**276**
Cell Saver®，脊髄損傷　241
central venous catheter（CVC）　**157**
central venous oxygen saturation（ScvO₂）
　160
cesarean section　**382**
chemical burn　**326**
chest trauma　**262**
coagulation　**188**
compartment syndrome　**125, 316**
CPDA-1　89
cricoid pressure　**40**
cricothyroidotomy　**50**
crush injury　**317**
crush syndrome　317
Cushing三徴　**216**

● D

damage control　**32**
damage control hemostatic resuscitation，
　輸液療法　**67**
damage control laparotomy　**294**
damage control surgery　**120**
DCAP-BTLS，secondary survey　28
difficult airwayアルゴリズム　**42**
direct oral anticoagulant（DOAC）　100

disseminated intravascular coagulation（DIC） 225, **380**

dorsalis pedis artery **84**

Douglas 窩 29

● E

early goal-directed therapy（EGDT） 161

EFAST 171, **172**

elbow block **136**

electrical burn **326**

electrocardiogram（ECG） **153**

electromyogram，脊髄損傷 **243**

emergency medical service 12

empiric transfusion **93**

end-tidal carbon dioxide（EtCO₂） **152**

endotracheal tube introducer **45**

epidural block **145**

epsilon aminocaproic acid（EACA），脊髄損傷 **240**

etomidate **39**, 112t, 113, 114, 115, **332**, 349

● F

FAST 171, 289

初期診療 **29**

ショック 60

fat embolism syndrome **315**

femoral artery **84**

femoral fracture **309**

femoral nerve block **139**

femoral vein **80**

flail chest **267**

fluid challenge 61

fluid creep 62f

focused cardiac ultrasound（FOCUS） 183, 184f

fractional shortening 180

frailty 362

Frank-Starling 曲線 162

fresh frozen plasma（FFP） **89**

● G

Glasgow coma scale（GCS）→グラスゴーコーマスケール

goal-directed transfusion **94**

Gram 陰性菌 210

● H

Hagen-Poiseuille の式 70

hemorrhagic shock 59, **86**

hemostasis **188**

hemostatic resuscitation 65

hemothorax **271**

hip dislocation **313**

hypotensive resuscitation **295**

hypovolemic shock **342**

● I

ID-ME，病院前 **15**

in-plane 法，超音波ガイド下 71, 72f, **128**, 128f

infraclavicular block **135**

internal jugular vein **78**

interscalene block **132**

interventional radiology（IVR） 30, 300

intracranial hypertension（ICH） 227

intraosseous（IO）access **81**

intrathecal block **145**

intravenous anesthetic **292**

● K

keep vein open **15**

● L

laryngeal mask airway（LMA） **46**

laryngeal tube（LT） **48**

lateral femoral cutaneous nerve block **141**

Le Fort 分類 **253**, 254f

lethal triad 57, 88

lung point 173

lung sliding 173

● M

manometry 75

manual in-line stabilization 37f, **42**, 237

Marshall 分類 215t

massive transfusion protocol **95**

maxillofacial trauma **252**

maximal barrier precaution 73

McConnell 徴候　183

mitral regurgitation(MR)　181

mixed venous oxygen saturation(S$\bar{v}$O$_2$)
　160

Morison 窩　29

motor evoked potential　**242**

MSMAIDS, 手術室準備　104, 105t, 106

musculoskeletal trauma　**303**

myocardial contusion　274

● N

neurogenic shock　59

NSAID(非ステロイド性抗炎症薬)　204t

● O

obstructive shock　60

ocular trauma　**247**

oculocardiac reflex　**248**

one-lung ventilation　**272**

open fracture　**314**

out-of plane 法, 超音波ガイド下　71, 72f,
　128, 129f

● P

paravertebral block　**147**

patent foramen ovale　182

pelvic fracture　**310**

penetrating cardiac injury　274

penetrating neck injury　**50**

pneumothorax　**270**

positive end-expiratory pressure(PEEP)
　205

postanesthesia care unit(PACU)　201

primary hemostasis　189

primary survey, 外傷性脳損傷　215

　　グラスゴーコーマスケール　27t

　　小児外傷　**336**

　　初期診療　25

　　妊婦外傷　**374**

　　病院前　15

prothrombin complex concentrate(PCC)
　98

pulmonary contusion　**265**

pulmonary embolism(PE)　182

● R

radial artery　**83**

rapid sequence induction(RSI)　13, **38**

recombinant factor VIIa(rFVIIa)　**98**

REBOA(resuscitative endovascular balloon
　occlusion of the aorta)　**300**

Rh 感作, 妊婦外傷　**381**

rib fracture　**267**, **368**

ringing　156

rotational thromboelastometry(ROTEM®)
　67, 94, 192, **193**, 380

　　解釈　**195**

　　グラフ　196f, 197f

● S

sciatic nerve block　**142**

SCIWORA(非骨傷性頸髄損傷)　346

seashore sign　173f

secondary hemostasis　189

secondary resuscitation　**202**

secondary survey

　　外傷性脳損傷　215

　　小児外傷　**345**

　　初期診療　**28**

　　脊髄損傷　236

Seldinger 法, 修正版──　74

shock　**54**

small volume resuscitation　**63**

smoke inhalation　**326**

somatosensory evoked potential　**242**

Sonoclot®　192, 193f, 194f, **195**

speckle-tracking echocardiography　181

spinal cord injury　**231**

spinal cord perfusion pressure　238

splenic injury　368

START 法　16

subclavian vein　75

supraclavicular block　**133**

● T

thoracic endovascular aortic repair
　(TEVAR)　281

thromboelastography(TEG)　67, 94, 192,
　193, 380

解釈　**195**

　グラフ　196f, 197f

tracheobronchial injury　**269**

tracheostomy　**50**

tranexamic acid　**97**

transesophageal echocardiography (TEE)
　154, 169

transthoracic echocardiography (TTE)　170

trauma-induced coagulopathy (TIC)　88

traumatic aortic dissection　**176**

traumatic brain injury (TBI)　152, 163, **213**

traumatic nerve injury　**125**

● V

ventilator-associated pneumonia (VAP)
　205

volatile anesthetic　**292**

● W

Wake-Up Test　**242**

和文索引

● あ行

亜酸化窒素　113t
アセトアミノフェン　204t
圧挫症候群　317
圧挫損傷　317
アミノカプロン酸　98
アンダーダンピング　156
アンチトロンビン　190

イソフルラン　113t, 114
一次止血　189
一酸化炭素中毒，熱傷　326
遺伝子組換え活性化第 VII 因子　98, 241
遺伝子組換え凝固因子製剤　98
イントロデューサ　81
インフォームドコンセント，区域麻酔　123

ウェイクアップテスト，脊髄損傷　242
右心不全，エコー所見　180
運動誘発電位，脊髄損傷　242

栄養管理　209
疫学，外傷　1
　　外傷の予防　7
　　受傷機転　8
　　損失生存可能年数　4f
　　年齢層別主要死因　3f, 5f
　　非致死的外傷の 10 大要因　6f
腋窩静脈
　　矢状断像　77f
　　長軸像　78f
腋窩動脈
　　カテーテル留置　83
　　矢状断像　77f
腋窩ブロック　135, 136f
　　手技　135
塩基欠乏，組織低灌流の血清マーカー　165

オピオイド　204t, 221, 251, 333

● か行

外傷，交通――　9

外傷死の三徴　57, 88
外傷性凝固障害　86
　　急性――　88
外傷性神経損傷，区域麻酔　125
外傷性切断　315
外傷性大動脈解離　176
外傷性脳損傷　152, 213
　　Brain Trauma Foundation での推奨事項　219t
　　Marshall 分類　215t
　　primary survey　215
　　secondary survey　215
　　疫学　213
　　漢方薬　218
　　凝固障害　225
　　グラスゴーコーマスケール　215t
　　血液検査　218
　　血行動態管理　223
　　血糖降下薬　218
　　血糖コントロール　226
　　減圧開頭術　227
　　降圧薬　217
　　抗凝固薬　217
　　抗血小板薬　217
　　酸素化と換気　220
　　術前の注意事項　215
　　術中管理　218, 222
　　人工呼吸　206
　　低体温療法　226
　　頭蓋内圧測定方法　164f
　　頭部以外の手術　227
　　病態生理　214
　　貧血　224
　　麻酔からの覚醒　228
　　麻酔手技　220
　　モニタリング　163
　　輸液管理　223
外側大腿皮神経ブロック　141, 141f
　　手技　141
改訂版 Broselow™ patient length-based system　338t 〜 340t
開頭術，減圧――　227
開放骨折　314
化学熱傷　326

顎顔面外傷　252
　　気管挿管　257
　　気道閉塞の要因　255t
　　緊急気道管理　255
　　受傷機転　252
　　出血　258
　　術前評価　254
　　スタイレット　257
　　前酸素化　257
　　ビデオ喉頭鏡　257
　　分類　253
　　麻酔管理　258
　　ラリンジアルマスク　257
下肢ブロック，筋骨格外傷　309t
カスケードモデル　190
画像下治療　30
片肺換気　272
　　気管チューブ交換の手順　275t
カプノグラフィ　152
カルシウムチャネル調整薬　204t
眼外傷　247
　　オンダンセトロン　250
　　眼球心臓反射　248
　　眼内圧　248, 249t
　　筋弛緩薬　251
　　クエン酸ナトリウム　250
　　受傷機転　247
　　術前評価　247
　　導入薬　250
　　ファモチジン　250
　　麻酔維持　251
　　麻酔からの覚醒　252
　　麻酔管理　249
　　メトクロプラミド　250
眼球心臓反射　248
観血的モニタリング　156
感染
　　術後管理　210
　　区域麻酔　125

気管・気管支損傷　269
気管切開　50
気管挿管
　　顎顔面外傷　257

　　適応　36
　　必要となる器具　38t
気管挿管用カテーテル，Aintree――　45, 47
気管チューブイントロデューサ　45
危機管理，初期診療　33
気胸　270
　　EFAST　172
気道確保，外科的――　50
気道管理　35
　　etomidate　39
　　アルゴリズム　44f
　　気管チューブイントロデューサ　45
　　頸椎保護　41
　　外科的気道確保　50
　　酸素化　40
　　修正版 ASA difficult airway アルゴリズ
　　　ム　42
　　迅速導入　38, 51
　　スキサメトニウム　39
　　声門上器具　46
　　脊髄損傷　236
　　全身麻酔　107
　　穿通性頸部損傷　50
　　デバイスと薬物　37
　　軟性気管支鏡　49
　　ビデオ喉頭鏡　43
　　病院前　13
　　ラリンジアルチューブ　48
　　ラリンジアルマスク　46
　　輪状軟骨圧迫　40
　　ロクロニウム　40
気道熱傷　326
揮発性麻酔薬
　　生理学的作用　113t
　　腹部外傷　292
急性外傷性凝固障害　88
急性呼吸促迫症候群，肺保護戦略の原則
　266
急性腎障害，術後管理　208
凝固因子製剤，遺伝子組換え――　98
凝固検査，ポイントオブケア――　192
凝固障害
　　外傷性――　86
　　外傷性脳損傷　225

急性外傷性—— 88
　治療　198
　病態生理　88
　輸血　92
凝固治療戦略アルゴリズム　199f
凝固補助薬　97
凝固モニタリング　188
胸部外傷　262
　アプローチのアルゴリズム　279f
　片肺換気　272, 273t
　気管・気管支損傷　269
　気胸　270
　緊急開胸　278
　空気塞栓　272
　血胸　271
　高齢者外傷　368
　手術適応　263t
　受傷機転　263
　種類と発生率，鈍的—— 267t
　心臓と大血管の損傷　264f
　心損傷　274
　心タンポナーデ　276
　大動脈損傷　280
　疼痛　268f
　肺挫傷　265
　病態生理　264
　フレイルチェスト　267
　肋骨骨折　267
胸部大動脈ステントグラフト内挿術　281
局所麻酔薬
　持続末梢神経ブロック　144
　選択　144
　中毒　144
筋骨格外傷　303
　圧挫損傷　317
　外傷性切断　315
　開放骨折　314
　下肢ブロックと注意事項　309t
　虚血時間と損傷の程度　317t
　緊急手術　304t
　区域麻酔　303, 308
　血管損傷　315
　股関節脱臼　313
　骨盤骨折　310

コンパートメント症候群　316
　脂肪塞栓症　315
　周術期管理　305
　上肢ブロックと注意事項　308t
　全身麻酔　304
　大腿骨骨折　309
　致死的損傷と四肢切断　304t
　疼痛管理　307
　麻酔管理の注意事項　305t
筋弛緩薬
　眼外傷　251
　小児外傷　349
　腹部外傷　291
筋電図，脊髄損傷　243

区域麻酔　123
　インフォームドコンセント　123
　外傷性神経損傷　125
　感染の危険性　125
　筋骨格外傷　303, 308
　血液凝固系の状態　124
　血行動態の不安定性　123
　コンパートメント症候群　125
　超音波ガイド下　126
　転倒　126
空気塞栓　272
　心エコー　182
くも膜下ブロック　145
グラスゴーコーマスケール
　ABCDE アプローチ　27t
　primary survey　27t
　外傷性脳損傷　215t
　小児用修正版—— 341t
　病院前　15
クラッシュ症候群　317
クリオプレシピテート　90

経胸壁心エコー検査　170
経験的輸血療法，投与配分比率　93
経食道心エコー検査　154, 169
　禁忌　171t
　適応　170t
経食道心エコー像
　心嚢液貯留　176f

右血胸 174f
頸椎保護
　気道管理 **41**
　全身麻酔 **111**
頸部損傷，穿通性—— **50**
ケタミン 112t, 115, 204t, 221, **332**
血圧測定，非観血的—— **151**
血液凝固 **188**
　Sonoclot® **195**
　凝固治療戦略アルゴリズム 199f
　治療 **198**
　トロンボエラストグラフィ **193**
　トロンボエラストメトリ **193**
　粘弾性凝固検査 **198**
　バランス 189f
　評価 **191**
　標準的検査 **191**, 196
　ポイントオブケアモニタリング **192**
血液検査，外傷性脳損傷 **218**
血液製剤 **89**
　血液型と互換性 91t
　交差適合試験 **90**
　互換性 **90**
血管確保 **70**
　晶質液のカテーテルでの流速 73t
　初期診療 **22**
　超音波ガイド下 **71**
血管造影法，初期診療 **30**
血胸 **271**
　経食道心エコー像 174f
　超音波検査 **173**
血小板製剤 **90**
血糖コントロール，外傷性脳損傷 **226**
減圧開頭術，外傷性脳損傷 **227**

降圧薬，外傷性脳損傷 **217**
抗凝固薬
　外傷性脳損傷 **217**
　拮抗薬 99t
　直接経口—— **100**
抗血小板薬，外傷性脳損傷 **217**
交差法，超音波ガイド下 71, 72f, **128**, 129f, 130, 130f
抗線溶薬 **97**

交通外傷，疫学 **9**
喉頭鏡
　直接—— **237**
　ビデオ—— 238, **257**
後腹膜臓器損傷，腹部外傷 **298**
硬膜外ブロック **145**
　解剖学的ランドマーク **146**
　合併症 **146**
　持続投与の薬液 **146**
　手技 **146**
高齢者外傷 **354**
　気道 **362**
　胸部外傷 **368**
　呼吸 **362**
　呼吸機能 **356**
　術前評価 **360**
　術中管理 362, **364**
　循環 **363**
　腎機能 **357**
　心血管機能 **355**
　整形外科外傷 **365**
　生理学的変化 **355**
　せん妄の原因 359t
　体温管理 **365**
　大腿骨近位部骨折 **366**
　中枢神経系機能 **358**
　転帰 **369**
　脾損傷 **368**
　服用薬と麻酔管理の注意事項 361t
　閉鎖性頭部外傷 **368**
　薬理学的変化 **358**
　要因 **354**
　肋骨骨折 **368**
誤嚥予防，全身麻酔 **107**
呼気終末二酸化炭素 **152**
呼気終末陽圧 **205**
呼吸管理，病院前 13, **14**
骨髄路 **81**
骨折
　開放—— **314**
　骨盤—— 310, **312**
　神経・血管の損傷 306t
　大腿骨—— **309**
　大腿骨近位部—— **366**

長管骨—— 311t
　　肋骨—— 267, 368
骨盤骨折
　　筋骨格外傷　310
　　出血　312
骨盤輪損傷，評価と治療のアルゴリズム
　313f
コメットサイン　172f
混合静脈血酸素飽和度　160
コンパートメント症候群　316
　　区域麻酔　125

● さ行
細胞依存型モデル，血液凝固モデル　190
鎖骨下静脈
　　カテーテル留置　75
　　超音波ガイド下　76
　　針の位置　76f
　　ランドマーク法　76
鎖骨下ブロック　135
　　手技　135
鎖骨上ブロック　133, 134f
　　手技　134
　　副作用と合併症　134
坐骨神経ブロック　142
　　膝窩アプローチ　143, 143f
　　手技　142
　　殿部アプローチ　142, 142f
左室内径短縮率　180
酸素化，気道管理　40
酸素負債，血清マーカー　165

子宮破裂，妊婦外傷　374
止血　188
　　一次——　189
　　血管収縮　189
　　二次——　189
止血異常　188
止血蘇生　65
自動車事故，疫学　9
自発呼吸トライアルの抜管基準　206t
脂肪塞栓，心エコー　182
脂肪塞栓症候群　315
　　臨床像　315t

斜角筋間ブロック　132, 133f
　　手技　132
　　副作用と合併症　133
　　ランドマーク　132
周術期管理，筋骨格外傷　305
修正版 Seldinger 法　74
受傷機転
　　疫学　8
　　穿通性外傷　11
　　転倒・転落　9
　　爆傷　12
出血，輸液療法　62
出血性ショック　59, 86
　　ATLS 分類　59t
　　基本アプローチ　65f
　　昇圧薬　66
　　早期蘇生　65
　　輸液療法　60, 61
術後管理　201
　　急性腎障害　208
　　術後感染　210
　　消化器系と栄養管理　209
　　心血管系　207
　　腎臓と酸塩基　208
　　脳神経系　206
　　敗血症　210
術後疼痛管理，薬物　204t
術中管理，外傷性脳損傷　218
循環管理，病院前　14
循環血液量減少
　　下大静脈径と中心静脈圧の相関　178t
　　全身麻酔　111
循環血液量減少性ショック，小児外傷　342
除圧術，早期除圧術　240
昇圧薬，出血性ショック　66
常位胎盤早期剥離，妊婦外傷　373
晶質液，カテーテルでの流速　73t
上肢ブロック，筋骨格外傷　308t
小児外傷　336
　　primary survey　336
　　secondary survey　345
　　気道と呼吸　337
　　筋弛緩薬　349
　　骨髄針の穿刺　344f

術後の管理　352
術前の評価と準備　347
術中の輸液管理　351
循環　342
循環血液量減少性ショック　342
初期評価と蘇生　336
神経学的所見　344
挿管手技　348
麻酔管理　347
麻酔導入と挿管　348
麻酔導入薬　349
麻酔の維持　350
小児用修正版グラスゴーコーマスケール
341t
静脈カテーテル
鎖骨下静脈　75
大腿静脈　80
内頸静脈　78
留置部位　75
静脈血酸素飽和度，モニタリング　160
静脈内圧測定　75
静脈麻酔薬
生理学的作用　112t
腹部外傷　292
静脈ライン確保　72
中心——　73
末梢——　72
上腕動脈，カテーテル留置　84
初期診療　20
ABCDE アプローチ　25
ATLS　23
CT 検査　30
FAST　29
first contact　25
primary survey　25
secondary survey　28
外傷治療の優先順位　23
換気不全の原因　25t
気道管理と換気器具　21
気道閉塞の原因　25t
血管確保　22
血管造影法　30
手術治療の優先順位　31, 31t
準備　21

設備　22
蘇生期　27
チームワークと危機管理　33
病院前の連絡と調整　21
モニター機器　22
予防策　22
ショック　54
FAST　60
血液検査　60
出血性——　59, 60, 61, 65, 65f, 86
神経原性——　59
心原性——　60
診断と認知　58
病態生理　56, 57f
閉塞性——　60
輸液療法　60
心エコー　169
局所壁運動異常　180
空気塞栓　182
経胸壁心エコー検査　170
経食道心エコー検査　154, 169
血行動態モニタリング　182
脂肪塞栓　182
周術期　183
循環血液量減少　178
心筋虚血　180
心筋挫傷　178
心室機能　179
診断ツールとしての適応　171
心タンポナーデ　175
心停止前状態　184
心内シャント　182
心嚢液　175
心拍出量の評価　182
適応　170
肺塞栓　182
肺内シャント　182
弁逆流　178
弁損傷　181
ボリューム評価　179
モニタリングへの応用　178
臨床応用　171
心筋虚血，心エコー　180
心筋挫傷　274

不整脈　276t
　　臨床症状　276t
シングルルーメンカテーテル　81
神経原性ショック　59
神経損傷，外傷性――　125
神経ブロック
　　外側大腿皮――　141, 141f
　　下肢　138
　　下肢の皮膚分節　139f
　　坐骨――　142
　　上肢　130
　　上肢の皮膚分節　131f
　　大腿――　139, 140f
　　腰神経叢　138f
　　腕神経叢　132f
心原性ショック，輸液療法　60
人工呼吸
　　外傷性脳損傷　206
　　術後管理　205
人工呼吸器関連肺炎　205
審査腹腔鏡　292
侵襲的モニタリング　156
新鮮凍結血漿　89
迅速導入
　　気道管理　38, 51
　　軟性気管支鏡　52f
　　病院前　13
心損傷
　　全身麻酔　116
　　穿通性――　274
　　鈍的――　274
診断的腹腔洗浄法　289
心タンポナーデ　276
　　心エコー検査　175
　　病態生理　277f
心停止前状態，心エコー　184
心電図　153
心嚢液
　　経食道心エコー像　176f
　　心エコー　175
　　貯留の程度　175t
心拍出量
　　熱希釈法　159
　　モニタリング　158

心房中隔欠損　182

スカウト法，超音波ガイド下　71
スガマデクス，眼外傷　251
スキサメトニウム　39, 108, 109, 110t, 221, 251, 333, 349
スタイレット，顎顔面外傷　257
ステントグラフト内挿術，胸部大動脈――　281
スペックルトラッキング法　181

整形外科外傷，高齢者外傷　365
声門上器具，気道管理　46
セカンダリーサーベイ→ secondary survey
脊髄幹麻酔　145
脊髄灌流圧　238
脊髄症候群　236t
脊髄損傷　231
　　ASIA の損傷分類（AIS）　234f, 235f
　　secondary survey　236
　　一次損傷　233
　　疫学　231
　　気道管理　236
　　重症度と分類　233
　　出血の予防　240
　　術中脊髄モニタリング　241
　　循環管理　238
　　初期評価　233
　　人口統計　232t
　　早期除圧術　240
　　直接喉頭鏡　237
　　低体温療法　240
　　二次損傷　233
　　ビデオ喉頭鏡　238
　　病態　232
　　病態生理　233
　　薬物治療　244
　　用手的正中中間位固定　237
赤血球製剤　89
切断，外傷性――　315
セボフルラン　113t, 114, 115, 221
全血輸血　90
潜在性低灌流症候群　55
前酸素化，顎顔面外傷　257

全身麻酔　102
　　MSMAIDS　105t
　　気道管理　107
　　気道の障害　111
　　揮発性麻酔薬の生理学的作用　113t
　　筋骨格外傷　304
　　頸椎保護　111
　　誤嚥予防　107
　　術前の準備　102
　　循環血液量減少　111
　　静脈麻酔薬の生理学的作用　112t
　　迅速導入　109t
　　心損傷　116
　　正常体温の維持　117
　　挿管のタイミング　109t
　　ダメージコントロール手術　120
　　追加モニタリング　107t
　　低体温の影響と合併症　118t
　　頭部損傷　114
　　熱傷　117
　　復温の方法　119t
　　麻酔薬　107, 111, 116, 117
　　目標　108t
　　モニタリング　106
穿通性外傷
　　疫学　11
　　妊婦外傷　372
穿通性頸部損傷，気道管理　50
穿通性心損傷　274
せん妄，原因　359t

早期除圧術　240
早期目標指向型治療　161
僧帽弁逆流　181
塞栓術，動脈――　299
塞栓症，脂肪――　315
足背動脈，カテーテル留置　84
組織灌流，血清マーカー　165
蘇生，妊婦外傷　378
蘇生の保留，病院前　17t

● た行
大血管損傷，腹部外傷　298
体性感覚誘発電位，脊髄損傷　242

大腿骨近位部骨折，高齢者外傷　366
大腿骨骨折，筋骨格外傷　309
大腿静脈，カテーテル留置　80
大腿神経，手技　140
大腿神経ブロック　139, 140f
大腿動脈，カテーテル留置　84
大腿皮神経ブロック，外側――　141, 141f
大動脈解離
　　外傷性――　176
　　経食道心エコー像　177f
大動脈ステントグラフト内挿術，胸部――
　　281
大動脈損傷　280
　　観血的動脈圧測定　282
　　鈍的――　176
　　分類　280
大量輸血プロトコル　95
　　発動とその範囲　96
大量輸血療法　95
　　合併症　96
多数傷病者事故，病院前　15
脱衣，病院前　15
脱臼
　　股関節――　313
　　神経・血管の損傷　306t
ダメージコントロール　32
　　4段階　121f
　　開腹術　294
　　止血蘇生　67
　　手術　120

チームワーク，初期診療　33
チオペンタール　112t, 113, 115, 220
中心静脈カテーテル
　　種類　80
　　モニタリング　157
　　留置の適応　74
中心静脈血酸素飽和度　160
中心静脈ライン確保　73
中枢神経系障害，病院前　15
中毒，一酸化炭素――　326
超音波，物理的性質　127
超音波ガイド下
　　in-plane法→平行法

out-of plane 法→交差法
　　区域麻酔　**126**
　　　交差法　71, 72f, **128**, 129f, **130**, 130f
　　　平行法　71, 72f, **128**, 128f, **129**, 129f
長管骨骨折，プロトコル　311t
直接経口抗凝固薬　100
鎮静　**203**

帝王切開術，心停止　**382**
低灌流症候群，潜在性——　55
低体温，全身麻酔　**117**
低体温療法
　　外傷性脳損傷　**226**
　　脊髄損傷　240
デクスメデトミジン　204t
デスフルラン　113t
電解質輸液　60
電撃傷，熱傷　**326**
転倒
　　疫学　**9**
　　区域麻酔　**126**

頭蓋内圧亢進　227
頭蓋内圧モニタリング　**163**
橈骨動脈，カテーテル留置　**83**
疼痛管理　203, 307
頭部外傷，高齢者外傷　368
頭部損傷，全身麻酔　**114**
動脈カテーテル
　　腋窩動脈　**83**
　　上腕動脈　**84**
　　足背動脈　**84**
　　大腿動脈　**84**
　　橈骨動脈　**83**
　　モニタリング　**156**
　　留置部位　**83**
動脈血二酸化炭素分圧　152
動脈塞栓術　**299**
　　腹部外傷　**299**
動脈ライン確保　82
動揺胸郭→フレイルチェスト
ドブタミン，脊髄損傷　239
トラネキサム酸　**97**, 240
トリアージ，病院前　**15**

トロンビン　190
トロンボエラストグラフィ（TEG）　66, 94t, **193**, 193f, 194f, 380
トロンボエラストメトリ（ROTEM®）　67, 94t, **193**, 193f, 194f, 380
鈍的外傷，妊婦外傷　372
鈍的心損傷　274
鈍的大動脈損傷　176

● な行
内頸静脈
　　アプローチ法　79f
　　カテーテル留置　**78**
　　断面図　80f
内転筋管ブロック　**140**
　　手技　141
軟性気管支鏡
　　気道管理　**49**
　　迅速導入　52f

二次外傷救命処置（ATLS）　24t, 35, 59t, 61, 262
　　初期診療　23
　　腹部外傷　287
二次救命処置（ACLS）
　　妊婦外傷　381
　　用手的子宮左方移動　382f
二次止血　189
二次蘇生　202
乳酸，組織低灌流の血清マーカー　165
妊婦外傷　372
　　ACLS　**381**
　　difficult airway のアルゴリズム　379f
　　primary survey　**374**
　　Rh 感作　381
　　画像診断　**376**
　　合併症　373
　　緊急帝王切開術，心停止中——　382
　　血液製剤の投与比率　378
　　子宮破裂　374
　　受傷機転　372
　　術前・術中の麻酔管理　**377**
　　常位胎盤早期剥離　373
　　生理学的変化　375t

穿通性外傷　372
蘇生　378
胎児心拍数モニタリング　383
胎児の予後　374
胎児放射線被曝量　376t
多職種管理チェックリスト　385t
トロンボエラストグラフィ　380
トロンボエラストメトリ　380
鈍的外傷　372
熱傷　373
播種性血管内凝固　380
麻酔管理チェックリスト　384t
輸血　378
用手的子宮左方移動　382f

熱希釈法，心拍出量の測定　159
熱傷　321
9 の法則　322f
一酸化炭素中毒　326
院内搬送　330
疫学　322
化学――　326
気道管理　331, 332f
気道――　326
局所麻酔　333
術後管理　334
初期治療　328
初期評価　323f
深度の分類　323t
全身麻酔　117
電撃傷　326
妊婦外傷　373
煤煙吸入　326
抜管　334
搬送基準　325t
病態生理　324
麻酔管理　330
麻酔薬　332
モニタリング　330
薬理学　327
輸液管理　334
粘弾性凝固検査　198
粘弾性ポイントオブケア
装置の作動原理　193f

装置の標準的グラフ　194f

脳損傷，外傷性――　152, 213

● は行
敗血症，術後管理　210
肺挫傷　265
気管挿管・人工呼吸管理の適応　266t
バイスペクトラルインデックス　155
肺塞栓，心エコー　182
肺動脈カテーテル，モニタリング　157
爆傷，疫学　12
播種性血管内凝固
診断基準　225t
妊婦外傷　380
バソプレシン，脊髄損傷　239
バランス蘇生　202
パルスオキシメトリ　151

非観血的血圧測定　151
非観血的モニタリング　151
非骨傷性頸髄損傷　346
肘ブロック　136
尺骨神経　137f
手技　136
正中神経　137f
橈骨神経　137f
副作用と合併症　136
非侵襲的モニタリング　151
脾損傷，高齢者外傷　368
ビデオ喉頭鏡
顎顔面外傷　257
気道管理　43
病院前
ID-ME　15
primary survey　15
外傷治療　13
気道と呼吸管理　13
グラスゴーコーマスケール　15
呼吸管理　14
循環管理　14
迅速導入　13
蘇生の保留　17t
多数傷病者事故　15

脱衣　15
中枢神経系障害　15
トリアージ　15
輪状甲状靱帯切開　14
病院前救護　12
標準血液凝固検査　196
貧血，外傷性脳損傷　224

ファイバー気管支鏡→軟性気管支鏡
フィブリノーゲン濃縮製剤　99
フェンタニル　66
腹腔鏡，審査──　292
腹腔内臓器損傷，腹部外傷　297
伏在神経ブロック　140
腹部外傷　285
　　Cullen 徴候　288
　　Grey Turner 徴候　288
　　REBOA　300
　　外傷緊急開腹　293
　　解剖　285
　　画像下治療　300
　　合併症　300
　　揮発性麻酔薬　292
　　緊急動脈塞栓術と麻酔　299
　　筋弛緩薬　291
　　後腹膜臓器損傷　298
　　再開腹手術　296
　　受傷機転　285
　　術前の評価と管理　287
　　術前の不安定な血行動態　289
　　術中の麻酔管理　290
　　静脈麻酔薬　292
　　審査腹腔鏡　292
　　身体診察　287
　　診断的検査　288
　　脊髄くも膜下麻酔・硬膜外麻酔と
　　　区域麻酔　292
　　大血管損傷　298
　　ダメージコントロール開腹術　294
　　低血圧を許容した蘇生　295
　　導入薬　291
　　二次外傷救命処置　287
　　病院前情報　287
　　腹腔内臓器損傷　297

腹部コンパートメント症候群　296
腹部の4コンパートメント　286t
麻酔の維持　291
モニタリング　290
腹部コンパートメント症候群，腹部外傷
　296
プライマリーサーベイ→ primary survey
フレイル　362
フレイルチェスト　267
　　気管挿管・人工呼吸管理の適応　266t
プレホスピタルケア　12
ブロック
　　腋窩──　135, 136f
　　外側大腿皮神経──　141, 141f
　　筋骨格外傷　308t, 309t
　　くも膜下──　145
　　硬膜外──　145
　　鎖骨下──　135
　　鎖骨上──　133, 134f
　　坐骨神経──　142
　　斜角筋間──　132, 133
　　大腿神経──　139, 140f
　　内転筋管──　140
　　肘──　136
　　伏在神経──　140
　　傍脊椎──　145, 147
プロテインC　190
プロトロンビン複合体濃縮製剤　98
プロポフォール　112t, 113, 115, 221, 332

平行法，超音波ガイド下　71, 72f, 128, 128f,
　129, 129f
閉塞性ショック，輸液療法　60
ベクロニウム，眼外傷　251
弁損傷，心エコー　181

ポイントオブケア　67
ポイントオブケア凝固検査　192
　　一次止血(細胞)検査　192
　　経済的側面　198
　　全止血能検査　192
　　装置の作動原理　193f
　　装置の標準的グラフ　194f
　　二次止血(血漿)検査　192

ポイントオブケア超音波検査　171, 172
傍脊椎ブロック　145, 147
　　　　ランドマーク法　147

● ま行
マキシマルバリアプリコーション　73, 74
麻酔管理, 小児外傷　347
麻酔後ケアユニット, 術後管理　201
麻酔薬
　　　揮発性——　292
　　　静脈——　292
　　　全身麻酔　107, 111, 116, 117
末梢静脈ライン確保　72
末梢神経ブロック, 局所麻酔薬　144
マノメトリ　75
マルチルーメンカテーテル　81
マンニトール　223

ミダゾラム　112t, 115

目標指向型輸血療法　94
モニタリング　150
　　　外傷性脳損傷　163, 222
　　　覚醒　155
　　　観血的——　156
　　　高齢者外傷　364
　　　困難な場合　166
　　　静脈血酸素飽和度　160
　　　神経筋　155
　　　侵襲的——　156
　　　心拍出量　158
　　　脊髄損傷　241
　　　全身麻酔　106
　　　体温　153
　　　胎児心拍数　383
　　　中心静脈カテーテル　157
　　　頭蓋内圧——　163
　　　動脈カテーテル　156
　　　熱傷　330
　　　肺動脈カテーテル　157
　　　非観血的——　151
　　　非侵襲的——　151
　　　腹部外傷　290
　　　ポイントオブケア凝固検査　192

輸液反応性　161

● や行
輸液, 電解質——　60
輸液管理
　　　外傷性脳損傷　223
　　　小児外傷　351
輸液反応性
　　　血行動態パラメータの比較　161t
　　　モニタリング　161
輸液療法
　　　ATLS ガイドライン　61
　　　過剰輸液による弊害　62f
　　　後期蘇生　66
　　　膠質液　64
　　　出血　62
　　　出血性ショック　60, 61
　　　出血の蘇生　64
　　　小容量蘇生法　63
　　　初期輸液への反応　61t
　　　ショック　60
　　　心原性ショック　60
　　　早期蘇生　65
　　　タイミングと速度　62
　　　ダメージコントロール止血蘇生　67
　　　粘弾性凝固検査　67
　　　閉塞性ショック　60
輸血　86
　　　凝固障害　92
　　　早期——　92
　　　妊婦外傷　378
　　　プロトコル, 大量——　95f

用手的子宮左方移動, 妊婦外傷　382f
用手的正中中間位固定　37f, 42, 237
腰神経叢, 神経ブロック　138f
容量負荷試験　61

● ら行
ラリンジアルチューブ　48
ラリンジアルマスク
　　　顎顔面外傷　257
　　　気道管理　46
卵円孔開存　182

ランドマーク法，鎖骨下静脈　**76**

リアルタイム法，超音波ガイド下　71
リンギング　156
輪状甲状靭帯切開　**50**
　　病院前　14
輪状軟骨圧迫，気道管理　**40**

ロクロニウム　**40**, 109, 251, 350
肋骨骨折　**267**
　　高齢者外傷　**368**

● **わ行**
腕神経叢，神経ブロック　132f

外傷麻酔エッセンシャル
重傷外傷の蘇生と周術期戦略　　　定価：本体6,500円＋税

2019年5月30日発行　第1版第1刷 ©

編　者　アルバートJ.ヴァロン，チャールズE.スミス

監訳者　今　明秀，吉村　有矢

発行者　株式会社　メディカル・サイエンス・インターナショナル
　　　　代表取締役　金子　浩平
　　　　東京都文京区本郷1-28-36
　　　　郵便番号 113-0033　電話 (03)5804-6050

印刷：双文社印刷／表紙装丁：GRID CO., LTD.

ISBN 978-4-8157-0164-2　C3047

本書の複製権・翻訳権・上映権・譲渡権・貸与権・公衆送信権(送信可能化権を含む)は(株)メディカル・サイエンス・インターナショナルが保有します。本書を無断で複製する行為（複写，スキャン，デジタルデータ化など）は，「私的使用のための複製」など著作権法上の限られた例外を除き禁じられています。大学，病院，診療所，企業などにおいて，業務上使用する目的(診療，研究活動を含む)で上記の行為を行うことは，その使用範囲が内部的であっても，私的使用には該当せず，違法です。また私的使用に該当する場合であっても，代行業者等の第三者に依頼して上記の行為を行うことは違法となります。

JCOPY〈出版者著作権管理機構 委託出版物〉
本書の無断複製は著作権法上での例外を除き禁じられています。複製される場合は，そのつど事前に，出版者著作権管理機構（電話 03-5244-5088，FAX 03-5244-5089，info@jcopy.or.jp）の許諾を得てください。